TRAITÉ PRATIQUE

D'ENTOMOLOGIE ET DE PATHOLOGIE COMPARÉES

DE LA PSORE

OU GALE DE L'HOMME ET DES ANIMAUX DOMESTIQUES

H. DELAFOND,

[illegible]

H. BOURGUIGNON

[illegible]

PARIS

[illegible]

[illegible]

TRAITÉ PRATIQUE

D'ENTOMOLOGIE ET DE PATHOLOGIE COMPARÉES

DE LA PSORE.

EXTRAIT DU TOME XVI

DES MÉMOIRES PRÉSENTÉS PAR DIVERS SAVANTS

À L'ACADÉMIE DES SCIENCES.

TRAITÉ PRATIQUE

D'ENTOMOLOGIE ET DE PATHOLOGIE COMPARÉES

DE LA PSORE

OU GALE DE L'HOMME ET DES ANIMAUX DOMESTIQUES,

PAR

O. DELAFOND,

DIRECTEUR DE L'ÉCOLE IMPÉRIALE VÉTÉRINAIRE D'ALFORT,
MEMBRE DE L'ACADÉMIE IMPÉRIALE DE MÉDECINE,
DE LA SOCIÉTÉ IMPÉRIALE D'AGRICULTURE, ETC.
CHEVALIER
DE L'ORDRE IMPÉRIAL DE LA LÉGION D'HONNEUR;

H. BOURGUIGNON,

DOCTEUR EN MÉDECINE, LAURÉAT DE L'INSTITUT,
MÉDECIN EN CHEF DE L'ÉTABLISSEMENT HYDROTHÉRAPIQUE DE BELLEVUE,
MEMBRE DE LA SOCIÉTÉ DE MÉDECINE DE PARIS,
DES SOCIÉTÉS DE BIOLOGIE ET D'HYDROLOGIE, ETC.
CHEVALIER DE L'ORDRE IMPÉRIAL DE LA LÉGION D'HONNEUR.

PARIS.

IMPRIMERIE IMPÉRIALE.

M DCCC LXII.

1862

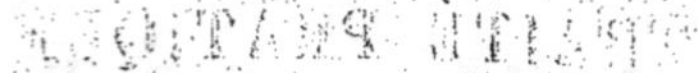

TRAITÉ PRATIQUE

D'ENTOMOLOGIE ET DE PATHOLOGIE COMPARÉES

DE LA PSORE

OU GALE DE L'HOMME ET DES ANIMAUX DOMESTIQUES.

INTRODUCTION.

« Notre orgueil s'en offenserait en vain : les animaux subsisteraient sans l'homme, l'homme ne saurait subsister sans les animaux. Voilà pourquoi, dans l'ordre de la création, les animaux ont précédé l'homme. L'homme n'a paru qu'après eux, parce que c'est par leur secours, parce que c'est à leurs dépens qu'il doit vivre.

« Jetez, en effet, les yeux sur le globe, et demandez-vous ce que deviendraient toutes ces nations dont il est couvert, si tout à coup une main fatale arrachait des mains de l'homme ces esclaves qu'il s'est faits, ces mêmes animaux qui, de leur enveloppe extérieure, aussi bien que de leur propre chair, aussi bien que de leur force, de leur intelligence et de leur courage, le servent, l'habillent, le nourrissent, lui épargnent les excès de la fatigue, les sévérités de la température, les horreurs du dénûment et de la faim, qui le protégent contre la férocité de ses ennemis naturels, et qui enfin, associés à ses fureurs, je veux dire à ses gloires, combattent avec lui contre sa propre espèce.

« Représentez-vous, dis-je, l'homme dépourvu tout à coup de ces auxiliaires. Que de travaux suspendus! que d'industries éteintes! quelle effrayante calamité! L'homme ne va-t-il pas périr avec eux? la terre ne sera-t-elle pas déserte? que feraient de pis les déluges et le feu des volcans? et jamais l'homme, ainsi réduit à lui-même, eût-il été plus cruellement averti de sa dépendance et de sa faiblesse?

« Il faut donc le reconnaître : de toutes les richesses des peuples, la possession des animaux utiles est la plus précieuse, et en même temps le plus solide fondement de leur prospérité [1]. »

Certes nulles paroles, si éloquentes qu'elles fussent, ne pourraient faire mieux sentir la solidarité qui unit entre eux l'homme et les animaux domestiques. Qu'on nous permette cependant d'ajouter à ces brillants développements quelques considérations utiles.

Pariset a passé sous silence l'étroite dépendance qui rattache la santé de l'homme à celle des animaux. Leur conservation importe incontestablement à son bien-être; mais en même temps leurs maladies contagieuses sont pour lui des plus redoutables. Peut-on d'ailleurs concevoir une plus admirable harmonie dans la création? La conservation de l'humanité dépend de celle des animaux; et le devoir de l'homme, comme son plus pressant intérêt, est de veiller avec sollicitude à leur bien-être, nous allions dire à leur bonheur.

Élevée à la hauteur de ces vérités philosophiques, notre

[1] Pariset, Éloge de Huzard.

tâche nous eût encore paru noble à remplir, alors même que l'intérêt de la science médicale n'eût point été là pour stimuler notre zèle. Mais nous avons la profonde conviction que cette science ne peut se constituer comme *science positive* qu'à la condition de s'universaliser et de fonder ses doctrines sur la connaissance exacte des phénomènes morbides que tous les êtres vivants présentent à son observation.

En effet, la vie est *une* comme principe, comme cause première des fonctions qui la manifestent, et, bien que nous ne puissions savoir ce qu'elle est en tant que *force vitale*, toute notion physiologique nouvelle qui donne l'interprétation de ses phénomènes et de ses lois a son importance relative.

Chaque maladie est *une :* la syphilis, le cancer, la phthisie, la gale ou psore ont une individualité propre, malgré la diversité de leurs phénomènes dans l'échelle animale; et, bien que nous ne puissions savoir ce qu'est la maladie en tant que *force morbide,* toute connaissance nouvelle qui donne l'interprétation de ses phénomènes et de ses lois importe aux progrès de la science médicale.

Ce n'est point en étudiant isolément, soit la psore de l'homme, soit celle des animaux, qu'on pouvait découvrir les lois générales de cette maladie; aussi avons-nous associé nos connaissances iatriques spéciales, afin d'étendre le cercle de nos recherches et d'en faire remonter tout le fruit jusqu'à l'homme. — Avons-nous atteint le but que nous avions fixé à l'avance? Nous ne saurions le dire; mais ce que nous pouvons certifier, c'est que ces études de pathologie comparée, si ingrates au point de vue de l'avenir personnel, si longues et si pénibles dans leur exécution, ont largement récompensé nos labeurs par les faits importants et nouveaux qu'elles nous ont révélés. On en jugera par le court résumé de nos travaux exposé plus loin.

Ces raisons, d'un intérêt social, d'un progrès à réaliser dans l'art le plus utile qu'il soit donné d'exercer, si nous les exposions ici avec les développements convenables, feraient sans doute ressortir tout l'intérêt de nos recherches; mais nous croyons à propos d'arrêter un moment l'attention sur des résultats d'un ordre moins élevé, il est vrai, mais qui n'en sont pas moins très-importants à noter.

La psore est incontestablement une des maladies contagieuses dont l'homme et les animaux sont le plus fréquemment affectés. Son pronostic, peu grave au point de vue de la vie, acquiert une sérieuse importance au point de vue des dommages de toute nature que cette affection cause à la richesse nationale; et, comme les pertes qu'elle occasionne sont proportionnelles au nombre et à l'espèce des animaux, la statistique seule peut en donner une idée approximative.

La France possède de 50 à 60 millions d'animaux, représentant un capital de 2 milliards et un revenu approximatif de 800 millions. Les pertes causées, d'après M. Perron, par la mortalité des espèces chevaline, bovine, ovine et porcine, peut s'élever annuellement au chiffre de 600 à 700 mille animaux, qui, estimés à 50 francs par tête en moyenne, donneraient une perte de 30 à 35 millions. Nous ne saurions dire au juste quelle est la part afférente à la psore dans cette mortalité; mais, si nous ajoutons que la perte causée par cette maladie, relativement aux bêtes à laine seules, s'élève, année commune, au chiffre de 5 à 6 millions de francs, on peut, sans exagération, estimer à 6 ou 7 millions les dommages qu'elle cause en frappant les animaux domestiques en général. En comprenant dans ces dommages le déficit dans le travail, la moindre production de la chair, de la laine et des matières organiques que l'agriculture, l'industrie et le commerce utilisent, nous croyons rester en deçà de la vérité, plutôt que la dépasser dans notre estimation.

Nous ne pouvons, dans cette introduction, énumérer toutes les questions qui ont été soumises à l'épreuve de notre expérimentation; nous nous contenterons de dire qu'elle a porté sur les parasites psoriques, sur les caractères propres à la maladie, sur les moyens de la prévenir et de la guérir.

L'œuvre à accomplir était immense; et, bien que les travaux de nos devanciers aient une valeur incontestable, le champ à explorer était si vaste, que nous devions nécessairement y trouver matière à de nombreuses découvertes. Le résumé suivant attestera sans doute qu'il en a été ainsi.

Nos premiers travaux ont eu naturellement pour objet l'étude, aussi générale et aussi complète que possible, des *acariens psoriques;* puis, ces parasites étant connus, leur classification était à faire; nous l'avons établie sur des bases nouvelles.—Nous les avons divisés en trois familles, placées dans l'ordre des acares *scabiei* et dans la classe des arachnides.

La première famille comprend les *sarcoptes,* dont les palpes sont mobiles, le dos hérissé de spinules, et qui tracent des sillons sous-épidermiques.

La deuxième famille comprend les *dermatodectes,* dont les palpes sont adhérents, le dos privé de spinules, et qui ne tracent pas de sillons sous-épidermiques.

Enfin la troisième famille renferme les *sarco-dermatodectes,* c'est-à-dire les acares pourvus à la fois de certains appareils propres, soit aux sarcoptes soit aux dermatodectes, et qui tracent des sillons incomplets. Chaque famille renferme elle-même un ou plusieurs genres.

Entre autres faits nouveaux et importants consignés dans ce traité, nous pouvons signaler les suivants :

On ignorait les caractères distinctifs des acares en général, nous avons établi cette distinction.

Parmi les *dermatodectes* propres aux herbivores, ceux du cheval, du mouton, du bœuf étaient connus, mais on avait dessiné tantôt le mâle, tantôt la femelle, sans distinguer les sexes; les métamorphoses partielles et si importantes des femelles étaient complétement inconnues; on possédait quelques dessins, plutôt à titre de curiosité ou de priorité scientifique, qu'à titre d'études entomologiques sérieuses; nous apportons un travail complet sur l'anatomie et la physiologie de ces parasites.

Parmi les acares propres aux animaux carnassiers, omnivores et herbivores, le sarcopte du chien, de l'hyène, du lion, du cochon domestique, du cheval, du lama, du mouton, et le dermatodecte du bœuf et du lapin étaient inconnus; nous les avons découverts et décrits.

Le sarcopte du chat, incomplétement connu, a été décrit avec soin, et nous avons découvert les caractères qui le distinguent des autres acares de la même famille.

L'étude des acares en général nous a fait découvrir un fait de la plus haute importance et nullement soupçonné jusque-là, savoir : que les *sarcoptes* des animaux sont les instruments de la transmission de la psore à l'homme.

On ne connaissait qu'une seule gale chez le cheval et le mouton, non *transmissible à l'homme*, ce qui rendait inexplicables et faisait avec raison révoquer en doute tous les faits de contagion des animaux à l'espèce humaine cités jusqu'à ce jour; nous avons découvert sur ces deux herbivores un second acare, de la famille des *sarcoptes*, déterminant une seconde gale, et expliquant ainsi scientifiquement cette contagion.

Nous avons étudié toutes les fonctions de ces parasites en général, et découvert quels rôles ils jouent dans la production des accidents qui, dans leur ensemble, constituent la maladie appelée *gale* ou *psore*.

Quant à la pathologie, nous faisons successivement connaître :

La psore du chien, qui était ignorée, en ce sens que toutes les maladies de peau de cet animal étaient prises pour elle, et bien que l'acare, cause principale de cette maladie, fût inconnu;

La psore du chat, inexactement décrite jusqu'à ce jour;

La psore du lion, complétement inconnue;

Les psores si importantes du cheval et du mouton : l'une due aux *dermatodectes*, avant nous incomplétement décrite; l'autre due à la présence du *sarcopte*, et entièrement ignorée;

La psore du bœuf, du chameau, du porc et du lapin, ignorée ou incomplétement décrite, et aujourd'hui parfaitement connue;

La psore de la chèvre et du lama, inconnue et maintenant décrite.

La psore, chez tous ces animaux, a été étudiée dans ses causes, ses symptômes, son diagnostic, son pronostic, ses lésions morbides, sa prophylaxie et son traitement.

L'étude des causes locales et générales nous a démontré un fait bien inattendu, et de la plus haute portée au point de vue de la pathogénie psorique, savoir, que la santé des animaux, selon qu'elle est languissante ou prospère, rend, dans certains cas, possible ou impossible l'apparition de la gale, et que les acariens ne peuvent vivre et produire la maladie qu'à la condition de trouver dans l'organisme une prédisposition générale aux maladies parasitaires.

Les symptômes ont été scrupuleusement observés et décrits; ici tout était à faire, et nous croyons avoir enfin préparé, bien que nous nous soyons plus spécialement occupés de la psore, les éléments d'un *traité* sur les maladies de peau des animaux; le diagnostic, en effet, nous a forcés à passer en revue et à décrire les principaux caractères de ces maladies, la plupart jusqu'à ce jour ignorés ou peu connus.

A l'article *pronostic*, l'importance de la psore, tant sous le rapport de sa gravité que sous celui des pertes considérables causées à l'agriculture, à la boucherie et aux diverses autres industries, a été appréciée avec soin.

La *thérapeutique* a fixé notre plus sérieuse attention; nous l'avons basée sur l'usage des topiques, l'alimentation, la stabulation, le travail, la propreté de la peau; sur l'hygiène, qui, quelquefois, *seule et sans médication antipsorique proprement dite, a pu opérer chez certains animaux des guérisons complètes.*

Enfin nous nous sommes livrés à des expériences nombreuses dans le but de savoir si la contagion de la gale des animaux à l'homme est ou non possible, et nous croyons avoir débrouillé ce chaos de négations et d'affirmations qui se heurtaient sur ce point, en démontrant le fait étiologique le plus important des maladies de peau en général, savoir, que la gale des animaux due aux *sarcoptes* est transmissible à l'homme.

Notre ouvrage est divisé en trois parties.

Dans la première nous traitons de la classification des acariens, de l'anatomie et de la physiologie des sarcoptes, des dermatodectes et des sarco-dermatodectes.

La seconde, consacrée à la pathologie spéciale de la gale, comprend la description, par ordre zoologique, de la psore de l'homme, du makis, de l'ours, de l'hyène, du renard, du chien, du lion, du chat, du phascolome, du lapin, de la souris, de l'éléphant, du cochon sauvage, du cochon domestique, du cheval, du chameau, du lama, du mouton, du bœuf et des gallinacés. Un chapitre est consacré à chacune de ces espèces animales.

Enfin dans la troisième nous donnons des considérations synthétiques sur l'étiologie, la symptomatologie, les lésions morbides, et les moyens préservatifs et curatifs de la gale.

Les recherches que nous avons entreprises et menées à bonne fin ne pouvaient être faites que dans un vaste établissement vétérinaire, et nul mieux que l'École d'Alfort, à laquelle l'un de nous était attaché, ne pouvait offrir toutes les conditions désirées de succès. Nous y trouvions en outre cet avantage, que nos observations et nos expériences ne pouvaient qu'être utiles à l'instruction pratique des élèves, puisqu'elles étaient faites sous leurs yeux et quelquefois avec leur assistance.

C'est pour nous un devoir et une satisfaction de pouvoir dire que M. Renault, directeur d'Alfort, a facilité nos recherches, autant que cela lui a été possible, dans les limites des sommes qui sont allouées à l'École pour les travaux utiles à l'enseignement et aux progrès de la science, et que MM. Bouley et Reynal, attachés à la clinique d'Alfort, ont obligeamment aidé à nos expériences en mettant à notre disposition des sujets d'études.

Mais nous avons surtout les obligations les plus étendues aux membres de l'Académie des sciences qui ont encouragé et couronné nos travaux; à M. Duméril, trois fois notre rapporteur; à MM. Flourens, Milne-Edwards, Claude Bernard, et surtout à M. Rayer, dont les conseils et la protection nous ont dirigés et soutenus pendant les six années qu'ont duré nos recherches. Nous prions nos collègues, ainsi que nos maîtres, de recevoir ici l'expression de notre profonde gratitude.

PREMIÈRE PARTIE.

CONSIDÉRATIONS GÉNÉRALES. — CLASSIFICATION. — ENTOMOLOGIE ET PHYSIOLOGIE DES ACARIENS.

CHAPITRE PREMIER.

1. Les parasites qui vivent sur les matières organiques, sur les plantes, sur les animaux ou sur l'homme, et qui, par leurs attaques, y développent des altérations et des maladies, ont, dès la plus haute antiquité, fixé l'attention des observateurs. — Ce fait constaté, on est naturellement induit à penser que l'homme a pris d'abord pour but de ses recherches ceux de ces parasites qui, par leur pullulation, étaient pour lui et pour les animaux dont il utilise les services, dont il se nourrit, une cause de maladie, et qu'à ce titre il lui importait de connaître de préférence à tous les autres. Mais un sérieux examen démontre que, contrairement à ce que son intérêt lui conseillait de faire, il a d'abord porté ses recherches sur les parasites d'une importance secondaire. Ne soyons pas toutefois trop sévères dans l'appréciation de la marche peu rationnelle qui a été suivie dans ces études ; un fait matériel en donne l'explication. — Ces parasites ont un volume très-variable; et comme ce sont les plus petits, les plus difficiles à voir à l'œil nu (les acariens sont de ce nombre), qui causent à l'homme et aux animaux les maladies les plus graves, on comprend que l'étude des *pediculi*, par exemple, ait précédé celle des *acares*.

Pour faire clairement concevoir toute la gravité de l'obstacle que le volume microscopique de ces animalcules a mis, en ce qui les concerne, aux progrès de l'entomologie et de la pathologie qui se rattachent à leur présence, il nous suffira de dire que leur découverte, leur existence réelle, après avoir été successivement réputée incontestable, douteuse, invraisemblable, a fini par être niée d'une manière absolue. Ainsi l'existence de l'acare de l'homme, découverte dès le XVIe siècle, a été contestée par les naturalistes et les médecins pendant les trente premières années du XIXe; et c'est de 1830 à 1860 seulement, que des recherches mieux dirigées et l'usage de microscopes plus perfectionnés, ont assuré de meilleurs résultats aux travaux ayant pour but l'étude des acares et des désordres morbides qu'ils déterminent. Mais ce sont là des faits qui n'ont d'importance qu'au point de vue de l'histoire de la science, et que nous aurons d'ailleurs souvent l'occasion de mettre en lumière quand nous ferons l'historique des travaux de nos prédécesseurs, et la description des diverses maladies dans lesquelles l'acare intervient comme cause principale ou accessoire. Nous ne nous étendrons donc pas davantage sur ce point dans cet aperçu général, où notre but est de faire connaître succinctement l'entomologie et la physiologie des acares, qui causent à l'homme et aux animaux la maladie spéciale connue sous le nom de *psore* ou de *gale*.

Le nombre de ces acares aujourd'hui connus est déjà considérable; et nous devons, avant de procéder à l'étude de leur organisation, les classer méthodiquement. — Sans ordre logique notre travail manquerait de base, de clarté, et le lecteur s'efforcerait en vain d'y puiser un ensemble satisfaisant de connaissances théoriques, et d'en déduire les enseignements pratiques que nous n'avons jamais perdus de vue.

Nous sentons l'impérieuse nécessité de classer les acares avec ordre, mais nous ne nous faisons point illusion sur les difficultés d'une telle entreprise. On découvre chaque jour de nouveaux individus pourvus d'organes jusque-là inconnus, et qu'on hésite, pour cette raison, à placer dans telle ou telle famille, dans tel ou tel genre. L'entomologie n'a point encore fait découvrir un caractère type, absolu, propre à servir de base à une classification rigoureuse, et tout porte à croire que celle des acares en particulier passera encore longtemps par toutes les vicissitudes qui ont jeté la confusion dans la classification des arachnides elles-mêmes. En effet, les arachnides ont successivement formé, pour Fabricius, la classe des *unogates;* pour Latreille, celle des *acéphales*, celle des *acères*, puis celle des *arachnides pulmonaires* et *trachéennes;* pour Walckenaer, celle des *acères*. On peut dire sans exagération qu'une confusion encore plus grande a présidé à la formation des groupes secondaires, des ordres, des familles, des genres; toujours en raison de l'absence de caractères génériques communs à tous les individus d'un même groupe et différents pour les groupes comparés entre eux. Ainsi, pour ce qui regarde les acares, Dugès les a classés d'après la conformation des *palpes;* puis, ce caractère paraissant manquer de généralité, on lui a substitué les *hanches distantes*. Il nous suffirait de citer les définitions du genre sarcopte ou acare données par Nitzsch, Heyden, Héring, Dugès, Siébold et Stannius, pour démontrer quelle incertitude ont rencontrée devant eux tous ceux qui ont voulu classer ces parasites.

2. Quant à nous, obligés, comme nos prédécesseurs, de former plusieurs groupes distincts, nous prendrons pour base de notre division l'appareil buccal, et cela pour deux raisons principales : la première, parce que la conformation des palpes et des mandibules offre, chez les acares *scabiei*, des caractères types au moins aussi constants que ceux de tout autre organe; la seconde, parce que les symptômes de la maladie étant subordonnés, en grande partie, à la conformation de l'appareil buccal, le cadre nosologique trouve sa division toute naturelle dans la classification entomologique.

Il est à peine nécessaire d'ajouter que cette division ne s'applique qu'aux parasites dont nous avons fait une étude spéciale, et que nous conservons aux acares *scabiei* la place qui leur a été jusqu'à ce jour assignée dans la classe des *arachnides*.

Les parasites de la psore que nous avons à grouper peuvent dès aujourd'hui former, dans la classe des arachnides, l'ordre des *acares scabiei*. — Cet ordre contiendra trois familles : la première comprenant les *sarcoptes;* la seconde, les *dermatodectes;* la troisième, les *sarco-dermatodectes*.

Les *sarcoptes*, grâce à la disposition des palpes et des mandibules, peuvent inciser l'épiderme et tracer des sillons sous-épidermiques. — Les *dermatodectes* ne peuvent, en raison de la forme du rostre et des mandibules, que ponctionner l'épiderme et le fouir. — Les *sarco-dermatodectes*, comme le mot même l'indique, tiennent à la fois des sarcoptes et des dermatodectes : ils ont l'appareil buccal des premiers et les appareils de la génération et de la progression des seconds. Ils incisent l'épiderme et s'en recouvrent incomplétement. — Chacune de ces familles renferme un ou plusieurs genres, qui ont pour caractères distinctifs quelques modifications apportées, tantôt dans les appareils génital et génito-anal, tantôt dans la conformation des pattes.

Nous ne donnons pas cette division comme parfaite et irrévocable; nous l'avons arrêtée parce qu'elle répond, d'une part, à tous les besoins du moment, et, de l'autre, parce qu'elle laisse un cadre ouvert où les individus qu'on découvrira trouveront naturellement leur place.

CLASSIFICATION DES PARASITES PSORIQUES.

CLASSE DES ARACHNIDES.

ORDRE DES ACARIENS PSORIQUES (*ACARUS SCABIEI*).

3. Nous diviserons les acariens psoriques connus jusqu'à ce jour, sur l'homme et les animaux domestiques ou sauvages, en trois familles :

1re famille, les sarcoptes (*sarcoptes*);
2e famille, les dermatodectes (*dermatodectes*);
3e famille, les sarco-dermatodectes (*sarco-dermatodectes*).

Nous allons résumer les caractères généraux de chacune de ces familles, nous réservant d'exposer les caractères propres des espèces qui les composent, quand nous traiterons de l'entomologie et de la physiologie des acares.

PREMIÈRE FAMILLE. — SARCOPTES (*SARCOPTES*). (De σάρξ, chair; et κόπτειν, couper.)
Planches 1-2 et 3, figures 1 à 11.

Corps testudiniforme.

Rostre à palpes distinctes, à mandibules didactyles, superposées, réunies en arrière, divisées en avant, les supérieures terminées en crochet, les inférieures en pince.

Pattes grosses, courtes, portant un ambulacre à ventouse, formé d'une tige uniforme.

Dos hérissé de spinules.

Organe génito-anal situé au bord postérieur de l'abdomen.

A. *Femelle.* — Longue de 30 à 40 centièmes de millimètre, et large de 20 à 30 centièmes.

Ouverture de l'oviducte constituée par une fente transversale, peu distincte, située au tiers antérieur de la face ventrale.

Troisième et *quatrième paire* de pattes terminées par une longue soie.

B. *Mâle.* — Beaucoup plus petit que la femelle.

Appareil génital situé entre les pattes postérieures.

Troisième et quatrième paire de pattes réunies par un épimère commun demi-circulaire.

Pattes de la quatrième paire terminées par un ambulacre à ventouse.

C. *Nymphe ou larve.* — Hexapode, sans organe sexuel.

Pattes de la troisième paire terminées par une longue soie.

Cette famille renferme *quatre genres* bien déterminés.

PREMIER GENRE. — Sarcoptes communs. (*Sarcoptes communis.*)

Dos hérissé de nombreuses et fortes spinules (fig. 4 et 9).

Habitude. — Trace des sillons sous-épidermiques.

Habite sur l'homme, l'ours, le chien, l'hyène, le lion, le lapin, le cochon, le cheval, le chameau, le lama, le mouton, et peut-être aussi sur le makis, le renard et le phascolome.

DEUXIÈME GENRE. — Sarcoptes notoèdres. (De νῶτος, dos; ἕδρα, siége, anus.)

Corps presque globuleux (fig. 5 et 6).

A. *Femelle.* — *Orifice génito-anal* au tiers postérieur de la face dorsale (fig. 5).

Spinules du dos peu nombreuses et grêles.

Habitude. — Creuse de courts sillons sous-épidermiques.

B. *Mâle.* — *Épimères* des pattes postérieures réunis à l'extrémité antérieure d'une des pièces formant l'appareil génital; non demi-circulaires, mais parallèles.

Habite sur le chat et peut-être aussi sur le chamois.

TROISIÈME GENRE. — Sarcoptes sicygones. (De σικύα, ventouse; et γόνος, génération.)

Mâle. — Ventouses copulatrices annexées à l'appareil génital.

Habitude. — Trace des sillons sous-épidermiques.

Habite sur le chien et le sanglier.

QUATRIÈME GENRE. — Sarcoptes anacanthes. (De ἀ privatif; ἄκανθα, épine.)

Sarcopte mutans de Ch. Robin, Reynal et Lanquetin.

Dos privé de spinules.

Épimères de la première paire de pattes transversalement réunis par un prolongement dorsal.

A. *Femelle propre à l'accouplement.* — Pattes et corps velus.

Pattes (les quatres paires) terminées chacune par un ambulacre à ventouse.

B. *Femelle fécondée.*

Pattes courtes, coniques, sans ambulacre à ventouse, et terminées seulement par deux crochets courts et acérés.

C. *Œufs* encore contenus dans l'oviducte et renfermant des embryons ayant terminé leur développement.

D. *Mâle.* — Les quatre paires de pattes pourvues d'un ambulacre à ventouse. — Pattes postérieures réunies par un épimère commun, de forme quadrilatérale.

Long de $0^{mm},38$ à $0^{mm},47$, large de $0^{mm},33$ à $0^{mm},39$.

E. *Nymphe.*— Semblable au mâle, sauf l'absence de la dernière paire de pattes et de l'organe génital, et la séparation des épimères de la première paire de pattes.

Troisième paire de pattes terminées par un ambulacre à ventouse.

Anus portant une longue soie de chaque côté.

Habitude. — S'abrite sous l'épiderme, et n'a pas été rencontré dans des sillons.

Habite sur le *phasianus gallus* (coqs et poules) et peut-être aussi sur la souris.

DEUXIÈME FAMILLE. — Dermatodectes (*dermatodectes*).

(De δέρμα, peau ; δακεῖν ou δάκνειν, mordre, attaquer, piquer.) Gerlach.

Planches 4-5 et 7, figures 15-16 et de 19 à 32.

Palpes soudés en rostre.

Mandibules terminées par des stylets exertiles.

Pattes antérieures longues, pourvues d'ambulacres articulés près de l'insertion de la ventouse.

Dos privé de spinules.

Organe génito-anal situé à la partie postérieure de l'abdomen.

A. *Femelle.* — Longue de 60 à 65 centièmes de millimètre, large de 40 à 45 centièmes.

Passe par trois métamorphoses.

1re *métamorphose, — propre à l'accouplement.* — Appendices de coaptation à la région dorsale postérieure.

Pattes postérieures courtes terminées par deux soies.

2e *métamorphose, — fécondée.* — Perte des appendices de coaptation.

Deuxième paire de pattes postérieures terminées par un ambulacre à ventouse.

3e *métamorphose*, — *propre à la ponte*. — Oviducte très-distinct, au tiers antérieur de la face ventrale.

Deuxième paire de pattes postérieures longues et terminées par un ambulacre à ventouse.

B. *Mâle*. — *Organe génital*. — Ventouses de coaptation derrière les pattes postérieures, et épimères de ces pattes séparés.

Première paire de pattes postérieures très-longues et terminées par un appendice allongé, grêle, bifurqué à son extrémité et par un ambulacre à ventouse.

Dernière paire de pattes postérieures rudimentaires, *sans ambulacres*.

Abdomen terminé par deux prolongements pourvus de crochets et de soies, ces dernières au nombre de cinq.

C. *Nymphe*. — Hexapode, sans organe sexuel.

Habitude. — Ne trace pas de sillons, ponctionne et excise l'épiderme.

Habite sur le lapin, le cheval, le mouton, le bœuf et probablement sur d'autres herbivores.

Aucun genre déterminé.

TROISIÈME FAMILLE. — SARCO-DERMATODECTES (*SARCO-DERMATODECTES*).
Planche 3, figures 13 et 14.

Comme chez les sarcoptes. — Rostre à palpes mobiles, mandibules courtes, didactyles, superposées, réunies en arrière et séparées en avant, la supérieure terminée en crochet, l'inférieure en pince.

Comme chez les dermatodectes. — Dos privé de spinules, organe génito-anal situé à la partie postérieure de l'abdomen, pattes antérieures longues, mais différant de celles des dermatodectes par *des ventouses larges dont l'ambulacre est presque sessile*.

Volume intermédiaire entre celui des sarcoptes et celui des dermatodectes.

A. *Femelle*. — Subit les trois métamorphoses partielles des dermatodectes indiquées plus haut.

B. *Mâle.* — *Appareil génital* et *premières paires* de pattes postérieures des dermatodectes.

Quatrième paire de pattes courtes, grêles et terminées par un ambulacre à ventouse.

C. *Nymphe.* — Hexapode, sans organe sexuel.

Habitude. — Incise et fouit l'épiderme, mais ne trace pas de sillons.

Habite sur le cheval, la chèvre et le bœuf, peut-être aussi sur l'éléphant.

Aucun genre déterminé.

Nous allons maintenant, conformément à ce plan, à cette classification, exposer succinctement les caractères anatomiques et les fonctions des sarcoptes, des dermatodectes et des sarco-dermatodectes.

CHAPITRE II.

ENTOMOLOGIE DES SARCOPTES.

4. La famille des sarcoptes *scabiei* est encore fort peu nombreuse; et il y a quelques années ceux de l'homme et du chat étaient les seules espèces réellement connues. Ce n'est guère que depuis les travaux d'Héring, les nôtres et ceux de Gerlach que de nouveaux sarcoptes ont été découverts sur l'ours, le chien, l'hyène, le lion, le cochon, le lapin, le cheval et le mouton.

ÉTUDE ANATOMIQUE DES SARCOPTES.

5. 1° *Enveloppe cutanée.* — Le sarcopte a pour tégument une sorte de membrane épidermique, transparente et solide, qui enveloppe complétement et protége les organes profonds. Cette membrane, composée en grande partie de *chitine* (Odier) ou d'*entomoline* (Lassaigne et Payen), résiste à l'action des alcalis, les acides même l'altèrent à peine. Elle forme et revêt les spinules résistantes et aiguës que la plupart des *sarcoptes* portent sur la face dorsale; il y a même lieu de croire qu'elle pénètre dans la profondeur des organes, et que les épimères, les articles solides des

pattes, les palpes et les parties cornées de l'oviducte ont avec elle des rapports de contiguïté, sinon de continuité; car, lors de la mue, le parasite se dépouille de toutes les pièces solides qui forment ces appareils ou ces organes, en même temps que de son tégument le plus extérieur[1]. (Voyez pl. 6, fig. 37, *Traité entomologique et pathologique de la gale de l'homme,* Savants étrangers, t. XII, Académie des sciences.) D'autre part on ne peut douter, puisque cette membrane se renouvelle à chaque métamorphose qui modifie *partiellement* la forme de l'animalcule, qu'il n'existe au-dessous d'elle une seconde enveloppe interne (chorion) qui la sécrète, qui en est en quelque sorte la matrice et qui fait partie intégrante de l'acare.

Le tégument présente de nombreuses duplicatures, des replis, des sillons, des saillies ou spinules, des appendices ou soies, propres à faciliter les mouvements des pattes et du rostre, ainsi que la progression de l'animalcule dans le sillon sous-épidermique et l'amplification que son corps y reçoit.

Il importe de dire quelques mots de cette conformation particulière des acares.

Le corps des acariens *scabiei,* vu dans son ensemble, présente l'image d'un tout en quelque sorte indivisible : le thorax se confond avec l'abdomen; il n'est point segmenté par des anneaux distincts; cependant les faces dorsale et ventrale sont sillonnées de plis plus ou moins profonds, à courbures inégalement sinueuses;

[1] L'entomologie et la physiologie du sarcopte ont été exposées, avec plus de détails que nous ne pourrions le faire ici, dans le *Traité entomologique et pathologique de la gale de l'homme*, par le docteur H. Bourguignon, ouvrage publié en 1852 par l'Académie des sciences dans le tome XII des Savants étrangers. Comme l'Académie ne pouvait reproduire deux fois les mêmes planches dans ses mémoires, nous serons obligés de renvoyer dans cette description du sarcopte au *Traité de la gale de l'homme.* — Pour éviter des longueurs et des répétitions, nous joindrons à la désignation de la planche et de la figure les initiales S. É. t. XII (Savants étrangers, tome XII). Toute désignation qui manquera de ces initiales se rapportera aux planches du présent traité.

(Quelques exemplaires du *Traité entomologique et pathologique de la gale de l'homme* se trouvent encore chez Victor Masson.)

ces plis sont larges et plus marqués vers la partie médiane, plus effilés vers les bords où ils se perdent, sauf trois ou quatre qui se continuent d'une face à l'autre, et dessinent sur le point d'union des deux faces une scissure très-marquée, quand l'animalcule se dessèche ou quand le corps se rétracte par défaut de nourriture.

Ces plis plus profonds, ces scissures latérales marquent la place rudimentaire des anneaux observés chez certaines arachnides. Nous en constatons les traces sur la figure 3, planche 1 (S. É. t. XII) : une première scissure se voit en *c*, une seconde en *d*, une troisième en *f*. En y mettant quelque bonne volonté, on pourrait voir un premier anneau compris entre les lettres *a* et *c*, un second anneau entre les points *c* et *d*, enfin un troisième anneau entre les points *d* et *f*; et l'on donnerait à chacun d'eux, suivant qu'on observerait le sarcopte par sa face dorsale ou sternale, les noms de pro-notum (*νῶτος*, dos), meso-notum, meta-notum ou de pro-sternum, meso-sternum, meta-sternum (Burmeester).

Ces plis ou sillons ont leur intérêt; mais ce sont surtout les saillies cornées, les *spinules* dont le dos est hérissé qui méritent de fixer l'attention, attendu que leur présence ou leur absence indique si le parasite observé trace ou non des sillons sous-épidermiques, s'il vit à la surface de la peau, et s'il peut ou non transmettre la gale à l'homme. Ces spinules, pl. 1, fig. 4, *a*, *a*, *a*; pl. 2, fig. 9; ou mieux pl. 1, fig. 1 (S. É. t. XII), varient de forme et de volume; celles marquées en *i*, *i*, *i*, *i*, sont plus aiguës et plus petites; celles désignées par *d*, *d*, plus obtuses, mamelonnées; enfin celles indiquées par la lettre *c*, *c*, *c*, sont plus fortes et plus longues. Leur longueur augmente à mesure qu'elles occupent une place plus éloignée du centre convexe de la face dorsale, afin qu'elles fournissent toujours au parasite un point d'appui efficace quand il veut avancer en appuyant son dos contre la paroi supérieure du sillon.

Ces spinules décrivent des courbures plus ou moins régulières, comme les plis sur les bords desquels elles sont fixées; quand les plis sont tendus et effacés par la distension du corps, elles sont plus droites; quand les plis sont plus profonds, les spinules sont plus inclinées. Elles sont d'ailleurs plus nombreuses chez les femelles que chez les mâles, comme permettent de le supposer à priori les habitudes de ces parasites au point de vue des sexes. Le sarcopte *anacanthe* des gallinacés est privé, comme l'épithète jointe à son nom l'indique, de spinules dorsales.

Le tégument présente aux faces dorsale, sternale, et sur les bords qui unissent ces faces entre elles, des poils ou soies. Les poils de la face dorsale se voient, pl. 1, fig. 1 (S. É. t. XII), en *ff* au niveau des épimères des pattes antérieures, en *ee* au bord de l'épistome, enfin en *gg*. Ceux de la face sternale se voient en *bb*, pl. 2, fig. 8, entre la pièce sternale et les épimères de la deuxième paire de pattes antérieures, en *d* sur la même ligne et derrière la pièce sternale, pl. 1, fig. 3; en *d*, pl. 2, fig. 8, vers le bord et au-dessus des premières pattes postérieures, en *cc* entre les épimères des pattes postérieures, même figure.

Les poils de la circonférence se voient, pl. 2, fig. 8, en *a* dans la scissure qui limite le thorax et l'abdomen, en *tt*, *ss* de chaque côté de l'ouverture génito-anale. Ces poils sont quelquefois au nombre de six : trois de chaque côté, pl. 2, fig. 8, *kkk* (S. É. t. XII).

6. *Tête ou rostre.* — Le rostre occupe une des extrémités du corps, entre les pattes antérieures; il a $0^{mm},065$ à $0^{mm},070$ de long, sur $0^{mm},055$ à $0^{mm},065$ de large[1]. Extérieurement il se continue avec le tégument qui recouvre les faces dorsale et sternale. La face dorsale présente un plan incliné vers le rostre, et empiète sur lui de façon à le recouvrir comme d'un capuchon, quand l'animalcule, fuyant un danger, le rétracte avec énergie. Du côté de la face ventrale la membrane cutanée s'étend du céphalo-thorax sur le rostre, comblant ainsi un espace libre et transparent quand ce dernier est projeté en avant; formant au contraire une duplicature quand la tête est fortement fléchie ou rétractée. La base du rostre, ses faces supérieure et inférieure, ses parties latérales,

[1] Nous adopterons à l'avenir le millimètre pour unité de mesure : ainsi 0,065 exprimera zéro millimètre, 65 millièmes de millimètre.

sont également recouvertes par le tégument, qui s'étend ainsi, sans discontinuité, du corps à l'extrémité céphalique.

Le rostre nous présente à examiner les mandibules, les palpes, le palpigère, les lèvres supérieure et inférieure, et, à sa base, le pharynx.

Les *mandibules* s'aperçoivent très-distinctement quand le parasite repose sur sa face sternale, pl. 5, fig. 24 (S. É. t. XII), *nn*; elles sont oblongues, arrondies en dehors, presque rectilignes en dedans, de telle sorte qu'on formerait un ovale complet en les rapprochant. Elles paraissent simples à droite et à gauche; mais une observation plus minutieuse démontre qu'elles sont doubles, deux à droite et deux à gauche, comme on peut s'en convaincre en faisant passer le foyer optique par des plans d'épaisseur différents, ainsi que la figure 28, pl. 5 (S. É. t. XII), l'indique très-nettement.

Les mandibules placées supérieurement vers la face dorsale sont terminées en avant par un onglet *kk*, fig. 28, en arrière par un prolongement où s'insèrent des fibres musculaires. Les autres mandibules, situées inférieurement, et mises principalement en évidence fig. 29, *ll* (S. É. t. XII), en abaissant sur elles le foyer optique ou en retournant le rostre, ont à peu près la même forme que les premières, si ce n'est qu'elles sont terminées en avant par une division dentelée en hachures. On ne saurait dire si ces mandibules sont complétement séparées ou seulement superposées dans toute leur longueur; mais ce qui est certain, c'est qu'elles sont séparées en avant, et de façon à fonctionner isolément, suivant les besoins du parasite. Les dermatodectes nous présentent de même des mandibules très-nettement doubles en avant, c'est-à-dire terminées par quatre divisions, bien que confondues et réduites seulement au nombre de deux vers la base.

Les *palpes*, placés sur les parties latérales du rostre, sont aussi distincts que les mandibules. Il faut, pour bien comprendre leur structure, les étudier à leur partie antérieure, puis à leur partie postérieure. En avant ils apparaissent sous forme d'une pointe acérée, à courbure dirigée en dedans, et manifestement double à droite et à gauche, comme il est facile de le constater, et comme la figure 24, pl. 5 (S. É. t. XII), les montre clairement, ainsi que la figure 25, où ils sont désignés par les lettres *tt*, *ss*. Les palpes se terminent donc, comme les mandibules, par une double division. Une des divisions s'étend plus distinctement, et suivant une courbure à convexité extérieure, jusqu'à la moitié de la longueur de la tête, où un article la réunit à la base des palpes. Cette branche principale porte plusieurs articles indiqués par une petite scissure et l'implantation d'un poil, fig. 32, δ, δ, ε, ε. Cette partie antérieure des palpes présente non-seulement une branche externe, mais également une branche interne d'où partent des prolongements *z*, *z*, *w*, *w*, fig. 25, qui forment un plancher au rostre et sur lequel les mandibules sont médiatement appliquées.

A la région postérieure, à la base du rostre, les palpes se terminent par une pièce épaisse et solide *aa*, fig. 24, constituée par une branche externe *aa* et une lamelle qui va se fusionner avec celle du côté opposé, de telle sorte que le palpe du côté droit et celui du côté gauche forment un seul et même appareil, dont les branches et le corps de la mâchoire inférieure des animaux supérieurs pourraient, si une autre pièce, le palpigère, ne remplissait encore plus visiblement le rôle du corps de la mâchoire, donner une idée assez exacte. La branche externe de la base du palpe se prolonge en dedans, *bb*, fig. 24 (S. É. t. XII), et vers la partie moyenne du rostre, par une bandelette curviligne à convexité antérieure, qui passe sur les mandibules et se réunit au point *f* avec celle du côté opposé. Les palpes forment ainsi un fourreau solide, limité en dehors par les branches articulées et mobiles, en dessous par les prolongements internes formant plancher, en dessus enfin par les bandelettes curvilignes. C'est dans ce fourreau que se meuvent les mandibules.

Les palpes, tels que nous venons de les décrire, pourraient, à la rigueur, être considérés comme des organes complets; mais il faut croire qu'ils n'auraient pas rempli toutes les conditions que réclame l'opération, si laborieuse pour des animalcules si petits, de l'incision de l'épiderme, car une pièce nouvelle, le *palpigère*, ajoute encore à leur puissance.

Le *palpigère* se voit sans aucune préparation quand on examine l'acare reposant sur la face dorsale; il a la forme d'un fer à cheval dont la convexité est tournée en arrière et les deux branches dirigées en avant. Les figures 25, 26 et 32 (S. É. t. XII) le représentent très-distinctement; il est placé au-dessous de la base des palpes quand l'acare est dans la situation naturelle, et dépasse cette base postérieurement, fig. 32. Ses branches antérieures fournissent en avant un prolongement qui se dirige en dedans, *yy*, fig. 26, et qui concourt à former le plancher sur lequel reposent les mandibules; en dehors elles s'articulent avec la branche interne et postérieure des palpes, à laquelle elles présentent un solide point d'appui, *rr*, fig. 25. Le palpigère, qui est large et rubané suivant un plan horizontal, reçoit de plus, vers sa convexité et sur sa face supérieure, les fibres d'insertion d'une languette mobile, sur laquelle nous reviendrons dans un instant, quand nous aurons complété la description de l'appareil buccal par celle des lèvres supérieure et inférieure.

La *lèvre supérieure* est formée par le tégument qui de la face dorsale se replie sur la base du rostre, prend ses points d'insertion vers le milieu de cet appareil, sur les bandelettes curvilignes qu'on aperçoit au-dessus des mandibules, vers les côtés, sur les palpes, et se termine à la partie antérieure en se repliant sur lui-même, de façon à devenir interne, d'externe qu'il était jusque-là.

La *lèvre inférieure* est également la continuation de l'enveloppe cutanée, qui, de la face sternale, s'est étendue à la base du rostre, a recouvert le palpigère, le plancher formé par les appendices internes des palpes, et s'est repliée sous les mandibules pour tapisser, en changeant de structure, la paroi interne du conduit buccal. Enfin les parties latérales du rostre sont, comme ses faces supérieure et inférieure, fermées par le tégument, qui y forme des sortes de joues et tapisse les palpes jusqu'aux neuf dixièmes de leur longueur.

Les lèvres et les joues, en se réunissant à l'extrémité antérieure du rostre, forment une ouverture contractile qui livre passage aux mandibules lorsque les extrémités aiguës des palpes sont suffisamment écartées.

Nous devons, pour compléter l'étude anatomique de la tête, faire maintenant connaître quelques organes accessoires placés, soit entre la partie postérieure des mandibules, soit entre les branches du palpigère ou des mâchoires.

L'organe situé entre les mandibules, derrière et sur le même plan, est un petit corps sphérique, rougeâtre, et formé d'une substance solide; il jouit d'une grande liberté dans les mouvements qu'il exécute autour d'un axe qui le traverse verticalement; il ne se meut, d'ailleurs, que sous l'impulsion qu'il reçoit des mandibules, comme nous le dirons plus loin. Cet organe se voit nettement pl. 5, fig. 24, en θ, et fig. 27, en *f* (S. É. t. XII).

Les autres organes sont: un petit prolongement membraneux, sorte de languette qui occupe le plan inférieur de la cavité buccale au-dessous et en arrière des mandibules, pl. 5, fig. 31, en *m*, (S. É. t. XII); il se termine en pointe en avant et en arrière, et offre, vers sa partie moyenne, une ouverture dans le sens antéro-postérieur.

Enfin un autre organe mérite encore de fixer l'attention. Il se présente sous la forme d'une petite membrane flottante, en rapport postérieurement avec le corps du palpigère, antérieurement avec les branches de cet organe, non pas immédiatement, mais par l'intermédiaire de fibres musculaires et d'un ligament, fig. 30, *n*, *o*, *r*. Cette membrane, libre en avant, fixe en arrière et sur les côtés, règle les mouvements de la déglutition.

Puisque nous portons notre examen sur les organes situés à la base du rostre et qui s'y insèrent, nous ferons de suite la description du conduit œsophagien, qui, à sa naissance, a des rapports directs de fonctions avec la *languette* et la membrane flottante située entre les branches du palpigère.

Lorsqu'on examine un sarcopte parfaitement transparent et reposant sur la face sternale, le dos par conséquent dirigé vers l'observateur, on aperçoit, dans la direction de la pièce sternale et au-dessus d'elle, un conduit membraneux, contractile, quelquefois rempli de globules blancs, de lymphe ou de bulles d'air. Ce conduit se dirige en arrière vers l'abdomen, en avant vers la base du rostre. Dans cette dernière partie de son trajet on a peine à le suivre; mais on soupçonne néanmoins qu'il passe au-dessus du corps du palpigère, et qu'il vient fixer ses fibres musculaires sur les branches de cet organe, au-dessous de la membrane flottante visible en *n*, fig. 30. Il suffit pour s'en assurer de retourner le compresseur, et de voir par la face sternale le même sarcopte, observé d'abord par la face dorsale. Dans cette nouvelle position donnée à l'animalcule, on distingue, à un grossissement de cinq cents diamètres, le conduit œsophagien nettement isolé et se rendant sous le corps du palpigère, puis entre ses branches; fig. 33, *a*, *b*, *cc* (S. É. t. XII). Dans le thorax l'œsophage, plus large que la pièce sternale, la dépasse à droite et à gauche, surtout quand le parasite est encore vivant, et quand il contourne latéralement son extrémité encéphalique.

7. *Appareil de locomotion. Squelette.* — Le sarcopte, quand les humeurs qu'il a absorbées ou quand des corps étrangers opaques adhérents au tégument ne masquent pas la transparence de ses tissus, présente, au foyer du microscope, des pièces solides, d'une couleur rouge brique et d'apparence cornée. — Une goutte de baume de térébenthine, de glycérine ou d'acide sulfurique étendu d'eau, introduite par capillarité entre les deux lames de verre du compresseur, met en évidence, en pénétrant tout le corps du parasite, les plus minutieux détails des pièces qui forment son squelette. Les organes solides qui frappent surtout l'attention sont ceux qui sont situés vers le tiers antérieur du corps; ils sont au nombre de trois. L'un d'eux occupe la région médiane, les deux autres

les régions latérales. Leur structure, leur position, leurs articulations avec les parties qui entrent dans la charpente solide des pattes, tout prouve qu'ils sont destinés à offrir des points d'insertion aux muscles et des points d'appui aux pattes elles-mêmes. Celle de ces pièces qui occupe la partie moyenne est simple, asymétrique, pl. 2, fig. 8, *y*, si ce n'est en avant, où elle se continue par deux branches courbes qui embrassent dans leur concavité antérieure la base du rostre.

La disposition de cette pièce à la face ventrale et sur la ligne médiane, sa division en deux branches qui vont se porter à la première paire de pattes antérieures pour leur fournir des points d'union, lui font jouer le rôle d'une sorte de sternum. Elle est aplatie et présente une face inférieure dirigée vers le tégument, une supérieure en rapport avec l'œsophage; la moitié antérieure est plus développée, plus épaisse, pl. 1, fig. 6, en *l* (S. É. t. XII), et le point où ce renflement se termine lui donne plus de flexibilité, de telle sorte que cette moitié antérieure peut se porter à droite et à gauche, dans les mouvements de latéralité de l'avant-train, sans que la partie postérieure se déplace. L'extrémité postérieure de la pièce sternale est mousse, incomplétement bifidée, tantôt droite, tantôt inclinée d'un côté, tantôt de l'autre. L'extrémité antérieure se divise en deux branches dirigées en dehors, qui, après un court trajet, présentent elles-mêmes une double division, pl. 1, fig. 6, *r*, *r* (S. É. t. XII). Une des branches secondaires s'articule, en dehors, avec un anneau situé à la base des pattes; la seconde, en dedans, avec le premier article de la patte; puis, plus en avant et par des ligaments plus étendus, avec la pièce basilaire du palpe. Cette pièce sternale, dont les branches antérieures deviennent ainsi de véritables épimères pour les pattes antérieures, est pourvue, sur différents points de son parcours et de ses divisions, de reliefs, de saillies lamelleuses, d'*épidèmes* (ἐπί, sur, δέμω, bâtir; Audouin), qui servent de points d'attache aux ligaments articulaires et aux muscles.

Chez le sarcopte anacanthe, les épimères de la première paire, au lieu d'être réunis et soudés en une seule paire, sont séparés et au nombre de deux, comme ceux de la deuxième paire; seulement un prolongement dorsal les réunit transversalement. Les deux autres pièces latérales, pl. 2, fig. 8, *v, v*, à courbure dont la convexité est interne, sont les *épimères* de la deuxième paire de pattes antérieures; elles sont simples en arrière, se dirigent en avant vers la base de la patte, et se divisent en deux branches, une première branche, *s, s*, fig. 6 (S. É. t. XII), qui s'articule avec l'anneau, une seconde, *k, k*, qui se rend en dedans vers la première patte, et qui donne insertion aux ligaments unissant la première patte à la deuxième, vers le bord externe de l'anneau. En un mot, ces épimères sont pour la deuxième paire de pattes ce que les deux branches et la pièce sternale étaient tout à l'heure pour la première paire.

Avant d'aborder la description du squelette des pattes, nous devons revenir sur la pièce sternale, qui, indépendamment des divisions épimériennes qu'elle fournit, à droite et à gauche, aux premières pattes antérieures, présente encore à noter une disposition fort curieuse. Soit un sarcopte placé sur sa face abdominale, c'est-à-dire ayant sa face supérieure ou dorsale sur le premier plan vers l'observateur. Si, dans cette position, on fait passer le foyer optique du tégument aux parties profondes, on aperçoit derrière la tête, dans la direction des deux premières pattes, vers leur base, pl. 1, fig. 5, *a, a* (S. É. t. XII), une lame mince et comme isolée au milieu du tissu intérieur; cette lame présente une double courbure, une première suivant ses bords, une seconde suivant ses faces, dont la supérieure est convexe et l'inférieure concave. Cette lame paraît isolée, avons nous dit; mais, si l'on comprime le sarcopte, on voit l'extrémité externe briser ses attaches et se diriger en arrière, pl. 1, fig. 7, *i, i*, tandis que l'extrémité interne se porte en avant, de façon à empiéter sur le rostre et à laisser voir, en s'effaçant, une branche qui auparavant était verticale et produisait l'ombre du point *bb*, pl. 1, fig. 5. La compression, en effet, en couchant suivant un plan oblique cette branche verticale, l'a mise en évidence et nous la montre servant de point d'union entre la pièce sternale, qu'on aperçoit profondément, et la lame mince qui était au-dessus d'elle, pl. 1, fig. 7, *dd* (S. E. t. XII). Cette pièce verticale ou d'union est donc complétement masquée quand on observe le parasite suivant son épaisseur; il faut, pour la voir, qu'elle s'étende sur les branches latérales de la pièce sternale ou au-devant d'elles, et cela sous l'effort d'une compression méthodique. Il est clair qu'en relevant par la pensée les points *c, c*, fig. 7, on les verra entraîner la pièce verticale en arrière et la masquer enfin complétement : d'où les points ombrés désignés en *b, b*, fig. 5. Cette lame mince à double courbure, d'apparence cornée, a des points d'union, par son extrémité externe, avec la branche interne de l'épimère de la deuxième paire de pattes. Des ligaments, dont on aperçoit la trace fugitive quand la séparation s'opère par l'effet de la compression, servent à unir ces pièces entre elles.

Si maintenant nous cherchons à nous rendre compte du rôle physiologique de cette lame à double courbure, seule pièce solide qu'on rencontre à la face dorsale, et qui, réunie en dedans et profondément à la pièce sternale, en dehors à la branche interne de l'épimère, semble établir un rapport de fonction entre la première et la deuxième paire de pattes, nous sommes conduits à penser qu'elle tient lieu de clavicule ou mieux de scapulum.

Cette pièce se retrouve sous une autre forme chez le sarcopte anacanthe, où elle réunit transversalement et vers la face dorsale les épimères de la première paire de pattes.

8. *Pattes antérieures.* — Le squelette des pattes est formé par un ensemble de pièces qu'on peut désigner sous les noms de *hanche*, *trochanter*, *trochantin*, *cuisse*, *jambe* et *tarse*, en cherchant quelques points de comparaison avec ce qui s'observe chez d'autres arachnides.

La *hanche* est représentée par l'anneau qui limite la base du cône que la patte forme dans son ensemble. Cet anneau, très-nettement dessiné, pl. 3, fig. 14, en *τ* et *ρ*, et fig. 13, *b, b*,

(S. É. t. XII), prend naissance en dedans sur la branche externe des épimères, en dehors il s'articule avec le trochanter et le trochantin. Ces deux dernières pièces ont une forme irrégulièrement triangulaire; l'une d'elles, plus volumineuse, est en rapport avec la face d'extension de la patte, fig. 14, δ. Des trois angles qui résultent de la réunion des branches qui entrent dans sa structure, un premier, interne, s'articule avec la division externe de l'épimère sternal pour les premières pattes, avec la division interne de l'épimère proprement dit pour les deuxièmes pattes; un second, externe et postérieur, avec l'anneau.

Le seconde pièce, qui correspond à la face de flexion et présente quelque analogie de forme avec la première, fig. 15, δ, s'articule comme elle avec les pièces déjà indiquées. Ces deux pièces, dont une branche plus pâle et comme ligamenteuse forme la base en dehors, décrivent des courbes opposées ou un anneau complet à plusieurs branches. Après le trochanter et le trochantin on voit, plus en avant, une autre pièce, fig. 15, 2 et ν; plus en avant encore il en existe une troisième, fig. 15, 3 et μ; enfin une quatrième se constate vers l'extrémité de la patte, en 4 et ρ. Ces pièces, qui forment autant d'articles, constituent dans leur ensemble un anneau complet, à la faveur d'une portion ligamenteuse, et conséquemment moins solide, qui occupe l'autre demi-portion de la patte. Celle-ci se termine enfin par le tarse, qui est obtus, rugueux, garni de longs poils, et pourvu d'un ambulacre à ventouse, fig. 14, 5 (S. É. t. XII).

La tige de l'ambulacre est simple, sans tracé d'articles auprès de l'insertion de la ventouse. — Nous devons, enfin, indiquer comme faisant partie accessoire de la patte antérieure un petit appendice solide et rougeâtre qu'on aperçoit, pl. I, fig. 6 (S. É. t. XII), en o, o, o', o'. Il est placé à la partie interne de la base des pattes, entre l'anneau et les deux extrémités internes des pièces triangulaires; il suit l'anneau dans tous ses mouvements et porte un long poil.

Les sarcoptes conservent, en général, la même conformation à l'extrémité des pattes pendant toute la durée de leur vie; mais la femelle du sarcopte anacanthe, se rapprochant sous ce rapport de la femelle des dermatodectes, perd les ambulacres à ventouses quand elle est fécondée, de telle sorte que ses pattes sont terminées simplement par des poils et un onglet.

9. *Squelette des pattes postérieures.* — Il se compose, comme pour les pattes antérieures, *d'un épimère, d'une hanche, du trochanter, du trochantin, d'articles divers*, puis *du tarse*.

Les épimères, vers leur extrémité antérieure ou abdominale, n'ont pas la même conformation pour les deux paires de pattes. Celui de la première paire est courbé en dedans et en arrière, pl. I, fig. 1, en *k*, tandis qu'il est droit et comme coupé en biseau pour la deuxième, même figure, en *x x*.

De même que nous avons vu l'épimère des pattes antérieures fournir des points d'insertion à des pièces qui forment leur base, de même celui des pattes postérieures est en rapport avec des pièces plus ou moins annulaires et très-compliquées. La première qui se présente à l'observateur quand le psorote est renversé sur la face dorsale est irrégulièrement triangulaire et formée de trois branches, une transversale et deux latérales, pl. 4, fig. 19, en *a*, *a*, *a* (S. É. t. XII); les deux latérales se réunissent en *d*, où elles s'articulent avec l'extrémité conique de l'épimère correspondant. Au-dessous de cette première pièce on en voit une seconde dont les extrémités se dessinent en *b*, *b* (même figure), sur un plan plus profond, et qui est représentée isolément figure 20, *b*, *b* (S. É. t. XII). Celle-ci n'a que deux branches réunies en *d* à l'épimère, et qui seraient libres par les deux autres extrémités *c*, *c*, si elles ne s'articulaient avec une autre pièce *e*, dont nous allons parler.

Les figures 21 et 22 montrent encore cette seconde pièce à double branche *b*, *b*; enfin, au-dessous de ces deux pièces, on en voit une troisième, d'une forme ovalaire, qui s'articule également avec l'épimère par un point de sa circonférence, pl. 4, fig. 23, *e*, *e* (S. É. t. XII). Ces trois pièces, ainsi superposées, occupent toute l'épaisseur de la patte à sa naissance; le tissu sarcodique et des fibres musculaires les séparent entre elles. Elles représentent, quant au nombre et, à la rigueur, quant à la conformation, l'anneau et les deux pièces triangulaires des pattes antérieures. Une de ces pièces, placée entre les deux autres, pl. 4, fig. 20, 21 et 22 (S. É. t. XII), donne insertion, vers ses extrémités, à un premier article dont la branche transversale *e*, fig. 21, sous-tend un arc de cercle *i*, fig. 22 (S. É. t. XII).

Comme pour les pattes antérieures, nous aurions maintenant à décrire des pièces en apparence transversales, mais en réalité courbes et annulaires, qui forment autant d'articles isolés, pl. 4, fig. 21 et 22 (S. É. t. XII), mais nous nous en dispenserons, leur conformation étant à peu de chose près la même dans les deux cas. Enfin le tarse, composé d'une réunion de follicules qui donnent naissance à des poils, à deux tubercules coniques, et surtout à un poil long et fort qui tient lieu, pour les deux paires de pattes postérieures chez les femelles, de l'ambulacre à ventouse décrit aux pattes antérieures.

Chez le *mâle*, le squelette des pattes postérieures offre quelques modifications importantes à noter : ainsi les épimères, au lieu d'être séparés comme chez la femelle, sont réunis, pl. 3, fig. 12, *z*, *z*, du moins dans quelques genres; de plus, le tarse de la deuxième paire de pattes, au lieu de porter un long poil, se termine toujours par un ambulacre à ventouse, fig. 12, *v*.

Le squelette des pattes est recouvert par le tégument, qui, pour les pattes antérieures, s'étend du bord incliné résultant de l'union des faces dorsale et sternale, sur l'anneau, puis successivement sur les autres pièces, qui tiennent lieu de trochanter, de trochantin, puis de cuisse et de jambe; pour les pattes postérieures de la face abdominale, sur les trois pièces décrites à leur base. Des plis profonds, propres à faciliter les mouvements de flexion et d'extension, se remarquent au point d'insertion des pattes avec le thorax ou avec l'abdomen; d'autres plis s'observent également, vers la face de flexion, au niveau de chaque article; leur place est généralement marquée, en dedans et en dehors, par l'implantation d'un poil. (Voyez les pattes antérieures de la figure 8, pl. 2.)

10. *Organes génitaux.* — La femelle porte l'organe génital proprement dit à la partie postérieure et médiane de l'abdomen, dans un cloaque où se rend également l'extrémité du rectum. Nous disons l'organe génital proprement dit, attendu que l'oviducte est placé ailleurs. Il est très-facile de constater, chez les dermatodectes, que l'accouplement, la copulation, se fait par le rapprochement des bords postérieurs de l'abdomen, pl. 6, fig. 24, et que chez eux l'ouverture de l'oviducte, très-nettement accusée, est placée vers le tiers antérieur de la face abdominale, en arrière des épimères et de la pièce sternale. Chez les sarcoptes, dont nous faisons la description, l'oviducte, bien que moins distinct, n'en est pas moins également placé vers le tiers antérieur de la face ventrale, pl. 3, fig. 12, *b*, *b* (S. É. t. XII). Cet oviducte, chez les sarcoptes, est difficile à bien voir, en raison de l'absence des pièces solides et rougeâtres qui, chez d'autres acariens, indiquent la place de son ouverture; d'autant plus difficile, qu'à la période de la ponte, rien, dans l'organisation générale, dans la conformation des pattes, ne porte les traces évidentes de la métamorphose partielle qui a doté la femelle de l'oviducte.

MM. Ch. Robin et Lanquetin ont cru, à tort, que l'oviducte contenait également la vulve, et que le pénis du mâle pénétrait dans cette ouverture, située au tiers antérieur de la face ventrale. Les dermatodectes ont un oviducte beaucoup plus distinct que celui des sarcoptes, et cependant le spermatophore du dermatodecte mâle pénètre bien dans le cloaque génito-anal situé au bord postérieur de l'abdomen.

L'organe génital mâle, pl. 3, fig. 12, *g*, *n*, pl. 2, fig. 10, *m*, apparaît très-distinctement, vers la face abdominale, entre les pattes postérieures. Il présente très-distinctement une pièce longitudinale, impaire, qui s'élargit en avant au niveau de la partie soudée des épimères, en portant un prolongement plus ou moins complet vers ces derniers. Ces prolongements latéraux, chez les vieux sarcoptes et dans quelques individus de genres différents, vont s'unir complétement aux épimères, fig. 10; *mais ce point d'union n'est pas constant.* En arrière cette pièce principale se divise en deux branches, qui, en se portant en dehors, laissent entre elles un espace libre, dans lequel se voient deux autres pièces inscrites dans la première, dont elles ont la forme; les extrémités postérieures et externes se portent ensemble vers la dernière patte, où elles se réunissent; enfin, plus postérieurement, on voit une quatrième pièce, séparée des trois premières, mais ayant la même forme, et qui, se trouvant plus superficielle, plus tégumentaire, sert d'organe protecteur au spermatophore pendant l'acte de la copulation, pl. 3, fig. 12, *k.*

Ces pièces forment, par leur ensemble, un appareil solide qui doit protéger les organes génitaux proprement dits: glandes spermatiques, conduits déférents, etc. qui sont plutôt soupçonnés que nettement distingués, même avec les grossissements les plus considérables. On voit pourtant, avec assez de facilité, une sorte de glande globuleuse au point *n*, fig. 12. Quant au spermatophore, on le constate très-distinctement, pendant l'accouplement, chez les dermatodectes, pl. 6, fig. 24, *h*, et l'on doit croire qu'il en serait ainsi pour les sarcoptes, si l'on pouvait les surprendre accouplés.

Toutes les pièces du squelette sont mises en mouvement et reliées entre elles par des muscles, relativement volumineux, dont nous allons dire quelques mots en nous occupant de la physiologie du sarcopte.

La description que nous venons de faire se rapporte principalement au sarcopte le mieux connu jusqu'à ce jour, et qui vit sur l'homme, sur les carnassiers et quelques herbivores; mais il est des sarcoptes dont l'organisation diffère sous quelques rapports.

Ainsi le sarcopte du chat est remarquable par son extrême petitesse, par sa forme plus régulièrement semi-globuleuse, par le petit nombre et le moindre volume des spinules dorsales; chez la femelle, par l'ouverture génito-anale, située, non au bord postérieur de l'abdomen, mais vers le tiers postérieur de la face dorsale, pl. 1, fig. 5, *a*. Chez le mâle, par la conformation des épimères des pattes postérieures, qui, au lieu de se diriger l'un vers l'autre pour former une ligne courbe demi-circulaire, sont parallèles et réunis dans un point commun avec la pièce solide et médiane de l'organe génital, pl. 1, fig. 6, *v*. Les épimères *d* et *k* ayant été détachés de leur point d'union par la compression, la comparaison des figures 2 et 6 donne une parfaite idée de la conformation différente de ces épimères.

D'autres sarcoptes se rapprochent de la famille des dermatodectes, par une ventouse copulatrice que le mâle porte comme annexe de l'organe génital; offrant ainsi un caractère de transition entre les espèces différentes qui composent les familles. Tel est le sarcopte dessiné, pl. 3, fig. 16, *a*, par Gerlach, qui se trouve sur le chien et le sanglier, et dont nous avons fait le troisième genre de la famille.

Il est enfin des parasites qui s'éloignent encore davantage des individus classés dans la famille des sarcoptes, et qu'il faut cependant y ranger, parce que l'appareil buccal les en rapproche. Tel est le *sarcopte anacanthe* ou *mutans* décrit par M. Ch. Robin, et que MM. Raynal et Lanquetin ont découvert sur les gallinacés. Ce sarcopte est privé de spinules dorsales; chez le mâle les quatre paires de pattes sont pourvues d'ambulacres à ventouse, les pattes postérieures sont réunies par un épimère commun de forme quadrilatérale; chez la femelle propre à l'accouplement le corps et les pattes sont velus, et les quatre paires de pattes sont terminées par un ambulacre à ventouse; la femelle fécondée a le corps et les pattes très-peu velus, les pattes courtes, coniques, sans ambulacre à ventouse, et terminées seulement par deux crochets courts et acérés; enfin l'abdomen renferme des œufs, qui s'y développent avant de franchir l'oviducte, de telle sorte que le fait exceptionnel signalé par l'un de nous chez le sarcopte de l'homme, dont l'abdomen contenait quatre œufs près d'éclore, pl. 7, fig. 40 (S. É. t. XII), serait, non une exception, mais la règle chez le sarcopte anacanthe. La nymphe de cette espèce, hexapode comme toutes les autres, très-velue, porte une ventouse à la troisième paire de pattes, et une longue soie de chaque côté de l'anus. Ce sarcopte, étant privé de spinules à la face dorsale, ne trace pas de sillons et s'abrite seulement sous l'épiderme. Les auteurs cités l'ont trouvé sur des poules de basse-cour, et l'on peut, sans doute, rapprocher de ce genre le sarcopte recueilli par M. le docteur Oschatz sur une souris, et que Gerlach a représenté à la dernière figure de ses planches, afin de montrer que cet acare de la souris diffère de celui du chat.

PHYSIOLOGIE DES SARCOPTES.

11. Dans l'étude que nous allons faire nous passerons successivement en revue les fonctions de la locomotion, de la nutrition, de la respiration, de la génération, des sécrétions, puis nous étudierons l'ovologie ou l'embryogénie.

1° *Locomotion.* — Le sarcopte a la forme et les allures d'une tortue. Comme ce chélonien, en effet, son corps, aplati en dessous, est convexe sur la face dorsale; comme lui aussi il rétracte sa tête et ses pattes sous sa carapace. Le dépose-t-on sur la peau, on le voit sortir insensiblement de sa torpeur, étendre ses pattes, fixer ses ambulacres à ventouse et chercher quelques aspérités qui lui présenteront un point favorable où il incisera l'épiderme. Dans ces efforts, dans ces mouvements, les fibres musculaires apparaissent à travers l'enveloppe cutanée, surtout dans le cône creux formé par les articles annulaires des pattes et dans l'espace libre que laissent entre elles les branches internes et basilaires des palpes. Celles qui mettent en mouvement les différents articles et l'ambulacre à ventouse des pattes antérieures sont très-visibles quand la patte opère ses mouvements de flexion, d'extension, d'abduction et d'adduction. La planche 4, figure 18, *e, e, e* (S. É. t. XII), les représente fidèlement. Les fibres musculaires qui meuvent les mandibules sont encore plus nombreuses et plus développées; elles s'attachent à leur partie postérieure, et surtout à l'appendice que porte la mandibule à onglet; elles se dirigent en arrière, en se tassant pour se prêter à l'étroit passage qui fait communiquer la base du rostre avec le proto-thorax, puis elles s'épanouissent dans toute la région thoracique, où elles vont prendre des points d'appui, tant sur la paroi interne du tégument que sur les épimères, pl. 5, fig. 24 (S. É. t. XII), *d*, *ω*, *ω*. Les fibres musculaires qui meuvent les pattes postérieures ne sont pas moins distinctes, pl. 3, fig. 12 (S. É. t. XII), en *x*, *x*; elles se fixent à l'épimère, aux trois pièces solides, puis aux différents articles. Les épimères ne pouvaient offrir un point de résistance efficace qu'à la condition d'être solidement fixés au milieu du tissu sarcodique : des fibres musculaires pourvoient à cette nécessité. On voit les épimères antérieurs donner insertion à des fibres qui se dirigent en arrière, et vont se perdre au milieu de celles qui se rendent aux épimères postérieurs, pl. 3, fig. 12 (S. É. t. XII), *β*, *β*, *x*, *x*. Les contractions de ces muscles provoquent, en sens divers, un mouvement intérieur qui se communique au tissu sarcodique, et tient lieu de tissu contractile vasculaire.

2° *Nutrition et respiration.* — Le sarcopte puise à deux sources pour entretenir sa vie : il trouve dans le tégument sur lequel il vit des liquides essentiellement nutritifs, et dans l'atmosphère les éléments constitutifs de l'air nécessaires à tout être vivant, mais à la condition, en ce qui le concerne, qu'il soit placé dans un air ambiant d'une température de 10° à 30° centigrades, car au-dessous de 10° il reste immobile, puis meurt d'inanition au bout d'un temps variable, et d'autant plus court que la température est plus basse. Au-dessus de 10°, de 20 à 30 par exemple, il peut résister à la privation de toute nourriture pendant une semaine et plus.

Quand le sarcopte, à nu sur la peau, sent le besoin de s'abriter sous l'épiderme, il se soulève sur ses pattes de derrière, écarte ses palpes et enfonce leurs extrémités cornées et acérées dans le tégument, dont toute la partie comprise entre ces organes cède sous des efforts réitérés; puis les mandibules, faisant fonction de fouloir, par un mouvement alternatif d'avant en arrière et d'arrière en avant, brisent les adhérences qui fixent l'épiderme au corps muqueux. Nous avons dit que les fibres musculaires des mandibules franchissent un étroit passage avant de s'épanouir dans le thorax. Cette déviation qu'elles éprouvent dans leur parcours détruit leur parallélisme, et leur fournit un point d'appui qui double leur puissance; mais si ce trajet curviligne avait un avantage, il avait aussi l'inconvénient de porter à droite la mandibule du côté gauche, et, réciproquement, à gauche la mandibule droite. Un organe particulier s'oppose à ce déplacement, qui eût été essentiellement nuisible à leurs fonctions. En effet, on n'a pas oublié le petit corpuscule corné qui sépare les mandibules en arrière et qui tourne autour d'un axe vertical; comme cet axe est fixe, il s'oppose à ce que les mandibules dévient de leur situation et se rapprochent, et, comme le corpuscule est mobile sur son axe, il tourne dans le sens de la mandibule qui marche en arrière, ainsi que dans le sens de celle qui marche en avant. Ces mandibules fonctionnant toujours en sens contraire, chacune d'elles entraîne dans son mouvement la demi-portion du corpuscule avec laquelle elle est en contact.

Le double mécanisme des palpes et des mandibules bien compris, on imaginera facilement comment le sarcopte fait affluer vers son orifice buccal les sucs dont il est avide; il lui suffit, pour atteindre ce but, de ponctionner le derme à l'aide des onglets de la mandibule supérieure, de malaxer et de comprimer les papilles à l'aide des pinces à dentelures de la mandibule inférieure, afin d'en faire exsuder les liquides et les corpuscules du sang qu'elles contiennent.

Lorsque ces liquides affluent vers l'ouverture buccale, il les absorbe par une sorte de succion, les fait pénétrer dans le conduit alimentaire, placé entre les mandibules et la lèvre, conduit contractile qui chasserait directement les liquides absorbés vers la base du rostre, et même jusque dans l'intérieur du tronc, s'il n'y avait un obstacle à franchir sur ce trajet. Cet obstacle, placé vers l'arrière-cavité buccale, est dû à la présence d'une valvule, fig. 30, *n*, *o*, *r* (S. É. t. XII), qui règle les mouvements de la déglutition, et s'abaisse pour livrer passage aux matières alimentaires. Il suffit, pour s'en convaincre, d'inonder le sarcopte d'eau tiède ou de sérum, et l'on voit bientôt la valvule s'abaisser, se relever régulièrement, et donner passage à quelques globulins qu'on suit distinctement depuis leur entrée dans le conduit buccal jusqu'à leur introduction dans la cavité abdominale; mais, si c'est un liquide toxique qui tend à pénétrer, on voit le parasite se crisper sur lui-même, rétracter fortement la tête, clore avec soin toutes les ouvertures qui pourraient permettre au poison de s'introduire, puis les mandibules entrer en mouvement, et chasser, par d'énergiques contractions, le liquide qui menace sa vie. Pendant ces efforts la valvule se maintient par une contraction instinctive, fixe, rigide, et ferme aussi hermétiquement que possible l'ouverture du canal œsophagien; mais, quoi qu'il fasse, le sarcopte ne saurait s'opposer longtemps à l'absorption du breuvage toxique qui l'envahit par tous ses pores; bientôt ses forces l'abandonnent, le mouvement des mandibules se ralentit, et la valvule, obéissant à cet état général d'affaissement, s'abaisse et se relève jusqu'à ce qu'enfin la vie s'éteigne complétement. Notons, à ce propos, que longtemps après que le rostre et les pattes ne donnent plus aucun signe de vie, on voit encore le tissu sarcodique, animé de ses mouvements intestins, entretenir une active circulation. La vie organique est donc, chez les acares comme chez les animaux d'un ordre supérieur, la dernière à s'éteindre.

Au delà de la valvule, vers sa face supérieure qui regarde en haut et en arrière, naissent les fibres du tube œsophagien (page 302); ces fibres sont partout continues vers la face dorsale et sur les côtés, tandis que, vers la face sternale, un peu en arrière du corps de la mâchoire ou du palpigère, elles laissent voir une petite ouverture. En un mot, l'œsophage présenterait un canal complétement fermé, s'il n'avait une petite fente sur sa paroi infé-

6.

rieure, au point où il va franchir l'espace libre compris entre la base du rostre et les branches épimériennes de la pièce sternale. Cette petite ouverture est disposée dans le sens le plus favorable à sa déhiscence, c'est-à-dire transversalement, par rapport aux fibres musculaires œsophagiennes; elle a pour fonction spéciale de donner passage à l'air, et comme elle se ferme complétement quand ce sont des liquides qui sont déglutis, l'œsophage présente alors l'apparence d'un tube partout continu. Nous n'avons pas donné le dessin de cette petite ouverture, par laquelle s'opère l'acte de la respiration, attendu qu'on ne peut la distinguer que quand l'acare respire au milieu de l'air ambiant et sans être comprimé. D'ailleurs, nous allons insister sur les faits qui démontrent son existence, et cela avec d'autant plus de raison, que les fonctions digestive et respiratoire vont tout à l'heure devenir communes, le conduit œsophagien, au delà du rostre, étant commun à l'une et à l'autre.

La question de savoir comment l'acare respire, et à l'aide de quel organe cette fonction s'exécute, nous a longtemps préoccupés, car jamais nous n'avons découvert la moindre trace de trachées et de pneumostômes ou stigmates exclusivement destinés à donner passage à l'air. Nous avons, depuis que l'un de nous a constaté, il y a quinze ans, que l'acare de l'homme respire par l'ouverture buccale, observé les dermatodectes, d'un volume relativement considérable, presque égal à celui des acares de la farine et du fromage, et jamais nous n'avons vu l'air pénétrer par une autre ouverture que celle du rostre. Nous insistons sur ce fait, parce que les naturalistes ne sont pas encore revenus de leur étonnement à ce propos. Tous doutent de ce fait, étrange pour eux, et, n'étaient certains égards auxquels nous sommes très-sensibles, ils nous accuseraient d'avoir commis une grossière erreur. Ils préfèrent tourner la difficulté : ainsi, les uns disent que l'acte de la respiration chez les acariens est encore inconnu; d'autres, que le sarcopte respire par la surface cutanée, comme certains mollusques gastéropodes, et que la déglutition de l'air se lie à des phénomènes différents. Il est vrai qu'aucun ne s'est mis en peine de constater si les faits que nous avançons sont bien réels, et d'expliquer par quel autre mécanisme la respiration s'opère chez les acariens[1].

Nous ne voyons pas, quant à nous, la nécessité d'imaginer une fonction occulte, quand nous constatons matériellement la quantité d'air, relativement considérable, que le sarcopte déglutit, et l'assimilation de cet air dans le tissu sarcodique. Mais passons aux faits, eux seuls restent; le temps se joue des théories.

Pour bien comprendre l'acte de la respiration, il faut choisir un parasite plein de vie, aussi transparent que possible, et diriger sa face sternale vers l'observateur, en le maintenant entre les lames du *compresseur,* sans trop le déprimer. On l'examinera à un grossissement de 400 diamètres environ, en ayant soin de fixer son attention vers la base du rostre et sur l'espace libre qui sépare celui-ci des branches épimériennes de la pièce sternale; le foyer optique portera sur un point intermédiaire à la face dorsale et à la face sternale, et on l'éclairera, au besoin, par la lumière artificielle, celle d'une lampe par exemple. Quand les choses sont ainsi disposées, on voit de temps à autre une bulle bleuâtre, très-ombrée vers ses bords, mieux éclairée vers son centre, franchir par intervalles l'espace compris entre le rostre et la pièce sternale, et bientôt on constate que cette bulle pénètre par l'ouverture buccale, suit un trajet direct, passe sous *la valvule et ses annexes,* et vient enfin se perdre vers l'espace libre dont nous venons de parler. Quand l'observateur a plusieurs fois suivi le trajet de cette

[1] Nous ne pouvons lire sans étonnement tout ce qui s'écrit, depuis quelques années, sur l'intime structure des acariens, et nous réclamons en passant une justice distributive plus impartiale : — On fait la description des organes les plus inextricables et qui étaient absolument inconnus avant la publication du *Traité de la gale de l'homme,* comme s'il suffisait de mettre l'œil à l'oculaire du microscope pour bien apprécier la conformation et les fonctions de ces parasites; et si un fait avancé dans ce Traité paraît étrange, si quelques poils ont été oubliés, si une erreur sans importance a été commise, l'auteur est alors pris nominativement à partie, et la critique de son œuvre sert à faire ressortir le mérite et la perfection de celle d'autrui.

bulle d'air, il remarque avec intérêt qu'elle pénètre dans la bouche, au-dessous des mandibules, entre celles-ci et la lèvre inférieure, qu'elle ne suit pas le conduit buccal alimentaire communiquant directement avec la valvule, mais un canal isolé, en rapport immédiat avec la lèvre. Il voit, de plus, qu'arrivée au niveau de la valvule, cette bulle est soumise à des mouvements alternatifs de va-et-vient qui la portent en avant et en arrière; il constate enfin que c'est bien une bulle d'air. A mesure que les contractions se multiplient, elle pénètre plus profondément, se confond avec celles déjà introduites, puis franchit la petite ouverture œsophagienne, devenue béante. Lorsque la bulle d'air est trop volumineuse, les bords de l'ouverture la partagent en deux en se rapprochant. Le même phénomène s'observe chez les dermatodectes, et à fortiori chez les sarco-dermatodectes.

Le fluide aérien qui a pénétré dans l'œsophage s'y accumule sous la forme d'une bulle oblongue et volumineuse, qui occupe quelquefois jusqu'à la moitié de sa longueur; et comme ce canal est animé de mouvements intestins très-énergiques, l'air est soumis à un déplacement continu qui le pousse insensiblement vers la cavité digestive et respiratoire proprement dite.

Une fois poussé au delà de l'œsophage, dans le parenchyme intérieur qui constitue le sarcode, l'air entre dans la circulation générale, et il est souvent possible de suivre de l'œil sa transformation insensible. On assiste, pour ainsi dire, à l'acte de la respiration.

Les bulles d'air ainsi introduites ne se rendent pas indifféremment dans toutes les parties des régions thoraciques et abdominales. La région abdominale est plus spécialement destinée à l'élaboration des liquides alimentaires, tandis que les régions antérieures paraissent être le siége de l'assimilation de l'air atmosphérique. — Les grands centres de la respiration se voient surtout en avant, en *a, a*, pl. 6, fig. 36 (S. É. t. XII), où sont des groupes de vésicules. Ces centres circulatoires sont en communication avec le tissu sarcodique qui remplit la cavité intérieure des pattes. Vers la face dorsale on voit communément une réunion de vésicules se dessiner au-dessus de l'œsophage et le masquer dans toute sa longueur. — D'autres centres de circulation respiratoire existent vers les parties postérieures, mais ils sont moins développés que ceux qui occupent les régions thoraciques. Tous ces groupes de vésicules sont agités d'un mouvement continu de va-et-vient qui s'opère de droite à gauche, et réciproquement; et, dans ce mouvement, les bulles d'air divisées se déplacent, se mélangent, disparaissent, et sont remplacées par des bulles nouvelles. Les contractions musculaires qui opèrent ce déplacement général représentent assez bien les mouvements intestinaux, péristaltiques et antipéristaltiques; le corps entier de l'acare y participe.

Tout ce que nous venons de dire de l'acte de la respiration est, sous beaucoup de rapports, applicable à la digestion, si ce n'est que les liquides absorbés franchissent la valvule située à l'isthme du gosier, pénètrent dans l'œsophage, où ils circulent par l'effet de ses contractions, comme cela a lieu pour l'air atmosphérique, et sont ainsi conduits dans le tissu sarcodique qui occupe plus spécialement la région abdominale. Lorsque le liquide absorbé sur le derme de l'homme ou d'un animal est composé de lymphe, sans mélange de globules sanguins, on le voit se perdre au milieu des fluides déjà en circulation, et l'on ne saurait le suivre plus loin. Mais quelquefois la lymphe que charrie l'œsophage contient les corpuscules blancs ou rouges du sang, de telle sorte qu'on peut les suivre quelque temps après leur entrée dans la circulation générale. Ces petits globules ne sont pas entraînés dans les grands centres circulatoires avec la même rapidité que les bulles d'air; ils séjournent quelquefois des heures entières vers la terminaison de l'œsophage, et ce n'est qu'après avoir été longtemps en contact avec le fluide qui tient lieu de sang qu'ils finissent par aller se perdre dans les centres circulatoires antérieurs proprement dits.

Ces détails sembleraient donner à entendre que le tissu sarcodique, ou le parenchyme qui constitue le tissu cellulaire intérieur de l'acare, est un vaste réseau où l'air atmosphérique et les fluides alimentaires se mêlent sans distinction de temps et de lieu : il n'en est pourtant pas tout à fait ainsi. On voit en effet assez souvent une sorte de membrane faire suite aux fibres de l'œsophage, pl. 6, fig. 35, *i, i, i* (S. É. t. XII), s'étendre à droite et à gauche en décrivant une courbe à convexité antérieure; cette membrane paraît contenir des liquides et les isoler des grands centres de la circulation placés plus en avant et plus inférieurement; elle donne l'idée d'une cavité plus spécialement destinée à retenir les liquides nutritifs avant qu'ils soient répandus dans la circulation générale. Elle autorise, en un mot, à soupçonner, vers l'extrémité cardiaque de l'œsophage, l'existence d'un ventricule remplissant les fonctions de l'estomac.

12. *Fonctions de sécrétion.* — Nous avons dit que les acares présentent, vers le bord postérieur de l'abdomen, l'ouverture anale, et que des granules noirâtres, d'abord irrégulièrement disséminés dans le tissu sarcodique, se dirigent dans un conduit unique, dans une sorte de rectum, pl. 6, fig. 35, *b, d, c* (S. É. t. XII). Ces granules, avant d'être rejetés, forment un corpuscule noirâtre, ovale ou sphérique, qu'on aperçoit souvent au milieu du conduit intestinal. Souvent aussi ces bols excrémentitiels sont réunis, au nombre de trois ou de quatre, au pourtour de l'anus, où ils adhèrent à des poils qui le bordent à droite et à gauche, fig. 35, *b*. La présence de ces corpuscules vers cette région, leur forme et quelquefois leur volume ont induit bien des observateurs à les prendre pour des œufs; mais il y a une telle différence d'aspect entre les œufs des acares et ces bols excrémentitiels, que la moindre incertitude ne peut rester à cet égard. Ces granules ou fèces, rejetés en grand nombre par le sarcopte et laissés derrière lui au fur et à mesure qu'il trace son sillon, donnent à celui-ci un aspect noirâtre et ponctué qui tranche sur la couleur de la peau.

La fonction de sécrétion, sinon la plus importante, du moins la plus curieuse qu'on observe chez les acariens en général, est incontestablement celle qui a pour but la production d'une enveloppe cutanée nouvelle et de quelques organes destinés à remplir un rôle dans la fonction de la génération. Les acariens sont, en effet, soumis à des mues, à des métamorphoses qui marquent autant de phases nouvelles dans leur existence. Ces mues sont annoncées par une irrégularité dans les contours des pièces solides intérieures, de la pièce sternale, des épimères, des articles des pattes et par une plus grande difficulté de fixer le foyer optique sur un point déterminé de leur structure intérieure. Lorsque les parties nouvellement sécrétées ont acquis la solidité nécessaire, quand la séparation entre l'enveloppe ancienne et celle de nouvelle formation est suffisamment effectuée, l'acare se débarrasse de son test devenu inutile, et l'on constate dans ce dernier les traces des parties solides des palpes, des épimères, des articles, etc. Il peut même arriver qu'un acare, sur le point de subir une métamorphose partielle, s'il est imprégné de térébenthine et comprimé à plusieurs reprises entre les lames de verre, opère, sous l'œil de l'observateur, une de ses mues. Dans ce cas l'enveloppe extérieure peut rester intacte, sauf le point de déchirure par où aura passé le corps tout entier, et l'on aura alors l'apparence de deux parasites. Pareil phénomène s'est accompli sous nos yeux sur un sarcopte de l'homme, pl. 6, fig. 37 et 37 *bis* (S. É. t. XII).

Ces métamorphoses se produisent toutes les fois que l'acare doit acquérir quelques organes nouveaux : par exemple, quand il passe de l'état de nymphe à celui d'animalcule complet, avec ses huit pattes, ou quand, une fois fécondé, il a besoin de l'oviducte. Elles sont surtout très-distinctes chez les dermatodectes ; car dans cette famille la femelle, lors de ses métamorphoses, modifie la forme de ses pattes, perd des appendices indispensables à l'accouplement, et se pourvoit d'un oviducte de grandes dimensions.

Une étude des mues qui s'opèrent chez les crustacés, dont les acariens se rapprochent sous beaucoup de rapports, donnerait d'ailleurs une parfaite idée des métamorphoses que subissent nos acares; mais nous n'en dirons pas davantage sur ce sujet, pressés que nous sommes d'aborder d'autres questions d'une importance relativement supérieure.

13. *Fonctions de la génération.* — S'il est une fonction qu'il importe au médecin et au vétérinaire de connaître, c'est incontestablement celle qui concerne la reproduction des sarcoptes, car aucune n'est plus intimement liée à la pathologie proprement dite. C'est en effet en se multipliant qu'ils donnent à la psore toute sa gravité : c'est en arrêtant leur reproduction qu'on guérit cette maladie chez l'homme. C'est également en s'opposant à leur pullulation et en modifiant les conditions de l'hygiène qu'on obtient pareil résultat chez les animaux.

Les organes génitaux sont, comme on l'a vu, placés, chez le mâle, entre les pattes postérieures et à la face abdominale; ils ont, surtout chez les sarcoptes, un développement relativement considérable. Chez la femelle l'organe génital est situé au bord postérieur de l'abdomen, dans une ouverture commune à l'anus. — L'accouplement se produit, chez les dermatodectes, par le rapprochement des abdomens bout à bout, les extrémités céphaliques étant complétement opposées et le corps du mâle empiétant un peu sur celui de la femelle. Ces acariens sont souvent trouvés accouplés, et l'on peut facilement se rendre compte, en ce qui les concerne, des fonctions de leurs appareils génitaux. — Pour les sarcoptes l'observation est plus difficile. Malgré toutes les recherches faites dans cette intention, nous n'avons pu les trouver réunis; et cependant ces sarcoptes vivent quelquefois sur la peau des carnassiers en nombreuses familles, sous les croûtes et le feutrage des poils; car, lorsqu'ils ont un abri suffisant, ils ne tracent pas de sillons, et vivent pêle-mêle, mâles, femelles, larves, œufs, au milieu des débris organiques et morbides. Rien, quand ils sont ainsi réunis en famille, ne s'oppose au rapprochement des sexes; et, dans ces conditions essentiellement plus favorables que celles que présente leur séjour sur l'homme, où ils vivent isolément, nous espérions en trouver qui fussent accouplés : il n'en a pas été ainsi.

Il est vrai que dans une brochure publiée dernièrement sur la gale de l'homme, on prétend « *avoir deux fois trouvé dans* « *un sillon deux sarcoptes unis ensemble et* PLACÉS VENTRE À VENTRE, « LE MÂLE EN DESSOUS, *l'orifice sexuel du mâle expliquant parfaite-* « *ment cette position.* » Quant à nous, l'orifice sexuel mâle nous expliquerait plutôt le contraire; et si l'orifice sexuel des dermatodectes eût été mieux connu de l'auteur, il aurait vu que, chez eux, et bien que l'organe génital mâle occupe la même place que chez les sarcoptes, l'union sexuelle ne se fait pas moins les abdomens pour ainsi dire bout à bout. Nous aurions mieux compris que cette théorie fût basée sur cette autre erreur, commise par l'auteur en question et par M. C. R. dans la *Gazette médicale*, savoir, que l'organe génital de la femelle est situé *à la face sternale*, là où est seulement l'oviducte; car alors on pouvait concevoir l'accouplement par l'union des faces ventrales.

Comme nous n'avons pas trouvé de sarcoptes accouplés dans les sillons, ni sur la peau du lion et du chien, où les mâles et les femelles vivent tous ensemble, nous ne pouvons émettre sur ce point qu'une opinion; mais cette opinion, établie sur l'analogie, nous apparaît avec un grand caractère de vérité. — L'organe sexuel mâle occupe, chez les sarcoptes et chez les dermatodectes, une position semblable. La femelle, chez les dermatodectes, porte l'oviducte au tiers antérieur de la face sternale, et reçoit le spermatophore du mâle dans l'ouverture génito-anale située au bord postérieur de l'abdomen; l'accouplement se fait bout à bout, ou peu s'en faut, pl. 6, fig. 24 et 24 *bis*. La femelle des sarcoptes porte également l'*oviducte* au tiers antérieur de la face sternale, l'ouverture anale au bord postérieur de l'abdomen; et si rien ne nous prouve péremptoirement que la *vulve génitale* soit située dans le voisinage du conduit rectal, les analogies permettent de le supposer et de croire que l'accouplement des sarcoptes se fait comme celui des dermatodectes. Il est vrai qu'une déduction tirée de la conformation des organes n'a pas la même valeur qu'une *affirmation*, et puisqu'*on a trouvé deux fois dans un sillon des sarcoptes unis ensemble et placés ventre à ventre,* il y a lieu, jusqu'à plus ample informé, de rester dans le doute, quant à la position que prennent le mâle et la femelle des sarcoptes pendant l'accouplement. Et si l'auteur veut y mettre de la patience, il trouvera probablement sur la peau des carnassiers des sarcoptes accouplés. C'est une lacune que nous lui signalons. Il aime à glaner; et l'étude de la psore des animaux peut, comme l'a été celle de la psore de l'homme, être pour lui l'occasion d'un mémoire assez volumineux. Quoi qu'il en soit du point en question, relativement au sarcopte commun, il est d'autres sarcoptes à l'égard desquels l'affirmation qu'on nous oppose est une erreur manifeste. En effet, si nous prenons en considération la conformation des organes, nous reconnaissons que la position du mâle et de la femelle, dans l'acte de la copulation, ne peut être la même dans toute la famille des sarcoptes. Ainsi le sarcopte femelle du chat porte l'ouverture génito-anale à la face dorsale, et l'union sexuelle exige que la face abdominale du mâle corresponde à la face dorsale de la femelle. D'autres sarcoptes mâles auraient des ventouses annexées à l'appareil génital et destinées à recouvrir des saillies arrondies que portent les femelles. (Voyez Gerlach, pl. 3, fig. 16, *a*).

Il est probable, puisque nous n'avons pas trouvé les *sarcoptes* accouplés, que l'accouplement s'effectue plus rapidement pour la plupart d'entre eux que pour les dermatodectes, et, à la rigueur, la conformation des organes pourrait rendre compte de cette hypothèse. — Le mâle du dermatodecte peut rester vingt-quatre heures accouplé, parce qu'il est pourvu, comme on le verra, de nombreux organes de coaptation qui rendent cet accouplement prolongé possible. Les sarcoptes les plus communs, au contraire, sont privés de ventouses copulatrices, ainsi que de l'appendice armé de crochets qui termine l'abdomen du dermatodecte mâle;

ils n'ont, pour soumettre les femelles à l'accouplement, qu'un développement plus considérable des pattes en général, une plus grande agilité due à leur force musculaire, enfin un ambulacre à ventouse à la deuxième paire de pattes postérieures. — Les ventouses copulatrices des dermatodectes, dont certains sarcoptes seraient également pourvus, permettraient une union sexuelle prolongée et sans fatigue pour le mâle, avantage dont ne paraissent pas pouvoir jouir les sarcoptes de l'homme et des principaux animaux carnassiers.

La fécondation, chez les acariens, se fait à un moment donné de leur existence, alors qu'ils sont pourvus des organes qui la rendent possible. Une fois effectuée, des métamorphoses partielles modifient, pour la femelle seulement, la forme des pattes, et font apparaître l'oviducte. Les femelles des sarcoptes n'éprouvent pas des modifications aussi tranchées que celles des dermatodectes : la forme des pattes reste la même, l'oviducte seul apparaît, *b*, pl. 3, fig. 12 (S. É. t. XII).

L'oviducte, si nettement développé chez les dermatodectes par les pièces solides qui entrent dans sa composition, est à peine visible chez les sarcoptes, où une ouverture et ses lèvres en sont les seuls indices.

Un seul accouplement suffit à la fécondation des œufs, qui seront successivement pondus. On n'en peut douter en voyant, d'une part, la femelle du sarcopte fécondée vivre dans son sillon sans en jamais sortir, et pondant derrière elle des œufs qui tous arrivent à parfaite éclosion ; et, d'autre part, la femelle des dermatodectes subir, immédiatement après l'accouplement, des métamorphoses qui la privent des organes nécessaires à l'union sexuelle. Cette faculté qu'ont les femelles de pondre des œufs fécondés par un seul accouplement rend compte de la facilité avec laquelle la psore se propage à l'homme, car il suffit qu'une femelle fécondée lui soit transmise pour que la maladie se développe.

Les femelles sont, sans doute, pourvues d'ovaires ou de tubes ovariens, dont la conformation se perd dans l'aspect général du tissu sarcodique, et auxquels on ne peut assigner une place marquée; mais, ce qui ne fait l'objet d'aucun doute, c'est que les œufs apparaissent dans différents points de l'abdomen. Ainsi la planche 6, figure 38, *a*, *a* (S. É. t. XII), nous présente l'œuf dans sa position la plus ordinaire, au milieu de l'abdomen, entre les pattes postérieures. Dans la planche 7, figure 39, *b*, l'œuf, au contraire, occupe le point central du corps, il empiète sur la pièce sternale et sur un des épimères, et, phénomène digne d'être remarqué, le sarcopte-fœtus contenu dans l'œuf *se développe à l'intérieur de l'abdomen comme s'il avait été pondu.* On aperçoit, en effet, les formes qui dessinent l'embryon; on peut déjà lui assigner trois jours d'incubation. D'autres fois, probablement quand un obstacle s'oppose à la ponte, les œufs se développent dans l'abdomen autant qu'il en peut contenir. Voyez (*Traité entomologique et pathologique de la gale de l'homme*, auquel tout ce qui concerne ici l'entomologie des sarcoptes est emprunté), pl. 7, fig. 40, *c*, *d*, *e*, *f*, un sarcopte contenant quatre œufs dans son abdomen, à différentes périodes de leur développement, de telle sorte qu'on pourrait le considérer comme ovo-vivipare.

Les mœurs des sarcoptes, les besoins que provoquent les fonctions de la nutrition, de la respiration, etc. les obligent à vivre sur la peau de l'homme ou des animaux dans des conditions spéciales. Leur premier besoin est de s'abriter, afin de ne pas quitter leur proie; de se cacher sous l'épiderme, sous les poils feutrés ou sous les croûtes, afin de sentir l'influence d'une douce chaleur; de ponctionner et malaxer les papilles du derme, afin d'absorber les liquides que l'irritation produite y appelle. Sur la peau de l'homme le sarcopte cherche des rides, des aspérités propices au point d'attaque; il incise l'épiderme à l'aide de ses palpes, le soulève à l'aide de ses mandibules, et peut ainsi s'enfoncer complétement au bout d'un heure environ. Une fois recouvert et repu, il se repose, et ce n'est que la nuit, quand celui qui le porte s'abandonnera au premier sommeil, qu'il avancera de nouveau :

de là les démangeaisons dont se plaignent tous les malades affectés de la psore peu de temps après le moment de leur coucher. Le sarcopte femelle fécondé trace son sillon en déviant à droite ou à gauche, en appuyant, à l'aide des spinules dont il est hérissé, son dos contre la paroi interne de la pellicule épidermique qui le recouvre, et sans jamais revenir en arrière. Son sillon a exactement la largeur de son corps, et il n'en peut sortir que par l'extrémité opposée au point d'entrée. Il dépose derrière lui, dans sa marche lente, mais régulière, ses fèces et ses œufs, puis il meurt, probablement au bout de son sillon, après un séjour qu'on peut estimer approximativement à un ou deux mois. Chaque station qu'il a faite dans son *cuniculus* est indiquée par une petite ouverture qu'il a soin de pratiquer à la pellicule épidermique avant d'abandonner la place où il s'est arrêté plus ou moins longtemps. Ces petites ouvertures, à travers lesquelles on aperçoit les granules excrémentitiels, et par où s'introduisent, suivant les professions, des corps étrangers qui donnent au sillon un aspect ponctué et noirâtre, ont pour destination de permettre une plus facile introduction de l'air jusque dans le sillon, et de préparer une issue tout ouverte aux jeunes nymphes qui vont éclore. En effet, le sarcopte, tout en traçant son sillon, laisse derrière lui de douze à seize œufs, pondus par série de quatre et le plus souvent deux près l'un de l'autre, leur grand axe suivant la longueur du sillon. Le nombre des œufs ainsi déposés, ensemble et symétriquement, permet de croire que le parasite a stationné plusieurs jours au même endroit; quelquefois cependant, mais plus rarement, les œufs sont pondus un à un dans la longueur du sillon, ainsi que l'a représenté Gerlach dans sa planche 3, figure 14.

La femelle fécondée trace, généralement seule, de longs sillons qui peuvent avoir jusqu'à 2 ou 3 centimètres. Les nymphes, les femelles non fécondées et les mâles s'abritent également sous l'épiderme, mais leurs trajets sous-épidermiques sont trop peu dessinés pour qu'ils servent de moyen de diagnostic quand on observe les malades à l'œil nu. Les larves, à leur sortie du sillon, s'abritent sous l'épiderme, où elles vivent jusqu'à la mue, qui leur donne huit pattes au lieu de six qu'elles avaient après l'éclosion, ainsi que les attributs de leur sexe. La femelle nouvellement parvenue à la période adulte se cache, chez l'homme, sous l'épiderme, car le moindre frottement pourrait l'enlever de dessus la peau, et c'est là que les mâles vont à sa recherche; du moins c'est ce que l'observation faite à l'aide d'un miscroscope mobile a permis à l'un de nous de constater, pendant la nuit, sur la peau de malades reçus à l'hôpital Saint-Louis.

Les sarcoptes qui vivent sur les animaux sont dans des conditions plus favorables à l'accouplement, surtout quand la maladie a pris une grande extension, quand elle a couvert la peau de croûtes et agglutiné les poils. En général les sarcoptes ne font des sillons que pour se cacher; si donc les productions pathologiques peuvent leur servir d'abri, ils s'en contentent et pullulent dessous plus abondamment qu'ils n'auraient pu le faire sous l'épiderme. Leur pullulation rencontre des conditions tout aussi favorables, dans cette variété de psore de l'homme observée pour la première fois, par M. Bœch, à Christiania, et dans laquelle l'épiderme hypertrophié forme une couche solide et épaisse qui abrite des milliers de sarcoptes.

Nous devons, pour compléter l'étude anatomique des *sarcoptes,* et préparer celle des *dermatodectes,* dire quelques mots de l'ovologie. Nous disons quelques mots, car nous ne pouvons rapporter ici, *in extenso,* tout ce que l'un de nous a écrit sur ce sujet dans le *Traité de la gale de l'homme.*

14. *Ovologie.* — On peut, en suivant le développement d'un sillon, et en enlevant derrière le sarcopte tous les œufs pondus, à des époques diverses et successives du progrès de leur incubation, surprendre le travail embryonnaire à tous ses degrés, depuis le moment de la ponte jusqu'au moment où le jeune parasite brise la coque qui l'emprisonne.

L'œuf des sarcoptes est un corps ovoïde dont le volume, généralement de 20 centièmes de millimètre en longueur, sur

10 centièmes en largeur, varie suivant les espèces : ainsi ceux du sarcopte du chat sont d'un tiers plus petits que ceux du parasite de l'homme; une des extrémités est sensiblement plus volumineuse que l'autre; il est blanc à l'œil nu, et de l'apparence d'une petite vésicule remplie de liquide; l'enveloppe extérieure est lisse, formée par une trame partout régulière et d'une épaisseur égale dans toute son étendue; il renferme un liquide incolore, visqueux, qui tient en suspension des granules noirâtres, quelquefois agités du mouvement brownien. C'est en vain qu'on cherche à découvrir, au début, une membrane secondaire intérieure qui serait séparée par un liquide particulier de l'enveloppe extérieure : pendant plusieurs jours il y a un contact immédiat entre le liquide séreux intérieur, les granules qu'il tient en suspension et la paroi interne de la membrane; c'est en vain, également, qu'on cherche à y découvrir une cicatricule ou une petite vésicule intérieure qui servirait de germe au travail organisateur : l'œuf des acariens diffère donc de celui des araignées, par exemple, qui montrent une cicatricule. On ne voit, au moment de la ponte, que le vitellus, de telle sorte que l'œuf est partout d'une même structure. Son organisation est aussi simple que possible, et se réduit à un liquide séreux contenant en suspension des granules et renfermé dans une membrane d'enveloppe.

Après quarante-huit heures d'incubation, de petites cellules apparaissent dans tous les points de l'œuf, on dirait qu'elles naissent des granules eux-mêmes, ou spontanément et de toutes pièces au milieu du menstrue; mais, ce qui est indubitable, c'est que la quantité des granules diminue au fur et à mesure que les cellules augmentent en nombre et en volume. Celles-ci se dessinent d'une manière plus tranchée vers le troisième jour; elles sont diaphanes, et, comme tout l'œuf en est rempli, elles sont irrégulièrement disséminées au milieu des granules encore dans leur état primitif. La planche 7, figure 41 (S. É. t. XII), montre un œuf à ce degré d'incubation. Cette figure semble représenter un grand nombre de cellules granuleuses, mais si un excès de compression rompt les parois de l'œuf, comme cela est arrivé pour celui représenté figure 43, on voit les granules libres se disperser sur une large surface, laisser à nu des cellules, et celles-ci ont alors l'aspect de gouttelettes huileuses n'offrant plus de granules renfermés dans leur intérieur.

Du troisième au quatrième jour les cellules éprouvent un notable changement. Pour s'en rendre compte il faut les isoler par la pensée en petits groupes de quatre ou cinq, et considérer chaque groupe comme le siége d'un travail particulier ayant pour but de confondre les points par lesquels les cellules se touchent, et d'absorber ou de dissoudre la paroi au point même de leur contact; mais les parois des cellules, en s'unissant ainsi, en se fusionnant, englobent les granules qui se trouvaient intercalés entre elles. Qu'on généralise par la pensée ce changement successif, ou plutôt cette fusion des cellules, et l'on concevra sans peine les progrès du travail organisateur.

A la fin du quatrième jour toutes les cellules ainsi formées aux dépens de cellules plus petites éprouvent une modification analogue, mais sur une plus vaste échelle : ce qui se passe à la superficie de l'œuf est bien propre à en rendre compte.

Jusqu'à ce moment nous n'avons donné à l'œuf qu'une seule membrane d'enveloppe; mais, à la fin du quatrième jour, une seconde membrane apparaît. A peine en voit-on quelque indice, qu'aussitôt elle se sépare de celle qui est tout à fait extérieure, de telle sorte qu'un espace libre et rempli d'air les isole complétement. La plus extérieure de ces deux membranes protége l'œuf; la seconde est en contact direct avec l'embryon, elle en fait partie intégrante, elle en forme le tégument. La membrane intérieure se forme par l'agrégation de toutes les cellules qui occupent la superficie de l'œuf, et qui, dans ce but, s'unissent latéralement, tout en s'épanouissant au dehors, de manière à produire par cette union une enveloppe partout continue. (Voyez, fig. 42, *a*, *a*, *a*, *a*, coque de l'œuf; *b*, *b*, *b*, membrane interne.)

Cinquième jour.—Le même travail de fusion des cellules constate à la superficie de l'œuf s'étend à celles qui occupent le centre, seulement leur groupement se fait non vers un point central, mais par l'union d'une cellule avec sa voisine, suivant une direction courbe ou linéaire. Alors chaque point de contact prend une teinte opaline; les parties tendent à prendre une forme et à acquérir de la solidité. C'est, en effet, ce que montre la figure 44, planche 7, où l'on voit apparaître à la superficie de la membrane intérieure, et vers une de ses extrémités, deux appendices *a, a*, qui sont les premiers rudiments de la première paire de pattes antérieures.

Sixième jour. — L'évolution, arrivée à cette période, marche d'ordinaire avec une grande rapidité; ainsi les appendices, qu'on ne faisait que soupçonner vingt-quatre heures auparavant, se montrent clairement durant le sixième jour, pl. 7, fig. 45. La première paire de pattes antérieures se voit en *d, d*, la seconde en *e, e*, et la première paire de pattes postérieures en *f, f.* L'observateur ne manquera pas de remarquer qu'on n'aperçoit aucun indice de la deuxième paire de pattes postérieures, lorsque la première paire est déjà très-développée, pl. 8, fig. 46, *c, c*. Il ne faut pas s'en étonner : la deuxième paire de pattes postérieures ne se montre que plus tardivement. Son apparition marque, non pas la dernière phase de l'évolution de l'œuf, mais le dernier perfectionnement des jeunes acares. Au moment où les appendices des pattes apparaissent, une voussure se montre à l'une des extrémités, entre les appendices des pattes antérieures. Cette voussure indique la place qu'occupera la tête; on la voit sur un plan plus profond, pl. 8, fig. 46, en *f* (S. É. t. XII).

L'attention ne peut se fixer sur les figures 46 et 47 sans qu'on aperçoive des corpuscules sphériques situés en dehors de l'embryon, entre lui et l'enveloppe extérieure. Ces corpuscules proviennent d'un groupe de cellules qui, en se fusionnant, se sont trouvées en dehors de la sphère d'activité qui réunit les parties en un seul et même tout : on dirait une superfétation; aussi sont-ils isolés et irrégulièrement répandus dans l'espace libre que l'enveloppe et l'embryon laissent entre eux.

Septième jour. — Les appendices des pattes s'effilent vers leurs extrémités, en augmentant graduellement de longueur, et cela par l'effet d'une force d'expansion intérieure qui sollicite la membrane interne et son contenu à s'étendre en ce sens, et à donner naissance au tube et à la ventouse de l'ambulacre, pl. 8, fig. 49, *a*, *a*, *a*.

Huitième jour. — Les organes prennent un caractère plus distinct. L'extrémité des appendices acquiert une forme plus tranchée. Des points anguleux se montrent en saillie sur les contours de la membrane intérieure : les uns indiquent le siége précis des différents articles, les autres sont les premiers indices des poils qui borderont les pattes. La figure 50 met en évidence tous ces progrès de l'évolution; elle nous montre, en outre, la pièce sternale et les épimères.

Neuvième jour. — L'ambulacre est complétement formé; les articles des pattes s'aperçoivent plus distinctement; la pièce sternale porte ses deux branches antérieures; les épimères et les longues soies des pattes postérieures sont complétement développés. Pendant que ces modifications s'opèrent aux pattes, le rostre se développe dans la même proportion, et déjà il est facile de constater la forme bien distincte des palpes et des mandibules, fig. 51. Ce même œuf, observé par la face dorsale, laisse déjà voir les spinules dont le dos sera hérissé, ainsi que plusieurs des plis qui sillonneront l'enveloppe extérieure.

Dixième jour. — L'incubation a conduit l'organisation jusqu'à ses dernières limites. Le jeune sarcopte est complétement développé. Un jour encore et tous les organes indispensables à sa vie seront entièrement consolidés; il pourra briser son enveloppe. La figure 52, planche 9, nous présente un œuf à ce degré de développement. Les pattes s'y voient avec toutes leurs parties solides, ainsi que la pièce sternale et les épimères. La figure 53 met en évidence le conduit œsophagien *d*, qui va se perdre dans le tissu sarcodique abdominal. Quant à ce tissu sarcodique lui-même, il se forme aux dépens des cellules. Enfin l'enveloppe tégumentaire s'est elle-même consolidée, et l'éclosion peut s'effectuer.

Vers le onzième jour on voit l'œuf céder sous les efforts du jeune sarcopte, se fendre transversalement ou longitudinalement dans toute son étendue et lui livrer passage. La nymphe, lors de sa sortie de l'œuf, a tous les attributs d'une femelle à la période de l'accouplement, sauf qu'elle ne possède que six pattes au lieu de huit. L'acare de la figure 54, planche 9, est éclos sous les yeux de l'un de nous. — Ce n'est que quelques jours après l'éclosion qu'une première mue et une première métamorphose se produisent, donnant au sarcopte sa dernière paire de pattes et les appareils de la génération, qui en déterminent le sexe.

Nous avons fractionné en dix périodes, et renfermé dans un espace de dix jours, le développement embryonnaire, en nous basant sur les progrès de l'incubation artificielle, telle qu'elle s'opère quand les œufs, déposés sur une lame de verre, sont placés dans une étuve à 35° centigrades, et soumis, dans ces conditions, à l'examen microscopique; mais ce fractionnement et cette limite de temps sont purement fictifs, ils ont été adoptés dans le but de mieux rendre compte des phénomènes ovologiques. Tout porte à croire, comme l'indique l'observation que l'un de nous a faite sur lui-même quand il s'est donné la psore (*Traité de la gale de l'homme*, p. 138), que les œufs maintenus dans les sillons, où les conditions de température et d'exhalation cutanée leur sont tout autrement favorables, arrivent au bout d'un temps plus court à leur éclosion; et, sans vouloir appliquer au sarcopte de l'homme la précision des chiffres donnés par Gerlach à l'incubation des dermatodectes, nous pensons que l'incubation, avancée ou retardée chez l'homme (qui porte surtout les sarcoptes aux mains) suivant les saisons, les professions, etc. peut être, quant à sa durée moyenne, réduite de quelques jours et être fixée à quatre ou six jours, ce qui rend les progrès de la maladie d'autant plus rapides.

Ici se termine ce que nous empruntons au *Traité de la gale de l'homme*, au sujet de l'entomologie et de la physiologie des sarcoptes. Nous allons maintenant aborder l'étude des dermatodectes et des sarco-dermatodectes, et nous pourrons, à l'avenir, toujours renvoyer aux planches et aux figures contenues dans ce volume. Il est cependant des points d'organisation qui sont les mêmes chez tous les acariens; tels sont la disposition de l'appareil digestif thoracique et abdominal, le mode de respiration, l'évolution de l'œuf, etc. Nous ne ferons que signaler en passant ces traits communs, afin d'éviter des répétitions. Nous exposerons notre opinion sur la génération plus ou moins spontanée des acariens, au chapitre où il sera traité de l'étiologie de la psore en général.

CHAPITRE III.

ANATOMIE ET PHYSIOLOGIE DES DERMATODECTES.

15. Les dermatodectes (δέρμα, peau, et δήκτης, qui mord, qui ronge) diffèrent des sarcoptes par leur volume, la conformation du rostre, l'absence des spinules à la face dorsale, et par les nombreuses métamorphoses partielles que subissent les femelles. Une organisation différente implique des mœurs dissemblables, aussi les dermatodectes ont encore pour traits caractéristiques de vivre sur la peau des animaux, de ne pouvoir tracer des sillons sous-épidermiques, et de ne jamais transmettre la psore à l'homme.

Chez les dermatodectes :

Les palpes sont soudés en rostre;

Les mandibules sont terminées par des stylets exertiles;

Les pattes antérieures sont longues, pourvues d'ambulacres articulés près l'insertion de la ventouse;

Le dos est privé de spinules;

L'organe génito-anal est situé à la partie postérieure de l'abdomen.

La femelle est longue de 60 à 65 centièmes de millimètre, et large de 40 à 45 centièmes, pl. 4, fig. 15.

Elle passe par trois métamorphoses, que nous allons faire connaître.

B. Le mâle, pl. 4, fig. 16, porte les organes génitaux entre les pattes postérieures; il est pourvu de ventouses de coaptation, et présente les épimères des pattes postérieures séparés; en outre, la première paire des pattes postérieures, très-longue, est terminée par deux onglets, puis par un ambulacre à ventouse; la deuxième paire de pattes est rudimentaire, sans ambulacre, et l'abdomen est terminé par deux prolongements pourvus de crochets et de soies, au nombre de cinq pour chaque.

C. La nymphe est hexapode, sans organe sexuel apparent.

Le dermatodecte a, jusqu'à ce jour, été trouvé sur le lapin, le cheval, le mouton et le bœuf: on le découvrira probablement sur d'autres herbivores; il ne forme encore qu'un seul genre dans la famille.

Le dermatodecte est, comme le sarcopte, testudiniforme; il offre également à étudier deux faces, l'une supérieure ou dorsale, l'autre inférieure ou abdominale; huit pattes, placées quatre en avant, quatre en arrière; une extrémité céphalique, et les organes génitaux.

Nous allons décrire l'organisation de la femelle, puis celle du mâle, et, comme certains organes ou appareils sont identiques pour les deux sexes, il nous suffira de faire connaître leur conformation à propos de l'étude de l'un des individus, de la femelle par exemple.

16. La femelle du dermatodecte du mouton est représentée, pl. 4, fig. 15, vue par la face dorsale, à un grossissement de 80 diamètres. Le mâle se voit, pl. 4, fig. 16, du côté de la face abdominale, à un grossissement de 130 diamètres; il est, en moyenne, un tiers plus petit que la femelle. Il suffit de jeter un simple coup d'œil sur ces figures, pour être frappé de la différence d'organisation qui existe entre les deux individus qu'elles représentent. Notons que la compression a notablement augmenté leur diamètre transverse, et déformé les plis, sillons et scissures

qui existent tant aux faces dorsale, abdominale, que sur les bords.

La femelle subit, pendant la vie, deux métamorphoses qui la rendent propre à certaines fonctions spéciales; elle sort de l'état de larve, pour passer à celui de complet développement, pendant lequel elle est pourvue des organes indispensables à l'accouplement. Lorsque la fécondation est opérée, elle éprouve une première métamorphose, qui lui enlève ces organes d'accouplement, et ce n'est qu'après avoir subi une seconde métamorphose qu'elle est propre à la ponte. En d'autres termes, la femelle passe par trois états successifs : un premier, quand elle est insecte parfait, et pendant lequel elle est propre à l'accouplement; un second, pendant lequel elle n'a pas de fonction bien déterminée; enfin un troisième, pendant lequel elle est exclusivement propre à la ponte; et, comme son organisation éprouve à chaque métamorphose de notables changements, il est toujours possible de dire, en soumettant le parasite au microscope, à quelle période de sa vie il se trouve.

Le mâle, bien différent de la femelle, passe de l'état de larve à celui d'insecte parfait, et sans subir de métamorphoses ultérieures.

Chez la femelle, la face supérieure ou dorsale ne présenterait rien de bien notable à signaler, à part les replis du tégument extérieur, qui sont dirigés en sens divers, et deux poils situés aux points *r, r,* pl. 4, fig. 15, si deux organes importants, déjà signalés par Walz, placés en *p, p,* n'attiraient l'attention en raison de leur fonction. Ce sont deux saillies de forme arrondie, garnies d'aspérités et de soies très-fines, qui sont unies au corps par une sorte de col, très-distinct surtout pendant l'accouplement. Ces organes, en effet, sont destinés à être recouverts par des ventouses contractiles que le mâle porte dans une position analogue à la face abdominale, c'est-à-dire qu'ils sont propres à offrir un point de fixité pendant l'accouplement; de telle sorte que le mâle tient la femelle dans un contact immédiat et prolongé, et sans grande fatigue.

M. Gerlach se trompe quand il donne à ces saillies une action directe dans l'acte de la copulation, les croyant destinées à recevoir le pénis, que le mâle porterait dans chaque ventouse correspondante. Ces organes, chez le mâle et la femelle, ne sont qu'accessoires, les organes génitaux et le spermatophore sont placés ailleurs, comme nous le dirons plus loin. *Nous noterons que cette face dorsale ne porte aucune des spinules dont le dos du sarcopte est hérissé.* L'absence de ces appendices chez le dermatodecte nous permettrait de dire à l'avance qu'il vit à la superficie de la peau et non sous l'épiderme, si la plus simple observation ne le démontrait.

La face abdominale, pl. 7, fig. 30, est, comme la face dorsale, sillonnée de plis, plus ou moins distincts, suivant l'état de réplétion du parasite; elle laisse voir, comme chez les sarcoptes, à travers l'enveloppe extérieure et plongés au milieu du tissu sarcodique, les épimères des pattes antérieures et postérieures. Les pattes postérieures naissent et proéminent également sur cette face abdominale. La femelle portera plus tard, après la deuxième métamorphose, un appareil situé en *k*, pl. 5, fig. 19, qui est destiné à livrer passage aux œufs.

Les deux faces dorsale et abdominale sont unies par des bords minces, avec angles rentrants, surtout au niveau de l'insertion des pattes postérieures, quand l'abdomen n'est pas distendu; ces bords décrivent, au contraire, une courbe régulière et mousse dans l'état de réplétion. Celui qui correspond au tiers antérieur du corps donne insertion aux pattes antérieures, à la faveur d'un plan incliné qui recouvre les points où naissent ces extrémités; il y a même, au niveau de chaque patte et de la tête, une saillie qui empiète sur elles, pl. 4, fig. 15, *l*, *l*, *s*, *s* et *k*. Quelques poils naissent sur le bord qui unit les faces. Ils sont plus nombreux sur les nymphes, sur les mâles et les femelles propres à l'accouplement. On en compte généralement de six à huit, savoir un de chaque côté et quatre à six au train postérieur, vers la région anale, pl. 7, fig. 29, 30, 31, et pl. 4, fig. 15 et 16.

La membrane extérieure ou le tégument qui recouvre les faces dorsale, abdominale et les bords, porte aussi quelques poils; elle se prolonge sur la tête et les pattes, en formant des replis articulaires qui permettent des mouvements faciles et étendus.

Les épimères sont placés quatre en avant et quatre vers la partie moyenne du corps, en avant des pattes postérieures. Les épimères antérieurs, aperçus très-distinctement pl. 7, fig. 31 et 32, sont au nombre de quatre, un pour chaque patte, tandis que chez le sarcopte les épimères de la première paire sont réunis et simulent une pièce sternale, pl. 2, fig. 8, *y* puis *v*, *v*, ceux de la deuxième paire de pattes étant isolés. Ces épimères, chez le dermatodecte, sont courbes et simples en arrière, et divisés en avant en trois branches, l'une externe *s*, pl. 5, fig. 23, qui donne naissance à une lamelle *b*; une seconde en *f*, qui donne insertion à l'anneau *c*, fig. 23, qu'on voit à la base des pattes antérieures; enfin la troisième division de l'épimère *rr*, fig. 23, se dirige en dedans et en avant, et se comporte différemment, suivant qu'elle appartient à la première ou à la seconde paire des pattes antérieures. Celle qui dépend de l'épimère de la première paire de pattes se porte en dedans vers la base de la tête *r*, fig. 23; celle qui naît, au contraire, de l'épimère de la deuxième paire de pattes va s'unir en avant à l'aide de ligaments, en dedans, à la base de la première patte, en dehors, avec l'extrémité interne et antérieure de deux pièces solides situées à la base de la patte. Il résulte de cette disposition des branches de l'épimère antérieur, qu'il est maintenu en situation fixe, en même temps qu'il fournit à la patte correspondante un point d'appui solide. Ainsi la branche moyenne *g*, fig. 26, s'articule directement avec une pièce importante de la base de la patte ou de l'anneau; la branche externe *s*, *s*, pl. 5, fig. 23, se continue en dehors, où elle s'étend sous forme de lamelle transverse, *b*, *b*, *b*, *b*, fig. 23, et pl. 6, fig. 26, qui maintient l'épimère dans un écartement convenable, en même temps qu'elle le fortifie. Cette lamelle se porte en dehors en décrivant une courbure dont la concavité est en avant, et se relie, à l'aide de ligaments que la moindre compression déchire, avec les pièces qui forment la charpente de la base de la patte; elle a, d'ailleurs, son équivalent dans une pièce déjà décrite chez le sarcopte. La branche interne, *r, r*, fig. 23 et 26, n'en n'a pas moins une fonction importante à remplir. Il importe de remarquer que les épimères se réunissent en avant pour former une branche transversale *n*, pl. 5, fig. 19, en même temps qu'ils se continuent en avant sur les parties latérales et postérieures du rostre, par un prolongement qui fournit des points d'insertion aux palpes. Les épimères antérieurs forment ainsi des pièces accessoires au rostre, qui augmentent sa puissance en lui fournissant des points d'appui solides et résistants.

Abordons maintenant l'étude des pattes antérieures, dont la structure a de nombreuses analogies avec celle des mêmes pattes chez le sarcopte. En effet, nous constatons d'abord la pièce de forme annulaire, et du diamètre de la patte à sa base, comme chez les sarcoptes, très-nettement représentée, pl. 6, fig. 26, en *c*. La demi-portion de cet anneau qui correspond à la face abdominale donne naissance à une division secondaire visible en *d*, fig. 26, qui porte un follicule pourvu de son poil, et qui se dirige en avant vers la partie interne de la base de la patte. Après cette pièce annulaire on en voit deux autres, *e* et *d*, fig. 25, qui sont obliquement dirigées d'arrière en avant et de dehors en dedans; elles sont en rapport médiat, en arrière et en dehors, avec un des points de la pièce annulaire, en avant et en dedans avec la division interne de l'épimère. De ces deux pièces l'une correspond à la face abdominale, *e e*, fig. 23, l'autre à la face dorsale, *e*, fig. 25 et 26; elles décrivent toutes deux une courbure dont la concavité correspond à l'intérieur de la patte, de telle sorte qu'elles forment un cercle complet. Les extrémités internes et antérieures de ces pièces obliques sont encore en rapport avec une lamelle transverse, désignée par la lettre *g* dans la figure 25, et qui formerait une sorte de premier article. Les pattes, nous l'avons dit à propos du sarcopte, sont partagées en plusieurs articulations distinctes, qui forment autant de divisions; celles-ci sont limitées par des pièces solides et par des ligaments à chaque pli articulaire. Les pièces solides occupent la face de flexion de la patte, en *h, i,* fig. 25, elles sont larges et d'une teinte opaline; les ligaments qui leur correspondent à chaque pli articulaire, et qu'on voit en dessous, fig. 26, sont plus étroits, plus flexibles, et placés du côté de la face d'extension. Les pièces solides de la face de flexion et les ligaments de la face d'extension décrivent une courbe en sens opposé, et de façon à former un cercle dont l'aire ou le diamètre forme l'intérieur de la patte; et comme celle-ci va en s'effilant, les cercles ou les organes qui les forment sont d'autant plus petits, qu'ils sont plus près de son extrémité. L'espace compris entre chaque pli articulaire forme autant d'articles, qui sont au nombre de trois : un premier en *o,* un second en *p,* un troisième en *v,* fig. 27. Le dernier article se termine directement par un onglet très-fort et très-aigu, fig. 23 et 25, *k, k,* et par une expansion tubulaire, membraneuse, flexible, qui forme l'ambulacre caronculé; mêmes figures, *m, m, m.* Cet ambulacre constituerait le tarse des auteurs; il porte les traces de deux articulations, aux points précis *m, m,* qui le divisent en trois articles dans le but d'augmenter sa flexibilité, et il se termine par une sorte d'épanouissement membraneux, conique, qui joue le rôle de ventouse comme chez les sarcoptes. Le dernier article des pattes antérieures porte encore quatre à cinq poils autour de l'onglet terminal, pl. 6, fig. 25. Tel est le squelette des pattes antérieures.

L'épimère des pattes postérieures, *a, a,* pl. 6, fig. 27, simple en avant, où il plonge au milieu du tissu sarcodique, se divise postérieurement en trois branches; une première, *b, b,* qui se rend de dehors en dedans de l'épimère à la base des pattes, en décrivant une courbure à concavité postérieure, et dont on n'aperçoit que des vestiges, attendu qu'elle est fort mince, que la moindre compression la déchire et lui fait perdre sa position réelle, en éloignant son extrémité interne de la base de la patte. L'épimère, après avoir produit en dedans la branche *b,* se continue de nouveau en arrière, puis se divise en deux branches qui font partie des pièces basilaires des pattes, l'une en dedans, *k*, l'autre en dehors, *x*, à la première paire de pattes, ou en *c* et *y* pour la deuxième paire, pl. 6, fig. 27.

Ces divisions de l'épimère s'articulent avec deux autres pièces solides, *d*, *e* ou *m*, qui complètent la charpente de la base de la patte. Après ces pièces basilaires viennent les articles *o*, *p*, *v*, au nombre de trois, et qui forment avec l'ensemble de ces pièces quatre divisions principales. *Le dernier article de la première paire de pattes postérieures de la femelle se termine toujours par deux poils*, pl. 4, fig. 15, *m*; tandis qu'à la dernière paire de pattes ce dernier article donne naissance également à deux longs poils, *o*, *o*, fig. 15, quand le parasite, à la période de la ponte, porte les tubercules saillants, *p*, *p*, fig. 15. Mais lorsque la femelle a subi une première métamorphose qui l'a privée de ces appendices saillants, elle acquiert un ambulacre caronculé, pl. 7, fig. 30, *d*, *d*. Enfin, lorsqu'elle a éprouvé la deuxième métamorphose, elle apparaît pourvue de l'organe propre à la ponte, pl. 5, fig. 19, *i*, *k*. *Ainsi le dermatodecte femelle qui a passé de l'état de larve à celui d'insecte parfait, et qui devient spécialement propre à l'accouplement, porte des poils aux derniers articles de la deuxième paire de pattes*, fig. 15, *et des ambulacres caronculés, quand il a subi les métamorphoses qui le rendent d'abord impropre à l'accouplement et à la ponte*, fig. 30, *puis spécialement propre à la ponte*, fig. 19 et 31.

En un mot, la femelle passe par trois phases d'existence : pendant la première, elle peut s'accoupler; pendant la seconde, elle ne peut ni s'accoupler ni pondre; pendant la troisième, elle n'est propre qu'à la ponte; et ces trois phases coïncident avec des modifications apportées à son organisation par deux métamorphoses.

Le mâle, au contraire, reste toujours tel qu'il est constitué, en passant de l'état de larve à celui d'acare parfait, il peut toujours féconder les femelles.

Nous avons noté les caractères qui distinguent la femelle à la période de la fécondation, savoir : les tubercules saillants à l'arrière-train de la face dorsale et les poils à l'extrémité des quatre pattes postérieures. Une fois la fécondation opérée, une métamorphose, une mue, enlève à cette femelle ses tubercules saillants et change les poils qui terminent la dernière paire de pattes en ambulacre à ventouse. La planche 7, figure 30, représente en effet un dermatodecte femelle vu par la face dorsale, et qui ne porte ni les tubercules saillants marqués *p*, *p*, fig. 15, ni les poils *o*, *o*, qui terminent la deuxième paire de pattes, même figure 15, mais bien les ambulacres à ventouse, *d*, *d*, fig. 30. Après une période de quelques jours, d'une durée variable, une seconde métamorphose se produit, qui conserve à la femelle les ambulacres caronculés de la deuxième paire de pattes, et lui donne un appareil nouveau, situé vers le tiers antérieur du corps, et surtout visible du côté de la face abdominale, *p*, pl. 7, fig. 31. Sa position, sa forme, l'absence d'œuf dans l'abdomen du parasite, tant que l'appareil en question n'existe pas, prouvent qu'il est destiné à livrer passage aux œufs, lors de la ponte. La femelle du sarcopte de l'homme porte également une ouverture transversale vers la même région. Cet appareil, chez le dermatodecte, est formé par deux branches solides; la planche 5, *y*, *y*, fig. 20, le représente isolément, à un grossissement de 380 diamètres. Ces branches libres en arrière, où elles vont se perdre dans le tissu sarcodique, et servir de points d'attache à des fibres musculaires, se réunissent en avant, vers le point *n*, de façon à n'en former qu'une seule et à décrire une courbe dont la convexité est en avant. La partie antérieure ou courbée de cette pièce solide limite une sorte d'ouverture fort difficile à dessiner, parce qu'en cet endroit existent des replis de la membrane tégumentaire superposés sur plusieurs plans. Au-devant de la courbure à convexité antérieure formée en avant par la réunion des branches solides, *y*, *y*, se voit une seconde ligne d'apparence plutôt ligamenteuse que solide, fig. 19, *a*. Dans l'espace compris entre les branches solides *y*, *y*, se voient de nombreuses lignes parallèles formées par des plis de la membrane tégumentaire, et qui se dirigent d'arrière en avant et de dehors en dedans, *t*, fig. 20. Nous ne saurions dire si ces plis, arrivés au point *n*, s'arrêtent sur le bord solide résultant de la fusion des deux branches, ou s'ils se portent en avant, en passant dessous, pour se rendre jusqu'à la concavité de la ligne ligamenteuse. Toujours est-il que, sur ces lignes parallèles, se découvrent des plis ou sillons très-fins, qui vont en convergeant de dehors en dedans, vers le bord de la courbure antérieure de la pièce solide *y*, fig. 20. En somme, une ouverture existe au niveau de la courbure antérieure de la pièce solide, et les lèvres de cette ouverture sont formées par de nombreux replis de la membrane tégumentaire. Elle donne passage aux œufs, et l'ensemble de l'appareil forme l'oviducte. Le volume de l'œuf, *m*, fig. 19, est d'ailleurs en rapport avec l'ouverture *k*, même figure. — Les nombreux replis ou sillons signalés en *t*, fig. 20, entre les deux branches solides de l'appareil propre à la ponte, contournent en arrière les extrémités de ces branches, et vont se confondre avec les autres plis qui sillonnent la face abdominale.

Nous devons encore signaler, pour compléter l'entomologie de la femelle, l'ouverture anale ou le cloaque dans lequel vient aboutir l'intestin rudimentaire qui expulse les fèces, pl. 4, fig. 15, *q*, et le conduit vaginal qui reçoit le spermatophore de l'organe sexuel mâle pendant l'accouplement. Il est d'ailleurs impossible de distinguer nettement les détails de la conformation de cette ouverture, *commune aux intestins et aux organes génitaux*. La figure 30 la représente avec assez d'exactitude au-dessus et au milieu des quatre poils situés au bord postérieur de l'abdomen, si ce n'est que le compresseur, en aplatissant l'abdomen, en a changé la position naturelle, qui correspond au bord postérieur.

17. Il nous reste à décrire, avant d'aborder l'étude du mâle, l'extrémité céphalique, dont la conformation est identique pour le mâle et la femelle.

La tête du dermatodecte est située, comme celle de tous les acariens, à l'extrémité antérieure de l'axe longitudinal du corps; le cloaque intestinal et vaginal occupe l'extrémité opposée. Elle est large à sa base, où elle se continue directement avec le pseudothorax; effilée en avant, où elle prend la forme d'un rostre très-régulier. Elle est formée par de nombreux organes propres à la ponction, à la déglutition, à la respiration, etc. dont il est difficile de représenter par la gravure les minutieux détails.

Nous décrirons les organes qui forment la tête dans l'ordre suivant : mandibules, palpes, palpigère ou mâchoires, puis viendront les lèvres.

Quand on examine la tête dans sa position la plus naturelle, c'est-à-dire lorsque l'acare repose sur la face abdominale, deux organes allongés, volumineux, obtus vers leurs extrémités postérieures, effilés vers celles antérieures, et qui se meuvent d'arrière en avant, attirent surtout l'attention, ce sont les mandibules. On les aperçoit vaguement, pl. 7, fig. 29, en *b*, à travers la lèvre supérieure, qui les recouvre. Ces mandibules sont au nombre de deux, l'une à droite, l'autre à gauche de la ligne médiane, et chacune d'elles est double, mais seulement en avant, *o, o, p, p,* fig. 18; car, en arrière, aux points *q, q,* fig. 18, *i, i,* fig. 17, elles sont obtuses et réunies. La compression écarte, sépare et fait facilement chevaucher l'une sur l'autre les extrémités antérieures, qui, dans leur position naturelle, sont superposées; tandis que la partie postérieure s'écrase, se déforme sans éprouver d'écartement. Quoi qu'il en soit, les quatre divisions antérieures sont de même forme et d'égale longueur; elles portent en dehors, vers leurs extrémités antérieures, une saillie, *o, p,* fig. 18, qui peut avoir pour usage de maintenir les mandibules dans une situation fixe, quand une fois elles ont ponctionné la peau et pénétré assez profondément les tissus pour rendre possible une succion régulière.

Les humeurs qui affluent vers l'ouverture buccale sont pompées par une sorte d'aspiration ou de vide qui se produit entre les quatre divisions antérieures; elles passent sous le corps et les fibres musculaires de ces dernières, et s'introduisent dans le tube œsophagien, qu'on aperçoit dans la région postérieure et médiane du rostre.

L'extrémité postérieure des mandibules reçoit un grand nombre de fibres musculaires qui s'étendent, comme chez le sarcopte, de la base de la tête dans le corps, où elles s'épanouissent et prennent des points d'attache.

En arrière des mandibules et sur un plan inférieur se trouve le conduit œsophagien qui reçoit les fluides absorbés et les transporte jusque dans l'abdomen. Les fibres qui lui donnent naissance sont masquées en dessus par le corps des mandibules, en dessous par les organes propres à la respiration; de telle sorte qu'on ne le voit distinctement qu'en arrière du rostre et dans le céphalo-thorax, *o*, fig. 17; il est membraneux et contractile, et va se perdre en arrière dans la cavité digestive.

Les palpes ou mâchoires sont des organes solides placés en dehors des mandibules, *l*, *l*, fig. 17; contrairement à ce que pense Ch. Robin, ils sont formés en avant par deux branches, comme on le voit, fig. 22; de telle sorte que chaque palpe, simple en arrière, est double en avant, ainsi que chaque mandibule. La branche externe *v*, fig. 22, s'aperçoit facilement quand le dermatodecte repose sur la face abdominale; la branche interne *y*, fig. 22, au contraire, placée au-dessous des mandibules, ne peut se voir qu'autant que le parasite est observé du côté de sa face dorsale.— Les branches qui composent chaque paire de palpes sont formées par trois divisions ou articles, dont la plus postérieure s'articule avec le palpigère, comme nous l'avons dit chez le sarcopte, à propos des palpes.

Le palpigère ou corps de la mâchoire occupe la région postérieure de la tête; on le voit en *a* et *b*, fig. 21, et en *z*, fig. 22: il est formé de deux parties principales qui bordent la tête en arrière, en suivant la ligne décrite par les palpes en avant; épais et solide en *a*, *a*, fig. 21, il est transparent et à peine visible en *w*, se porte en dehors et en avant, d'abord jusqu'en *b*, puis jusqu'en *f bis*. C'est au point *f bis* qu'il reçoit le palpe avec lequel il s'articule.

Du palpigère semble naître, vers le point *b*, fig. 21, une

branche solide, *m*, *m*, qui se dirige en dedans et passe sur les mandibules.

Le rostre, vers sa moitié antérieure, est uniquement composé des mandibules, des palpes et des lèvres supérieure et inférieure; tandis que sa moitié postérieure, beaucoup plus volumineuse, est formée, des parties superficielles aux parties profondes, par le tégument, par les branches transversales du palpigère, par le corps des mandibules et leurs fibres musculaires, par la partie antérieure du conduit œsophagien, par une lamelle mince, visible en *a*, fig. 18, enfin par l'organe propre à la respiration, le tout recouvert par le tégument.

Nous avons dit que le sarcopte respire par l'ouverture buccale, et non, comme on le croyait avant nous, par des stigmates et des trachées : il en est de même pour les dermatodectes.

Il est facile de constater, chez le dermatodecte comme chez le sarcopte, que l'air pénètre par l'ouverture du rostre, qu'il traverse l'espace qui sépare la branche transversale des épimères antérieurs des palpigères, pour se perdre dans le tissu sarcodique thoracique et abdominal; mais il n'est pas aussi aisé de représenter l'organisation véritable de l'organe qui reçoit l'air à la base de la tête. Cet organe s'est pourtant montré à découvert à l'occasion d'une métamorphose ou d'une mue qui a laissé le squelette du rostre vide en quelque sorte des parties molles ou charnues. Le dessin du parasite qui éprouvait cette transformation n'a pas été compris, ainsi que plusieurs autres, parmi les figures, faute de pouvoir trouver place sur une des planches, dont le nombre, fixé à sept, ne devait pas être dépassé. Quoi qu'il en soit, l'air arrive à sa partie antérieure par un conduit particulier autre que celui destiné aux liquides alimentaires; il est recouvert par la lamelle dessinée en *a*, et par les mandibules *q*, fig. 18.

Tous ces organes composant le rostre ou la tête sont réunis par des fibres ligamenteuses et musculaires qui se déchirent à la moindre compression et sont enveloppées par le tégument qui, du proto-thorax, se replie pour former l'épistome *k*, pl. 4, fig. 15, sous lequel le rostre se retire au besoin comme sous un capuchon. Ainsi le rostre du dermatodecte, fig. 15, est en grande partie recouvert par un empiétement du céphalo-thorax, d'où il se dégage plus ou moins complétement quand il s'étend ou se fléchit, et il peut en outre se diriger à droite et à gauche à la faveur du plan oblique résultant de la disposition des bords qui unissent en avant les faces dorsale et abdominale. Le tégument du côté de la face d'extension du rostre recouvre les branches transversales du palpigère et les mandibules, forme une lèvre véritable en s'effilant vers l'ouverture buccale, descend à droite et à gauche, où il rencontre le palpigère et les palpes; arrivé enfin à la face de flexion ou inférieure, il en forme le plancher en s'appliquant sur des appendices transverses qui naissent de la branche interne des palpes, ou mieux il constitue la lèvre inférieure, comme tout à l'heure la lèvre supérieure.

L'ouverture buccale est orbiculaire et contractile : on la voit s'élargir ou se rétrécir quand le parasite veut l'appliquer sur la lame du compresseur ou livrer passage aux mandibules.

Les palpes ne paraissent pas remplir de fonctions importantes : leurs extrémités antérieures, en quelque sorte adhérentes, soudées aux lèvres, ne jouissent pas de mouvements très-étendus. Cette conformation est d'ailleurs en rapport avec les habitudes et les besoins du dermatodecte, qui n'a point, comme le sarcopte, à inciser l'épiderme pour le détacher et s'y enfouir.

Des poils et leurs follicules, au nombre de six à huit, situés aux faces d'extension et de flexion, et surtout aux points d'union des articles des palpes, complétent ce que nous avons à dire sur la conformation du rostre.

18. Le MÂLE, dont nous allons maintenant faire la description, diffère de la femelle par son volume, par l'appareil génital, et par quelques autres organes qui sont accessoirement dans la dépendance des fonctions génératrices.

Il est facile, en y apportant quelque attention, de distinguer, à l'aide d'une faible loupe, le mâle parmi plusieurs dermatodectes : son moindre volume, sa plus grande agilité, la longueur de la première paire des pattes postérieures, le font aisément reconnaître. Son corps, sensiblement égal dans ses divers diamètres, présente une face dorsale irrégulière, sillonnée de plis, avec voussure sur la ligne médiane, et de chaque côté de cette voussure une sorte de gouttière longitudinale. La face abdominale, plus plane, porte les organes génitaux, pl. 4, fig. 16. Les bords qui unissent les faces sont, quand le parasite n'est pas comprimé, sinueux, à angles rentrants, surtout au niveau des épimères postérieurs et de l'arrière-train.

Les pattes antérieures sont semblables à celles de la femelle, si ce n'est qu'elles sont plus volumineuses, moins longues, en un mot plus trapues.

Les postérieures en diffèrent notablement. La première paire postérieure, destinée à s'étendre sur le corps de la femelle lors de l'accouplement, est à la fois très-longue et très-forte; elle n'a bien que le même nombre de divisions ou articles que celle de la femelle, mais ces divisions sont plus étendues (voyez pl. 4, fig. 16, le dermatodecte du mouton, ou pl. 7, fig. 32, celui du bœuf, ou même encore, pl. 6, fig. 27). Le dernier article *v*, fig. 27, porte l'ambulacre ou le tarse *u*, et se termine par deux prolongements cornés *s* et *t*, fig. 27. Ces deux prolongements existent chez les dermatodectes du cheval, du bœuf et du mouton; l'un est court, simple, courbe et acéré à son extrémité libre, et constitue un véritable onglet, fig. 27, *s*, et fig. 28, *f*; l'autre, qui ne peut être reconnu qu'avec un fort grossissement, fig. 27, *t*, et fig. 28, *e*, étroit et mince à son point d'origine, s'élargit ensuite près de son extrémité libre, et se divise en deux branches ou mieux se bifurque, *e*, fig. 28. Ce prolongement bifide, que nous n'avions d'abord vu que chez le dermatodecte du cheval et du bœuf, existe également chez celui du mouton; seulement chez ce dernier il est plus mince, plus transparent; la bifurcation y est moins prononcée, et partant plus difficile à apercevoir.

Le dernier article de la première patte postérieure se termine par le tarse ou ambulacre caronculé *u*, fig. 27. La deuxième paire de pattes postérieures *u*, pl. 4, fig. 16, ou *f*, fig. 27, a bien les mêmes divisions ou articles que la première paire, comme on le voit en *f, g, h, i*, fig. 27, mais à l'état rudimentaire; on dirait une patte avortée, une sorte de moignon, si l'on ne comprenait que la forme de cette extrémité a été subordonnée à l'usage qu'elle doit remplir pendant l'accouplement; aussi cette patte rudimentaire se termine-t-elle par un fort onglet et non par un ambulacre.

Toute la conformation du mâle est ainsi soumise aux nécessités de la fonction spéciale à laquelle il est propre. La première patte postérieure, si favorable à la lutte par sa longueur et sa force; la seconde, si avantageuse à la préhension par sa brièveté et sa vigueur, étaient pourtant insuffisantes, puisque le mâle est encore pourvu de quatre autres organes merveilleusement conformés, dans le but de maintenir la femelle dans une situation fixe pendant l'accouplement. Nous voulons parler de deux appendices qui naissent à l'arrière-train, en *y*, fig. 16, de chaque côté de l'ouverture anale *d*, et de deux ventouses situées à la face abdominale, *x, x*, fig. 16, et destinées à recouvrir les deux saillies arrondies notées sur la face dorsale de la femelle. Les appendices *y, y*, fig. 16, qui naissent à l'arrière-train se terminent par une extrémité obtuse armée de cinq poils et de cinq crochets. Ceux-ci, à peine visibles au degré d'amplification que représente la figure 16, naissent à la base ou au follicule de chaque poil. On comprendra facilement leur usage, quand nous aurons montré dans quelle situation relative sont le mâle et la femelle pendant l'accouplement.

Les deux autres organes qui font fonction de ventouses *x, x*, fig. 16, ont un aspect différent, suivant que le dermatodecte est ou non accouplé. Quand il n'est pas accouplé, ils ont la forme d'une cupule bordée de plusieurs cercles de différents diamètres et inscrits l'un dans l'autre. Le cercle le plus central est formé par deux lignes circulaires qui sont réunies par de petites bandes transversales, lesquelles partagent le cercle en dix ou douze divisions; enfin le centre de tous ces cercles est marqué par un point noirâtre. Quand le mâle, excité par la rencontre des femelles, les attaque pour les féconder, on voit les ventouses en question changer d'aspect, s'épanouir à l'extérieur sous la forme d'une membrane érectile, s'étendre, s'allonger *f, t*, pl. 6, fig. 24, ou revenir sur elles-mêmes. On comprend alors que les cercles et la concavité décrits plus haut résultent de l'affaissement d'un conduit membraneux replié sur lui-même, comme il arrive aux tissus érectiles quand l'excitation qui les met en jeu ne se fait plus sentir.

Cette figure 24 représente un mâle et une femelle accouplés; le mâle est dessiné figure 24 *bis*, la femelle figure 24; celle-ci était sur le point de subir la métamorphose qui lui aurait enlevé les tubercules saillants propres à l'accouplement, aussi le jeu du compresseur a-t-il provoqué le dépouillement, l'énucléation du parasite, comme cela a lieu assez fréquemment. Les figures 24 et 24 *bis* représenteraient donc une femelle à une double phase de son existence et sous deux formes distinctes; sous l'une des formes, elle est accouplée et pourvue des tubercules saillants *e*, qui sont restés recouverts par les ventouses du mâle *f*; sous l'autre forme, elle est éloignée du mâle, déformée par le compresseur, et désignée par les lettres *b, c, m*; celle-ci a bien perdu les tubercules d'accouplement qu'elle devait porter en *e*. On a compris que cette dernière forme est la seule réelle, et que la première, encore accouplée, n'est autre chose que sa dépouille future. Cette métamorphose anticipée ou artificielle est d'un grand intérêt; elle montre que la femelle en question était sur le point de subir une transformation importante au moment où l'accouplement a eu lieu. Celui-ci n'aurait probablement plus été possible quelques jours plus tard.

Revenons, après cette digression au sujet des métamorphoses de la femelle, à la description des ventouses du mâle pendant l'état d'érection et d'accouplement. De chaque enfoncement à cercles concentriques désigné en *x*, *x*, pl. 4, fig. 16, s'élève un pédicule, souple, transparent et contractile, *t*, fig. 24 *bis*, qui porte à son extrémité une membrane délicate, épanouie en forme de coupe ou de clochette *ff*, susceptible de faire le vide et de contracter son bord extérieur sur la base de l'appendice saillant de la femelle, de façon à la serrer fortement et à lui donner un col, comme le ferait une ventouse au fur et à mesure que le vide se produit. Tels sont les organes accessoires dont le mâle est pourvu, tant pour soumettre les femelles, que pour les maintenir en situation fixe pendant le temps que dure l'accouplement.

Le véritable appareil génital du mâle est situé sur la ligne médiane, vers le tiers postérieur du corps. On le voit en *v*, pl. 4, fig. 16, ou mieux en *i*, pl. 6, fig. 24 *bis*. Il est difficile, même avec le secours des plus forts grossissements, de découvrir quelle est son organisation; mais on peut supposer, avec quelque raison, d'après ce que démontre l'observation des acares en général, et surtout celle du sarcopte, que l'appareil génital est un composé de glandules et de conduits ou canaux déférents, qui s'étendent en arrière jusqu'à la naissance d'un autre organe, large à sa base, pointu à son extrémité, *h*, fig. 24 *bis*, qui a la forme et remplit les fonctions d'un pénis rudimentaire, attendu qu'il pénètre dans les organes sexuels de la femelle et y porte le fluide fécondant. Il est facile de s'en assurer en soumettant à une compression méthodique deux acares accouplés. On découvre d'abord, à travers les tissus convenablement préparés dans ce but, le spermatophore du mâle introduit dans le cloaque de la femelle, et, si les deux parasites tentent à se désaccoupler volontairement ou par l'effet de la compression, on aperçoit, au milieu de l'espace libre qui les sépare, le pénis du mâle, en partie libre et en partie encore retenu dans les organes sexuels de la femelle; si la compression vient à cesser, les dermatodectes reprennent leur position, les parties sexuelles se rapprochent comme auparavant. Il va sans dire que l'appareil génital plonge au milieu du tissu sarcodique du côté de la face abdominale; le tégument qui le recouvre est parsemé d'un pointillé rougeâtre qui simule des follicules sébacés; enfin quatre poils et leurs follicules, *m*, fig. 16, sont placés de chaque côté de l'appareil génital. Nous signalerons, en terminant la description des organes propres à l'union sexuelle, l'erreur commise par Gerlach, qui a pourvu chaque ventouse de coaptation d'un spermatophore.

Tous les organes solides que nous avons décrits sont mis en mouvement, ou tenus en position fixe, par des muscles nombreux dont on aperçoit facilement les faisceaux fibrillaires quand le dermatodecte marche, ou quand il lutte contre l'obstacle que lui oppose une légère compression. Les muscles les plus remarquables sont, comme chez le sarcopte, ceux des mandibules, qui franchissent l'espace laissé libre entre la tête et le pseudo-thorax, et viennent s'épanouir en larges faisceaux dans le tiers antérieur de l'abdomen; ceux des pattes antérieures et postérieures, et ceux qui fixent les épimères.

19. *Physiologie.* — Le dermatodecte ne peut vivre qu'à la condition de se mouvoir et de se nourrir. C'est en obéissant à ces besoins qu'il cause une des deux psores dont les herbivores peuvent être affectés. Il peut, à la rigueur, marcher sur une surface plane et polie, à l'aide des ambulacres caronculés; mais, dans ce cas, sa progression est toujours lourde et embarrassée. Déposé, au contraire, sur la peau velue d'un animal, il sait, avec les crochets qui terminent le dernier article des pattes antérieures, saisir les brins de laine ou les poils, s'y attacher, et les suivre jusqu'à ce qu'il soit arrivé sur la peau, où il trouve la température dont il a impérieusement besoin et toute facilité pour se nourrir. Le mâle, toujours pourvu d'un ambulacre à ventouse aux deux *premières* pattes postérieures; les femelles, seulement après les métamorphoses qui leur ont donné un ambulacre à la *deuxième* paire de pattes postérieures, jouissent d'une plus grande agilité dans la progression.

L'agilité du mâle dans l'épaisseur des poils est aussi favorisée par le prolongement bifide dont est pourvue la dernière phalange de sa première patte postérieure, qui peut servir de point d'appui; cette bifurcation s'appliquant, au besoin, sur les productions pileuses les plus déliées.

Le dermatodecte, déposé sur la peau du mouton, du cheval, du bœuf, etc. ne se cache pas sous l'épiderme, comme le fait le sarcopte; il vit et circule à son aise dans les espaces libres que les brins de laine ou les poils laissent entre eux, et au milieu d'une atmosphère de douce et tiède chaleur. Si la faim l'y convie, il enfonce et fixe solidement les crochets qui terminent ses pattes antérieures dans l'épiderme, se soulève sur ses pattes postérieures, donne à son rostre une courbure à concavité inférieure très-prononcée, appuie très-fortement ses lèvres sur la peau, et y plonge les quatre extrémités de ses mandibules. Celles-ci, après cette ponction, redressent les appendices saillants qu'elles portent en dehors à chacune de leurs extrémités, prennent ainsi un point fixe à la profondeur qu'elles ont atteinte, excisent sans doute les tissus vivants, et font affluer, par l'irritation qu'elles produisent, des humeurs qui sont absorbées et transportées dans le conduit œsophagien. Les fluides, composés de lymphe et de corpuscules du sang, ainsi absorbés, sont transportés par l'œsophage jusque dans l'abdomen.

Lorsque les dermatodectes sont nombreux, ou quand les ponctions faites à la peau sont fréquemment répétées à peu de distance l'une de l'autre, ils font affluer sur la peau un fluide d'abord séreux, puis séro-purulent, résultant de l'irritation cutanée locale produite par les piqûres de l'acare. Tant que la sécrétion produite est fluide et abondante, les dermatodectes n'abandonnent pas la place qu'ils occupent; mais, dès qu'elle se coagule, se concrète et prend l'aspect d'une couche solide, puis d'une véritable croûte, ils se répandent sur les régions environnantes et saines.

Les fluides transportés par l'œsophage jusque dans l'abdomen sont reçus, comme chez le sarcopte, dans une sorte de ventricule ou d'estomac rudimentaire, animé de mouvements péristaltiques et antipéristaltiques qui communiquent à tout le tissu sarcodique un déplacement de va-et-vient ou de circulation. Les aliments digérés vont se perdre, les uns vers les régions antérieures et latérales, où sont les grands centres de la circulation et de la respiration; les autres, impropres à la nutrition, produits excrémentitiels, se dirigent vers les régions postérieures, où ils sont reçus dans un conduit particulier, qui n'est autre qu'un intestin rectum. Souvent un bol excrémentitiel contenu dans cet intestin est expulsé au dehors, sous les efforts de la compression. Toutes ces fonctions ont d'ailleurs été longuement décrites, et les organes ont été dessinés d'après nature à propos de l'étude du sarcopte.

L'acte important de la respiration s'opère par l'ouverture buccale. L'air, absorbé par un conduit spécial situé entre la lèvre inférieure et les mandibules, pénètre dans l'arrière-bouche, et de là dans un organe particulier ou proventricule, qui a pour fonction de mesurer la quantité de fluide qui peut être reçue et transportée dans les grands centres de circulation. Il nous a été impossible de découvrir si l'air pénètre dans la circulation générale en suivant, comme chez les sarcoptes, le conduit œsophagien, ou s'il franchit tout simplement le proventricule qui le reçoit à l'arrière-bouche, pour se répandre directement dans le thorax et de là dans le tissu sarcodique; mais nous avons pu facilement constater que les bulles d'air introduites se décomposent presque exclusivement dans le tiers antérieur de l'abdomen, et surtout à la base des pattes antérieures, pour de là se disséminer dans toutes les parties du corps, sous l'influence de la circulation produite par les contractions du ventricule gastrique.

Quand la nutrition et la respiration ont donné au dermatodecte tout le développement qu'il est susceptible de prendre, il satisfait à l'importante fonction de la reproduction, et, comme mâles et femelles vivent en groupes ou en famille, rien ne contrarie le rapprochement des sexes.

Lorsque le mâle rencontre une femelle encore à la période de l'accouplement, et pourvue des tubercules saillants notés à l'arrière-train de la face dorsale, il la saisit à l'aide de ses pattes antérieures, et cherche, malgré toutes les résistances qu'elle lui oppose, à la soumettre à ses désirs. On voit alors les ventouses désignées en *x*, *x*, pl. 4, fig. 16, faire saillie, s'étendre ou se raccourcir, suivant que le mâle les croit en rapport plus ou moins direct avec les tubercules saillants de la femelle, jusqu'à ce qu'enfin celle-ci, ayant été maintenue immobile, en avant par les longues pattes postérieures du mâle, en arrière par les appendices armés de crochets, *y*, fig. 16, et par la deuxième paire de pattes, qui, dans ce cas, remplit sa véritable fonction, se présente dans une position favorable à l'application des ventouses. Ces ventouses, en ce moment dans une érection complète, ont la forme notée en *ff* et *t*, fig. 24 *bis*; leurs extrémités tendues, élargies, s'appliquent spasmodiquement sur la femelle, produisent le vide, et fournissent ainsi un point d'une grande fixité. Le mâle, dans cette position, se trouve en rapport avec la femelle par sa face abdominale, de telle sorte que les extrémités céphaliques sont dans une opposition complète, sans que pourtant les régions génitales et anales se correspondent directement. Pour que l'accouplement s'effectue réellement, il faut que le mâle, sans abandonner un seul des nombreux points d'union qu'il a contractés, pousse la femelle en avant, abaisse fortement le bord postérieur de son abdomen et mette en contact direct les parties sexuelles. C'est alors seulement que l'accouplement est possible et que le pénis, *h*, fig. 24 *bis*, pénètre dans le conduit vaginal de la femelle. L'accouplement, une fois bien effectué, dure un temps variable : vingt-quatre à quarante-huit heures environ. Lorsque la fécondation est opérée, par l'introduction de la liqueur séminale dans les poches ou réservoirs spéciaux que porte la femelle, les parasites se séparent et vont vivre isolément; la femelle, pour subir deux métamorphoses qui la rendent impropre à toute nouvelle union sexuelle; les mâles, pour chercher de nouvelles amours et contracter de nouveaux accouplements. Aussi suffisent-ils, bien qu'ils soient moins nombreux que les femelles, à la fécondation de ces dernières. Il peut arriver cependant, exceptionnellement, qu'un autre mâle surprenne une femelle déjà fécondée, avant qu'elle ait subi la métamorphose qui la rendra impropre à l'accouplement, et qu'il la féconde de nouveau, au moment, en quelque sorte, où elle est prête à se dépouiller des organes qui rendent le rapprochement des sexes possible. La femelle représentée accouplée, pl. 6, fig. 24, se trouvait probablement dans ce cas, aussi le compresseur a-t-il provoqué le dépouillement qui était sur le point de se faire.

Nous avons déjà dit, dans le chapitre précédent, que la femelle passait, par le fait de ses métamorphoses, par trois phases diverses d'existence. A son complet développement elle est propre à l'accouplement; après la première métamorphose, qui lui enlève ses tubercules saillants et lui donne un ambulacre aux dernières pattes postérieures, elle n'est propre à aucune fonction ayant rapport à la propagation de l'espèce; après la seconde métamorphose, qui la dote de l'appareil spécial à l'expulsion des œufs, elle n'est propre qu'à la ponte.

Le dermatodecte ne se crée pas de gîte, même à l'époque de la ponte, aussi dépose-t-il ses œufs, au nombre de dix à vingt, sur la peau, quel que soit le lieu dans lequel il se trouve. Les œufs, imprégnés au moment de leur expulsion d'une couche glutineuse, se fixent sur la peau ou aux croûtes, quelquefois, mais plus rarement, à la base des poils, y adhèrent fortement, et s'y développent sous l'influence de la température et des sécrétions morbides, qui deviennent pour eux une atmosphère vitale et nutritive. L'incubation, en quelques jours, a conduit l'organisation de l'œuf jusqu'à ses dernières limites, et la jeune nymphe, déchirant la coque qui la retient prisonnière, apparaît pourvue de tous les organes propres à la conservation de sa vie, mais non à celle de son espèce, car elle manque d'appareil sexuel, et, de plus, de la deuxième paire de pattes postérieures. Nous avons dit qu'une métamorphose la transforme en parasite parfait, mâle ou femelle.

Une dernière fonction nous resterait à étudier pour compléter ce que nous avons à dire sur la physiologie du dermatodecte : nous voulons parler de la mue ou du travail de régénération à l'aide duquel se produisent les métamorphoses. Ce que nous en avons dit en parlant des sarcoptes nous dispense d'entrer ici dans de plus amples détails, attendu que, sauf quelques particularités inhérentes à la structure des organes, les modifications qu'éprouvent les dermatodectes sont les mêmes.

CHAPITRE IV.

ENTOMOLOGIE DU SARCO-DERMATODECTE.

20. L'étude entomologique du *sarco-dermatodecte* est digne du plus grand intérêt, en ce sens que son organisation participe à la fois de celle des sarcoptes et de celle des dermatodectes, et qu'il établit ainsi un lien de transition entre deux familles des acariens, si nettement distinctes.

En effet, le sarco-dermatodecte se rapproche des sarcoptes ou acares fouisseurs par l'organisation du rostre, par les ambulacres que le mâle porte à la deuxième paire de pattes postérieures; et des dermatodectes, par son volume, la conformation de son corps, de ses pattes, et surtout par les métamorphoses qu'éprouve la femelle.

M. Hering, professeur à l'école vétérinaire de Stuttgard, a le premier dessiné et décrit, dans le Répertoire des vétérinaires allemands, année 1845, page 175, cet acare particulier, trouvé sur un veau de race hollando-hongroise. — M. Hering a parfaitement vu, comme il le dit, que, chez cet acarien, *la quatrième paire de pieds du mâle est garnie d'une ventouse pédiculée.* Or, ce caractère appartient exclusivement au sarco-dermatodecte.

L'acare qu'a représenté M. Hering a bien le rostre du sarcopte, les ambulacres des pattes très-courts, et les ventouses que ces ambulacres supportent sont relativement fort larges[1].

[1] *Recueil de médecine vétérinaire*, 1846, p. 950, extrait de l'article d'Hering, traduit en français par Verheyen.

Est-ce cet acarien que Dorfeuille et Gohier ont vu sur un bœuf en 1814, et que ce dernier trouvait semblable au parasite du cheval, connu aujourd'hui sous le nom de dermatodecte? On ne saurait le dire, bien qu'il soit présumable que le parasite trouvé par Dorfeuille, Gohier et Hering, et que ces trois vétérinaires n'auraient pu faire vivre sur le cheval, l'âne ou le chien, est le même que celui nommé *symbyotes bovis* par M. Gerlach.

Quoi qu'il en soit, nous avons découvert ce parasite, en 1854, sur plusieurs chèvres d'Angora, appartenant au Jardin des Plantes, affectées d'une maladie de peau rebelle, et qui avaient été confiées à nos soins par M. Geoffroy-Saint-Hilaire.

Depuis l'envoi de notre Mémoire à l'Académie des sciences (30 mars 1855), M. Gerlach a découvert sur le cheval un acare semblable à celui trouvé sur le bœuf et la chèvre.

Cet auteur croit avoir constaté une conformation différente entre le rostre du symbiote qu'il a découvert sur le cheval et celui des sarcoptes en général. Quant à nous, le sarco-dermatodecte trouvé sur la chèvre[1] nous a présenté un rostre semblable à celui des sarcoptes.

Si nous ne sommes pas d'accord avec M. Gerlach[2] à propos de l'organisation du rostre, nous ne pouvons en dire autant au sujet des autres caractères qui rapprochent son symbiote et notre sarco-dermatodecte des dermatodectes en général. Ici nous sommes du même avis; et les sarco-dermatodectes ont bien la forme, les épimères, les ventouses copulatrices des dermatodectes, dont ils diffèrent cependant par des ambulacres presque sessiles et des ventouses plus larges, ainsi que par l'ambulacre que porte le *mâle à la quatrième paire de pattes.*

[1] *Krätze und räude.* Berlin, 1857, p. 30, 105 et 116; table VII, fig. 35, 36, 37, 38, 39; et table VIII, fig. 40, 41, 42, 43. — M. Gerlach a proposé de désigner les acariens dont nous nous occupons sous le nom de *symbiotes* (συμβιωτής, réunion, société), parce que généralement ces animalcules vivent réunis en famille. Nous n'avons pu accepter ce nom, attendu que les dermatodectes vivent également réunis en famille.

[2] *Bulletin de l'Académie de médecine*, 1857, t. XXIII, p. 124.

Ainsi il est bien entendu que le symbiote du bœuf et du cheval de Gerlach est pour nous un parasite identique au sarco-dermatodecte découvert sur la chèvre, et dont nous avons fait une famille distincte, reliant entre elles celle des sarcoptes et celle des dermatodectes.

La femelle du sarco-dermatodecte est représentée, pl. 3, fig. 13, à la période de l'accouplement; son volume est de $0^{mm},25$ en largeur et de $0^{mm},32$ en longueur. Le mâle, dessiné pl. 3, fig. 14, a $0^{mm},18$ en largeur et $0^{mm},28$ en longueur.

L'organisation de la femelle, pour le corps, est absolument la même que celle des dermatodectes, comme il est facile de s'en assurer, en comparant la figure 13, qui porte en *v* les tubercules que doivent recouvrir les ventouses du mâle pendant l'accouplement, avec l'acare du mouton, pl. 4, fig. 15, en *p.p.* Les saillies arrondies sont moins visibles sur la femelle du sarco-dermatodecte, parce que ce parasite est représenté par la face ventrale; tandis que le dermatodecte est dessiné vu par la face dorsale. Nous aurions pu dessiner les femelles du sarco-dermatodecte et du dermatodecte à la période de la ponte; mais on peut y suppléer par la pensée, attendu que les parasites, à cette époque, sont semblables quant à la conformation du corps.

Les pattes des femelles, bien qu'ayant de très-grandes ressemblances avec celles des dermatodectes du cheval, du mouton et du bœuf, en diffèrent cependant en ce qu'elles sont moins régulièrement effilées, et en ce que les articles s'accusent par des reliefs et des renflements plus marqués; mais un caractère nettement tranché se remarque dans la conformation des ambulacres. La ventouse terminale, chez les dermatodectes du cheval, du mouton, est portée à l'extrémité d'un long tube flexueux, où l'on distingue des sortes d'articulations que les entomologistes prennent pour autant de divisions d'un pseudo-tarse; tandis que, chez les dermatodectes mâle et femelle de la chèvre, fig. 13 et 14, *ttt*, la ventouse est portée à l'extrémité d'un tube quatre fois plus court.

Enfin la ventouse elle-même diffère également, en ce qu'elle est beaucoup plus large.

Mais c'est surtout par la conformation du rostre que les sarco-dermatodectes se distinguent des dermatodectes. Ainsi, il suffit de comparer le rostre du sarco-dermatodecte de la chèvre, fig. 13 et 14, avec celui des dermatodectes des bêtes à laine, pl. 4, fig. 15 et 16, pour constater immédiatement que le rostre des parasites de la chèvre est *rond, obtus, pourvu de palpes tranchants, aigus, curvilignes, ll,* comme ceux des sarcoptes du lion et de l'homme, et de *mandibules courtes et obtuses, nn,* même figure; tandis que le dermatodecte du bœuf, pl. 7, fig. 31, a les palpes, *y, allongés, presque droits, adhérents à la lèvre,* et les mandibules, *z, longues, étroites, lanciformes, faites en un mot pour ponctionner profondément une peau dure et épaisse.* La différence d'organe est subordonnée en un mot au mode de vivre de ces parasites. Le sarco-dermatodecte manque des spinules que les acares fouisseurs ou sarcoptes portent sur la face dorsale, et qui leur permettent de tracer leurs sillons; il peut néanmoins diviser l'épiderme et s'y fixer de façon à ne pas être enlevé au moindre frottement.

Le mâle, dessiné planche 3, figure 14, déjà distinct des mâles des dermatodectes du mouton, du cheval, etc. par la conformation de la tête et des ambulacres, en diffère encore notablement en ce qu'il porte exceptionnellement, comme les sarcoptes, un ambulacre à ventouse à la deuxième paire de pattes postérieures; tandis que les dermatodectes proprement dits des herbivores portent seulement aux mêmes pattes des onglets et de longues soies. Nous devons toutefois ajouter que les ambulacres de la quatrième paire de pattes sont très-difficiles à découvrir, même à un assez fort grossissement, et qu'ils prennent une telle transparence, chez les animalcules mâles conservés entre les lames de verre, qu'il faut l'attention la plus soutenue pour les apercevoir.

Il résulte de cette disposition particulière que le sarco-dermatodecte mâle porte des ambulacres à toutes les pattes; tandis que les mâles des dermatodectes connus jusqu'à ce jour n'en possèdent qu'à six pattes, sur les huit dont ils sont pourvus.

Il est donc évident que le sarco-dermatodecte se rapproche du sarcopte par la conformation de la tête, par les ambulacres qu'il porte exceptionnellement à la quatrième paire de pattes, et qu'il occupe une place intermédiaire parmi les familles des acariens connus.

Les fonctions de ces acariens mixtes participent à la fois de celles des sarcoptes et de celles des dermatodectes. Ils vivent comme le sarcopte, c'est-à-dire qu'ils incisent l'épiderme avant de le ponctionner, et qu'ils peuvent à la rigueur s'abriter dessous, mais non cheminer et pondre dans un long sillon. Quant aux fonctions génératrices, elles ne diffèrent en rien de celles des dermatodectes. La psore qu'ils déterminent tient plus de celle des dermatodectes que de celle des sarcoptes, et c'est sous les croûtes et dans les poils qu'on les trouve généralement.

DEUXIÈME PARTIE.

CHAPITRE PREMIER.

DE LA PSORE DE L'HOMME.

PREMIÈRE SECTION.

21. Historique. — On n'attend pas de nous, dans un traité de *pathologie comparée*, une description minutieuse de la gale de l'homme, ni surtout un historique complet de tous les écrits publiés, tant sur le sarcopte, qui en est la *cause première*, que sur la maladie elle-même. Le but de cet ouvrage est de présenter un tableau général de toutes les psores aujourd'hui connues, de résumer les connaissances acquises antérieurement à nos travaux, et de traiter seulement, avec toute l'étendue qu'elles méritent, de celles des psores qui jusqu'à ce jour sont restées complète-

ment ignorées ou ont été imparfaitement décrites. Nous ne ferons donc que citer les nombreux travaux de nos devanciers sur le sarcopte et la psore de l'homme, renvoyant, pour de plus amples détails, au traité spécial déjà mentionné.

On peut diviser en deux grandes époques les écrits publiés sur la gale de l'homme : 1° depuis les temps anciens jusqu'à la propagation des sciences dans l'Occident, c'est-à-dire depuis deux ou trois mille ans avant Jésus-Christ jusqu'au XVIe siècle de notre ère; 2° depuis le XVIe siècle jusqu'à nos jours.

On est loin d'être d'accord sur la question de savoir si la psore de l'homme était ou non connue des anciens, et cependant les commentaires de leurs livres nous semblent laisser peu de doute à cet égard.

22. La Bible, au chapitre VIII du Lévitique, verset 6, parle de la *scabies*, *ψώρα* des Grecs. Hippocrate[1], Aristote[2], Galien[3], Actuarius[4], par plusieurs passages de leurs écrits, nous donnent lieu de penser qu'ils connaissaient cette maladie, qu'ils rapprochent d'autres affections contagieuses et accompagnées de démangeaisons.

Celse est le premier médecin qui, chez les Latins, ait décrit la *scabies* comme une maladie; mais, avant lui, plusieurs auteurs avaient fait allusion aux démangeaisons qui l'accompagnent, ainsi qu'à sa contagion : tels sont Cicéron[5], Horace[6], Quinte-Curce[7], Juvénal[8], Ausone[9], Prudence[10].

Le passage où Celse traite de la *scabies* a été l'objet de sérieux débats. Des auteurs ont prétendu qu'il voulait parler du *lichen agrius*. Celse entendait si bien parler d'une maladie différente du lichen, quand il se sert du mot *scabies*, qu'il cite le mouton, sur lequel elle existe comme chez l'homme; rapprochement qu'il n'eût point fait s'il eût voulu parler du lichen : d'autre

[1] *De affectionibus*, édit. Linden, t. II, p. 182.
[2] Sect. VII, probl. 8, t. IV, p. 91, édit. de Duval.
[3] *De different. feb.* lib. I, cap. III.
[4] Actuar. *med. sive Method. medend.* lib. II, cap. II.
[5] Cicero, *De legibus*, lib. I, cap. XVII.
[6] Horace, *Epist.* lib. I, XII.
[7] Quinte-Curce, *Hist.* lib. IX, cap. X.
[8] Juvénal, *Satyr.* II, v. 78.
[9] Ausone, *Edyllia*, n° 335.
[10] Aurel. Prud. Περὶ σ7εφανῶν, lib. I, v. 254.

part la maladie du mouton est, suivant lui, contagieuse, et le lichen n'est point contagieux. Ce qui prouve, d'ailleurs, qu'il a bien voulu parler de la gale, c'est qu'il a dit : « *In aliis quidem ex toto desinit, in aliis vero certo tempore anni revertitur.* » On verra qu'en effet la gale des animaux peut guérir spontanément, et qu'elle peut, après guérison, réapparaître pendant les saisons froides et pluvieuses. Faisons remarquer, en passant, qu'il faut que la psore ait été bien connue des auteurs latins pour que Celse en ait parlé si savamment il y a dix-huit siècles.

Columelle, Pline, Végèce parlent aussi de la psore comme d'une maladie contagieuse, et qu'on peut guérir par l'usage du soufre en topique.

Il faut, après la décadence des lettres latines, s'adresser aux auteurs arabes pour suivre la chaîne des traditions, qui, sans jamais se rompre, nous conduit, par une transition insensible, des écrivains de l'antiquité jusqu'à l'époque du moyen âge. Nous devons citer, parmi eux, Rhazes, Haly-Abbas, Avicenne et surtout Avenzohar, qui plus d'une fois a observé le sarcopte, bien qu'il ne le considère pas comme l'instrument de la contagion. Les auteurs qui suivent les arabistes décrivent la psore avec une précision qui laisse beaucoup à désirer, mais cependant d'autant plus grande qu'ils approchent de nous davantage. Nous pourrions au besoin renvoyer aux écrits de Constantin l'Africain, Arnaud de Villeneuve, Bernard de Gordon, Pierre d'Albano, Brunus, Théodoric, Lanfran, Gaddesden et Guy de Chaulieu, etc.

Nous voici arrivés à la fin du xive siècle; le xve n'offre aucun progrès véritable à enregistrer : la psore a sa place dans les traités de médecine; on la guérit, comme au temps des Grecs et des Romains, avec des préparations sulfureuses. On parle bien d'un parasite qui semble en être la cause véritable; mais ce fait important, qui va recevoir sa consécration, n'est pourtant pas encore accepté comme incontestable. Aussi avons-nous trouvé dans cette considération une raison suffisante pour motiver la division que nous avons établie dans cet examen historique.

Arrêtons-nous un instant sur cette première période que nous venons de parcourir, et demandons-nous si nous sommes en droit de conclure des citations faites que les peuples anciens étaient, comme les peuples modernes, sujets à la psore. Quant à nous, il nous semble qu'on pourrait répondre à cette question par l'affirmative. — Pourquoi voudrait-on, en effet, que les Israélites, les Grecs et les Romains eussent été exempts de cette maladie, quand beaucoup de maladies de peau qui les affectaient alors se rencontrent encore aujourd'hui avec la même gravité? On aurait quelque droit de soutenir que la psore n'existait pas dans l'antiquité, si, vers le temps où elle est clairement décrite, de nouvelles perturbations étiologiques dans le climat et les habitudes des peuples pouvaient faire croire au développement de cette affection. Soutenir que les anciens n'en ont pas donné une description précise est un fait incontestable; mais vouloir en conclure qu'ils n'y étaient pas soumis ne nous paraît pas logique. — Tout porte à croire que les animaux domestiques et les bêtes à laine ont de tout temps été décimés par la gale, et qu'ils l'ont, autrefois comme aujourd'hui, transmise à l'homme. Celse savait qu'elle peut, suivant la variation des saisons, guérir et réapparaître spontanément. Virgile, comme nous le dirons en parlant de la psore du mouton, conseille aux agriculteurs de prémunir leurs troupeaux contre la contagion de cette maladie. L'opinion de ces auteurs, médecins ou poëtes, ne leur était certainement pas personnelle, elle était l'expression des idées généralement admises, de la tradition, et remontait à des époques antérieures.

En résumé, nous pensons, avec des auteurs modernes, d'ailleurs recommandables, que les Hébreux, les Grecs et les Romains laissent clairement entendre, dans certains passages de leurs écrits, que la psore ne leur était point inconnue, surtout celle des animaux; sans nous dissimuler toutefois qu'un esprit prévenu, en commentant les textes à sa façon, en accumulant les citations favorables à ses idées préconçues, peut, avec une apparence de vérité, conclure pour l'opinion contraire. Mais les écrits de Celse et de Virgile laisseraient-ils des doutes sur le sens dans lequel ils doivent être interprétés, qu'il n'en serait pas moins philosophique de croire que les causes de la psore et de la pullulation des acares ayant existé de tout temps, la maladie elle-même a dû nécessairement se développer et se transmettre chez les peuples anciens.

23. Seconde époque, *du XVIe au XIXe siècle.* — Déjà, dès le XVIe siècle, des auteurs font remonter la cause de la psore à la présence d'un parasite. Tels sont Rabelais, au livre II, chapitre premier, de l'origine de Pantagruel; puis au livre III, chapitre XXV, dans le langage qu'il prête à Panurge. Scaliger[1] nous dit en parlant du parasite, « qu'il se loge sous l'épiderme, en sorte qu'il brûle par les sillons qu'il creuse. » Ambroise Paré est encore plus explicite quand il dit : « Les *cirons* sont de petits animaux cachés sous le cuir, où ils excitent une fâcheuse démangeaison et gratelle..... Les cirons se doivent tirer avec espingles ou aiguilles; toutefois, il vaut mieux les tuer avec onguent et décoctions fortes des choses amères et salées. Le remède prompt est le vinaigre, dans lequel on aura fait bouillir du staphisaigre et sel commun. »

Aldrovande (1596) remarque que le *pedicello* ou *sciro* rampe entre la peau et l'épiderme, qu'il envahit surtout les pieds et les mains, se creusant des galeries sinueuses et formant des vésicules non suppurantes.

[1] Scaliger, *De subtilitate ad Cardanum*, exerc. 194.

Moufiet[1] parle de l'acare dans le recueil de ses intéressantes observations. Il nous dit : « Les gens du peuple attaqués de la gale retirent les cirons de la peau avec la pointe d'une épingle. Les Allemands les appellent *seuren*, et la manière de les prendre, la *chasse des seuren*. Ces animaux se trouvent sous l'épiderme, y creusent des galeries, et occasionnent par là un prurit très-incommode. Il faut observer que *les seuren ne se trouvent pas dans les pustules, mais à côté.* »

Hauptmann (1657) est le premier qui ait eu recours au microscope pour découvrir l'organisation du sarcopte; il nous en a laissé une figure, il est vrai fort inexacte[2].

Hafleuraffer (1660) considère l'acare comme une quatrième espèce de pou, qui prend naissance entre l'épiderme et la peau, dans l'intervalle des doigts des pieds et des mains[3].

Le bon La Fontaine, au milieu du XVIIe siècle, dédie une pièce de vers à la gale :

> On voit mille cirons, jaunes, blancs, rouges, bleus,
> Disputer de brillant avec les pierreries;
> Et de la gale vient le nom de galeric,
> Bien véritablement et sans plaisanterie.

Etmuller (1682) a laissé des dessins si imparfaits de l'acarus *scabiei*, qu'on se demande si ce sont bien des sarcoptes qu'il a vus au foyer de son microscope.

Cestoni adresse, en 1687, *al signor Redi*, et sous le pseudonyme de *Giovan Casimo Bonomo*, une lettre fort remarquable au sujet de la psore, de l'animalcule qui semble la faire naître, et de son traitement; lettre dans laquelle l'exactitude des détails se heurte à chaque instant contre l'invraisemblance des faits observés; de telle sorte qu'on ne sait quel jugement porter sur la valeur de son œuvre.

Nous pourrions citer ici, si nous tenions à ne rien oublier, quelques passages d'une brochure publiée par un médicastre anglais, en 1721, communiquée par M. Auzias-Turenne à M. Lanquetin, et dont ce dernier a donné une analyse dans sa *Notice sur la gale de l'homme et sur l'animalcule qui la produit* (Paris, 1859). Il y est dit que les cirons vivent sous l'épiderme, qu'ils transmettent la psore, pendant le sommeil, aux individus qui partagent le lit de ceux qui en sont affectés, et qu'enfin le soufre est un poison particulier pour les cirons. Mais l'auteur de la brochure, qui a représenté *les surprenantes configurations des différentes espèces de petits insectes qu'on voit, par le*

[1] *Theatrum insectorum*. Londres, 1634.
[2] Dans un ouvrage sur les eaux de Walkenstein, in-8°.
[3] *Nosodochium cutis affectus*. Ulm, 1660, p. 177 et 195.

moyen d'un bon microscope, dans le sang et dans les urines des différents malades et MÊME DE CEUX QUI DOIVENT LE DEVENIR, ne mérite pas d'être pris au sérieux. Il a montré qu'il avait lui-même conscience du peu de valeur de son œuvre en cachant son nom sous des initiales : M. A. C. D.

Morgagni nous donnerait à penser que l'opinion de Cestoni était admise et répandue en Italie; car il dit, dans sa cinquante-cinquième lettre, qu'il croit avoir retiré l'*acarus* des vésicules chez une dame qui, à la fin d'une maladie grave et longue, avait eu une éruption critique très-abondante sur tout le corps.

La figure que Cestoni a donnée des sarcoptes fut longtemps considérée par les savants comme un spécimen irréprochable; c'est ainsi que Richard Mead, qui d'ailleurs avait des idées fort justes sur les causes et le traitement de la psore, en a reproduit le dessin dans ses Transactions philosophiques (1757).

Lorry[1] (1777), qu'on ne peut soupçonner d'avoir ignoré tout ce qui a été écrit sur les maladies de la peau, car son livre montre à chaque page sa vaste érudition, doutait de l'existence de l'*acarus*. Les témoignages des observateurs, tels que Richard Mead, les descriptions si précises des sillons, les faits de contagion expliqués par le transport de l'animalcule, ne lui parurent pas offrir toutes les garanties désirables pour qu'il se rangeât à leur manière de voir. — Le goût trop exclusif de Lorry pour les études spéculatives et ses doctrines médicales rendent compte de son indifférence pour les travaux de ceux qui faisaient remonter la cause de la psore à la présence d'un parasite.

Tels étaient les matériaux imparfaits que les classificateurs avaient à leur disposition pour placer le sarcopte au rang qui lui convenait dans le *systema naturæ*. Aussi Linné offrit-il trois fois à ses adversaires l'occasion de lui reprocher sa trop grande confiance dans les travaux de ses prédécesseurs, qu'il ne se donnait pas la peine de vérifier. Ces critiques n'avaient que trop raison. Linné, en effet, classa d'abord l'*acarus scabiei* dans les insectes aptères, genre *acarus*, sous le nom d'*acarus humanus subcutaneus*; puis, plus tard, sous celui d'*acarus scabiei*; enfin, une troisième fois, il commit la faute de le confondre avec la *mite de la farine*. Nonobstant ces incertitudes, Linné donne, dans sa *Faune suédoise*, une bonne description de l'acare, ainsi que de ses habitudes.

A la même époque, Casal[2] (1762) décrivit le sillon comme l'avaient fait ses prédécesseurs. Geoffroy[3] (1762) donna une description de l'*acarus scabiei*; et Pallas démontrait, en opposition avec les idées de Linné, la différence qui existe entre l'*acarus scabiei* et l'acare de la farine.

[1] *Tractatus de morbis cutaneis*, p. 230.
[2] *Histoire naturelle et médicale des Asturies*, 1762.
[3] *Insectes des environs de Paris*, 1762.

Il faut arriver à de Geer[1], cet entomologiste de premier ordre, pour voir la question traitée avec toute la lucidité et l'importance qu'elle mérite. Voici les caractères qu'il assigne au sarcopte : « Mite un peu arrondie, blanche, à pattes roussâtres, courtes, surtout les postérieures : ces quatre postérieures munies de longs poils; les quatre tarses antérieurs en tuyau et *terminés par un petit renflement en forme de vessie;* tête en forme de museau court, cylindrique, arrondi au bout et garni de quelques poils; surface du corps comme raboteuse et parsemée de plusieurs poils. »

A de Geer succède un observateur non moins remarquable, Wichmann, qui décrit l'acare avec une grande précision et le considère comme la cause exclusive de la psore.

Après ces auteurs micrographes viennent de nouveaux classificateurs : l'un, Pinel, médecin plus savant qu'observateur; l'autre, Latreille, plus observateur que savant. Le premier ne voit pas dans le sarcopte la cause de la contagion; le second, se fiant aux figures de Cestoni et de de Geer, encore trop incomplètes pour guider un classificateur, fait de l'*acarus* son genre *sarcopte*, sous-classe des *acères*, ordre des *soleno-stomes*, famille des *tiques*, et décrit ses caractères généraux. Mais, quel ne fut pas bientôt l'embarras de Latreille, quand, par une de ces vicissitudes si communes dans les sciences, l'acare, qui avait été si bien observé par tant d'auteurs, fut de nouveau mis en doute, puis nié d'une manière absolue? C'est qu'en effet des dermatologues célèbres, Alibert, Biett et plusieurs autres, avaient en vain cherché le sarcopte; de telle sorte qu'on resta convaincu pendant quinze ans, en France, qu'il n'avait jamais existé. Aussi les théories humorales se donnèrent-elles de nouveau carrière. Le *vice* galeux joua un grand rôle dans les complications des dermatoses; une gale rentrée devint chose redoutable; il y eut des gales vésiculeuses, pustuleuses, sèches. Grandes étaient les discussions sur l'étrange opinion des anciens au sujet de l'animalcule, quand tout à coup un docteur gascon vint, au grand étonnement de chacun, prouver que les anciens avaient raison. Il se faisait fort, et il le démontra; de trouver ce sarcopte dont on niait l'existence. Latreille, comme Linné, trop facile à se laisser convaincre, car cette découverte le sauvait d'une pénible alternative, appuya de son crédit cette importante nouvelle, et bientôt l'instrument de la contagion de la psore fut de nouveau accepté sans conteste.

La conséquence naturelle de cette soi-disant découverte fut de frapper l'attention de tous ceux qui se trouvaient à même de la vérifier. En effet, maîtres et élèves s'évertuèrent à trouver le sarcopte là où Galès disait le rencontrer, c'est-à-dire *dans les vésicules et les pustules*, et, comme l'animalcule ne vit

[1] *Mémoire pour servir à l'histoire des insectes.* Stockholm, 1778.

jamais dans les vésicules et les pustules, il fut impossible aux observateurs sérieux de l'y découvrir. Dès lors le doute s'insinua de nouveau dans les esprits, puis bientôt l'incrédulité fut encore une fois complète. A ce point que Monronval publia, en 1820, un volume sous l'inspiration de ces idées, et tendant à démontrer que le sarcopte ne saurait exister, puisqu'il ne l'a pas trouvé après les recherches les plus minutieuses.

Pendant que les médecins s'évertuaient à prouver que la psore de l'homme n'était point due à un parasite, les vétérinaires découvraient l'acare du mouton. Ainsi Walz publia, en 1809, des dessins du dermatodecte des bêtes à laine; Saint-Didier et Gohier, vers la même époque, celui du cheval. Si les médecins ne fussent pas restés étrangers, comme ils le sont trop souvent, à la pathologie comparée, les études faites sur la psore par les vétérinaires les auraient remis dans la bonne voie, et le sarcopte, cherché de nouveau, eût été probablement retrouvé.

Cependant un auteur, à la fois érudit et observateur, Raspail, devait se présenter, prendre la question *ab ovo*, soumettre à une scrupuleuse analyse les travaux des anciens, comparer leurs dessins du sarcopte avec ceux de Galès, et démontrer sans peine que le sarcopte de la gale, trouvé par Galès, n'était autre que la *mite du fromage*.

Ce fait inattendu fit grand bruit, et éveilla l'attention d'un jeune Corse, alors étudiant en médecine à la Faculté de Paris, M. Renucci, qui, habitué dans son enfance à voir ses compatriotes faire la chasse aux sarcoptes, n'eut pas grand'peine à l'extraire à l'aide d'une aiguille, et à en fournir à la consommation de tous les micrographes, avides, comme on le pense bien, de se faire enfin une opinion arrêtée sur un sujet depuis si longtemps controversé. Cette découverte de M. Renucci, car elle fut généralement considérée comme telle, prouva aux plus incrédules que la psore était réellement bien due à un parasite particulier.

M. Raspail, qui déjà avait prêté à ces discussions le concours de ses recherches bibliographiques et micrographiques, fit du sarcopte une étude particulière, et publia un Mémoire comparatif sur l'histoire naturelle de la gale (1834).

Il est pénible d'avouer que le mémoire de M. Raspail n'est point le *résultat d'une étude poursuivie avec soin*, et que sa description, tant entomologique que pathologique, tient plus du roman que d'un livre de science; jamais, on l'a dit et prouvé (*Traité de la gale de l'homme*), aucun auteur n'a poussé si loin l'aberration de prendre les rêves de son imagination pour des réalités, car M. Raspail paraît écrire en homme convaincu.

En 1834 parut également un mémoire de M. Albin-Gras, supérieur, sous tous les rapports, à tout ce qui avait été écrit jusque-là sur la psore.

En 1835, M. Renucci, à qui revient l'honneur d'avoir définitivement fixé en France l'opinion des médecins et des savants sur la nature et les causes de la maladie en question, en fit le sujet de sa thèse pour le doctorat, en même temps qu'il en présentait le résumé à l'Académie des sciences. A cette occasion, M. Renucci a fait graver et a joint à sa thèse les dessins des acares de l'homme, du cheval, du mouton, du chat et de la mite du fromage.

En 1835, M. Rayer publia son Traité théorique et pratique des maladies de la peau, où nous avons puisé une grande partie des citations faites dans cet historique. Ce livre, œuvre d'un médecin aussi érudit que bon observateur, résume avec exactitude tout ce qui a été antérieurement écrit sur la psore.

Green, dans son ouvrage, *The deseases of the skin*, paru en 1835, doute de l'existence du sarcopte et attribue la psore à un travail morbide intérieur.

Aubé, en 1836, prit pour sujet de thèse l'étude de la psore, et subordonna l'étiologie, les symptômes et le traitement à la présence du sarcopte.

Biett, la même année, inséra dans le Dictionnaire de médecine un article remarquable sur la gale.

Nous citerons encore les noms des naturalistes dont les travaux nous ont fourni des notions applicables à nos études entomologiques, entre autres de MM. Milne-Edwards, Lyonnet, Dufour, Dujardin, et surtout de MM. Dugès et Audouin, qui ont fait des observations microscopiques sur les arachnides; bien que nous ayons en vain cherché dans leurs publications une étude spéciale du sarcopte de l'homme. C'est précisément le parasite qu'il nous importait le plus de connaître qui était le plus complétement ignoré.

Tel était l'état de la science lorsque, en 1843, l'un de nous entreprit les recherches qui sont exposées dans le Traité entomologique et pathologique de la gale de l'homme; ouvrage déposé à l'Académie des sciences en 1846, couronné en 1848, et imprimé dans le tome XII des Savants étrangers en 1852. Ces recherches, faites publiquement à l'hôpital Saint-Louis, avaient plus particulièrement pour témoins des docteurs que les universités allemandes ont le bon esprit d'envoyer en France compléter leur instruction médicale : ceci soit dit sans vouloir diminuer le mérite d'un mémoire publié, en 1845, par M. Hebra, de Vienne, et dont M. Cazenave a donné la traduction dans ses Annales des maladies de la peau, mais pour montrer, bien que la priorité s'établisse seulement sur des publications imprimées, que déjà, en 1844, l'observation avait logiquement conduit en France aux mêmes conclusions qu'en Autriche.

M. Hebra pose en principe :

1° Que la présence des sillons et des sarcoptes est absolument nécessaire au diagnostic de la gale;

2° Que la gale se communique par le transport du sarcopte, etc. etc.

3° Qu'il suffit, pour guérir la gale, de détruire les sarcoptes, de faire des frictions aux *mains et aux pieds* avec une pommade contenant des substances insecticides.

En 1847, MM. Cazenave et Schedel ont publié une dernière édition de leur Abrégé pratique des maladies de la peau, où se trouve un chapitre important sur la psore. Ces auteurs persistent à ranger cette maladie parmi les affections vésiculeuses, c'est-à-dire que le sarcopte n'a pas encore pour eux toute l'importance qu'il mérite, car autrement ils auraient considéré la psore comme une maladie parasitaire.

Ici doit être mentionné un fait d'un intérêt secondaire au point de vue de la pathologie, mais cependant digne de curiosité. Nous voulons parler de la découverte du sarcopte mâle. Voici dans quelle circonstance imprévue elle eut lieu.

M. Bourgogne, préparateur d'objets microscopiques, recevait des sarcoptes recueillis sur des malades de l'hôpital Saint-Louis, et un jour il remarqua, parmi ceux qui lui avaient été apportés, un animalcule différent de ceux préparés jusqu'alors; il en fit une étude comparative avec d'autres acariens appartenant aux espèces animales, et reconnut que c'était un mâle. Il prépara le nouveau sarcopte et le joignit aux autres parasites qu'il présenta à l'exposition de Londres en 1851. Il résulte de ces faits que la découverte du sarcopte mâle, qu'on peut fixer en France à 1851, a été un jeu du hasard. Quelques mois plus tard, M. Lanquetin, élève externe à l'hôpital Saint-Louis, qui cherchait obligeamment des sarcoptes pour le préparateur Bourgogne, eut ainsi l'occasion de l'observer, puis de le trouver lui-même; mais ce n'est qu'au mois d'octobre de la même année que M. Cazenave publia, dans son journal des Annales des maladies de la peau, un article sur la gale, à propos du sarcopte mâle, dont il attribue la découverte à son élève, M. Lanquetin.

M. Bourguignon, pour des raisons qu'explique la note ci-dessous[1], n'avait

[1] On s'étonne qu'un observateur se soit, pendant plusieurs années, livré à l'étude de la gale de l'homme, qu'il ait recueilli des milliers de sarcoptes à l'aide d'un microscope mobile qui lui permettait de les enlever de leur sillon avec la plus grande facilité, sans avoir pu trouver le sarcopte mâle. Cet étonnement n'a rien de légitime; et si l'on se reporte à dix-sept ou dix-huit ans en arrière, on comprendra que constater la présence de l'acare mâle eût été un fait beaucoup plus surprenant que celui de l'avoir cherché en vain. En effet, que savait-on à cette époque sur l'entomologie du sarcopte et sur ses fonctions? Peu de chose incontestablement. Raspail et Renucci, après de Geer, l'avaient représenté par ses faces dorsale et abdominale; on avait constaté la forme de son corps et de son rostre, la conformation de l'extrémité de ses pattes; mais on ignorait absolument son organisation inté-

pas été aussi heureusement servi que M. Bourgogne; mais M. Lanquetin lui ayant montré un sarcopte mâle, il se mit à en rechercher un autre sur des

rieure et le développement embryonnaire de l'œuf; la nymphe elle-même était inconnue; l'on ne savait même pas quel était le sexe de l'animalcule observé.

Dans cet état de choses, encore étudiant, j'entre comme interne à l'hôpital Saint-Louis; je suis frappé de la fréquence des récidives de la psore, dues probablement à un traitement mal combiné, de la difficulté de la reconnaître à son début, de l'obscurité qui règne sur son étiologie, au point de vue de la contagion, soit des hommes entre eux, soit des animaux à l'homme, et j'entreprends résolument, malgré les observations peu encourageantes de mes maîtres, qui tendent à me démontrer l'inutilité de pareilles recherches, une étude complète sur cette maladie.

Je n'avais point pris préalablement connaissance des travaux déjà publiés sur la gale des animaux, du mouton et du cheval, par exemple; et l'aurais-je fait, que je n'aurais pu y puiser des notions utiles à mes propres études : car le parasite psorique découvert sur les herbivores n'était guère mieux connu que celui de l'homme. L'art du dessin m'était complétement étranger : le réalisme de mes planches le prouve surabondamment. J'ignorais si les sarcoptes ont des sexes, et, les sexes existant, si le mâle différait en volume de la femelle. Je m'engageais enfin dans une voie complétement inconnue, sans m'effrayer des difficultés qui m'attendaient.

Quelques jours d'exploration me démontrent que le sarcopte trace des sillons et qu'il en occupe constamment l'extrémité; que des sarcoptes plus petits se rencontrent dans de courts sillons, mais que ce sont des larves..... Il me faut, pour ces études, de nombreux acares : j'en cherche au fur et à mesure de mes besoins; mais je les prends de suite là où je suis sûr de les trouver, à l'extrémité de leurs sillons, et je ne me préoccupe des sarcoptes plus petits et à courts sillons qu'au moment de l'étude de la larve.

Après bien des peines, je conduis mes travaux à bonne fin : je reconnais que les femelles pondent dans leurs sillons des œufs fécondés; mais le mâle nécessaire à la fécondation reste introuvable. Enfin le hasard le fait découvrir : l'on constate qu'il est d'une extrême petitesse, qu'il ne trace pas de sillons... Alors tout est expliqué... Je recueillais les sarcoptes dans les sillons, et le mâle n'en fait pas. Son volume lui donnait l'apparence des larves, et j'abandonnais les larves comme moins favorables à l'étude.

Sans doute qu'une méthode mieux raisonnée eût conduit à un tout autre résultat. S'adresser directement et primitivement à l'homme pour de pareils travaux était peu logique; les animaux offraient une matière passive autrement favorable à l'observation. J'en conviens, j'ai fini par où j'aurais dû commencer; car des recherches faites sur les animaux m'auraient montré, chose bien inattendue, que le sarcopte de l'homme est celui des carnassiers, qu'il vit quelquefois sur la peau de ces animaux en famille, par centaines sur un espace de quelques centimètres, femelles, mâles, larves, tous réunis ensemble. Et alors que de peines de moins, que de matériaux abondants et propres à faciliter l'observation!

Mais l'étude de la gale des animaux était elle-même, nous en savons aujourd'hui malades, parvint à le trouver, en fit la description et le dessin, et demanda à l'Académie des sciences, dans la séance du 20 octobre 1851, l'autorisation

quelque chose, une œuvre longue et laborieuse; car elle n'était point faite, et un étudiant en médecine ne pouvait l'entreprendre, pour mille raisons..... N'abusons donc pas, dans nos critiques, de la facile ressource des faits accomplis.

Avec les notions aujourd'hui acquises sur la psore de l'homme et des animaux, trouver le sarcopte mâle sur l'homme n'est pas encore chose facile. Au point de départ des recherches entreprises sa constatation raisonnée était impossible, et sa rencontre ne pouvait être qu'un effet du hasard; les faits l'ont surabondamment prouvé, si nous nous en rapportons à l'observateur qui se regarde comme le plus particulièrement intéressé à en signaler la découverte.

« M. Bourgogne, préparateur d'objets microscopiques, nous dit M. Lanquetin [1], possédait, depuis 1840, un individu mâle qui lui avait été livré, avec un assez grand nombre de femelles, par un employé de Saint-Louis, qui lui vendait les sarcoptes nécessaires à ses préparations. Ayant eu occasion de voir plusieurs fois les sexes des acares des mammifères, M. Bourgogne *reconnut facilement ce mâle, ainsi qu'un autre qui lui fut apporté depuis*, et les joignit tous les deux aux divers objets présentés par lui à l'exposition de Londres, en 1851.

« Lorsque j'entrai en relation avec cet habile préparateur, j'examinai les deux mâles dont il s'agit, et pus voir à quels signes on les distinguait des femelles. Pour épargner à M. Bourgogne de payer fort cher des sarcoptes qu'il était si facile de se procurer, j'offris de lui donner ceux que j'extrayais à Saint-Louis. Ma proposition fut accueillie avec reconnaissance; et comme les mâles, à cause de leur extrême rareté, étaient d'un meilleur rapport, je m'occupai surtout de leur recherche. Malheureusement M. Bourgogne, n'ayant jamais extrait de sarcoptes lui-même, ne pouvait me donner de renseignements à cet égard. Après quelques tentatives infructueuses, *je parvins, dans le courant de* MARS *1851, à trouver* PLUSIEURS MÂLES, *SOIT ACCOUPLÉS, soit seuls.*

« *Ce fut six mois après environ* que M. Bourguignon eut connaissance de ce fait, auquel il ne crut pas d'abord, et dont il ne tarda pas à vérifier l'exactitude, lorsque je mis à sa disposition un de mes sarcoptes, dont il put constater le sexe masculin.

« Sur le conseil de M. Cazenave, alors mon chef de service, je dessinai le sarcopte mâle de la gale, et ce premier dessin parut, avec une description sommaire, dans un article publié par mon honorable maître, *dans le numéro d'*OCTOBRE *1851* de ses Annales des maladies de la peau et de la syphilis.

« Voici la traduction du passage des Notices de Froriep, publiées en Allemagne en 1846, qui pourrait faire penser qu'Eichstedt avait extrait AVANT MOI des sarcoptes mâles. »

Tel est l'exposé que fait M. Lanquetin. Il y a bien dans ces détails un excès de mise en scène permis aux auteurs qui livrent leurs écrits à la publicité, et qu'il serait peu généreux de réduire aux proportions d'une stricte réalité. Aussi passerai-je sur toutes les circonstances de la découverte, pour ne fixer l'attention que sur les pas-

[1] *Notice sur la gale et sur l'animalcule qui la produit.* Paris, 1859.

de les joindre, à titre de supplément, au Traité de la gale de l'homme, ce qui lui fut accordé.

Ultérieurement une étude plus complète fut faite, par M. Bourguignon, du sarcopte mâle; il trouva plusieurs de ces parasites, put observer leurs mœurs, et ajouter à son traité tout ce qu'il importait de savoir, tant au point de vue de l'entomologie qu'à celui de la physiologie.

Il faut cependant ajouter qu'Eichstedt[1] avait, concurremment, sinon découvert, du moins sérieusement soupçonné l'existence du sarcopte mâle.

En 1851 il a été publié[2] de nouvelles recherches sur la contagion de la gale et sur son traitement. A cette époque on ne connaissait des psores du cheval et du mouton que celle qui est produite par le dermatodecte; la psore du chien était inconnue, ainsi que son parasite. Des acares, pris sur des chevaux affectés de la psore, et déposés sur des hommes, ne leur transmirent pas la maladie, et il ne pouvait en être autrement; l'auteur en a conclu que la gale des animaux ne se transmettait pas à l'homme. Ce fut seulement quelques années plus tard, que, d'une part, l'étude de la gale du lion, qui permit de constater l'identité du sarcopte de l'homme et de celui des animaux carnassiers, et, d'autre part, la découverte chez le cheval d'une seconde espèce de gale qui est due au sarcopte, vinrent donner l'explication des faits de contagion des animaux à l'homme. Dans cette même brochure sont mentionnés les résultats de nombreuses expériences entreprises dans le

sages d'un intérêt sérieux. — M. Lanquetin nous dit qu'il parvint à trouver PLUSIEURS MÂLES ACCOUPLÉS; et ailleurs, page 56, qu'ils sont placés ventre à ventre, le mâle en dessous. Nous désirons sincèrement que des observations ultérieures confirment ses dires. Nous avons souvent trouvé *sur les animaux* DES SARCOPTES réunis par centaines, mâles et femelles vivant ensemble, et jamais le hasard ne nous les a présentés accouplés.

Il est vrai que M. Lanquetin a eu l'obligeance de montrer à M. Bourguignon *UN DES MÂLES TROUVÉS PAR M. BOURGOGNE;* mais il aurait pu ajouter que M. Bourguignon, dans cet examen, attira son attention sur des caractères distinctifs autres que les organes génitaux : sur l'union des épimères postérieurs, sur l'existence des ambulacres à ventouse aux deux dernières pattes postérieures, sur les spinules dorsales, proportionnellement moins développées, détails que M. Lanquetin parut écouter avec un intérêt qui sans doute était parfaitement sincère : car ce confrère qui *avait, de son aveu, des acares mâles en sa possession* DEPUIS SIX MOIS *sans en rien dire*, se hâta, dès le lendemain du jour de cette entrevue, de rédiger une note qui fut immédiatement publiée dans les Annales des maladies de la peau. Dr H. B.

[1] *Notice de Froriep sur l'anatomie pathologique*, de G. Simon. Berlin, 1846.

[2] Bourguignon, *De la contagion de la gale et de son traitement*, présenté à l'Académie des sciences, 11 novembre 1851, et inséré dans les recueils de médecine vétérinaire, 1850 et 1851.

but de démontrer l'efficacité des frictions *générales* continuées pendant une demi-heure.

En 1852 parut le Traité entomologique et pathologique de la gale de l'homme.

En 1853, M. Piogey publia un mémoire sur le diagnostic de la gale de l'homme par l'inspection du sillon à l'œil nu, et M. Chausit son Traité élémentaire des maladies de la peau, d'après les leçons cliniques de M. Cazenave. Vers cette même époque, M. Bœck, de Christiania, a fait connaître l'observation d'une psore produite par une pullulation extraordinaire de sarcoptes, à ce point que l'épiderme, épaissi et hypertrophié, était rempli de leurs débris, et que la contagion se transmettait avec la plus grande facilité.

En 1854, M. Devergie a fait paraître son Traité pratique des maladies de la peau, dans lequel il expose, au chapitre de la psore, contrairement à l'opinion généralement adoptée, que, si le plus souvent l'acare est, par le fait de la transmission, la cause de la gale, il peut en être uniquement l'effet. Ce qui revient à dire que, dans certains cas, aux yeux de M. Devergie, la psore est une maladie qui s'accompagne d'un produit particulier, le *sarcopte*. M. Devergie croit, en un mot, à la génération spontanée du sarcopte *sur l'homme*. L'un de nous, dans un rapport lu à la Société de médecine, et inséré dans la Gazette hebdomadaire, journal de la société, a réfuté cette doctrine de M. Devergie.

En 1855 a été inséré dans le Bulletin thérapeutique un mémoire sur la substitution de la glycérine aux corps gras, comme excipient des agents antipsoriques (par Bourguignon).

En 1858, MM. les docteurs Hardy et Bazin ont traité de la psore de l'homme dans leurs leçons, le premier sur les maladies de la peau, le second sur les affections cutanées parasitaires.

M. Lanquetin a fait paraître, en 1859, une seconde édition d'une Notice sur la gale (nous ajoutons de l'homme) et sur l'animalcule qui la produit; avec planches.

Il faudrait, enfin, pour ne rien omettre, citer ici un grand nombre d'articles insérés depuis vingt ans dans tous les journaux de médecine; mais nous n'avons ni la prétention de faire preuve d'érudition, ni celle de ne rien oublier. Nous aurions pu, sans grands efforts, augmenter démesurément le nombre des auteurs mentionnés; il nous aurait suffi pour cela d'ouvrir, par exemple, le répertoire de Ploucquet, où l'on compte par centaines les écrivains qui se sont occupés de la psore, au point de vue, soit de ses causes, soit de son traitement.

Nous ne pouvons cependant, en terminant cet historique, passer sous silence un mémoire remarquable inséré par Ch. Robin dans la Gazette médicale (1859), et dans lequel l'auteur s'efforce de rapprocher, en le décrivant, le squelette des sarcoptes de celui des arachnides en général.

DEUXIÈME SECTION.

24. PATHOLOGIE. — La psore de l'homme *est une maladie de la peau, contagieuse,* DUE A LA PRÉSENCE DU SARCOPTE, *et qui a pour caractères :* 1° A sa période d'INCUBATION : *la présence sur les mains ou le tronc d'un ou de plusieurs sarcoptes cachés dans des sillons sous-épidermiques, des démangeaisons passagères et quelques papules isolées.* 2° A sa période d'ÉTAT : *des papules sur les membres et sur le tronc, un nombre plus considérable de sarcoptes et de sillons, le plus souvent des vésicules dans l'intervalle des doigts, des démangeaisons générales, ressenties surtout pendant les premières heures du séjour au lit; enfin des éruptions variées, telles que du prurigo, du lichen, de l'impétigo, etc.*

Nous conservons cette définition, empruntée, comme tout ce qui va suivre, au Traité de la gale de l'homme de l'un de nous, parce qu'elle énonce les principaux caractères de la maladie, qui permettront toujours de la reconnaître à ses divers degrés; parce qu'elle nous paraît d'autant plus exacte aujourd'hui, que tous ceux qui ont écrit depuis lors sur la psore de l'homme, l'ont en quelque sorte paraphrasée.

Nous traiterons successivement : 1° de l'étiologie ou des causes de la maladie; 2° de ses symptômes ou caractères; 3° de son diagnostic ou des signes propres à la faire reconnaître; 4° de son pronostic; 5° de son traitement.

25. *Étiologie.* — La psore de l'homme est due à une cause *unique,* et cette cause consiste dans la présence du sarcopte. Nous soulignons le mot *unique,* parce que la psore des animaux est due à des causes *diverses,* en ce sens que chez les brutes le parasite seul ne peut faire naître la maladie lorsqu'elles n'y sont pas prédisposées par un état de santé favorable à la pullulation des parasites, tandis que le tégument de l'homme est un terrain toujours propre à leur multiplication. Tout individu de l'espèce

humaine, quels que soient son âge, son sexe, son tempérament, peut avoir la psore; il suffit pour cela qu'un *sarcopte* lui soit transmis par son semblable ou par les animaux.

La contagion de l'homme à l'homme se produit, quatre-vingts fois sur cent, pendant la nuit, alors que deux individus partagent une couche commune et qu'un contact plus ou moins immédiat s'établit entre celui qui est contaminé et celui qui ne l'est pas.

La psore est fréquente dans certains pays, en Corse, en Bretagne, dans les grandes villes, là où règnent la misère, la malpropreté et l'encombrement. A Paris les sujets qui en sont affectés se comptent journellement par centaines dans les divers hôpitaux, et cela malgré une médication qui, en quelques heures, procure une guérison définitive.

Ce ne sont pas les professions qui prédisposent à cette maladie, mais les conditions générales dans lesquelles on vit. Ainsi les tailleurs comptent, à Paris, un grand nombre de galeux, mais l'on a cru à tort, que les vêtements laineux neufs recélaient souvent des sarcoptes. Si ces ouvriers sont plus fréquemment affectés de la psore que les autres hommes, cela ne tient pas à la nature des matières qui leur passent par les mains; beaucoup ont la psore qui ne réparent ou ne confectionnent que les habits de gens riches, qui ne s'en trouvent point atteints. Ils la gagnent dans les hôtels garnis, où les sarcoptes pullulent en permanence, ou de camarades infectés dont ils partagent la couche; et, ce qui est vrai pour les tailleurs, l'est également pour les ouvriers des autres professions.

La psore ne se transmet pas aussi facilement qu'on l'imagine généralement : l'un de nous a, deux ans durant, et tous les jours, tenu des heures entières dans ses mains celles des galeux, à la chaleur produite par la réverbération d'une lampe d'éclairage, sans que jamais un seul parasite lui ait fait regretter sa témérité. Il a dû déposer des sarcoptes sur lui-même pour avoir la psore, et apprécier ainsi personnellement les diverses impressions que leur présence fait naître. Ce n'est donc pas en se servant des instruments de travail de leurs camarades atteints de la psore, ni en leur donnant des poignées de mains, que des individus sains antérieurement contractent la maladie. Les mœurs du sarcopte rendent d'ailleurs parfaitement compte de toutes ces assertions. — Nous l'avons dit, la femelle, une fois fécondée, trace sur la peau de l'homme un sillon qu'elle n'abandonne plus, et dans lequel elle dépose ses œufs. Après quelques jours d'incubation les œufs éclosent, et les nymphes sortent du sillon par les ouvertures que leur mère y a pratiquées; elles s'abritent elles-mêmes sous l'épiderme sans tracer pour cela de longs sillons. Ces nymphes éprouvent bientôt une métamorphose qui leur donne les attributs de leur sexe. A cette occasion elles changent de place et cherchent un nouvel abri, les mâles surtout; mais tous ces déplacements ne se font que le soir, lorsque le *psoreux* est chaudement couché et tranquille : de là les démangeaisons ressenties pendant les premières heures du séjour au lit. Si la couche est partagée, si la personne contaminée se gratte sur les parties où siégent les démangeaisons, si ses ongles rencontrent un sarcopte sur la peau, ou l'enlèvent de dessous l'épiderme qui le recouvre; la main transporte dans les lieux différents où elle se pose l'instrument de la contagion (Hebra, Hardy). Dans ces circonstances la propagation du parasite a lieu par contact immédiat; mais, quelquefois, c'est médiatement que la transmission s'opère, les sarcoptes se perdant dans les draps du lit, y vivant un ou plusieurs jours, et cherchant un abri et une proie sur le sujet qui, le premier, viendra s'y reposer.

La contagion s'explique donc tout naturellement par les fréquents rapports des hommes entre eux; mais il s'en faut que cette explication soit applicable à tous les cas, parce qu'en effet les relations entre les individus de l'espèce humaine ne sont pas à beaucoup près la cause principale de cette contagion. Une autre cause, plus générale, incessamment active, contribue surtout à en perpétuer le développement.

Le sarcopte, comme nous le dirons, ne naît pas spontanément

sur l'homme, et si celui-ci n'avait pu être atteint que par le produit des générations parasitiques primitivement existantes sur des individus de son espèce, il y a longtemps qu'un traitement aussi expéditif qu'efficace et les progrès de la civilisation auraient considérablement diminué le nombre des psoreux. Mais l'homme trouve, dans ses rapports avec les animaux, un foyer inépuisable de contagion; sa santé dépend de la leur. Il peut les soumettre à sa puissance, utiliser leurs services, les sacrifier pour assouvir sa faim; mais il doit, sauf à subir les fâcheuses conséquences d'une étroite solidarité, veiller avec soin sur leur santé et sur leur bien-être. Il ne sera exempt de la psore qu'en traitant avec une active et bienveillante sollicitude les animaux soumis à son pouvoir. Telle est la loi que la création a décrétée dans sa divine harmonie. Ainsi la transmission de la psore de l'homme à ses semblables n'occupe dans l'étiologie qu'un rang secondaire, la cause la plus active de la contagion réside dans les animaux.

La contagion de la psore des animaux à l'homme a été depuis longtemps soupçonnée, mais personne, avant nous, ne l'avait scientifiquement démontrée; bien plus, toutes les expérimentations entreprises, et auxquelles nous avons concouru, dans leur temps, pour notre part, avaient conduit à conclure que la contagion de la psore des animaux à l'homme était impossible. Et quelle conclusion pouvait être plus rigoureuse? La psore du cheval, disait-on, est transmissible à l'homme. Nous transportions sur des personnes, pour nous en assurer, des centaines d'acares recueillis sur des chevaux galeux, et ils mouraient tous au bout de quelques jours sans transmettre la maladie. Aux affirmations appuyées sur des observations incomplètes nous opposions donc avec persistance des négations motivées sur le résultat d'expériences régulièrement instituées. Et ces négations, non-seulement étaient logiques, mais, sous un rapport, elles étaient l'expression de la vérité, ainsi que l'a prouvé la découverte par laquelle nous avons été conduits à démontrer scientifiquement la réalité de la transmission. En effet, nos persévérantes recherches nous ont fait découvrir sur le cheval une seconde psore inconnue jusque-là, produite par le *sarcopte* et transmissible à l'homme. Elles ont ainsi expliqué, d'une part, l'opinion de la transmission de la psore et les faits de contagion sur lesquels elle était basée, et, d'autre part, les résultats de nos expériences antérieures qui en montraient l'impossibilité. C'est que l'acare ordinaire des herbivores, le *dermatodecte*, n'a pas prise sous la peau de l'être humain, tandis que le second acare des herbivores trouvé par nous, véritable *sarcopte*, trace des sillons sous l'épiderme, y vit, y pullule, et conséquemment y produit la maladie.

Mais ce n'est point seulement de la part des herbivores que l'homme a lieu de redouter la contagion de la psore; les animaux carnassiers et omnivores la lui transmettent encore plus sûrement, attendu que le sarcopte est le parasite qui leur est particulièrement propre.

Nous avons tenté de nombreuses expériences avant de nous prononcer formellement pour l'affirmative ou la négative de la contagion, bien qu'à première vue, un acare étant donné, il soit possible de dire à l'avance s'il vivra ou non sur l'homme. Ainsi, à la simple inspection du dermatodecte du cheval, par exemple, la conformation de son rostre et l'absence des spinules dorsales permettaient d'avancer qu'il ne transmettrait pas la psore à l'homme, attendu qu'il ne peut tracer des sillons et se créer un abri sur sa peau, lisse et glabre. De même la découverte du sarcopte sur les animaux, la forme de ses palpes et de ses mandibules et la présence des spinules indiquaient clairement qu'il transmettrait la maladie. Cependant, comme il arrive souvent que les théories basées sur les considérations les plus logiquement déduites se brisent et s'anéantissent quand elles viennent à se heurter contre les faits; comme d'ailleurs la question de la contagion de la psore des animaux à l'homme est de la plus haute importance au point de vue de l'hygiène et de la pathologie, nous nous sommes livrés, relativement à cette transmission, aux études expérimentales les plus minutieuses et les plus multipliées. Nous pensons que le lecteur nous saura gré de lui donner des détails sur les résultats de nos travaux, et de faire passer successivement sous ses yeux, d'abord les faits de contagion dus tant aux animaux carnassiers qu'aux animaux omnivores, puis ceux qui appartiennent aux herbivores.

A. — Contagion de la psore des animaux carnassiers et omnivores à l'homme.

26. Cette contagion était considérée comme possible à l'égard de quelques animaux, du chien par exemple, à ce point que la psore de l'homme prenait, sous la plume de quelques auteurs, le nom de *gale canine*, et cependant la gale même du chien faisait au moins question, puisque toutes les maladies de peau de cet animal portaient ce nom, et que le parasite sans lequel l'existence de cette affection ne peut se concevoir était inconnu. Quoi qu'il en soit, un grand nombre d'observateurs, sans s'inquiéter de ce qu'il pouvait y avoir d'inexact dans les faits qu'ils publiaient, ont cité des exemples de contagion de la gale des animaux carnassiers et omnivores à l'homme. Il importe que nous les fassions connaître.

Contagion de la gale des carnassiers du genre felis à l'homme.

27. Chat. — Les auteurs des Instructions vétérinaires : Chabert, qui fut directeur et professeur à l'École d'Alfort, Flandrin, professeur à la même école, et J. B. Huzard, qui fut inspecteur des écoles vétérinaires, pensent d'après quelques faits, qu'ils ne citent point malheureusement, que la gale du chat peut se transmettre à l'homme[1].

Hertwig, professeur à l'École vétérinaire de Berlin, rapporte qu'une servante ayant pris dans son lit, et près de ses pieds, un chat galeux presque entièrement chauve, ressentit de vives démangeaisons accompagnées d'une éruption générale sur tout le corps[2].

Le docteur Berthold dit qu'une petite fille de huit ans, ayant laissé un chat galeux reposer sur sa poitrine, éprouva des démangeaisons, puis une éruption[3].

[1] *Instructions vétérinaires*, éd. de 1813, t. V, p. 253; analyse de l'ouvrage de Girtanner sur la gale du chat.

[2] Hertwig, *Magasin des vétérinaires allemands*, an 1834, n° 48, p. 225.

[3] Berthold, *Gazette de la Société médicale de Berlin*, 1834.

Enfin le vétérinaire Marrel assure avoir vu la gale d'un chat se transmettre à deux grandes personnes et à un enfant [1].

M. Hering, professeur à l'École vétérinaire de Stuttgard, affirme avoir trouvé sur deux jeunes gens la gale du chat répandue sur le dos, la poitrine et les bras. Des papules croûteuses existaient sur des points isolés et causaient de très-fortes démangeaisons. L'éruption existait depuis quinze jours, et ne disparut qu'à la suite de lotions faites avec de l'eau tenant de la créosote en suspension [2].

Ces faits tendent assurément à démontrer que la psore du chat peut se communiquer à l'homme, bien que le sarcopte de cet animal domestique diffère quelque peu de celui de l'homme, du chien, du cheval, etc. Mais cette gale est-elle de nature à persister, ou, en d'autres termes, les sarcoptes du chat, déposés sur la peau de l'homme, peuvent-ils y pulluler et donner lieu à une psore bien véritable? M. Gerlach a cherché à élucider cette intéressante question.

Ce professeur a expérimenté sur des élèves de l'École vétérinaire de Berlin et sur lui-même, en déposant sur la peau des bras quelques croûtes psoriques prises sur des chats et contenant des sarcoptes. En l'espace de deux jours les animalcules se sont enfoncés sous l'épiderme, ont creusé de courts et fins sillons, provoqué des démangeaisons plus ou moins vives, puis une éruption de papules prurigineuses dans le voisinage. Les jours suivants cette éruption a continué à se produire, mais avec moins de prurit, et vers le huitième ou le dixième jour les sillons se sont desséchés, les papules se sont affaissées, se sont recouvertes d'écailles épidermiques, et la gale a guéri naturellement en l'espace de dix à quatorze jours. On l'a vue cependant se prolonger, dans quelques cas, pendant trois semaines, mais toujours se terminer par une guérison spontanée. Cette gale transmise s'était répandue exclusivement sur les bras. M. Gerlach, ne l'a jamais vue être accompagnée des vives démangeaisons qui signalent la présence des sarcoptes transmis par le chien et le cheval [3].

Les expériences de M. Gerlach, que nous venons de rapporter, ne peuvent conduire à des conclusions rigoureuses. C'est qu'en effet ce professeur, en se servant de croûtes contenant des sarcoptes, a ignoré le nombre et l'état des animalcules, car il n'a pu s'assurer si les parasites étaient des larves, des mâles, des femelles non fécondées ou des femelles fécondées. Et, d'ailleurs, M. Gerlach eût-il fait choix, ainsi qu'on doit toujours le faire, de femelles

[1] Marrel, *Recueil de médecine vétérinaire*, an 1847, p. 1001.
[2] Hering, *Pathologie des animaux*, an 1849, p. 204.
[3] Gerlach, *Traité sur la gale*, an 1857, article *Gale du chat*.

fécondées, que l'on ne pourrait encore être autorisé à admettre, d'une manière positive, que la gale du chat transmise à l'homme est assez promptement suivie d'une guérison naturelle. C'est qu'en effet ces sortes de contagions artificielles sont assez souvent suivies d'une gale éphémère, tandis que les transmissions qui s'opèrent naturellement, et surtout à la suite d'un contact réitéré et prolongé, sont beaucoup plus souvent persistantes. Nous aurons plus d'une fois l'occasion de démontrer qu'il peut en être ainsi.

Des doutes existent donc encore aujourd'hui sur la question de savoir si la psore du chat, communiquée à l'homme, n'est que temporaire, ou si elle peut persister par la conservation de la vie et la pullulation du sarcopte *cati*.

Les animaux sauvages appartenant au genre *felis*, affectés de la psore, tels que le lion, la panthère, etc. peuvent-ils transmettre cette maladie à l'homme? Les faits répondront à cette question.

28. Lion. — Le célèbre dermatologiste Alibert rapporte qu'un préparateur d'anatomie qui fut chargé de dépouiller une lionne galeuse contracta la gale; que l'artiste qui l'empailla en fut également atteint, et que le capitaine du bâtiment qui avait transporté cette lionne, ainsi que son domestique et plusieurs autres personnes qui se trouvaient à bord furent également infectés de la psore[1].

M. Rayer cite un fait à peu près analogue. Un homme qui avait été contagié a transmis sa gale à plusieurs personnes, laquelle a fait naître des papules très-volumineuses accompagnées d'un prurit insupportable et d'une rougeur intense de la peau[2].

Nous avons recueilli un fait de contagion remarquable de la gale du lion à l'homme, dont nous parlerons longuement en traitant de la gale du lion. Cette contagion s'est montrée sur plusieurs personnes qui avaient un contact journalier avec des lions destinés à des représentations au Cirque, à Paris. Ces animaux, atteints d'une affection psorique tellement grave qu'ils en sont morts, avaient transmis leur maladie au nommé Cyprien, qui leur donnait ses soins, au sieur Borelli et à sa fille, ainsi qu'à deux gardiens du Jardin des Plantes. Dans cette circonstance nous avons pu trouver sur les animaux et sur les hommes le même parasite, cause de la contagion, c'est-à-dire rencontrer toutes les conditions d'une observation rigoureuse, mathématique; et comme, à notre grand étonnement, l'acare trouvé sur les lions n'était autre que l'acare particulier à l'homme, il était facile de concevoir comment la contagion s'était établie.

L'identité absolue de l'acare du lion et de l'homme nous fit supposer que

[1] Alibert, *Traité des maladies de la peau*, art. *Gale*.
[2] Rayer, *loco cit.*

l'acare du chien et probablement celui d'autres carnassiers avaient la même organisation, et que par conséquent leur gale serait également contagieuse pour l'homme. L'observation confirma cette manière de voir. En effet les parasites acariens du chien et des carnassiers appartiennent aussi au même ordre; tous ces psoriens ont *les palpes et les mandibules conformés de la même manière; ils portent sur la face dorsale les spinules propres aux acares qui vivent sous l'épiderme,* et tout portait à croire que, déposés sur l'homme, ils lui transmettraient la gale. Mais, avant de constater expérimentalement si la gale du chien était contagieuse pour l'homme, nous avons voulu vérifier si la gale du lion lui était transmissible; car, dès que les parasites du lion et de l'homme étaient identiques, le garçon Cyprien, qui pansait les lions, le sieur Borelli et sa fille, qui entraient dans leur cage, auraient fort bien pu avoir la gale commune à l'homme et l'avoir puisée à d'autres sources que sur la peau des lions. En conséquence nous instituâmes l'expérience suivante : Une première personne reçut cinquante acares, femelles fécondées, pris sur la peau des lions galeux; une seconde quarante; une troisième quarante, dont vingt pris sur les lions et déposés sur un des bras, et vingt provenant d'une hyène, qui avait gagné la gale des lions, et déposés sur l'autre bras; une quatrième reçut également quarante-cinq acares sur les bras.

Tous ces parasites attaquèrent vigoureusement la peau, tracèrent leurs sillons, développèrent une éruption considérable de papules; ils firent naître, en un mot, la psore avec tous ses caractères connus. Mais cependant, du trentième au quarantième jour, et sans cause appréciable, les progrès de la maladie se sont arrêtés, les acares ont abandonné leur sillon ou sont morts sur place, les démangeaisons se sont calmées, l'éruption s'est éteinte, et les quatre malades ont guéri sans traitement.

Nous avons dit, plus haut, qu'il en était souvent ainsi dans les cas de transmission artificielle de la maladie; mais un fait important n'en était pas moins acquis, savoir, que les acares pris sur les lions peuvent attaquer la peau, tracer des sillons, causer des démangeaisons et faire naître le prurigo psorique, c'est-à-dire produire tous les accidents que nous avions observés sur le garçon Cyprien, Borelli et sa fille. C'était là le point important à éclaircir.

On est donc autorisé à conclure que la gale du lion est déterminée par un sarcopte en tout point semblable à celui de l'homme, que ce sarcopte peut vivre sur l'homme, y pulluler, et déterminer une psore persistante.

En est-il ainsi de la psore dont peuvent être affectés les carnassiers du genre *canis*, vivant, soit à l'état sauvage, soit réduits à l'état de domesticité?

Contagion à l'homme de la psore des carnassiers appartenant au genre canis.

29. Chien. — M. Rayer parle, dans son Traité des maladies de la peau,

d'un chasseur qui fut atteint d'une gale croûteuse après avoir dépouillé un renard galeux. Cette observation est la seule que nous ayons rencontrée dans les annales de la science.

Un grand nombre de faits, au contraire, tendraient à démontrer que la gale du chien domestique se transmet à l'homme. Nous allons les citer.

Chabert assure que la gale du chien qui se transmet à l'homme devient très-rebelle et produit souvent des effets terribles[1].

Grognier, professeur vétérinaire à l'École de Lyon, parle d'un élève vétérinaire dont les mains se couvrirent de gale après qu'il eut frictionné un chien galeux[2].

Viborg, qui fut fondateur et directeur de l'École vétérinaire de Copenhague, cite l'exemple d'un homme et d'une femme possédant un chien galeux, et qui, l'un et l'autre, contractèrent la maladie de cet animal[3].

Le docteur Mouronval consigne l'observation de la nommée Deni, qui fut prise de démangeaisons et d'éruptions après avoir caressé un chien galeux[4].

Chavassieu d'Audebert assure que les animaux carnassiers, tels que le chien, le chat, transmettent à l'homme des gales rebelles[5].

Biett parle d'un enfant de quatre ans qui caressait un chien galeux et qui gagna sa maladie[6].

Hertwig a rapporté l'exemple de deux jeunes garçons qui couchaient avec un chien galeux, et auxquels ce chien communiqua son affection[7].

Hekmeyer, ayant en traitement un chien galeux, le fit frictionner par son domestique. Celui-ci ressentit, quelques jours après, une démangeaison aux jambes, qui se tuméfièrent et se couvrirent de pustules. Un médecin l'ayant visité reconnut qu'il était affecté de la psore, et il le guérit en peu de jours par un traitement approprié[8].

Le docteur Stütz assure avoir vu la gale d'un chien se communiquer à un enfant[9].

[1] Chabert, *Traité sur la gale et les dartres*, an 1802, p. 22.
[2] Grognier, Compte rendu de l'École de Lyon, an 1817.
[3] Viborg, *Veterinar Selskab Skeifler del 11, s. 194.*
[4] Mouronval, *Recherches et observations sur la gale*, 1821.
[5] Chavassieu d'Audebert, *Traité des exanthèmes épizootiques*, an 1804, p. 23.
[6] Biett, *Dictionnaire de médecine*, an 1824, art. *Gale.*
[7] Hertwig, *Med. Vereinszeitung*, et *Journ. vétér. de Belgique*, an 1842, p. 331.
[8] Hekmeyer, *Magazin für Thierheilkunde*, et *Journal vétérinaire de Belgique*, an 1842, p. 331.
[9] Stütz, *Die von den Thieren auf den Menschen übertragenen Krankheiten*, et *Journal vétérinaire de Belgique*, an 1842, p. 335.

Le vétérinaire Marrel affirme aussi avoir vu deux fois de jeunes enfants contracter la gale en jouant avec un chien qui en était affecté[1].

Tous ces faits prouvent, sans doute, que la contagion de la psore du chien à l'homme était depuis longtemps regardée comme possible; mais nous chercherions en vain, dans toutes ces observations, la démonstration scientifique du fait en litige.

On ne peut, sans doute, attribuer qu'au chien la maladie transmise au jeune enfant de quatre ans dont parle Biett, attendu que lui seul jouait avec l'animal psoreux, et que lui seul fut attaqué dans toute la famille. Mais Biett, comme tous les auteurs que nous avons cités, ignorait positivement si la gale du chien était due à un sarcopte, et si ce parasite pouvait se transmettre à l'enfant, vivre sur lui et y déterminer la succession des accidents qui, dans leur ensemble, forment la psore; d'autant, nous ne saurions trop le répéter, que la psore du chien était à peine connue, et que l'existence de son acare faisait question. Ce que nous disons du chien est, à plus forte raison, applicable à la plupart des autres animaux carnassiers. En un mot, l'empirisme le plus aveugle guidait seul les observateurs, et, si nous devons tenir grand compte des travaux de nos devanciers, il faut aussi ne pas en exagérer la valeur réelle.

Reconnaissons donc qu'il était nécessaire de relier plus intimement le fait à sa cause, de recueillir des observations concluantes, de faire des expériences capables de lever tous les doutes, et de substituer à des croyances incertaines, à des théories par trop hypothétiques, une conviction basée sur une sévère expérimentation. C'est ce que nous avons entrepris.

Peu de temps s'était écoulé depuis que nous avions découvert le sarcopte qui détermine la psore du chien, lorsqu'un élève de l'École d'Alfort vint nous avertir qu'il pensait être atteint de la psore, et que cette maladie s'était déclarée depuis le jour qu'il avait coupé les poils d'un chien très-galeux et frictionné sa peau avec une brosse et un bouchon. Les mains, les bras, la poitrine, le ventre, les jambes mêmes de cet élève présentaient de nombreuses papules très-prurigineuses, et l'on distinguait sur les doigts, dans les intervalles des phalanges, et autour des poignets, des sillons bien dessinés et déjà assez longs. À l'aide d'une aiguille, il nous fut facile de retirer plusieurs sarcoptes femelles adultes fécondées, de recueillir des œufs déposés dans les galeries sous-épidermiques, et de nous assurer que ce sarcopte n'était autre que celui que portait encore la peau du chien qui avait transmis la psore. Cette gale, après avoir persisté pendant plus d'un mois, a été traitée et guérie.

[1] Marrel, *Recueil de médecine vétérinaire*, an 1847, p. 1001.

Cette observation était concluante; mais elle ne nous suffisait pas pour asseoir entièrement notre opinion. On pouvait nous objecter, en effet, que le sarcopte du chien ressemblant, sauf le volume, à celui de l'homme, cet élève avait pu contracter la maladie ailleurs qu'en pansant le chien galeux qui lui avait été confié à Alfort.

Pour nous assurer que véritablement la psore du chien pouvait se communiquer à l'homme, nous avons déposé sur l'un de nous, M. Delafond, et sur trois élèves d'Alfort qui se sont offerts, des sarcoptes pris sur un chien galeux.

Sur un des élèves la contagion a complétement avorté, malgré les attaques faites à la peau et l'éruption papuleuse provoquée par les parasites.

Sur un second, les sarcoptes ont creusé les sillons caractéristiques, provoqué une éruption papuleuse aux bras, aux épaules, aux aisselles, puis ils sont morts dans leurs sillons ou ils les ont abandonnés, et la contagion, qui avait semblé s'établir, a complétement avorté.

Sur le troisième élève, et sur M. Delafond, les sarcoptes ont tracé leurs sillons; ils ont vécu et pondu. Du prurigo s'est montré aux bras, aux mains, aux jambes. La gale a été transmise, a persisté pendant un mois et demi, et a présenté tous les caractères de la psore ordinaire à l'homme. Il a fallu en venir à un traitement spécial pour la guérir.

Pendant que nous faisions ces expériences intéressantes à Alfort, M. Gerlach, qui, lui aussi, était parvenu à découvrir un sarcopte du chien différent de celui que nous avions fait connaître, recueillait des faits de transmission de la psore du chien à l'homme, et cherchait, ainsi que nous, à démontrer la contagion en déposant des sarcoptes sur lui et sur un élève de l'École vétérinaire de Berlin, nommé Valk. M. Gerlach a représenté, dans l'atlas de son ouvrage, le trajet d'un sillon creusé par un sarcopte femelle sur la peau du bras de cet élève, ainsi que les œufs, à divers degrés d'incubation, déposés dans le sillon par l'animalcule[1]. Ce professeur assure, dans son

[1] Gerlach, *Traité de la gale.* Berlin, an. 1857, art. *Gale du chien.* — On doit savoir gré à M. Gerlach d'avoir essayé de donner une idée des sillons que tracent les sarcoptes, figure 7 et figure 14, tout en regrettant le peu d'exactitude que l'artiste a mis à reproduire les détails que le microscope mobile fait facilement découvrir. Nous signalons, entre autres erreurs qui font douter que les dessins aient été faits sur des malades : 1° l'ouverture d'entrée du sillon, qui n'a jamais la forme régulière que lui donne le dessin; 2° figure 7, en *f*, la réunion des épimères des pattes postérieures chez un sarcopte qui ne peut être qu'une femelle, alors que le mâle seul a les épimères ainsi réunis; une pareille méprise est bien étrange; 3° l'impossibilité de découvrir sur des œufs en place les divers degrés du développement embryonnaire tels qu'ils sont dessinés; 4° l'impossibilité de concevoir dans quelle

Traité de la gale, publié en 1857, avoir vu deux fois la psore se propager à deux familles par des chiens galeux.

La contagion de la gale du chien à l'espèce humaine ne peut donc faire question aujourd'hui; et de là nous pensons pouvoir conclure logiquement que les animaux carnassiers du genre *canis*, et plus spécialement le chien domestique, qui portent des acares identiques à ceux du lion et de l'homme, transmettent leur gale à l'espèce humaine.

Contagion de la psore du cochon à l'homme.

30. La gale du cochon sauvage ou sanglier a été découverte et étudiée par MM. Gurlt et Spinola; mais ces auteurs ne mentionnent aucun fait de contagion à l'espèce humaine. Il n'en est pas ainsi de la gale du cochon domestique, des faits plus ou moins bien circonstanciés tendent à prouver qu'elle peut se transmettre à l'homme.

Le docteur anglais Batemann, dans son grand ouvrage sur les maladies de la peau de l'homme, donne le dessin d'une gale particulière qu'il nomme *scabies porcina*[1]. Ce dessin représente le bras d'un homme recouvert de papules psoriques rapprochées les unes des autres. Batemann affirme que cet homme avait contracté cette maladie en touchant un porc psoreux.

Le vétérinaire Bentekoe vit, en 1830, dans le pays de Groningue, une vieille truie atteinte de la psore. Les garçons de la ferme l'engagèrent à prendre

situation les sillons sont représentés. — Sont-ils vus par la surface épidermique *intacte*, comme permet de le croire l'ouverture à air *b*? Mais alors on ne pouvait apercevoir ni les œufs ni les excréments ainsi disséminés; et le sarcopte, dessiné par la face ventrale, aurait été aperçu, au contraire, par la face dorsale. Doit-on supposer que le sillon a été enlevé tout entier par une coupe superficielle, et dessiné du côté de la face adhérente au derme? Mais alors il aurait toujours été nécessaire de le fendre, de l'ouvrir longitudinalement pour mettre à découvert son contenu; et le sillon est intact. Nous pourrions signaler bien d'autres erreurs, nous nous en dispensons. Elles donnent à penser que M. Gerlach a fait faire ses dessins par une main étrangère, car il n'aurait pu personnellement commettre de pareilles inexactitudes. Mais si l'imagination de l'artiste a pu tenir lieu d'observation, il est pénible de soupçonner que de pareilles négligences existent peut-être dans les détails des autres figures. Le sarcopte représenté figure 16, par exemple, offre en *a* une exception bien remarquable, qui nous aurait fourni, dans la classification, un bon caractère pour former un genre nouveau. Dans le doute nous avons dû faire toute réserve et attendre la confirmation des faits énoncés.

[1] Batemann, an 1817, *Description des maladies cutanées de l'homme*, pl. 46, fig. 2.

des précautions pour la visiter, assurant que cette maladie se transmettait à l'homme. Bentekœ prescrivit une lotion antipsorique, et deux domestiques en firent l'application. Le même jour ils éprouvèrent des démangeaisons tellement fortes, qu'ils en perdirent le sommeil. Elles ne cédèrent qu'aux lotions alcalines[1]. Dans le Brabant hollandais, d'après Heckmeyer, on pense généralement que la gale du cochon peut se transmettre à l'homme[2].

Un second cas de transmission a été constaté par Gemmeren, de Munster. Le voici : Une truie pleine, âgée d'un an, était atteinte de la psore. Elle donna naissance à quatre petits, dont un mourut; les autres contractèrent la maladie de leur mère trois à quatre semaines après la mise bas. Le propriétaire, son fils et son domestique soignèrent ces animaux. Le lendemain, vers le soir, ils sentirent aux bras, aux jambes, surtout aux genoux, un prurit qui devint insupportable lorsqu'ils furent couchés. Deux jours après il se montra des papules psoriques sur tout le corps. Quelques jours plus tard la femme du fils et son enfant se trouvèrent dans le même état. Sur la femme, les papules disparurent après quinze jours sans aucun traitement; sur les hommes, elles persistèrent aux jambes et aux bras, et nécessitèrent l'emploi de frictions avec un mélange d'huile et de savon noir. La gale disparut après douze jours, mais les démangeaisons persistèrent encore quelques temps après[3].

M. Gerlach dit avoir fait quelques essais de transmission sur l'homme avec des sarcoptes pris sur un sanglier. Les résultats que j'ai obtenus, dit ce professeur, sont à peu près les mêmes que ceux que j'ai relatés à l'occasion de la transmission de la psore du cheval à l'homme par le sarcopte du cheval. L'éruption papuleuse était cependant généralement moins étendue, moins prurigineuse. La guérison a été facile à obtenir, et s'est opérée naturellement après huit à dix jours. Cette cure facile et naturelle trouve son explication, selon M. Gerlach, dans la faiblesse très-grande des sarcoptes dont il a pu disposer, et dont quelques-uns seulement purent creuser des galeries sous-épidermiques[4].

Les observations, les expériences que nous venons de rapporter tendent, certes, à démontrer que la gale du porc domestique peut se transmettre à l'homme; mais l'acare, agent de la transmission, restait inconnu. Cet animalcule était-il semblable à celui du cochon sauvage ou sanglier trouvé par

[1] Bentekœ, *Veeartzneykundig magazyn door Numann*, 1837; et *Journal vétérinaire de Belgique*, an 1842, p. 332.

[2] Keckemeyer, même ouvrage hollandais, p. 258.

[3] Gemmeren-Schmidh, *Jahrbücher*, B. VI, S. 167; et journal ci-dessus cité, même page.

[4] Gerlach, *Traité sur la gale*, 1857, art. *Gale du cochon*.

MM. Gurlt et Spinola en 1849, puis décrit et figuré par M. Gerlach en 1857? On l'ignorait.

Le 24 avril 1857 nous faisions la découverte du sarcopte du cochon domestique, et nous annoncions que ce parasite appartenait à l'espèce qui vit sur l'homme, le chien, le cheval, le mouton (voyez notre classification et la pl. 2, fig. 9 et 10). C'est à l'occasion de l'étude de cette maladie que l'un de nous contracta accidentellement la gale du cochon domestique. Voici le fait.

M. Delafond disséquait avec soin la peau malade du porc psoreux, examinait les croûtes, recueillait et étudiait au microscope les acariens qu'il avait sous les yeux. Quelques parasites, échappés des croûtes et de la peau, s'attachèrent à ses mains.

Vingt-quatre heures après, une éruption papuleuse se manifesta aux deux mains et aux deux bras, avec une très-vive démangeaison; mais aucun sillon ne put alors être aperçu : les sarcoptes s'étaient seulement enfouis sous l'épiderme; on se garda bien de les y découvrir, et de les en extraire. En l'espace de huit jours un grand nombre de papules extrêmement prurigineuses se montrèrent sur les bras, surtout à la face externe, puis sur les épaules, la poitrine, le ventre et les jambes. Le prurit était extrême le soir et pendant la nuit.

On découvrait aisément alors des galeries sous-épidermiques, droites ou festonnées, de 3 à 5 millimètres de long, entre les phalanges, sur le pouce droit et près du poignet de la main gauche. A l'aide d'une forte loupe il était facile de reconnaître, à une des extrémités des galeries, le sarcopte, qui s'y montrait blotti. L'un d'eux fut extrait : c'était une grosse femelle adulte fécondée, en tout semblable aux femelles prises sous les croûtes de la gale du porc. Les autres sillons furent respectés. On laissa marcher la maladie. En l'espace de vingt jours de nouveaux sillons furent constatés aux mains, puis aux bras et surtout autour des poignets.

Il était devenu évident que les sarcoptes s'étaient multipliés et étaient disposés à pulluler encore. L'éruption papulaire était considérable, très-prurigineuse, et causait des insomnies pénibles.

Le trentième jour de la contagion, la psore menaçant de se généraliser définitivement et d'acquérir de la gravité, on la traita. Des frictions vigoureuses de savon noir furent faites sur toute la surface cutanée et suivies de bains généraux. Trois frictions générales faites avec la pommade d'Helmerich à la glycérine succédèrent aux frictions de savon, et la gale fut guérie. Cependant quelques papules prurigineuses se montrèrent encore sur les bras et les jambes pendant huit à dix jours.

La contagion, dans le cas dont il s'agit, s'était donc réellement opérée par le sarcopte commun qui vit sur le porc. La psore s'était généralisée, avait persisté pendant près de quarante jours, avait acquis de la gravité, et menaçait d'en acquérir davantage lorsqu'elle fut traitée et guérie.

Des faits et des expériences ci-dessus rapportés, et surtout de l'observation de contagion faite sur l'un de nous, on est en droit de conclure que la gale du cochon domestique, due au sarcopte commun, se communique à l'espèce humaine.

B. — CONTAGION DE LA PSORE DES ANIMAUX HERBIVORES À L'HOMME.

31. Trois acares bien distincts existent sur les herbivores :

Le premier est le sarcopte commun,

Le second est le dermatodecte,

Et le troisième, le sarco-dermatodecte.

De là trois espèces de psore différant les unes des autres, tant sous le rapport de la gravité des désordres morbides que les acares font naître, que sous celui de leur transmission à l'homme. C'est qu'en effet une seule de ces trois maladies est transmissible à l'espèce humaine, c'est celle déterminée par le sarcopte commun sur les animaux carnivores et herbivores; les deux autres, dues au dermatodecte et au sarco-dermatodecte, ne l'étant pas.

Dans l'importante question de la contagion de la gale des herbivores à l'homme, nous voudrions tenir grand compte des observations publiées par les auteurs qui nous ont précédés; mais comme ils ignoraient la distinction à établir entre ces trois psores, les faits qu'ils ont rapportés se trouvent en quelque sorte frappés de nullité. Nous ne pouvons cependant nous dispenser de les mentionner à titre de renseignements historiques.

Contagion de la psore du cheval à l'homme.

32. Enaux et Chaussier, dans leur Mémoire sur la pustule maligne, signalent des exemples de contagion de la gale du cheval à l'homme[1].

Chabert, dans son Traité de la gale, assure que plusieurs vétérinaires, ainsi que lui, ont été affectés de la gale du cheval[2].

[1] Enaux et Chaussier, *Mémoire sur la pustule maligne*, an 1785, p. 3.

[2] Chabert, *Traité sur la gale et les dartres*, 1798, p. 22.

De la Bère-Blaine, savant vétérinaire anglais, cite un exemple de transmission de la gale à l'homme [1].

Chavassieu d'Audebert avance, dans son Traité des exanthèmes épizootiques, que la gale du cheval peut se transmettre à l'homme [2].

Sick dit qu'en 1806 il observa une gale épizootique dans un régiment de cavalerie, et que plus de deux cents cavaliers, qui pansaient et soignaient les chevaux, furent affectés de la gale [3].

Le vétérinaire Barrat a adressé à l'École vétérinaire de Lyon une observation de contagion de la gale d'un cheval à plusieurs personnes [4].

Gohier, professeur à l'École vétérinaire de Lyon, raconte qu'un cheval galeux, conduit aux hôpitaux de cet établissement, avait communiqué la gale à plusieurs personnes qui l'avaient pansé [5].

Robert Fauvet, vétérinaire italien, relate qu'au mois de janvier 1820 le nommé Magny acheta, au marché de Bergame, un cheval galeux, qu'il monta pour se rendre chez lui, dans la province de Milan. Le lendemain de son arrivée Magny éprouva une forte démangeaison sur tout le corps. Le palefrenier à qui on confia le cheval se gratta beaucoup le second jour du pansement fait à cet animal. Ces personnes communiquèrent ensuite la gale à d'autres personnes de la ferme, et successivement plus de trente personnes furent atteintes de la même maladie. Magny vendit le cheval galeux à un meunier, qui fut promptement atteint de la gale, ainsi que ses garçons, qui avaient touché l'animal. Le caractère psorique fut reconnu par des médecins et des chirurgiens distingués qui furent appelés pour soigner les psoreux [6].

Peu de temps après que ce fait remarquable était recueilli en Italie, le vétérinaire Montant-Laforest adressait à la Société impériale et centrale d'agriculture, à Paris, un fait de contagion à l'homme de la gale d'un mulet [7].

M. Lavergne, chef de service à l'école vétérinaire de Toulouse, a fait connaître plusieurs observations bien circonstanciées de transmission de la psore du cheval à l'homme. Les unes ont trait à *six élèves* vétérinaires qui contractèrent la gale en opérant, pendant une grande partie de la journée, sur

[1] De la Bère-Blaine, *Notions fondamentales sur l'art vétérinaire*, traduction française, an 1803, t. III, p. 404.

[2] Chavassieu d'Audebert, *Traité des exanthèmes épizootiques*, an 1804, p. 23.

[3] Sick, Voith *Handbuch der Veterinarkunde*, et *Journal vétérinaire de Belgique*, 1842, p. 329.

[4] Barrat, Compte rendu de l'École de Lyon, 1815.

[5] Gohier, Compte rendu de l'École de Lyon, 1817.

[6] Robert Sauvet, *Recueil de médecine vétérinaire*, an 1824, t. Ier, p. 152.

[7] Laforest, Compte rendu de la Société d'agriculture de Paris, an 1822, p. 58.

des chevaux galeux. Sur quatre de ces jeunes gens la psore fut combattue avec succès en l'espace de vingt et quelques jours; mais sur deux d'entre eux elle persista, malgré les soins qui furent mis en pratique pour la guérir, pendant un mois et demi [1].

Dans le cours de la même année, le vétérinaire Carrère publiait que la gale du cheval, qui avait régné, sous la forme épizootique, dans le département des Hautes-Pyrénées, et notamment dans les environs de Labastide, lui avait fourni l'occasion de voir beaucoup de personnes ayant contracté la psore en soignant leurs animaux. Ce vétérinaire assure, en outre, avoir constaté que cette gale, transmise du cheval à l'homme, peut être communiquée par ce dernier à d'autres personnes en très-bonne santé [2].

Le vétérinaire Girou, désirant se convaincre de la contagion de la gale du cheval à l'espèce humaine, voulut panser lui-même une jument atteinte de la gale, qui déjà l'avait transmise au propriétaire qui la pansait. Le premier jour il ressentit une forte démangeaison au poignet droit, qui se propagea successivement au bras, à la poitrine et au ventre. Des papules nombreuses se manifestèrent sur toute la partie droite du corps, et plus tard le corps, les bras et les jambes en furent couverts. Cette maladie fut traitée et guérie après trois semaines. Le propriétaire de la jument transmit la gale à sa femme, et celle-ci à son enfant âgé de deux ans [3].

M. Soulé a constaté qu'un cheval galeux avait communiqué la gale à son propriétaire, qui s'était chargé de le médicamenter. Un domestique succéda au maître, et, de même que lui, il fut atteint de la gale. Un médecin fut appelé, et l'existence de la psore fut constatée sur l'un et sur l'autre [4].

Greve assure qu'un paysan, ayant monté un cheval galeux pendant plusieurs heures, eut toute la face interne des cuisses couverte de papules galeuses, qui lui occasionnèrent une vive démangeaison, surtout la nuit. Cette gale disparut spontanément après trois semaines.

Le même auteur rapporte qu'un homme qui pansait deux chevaux très-galeux contracta la psore sur tout le corps et la communiqua à sa femme et à ses cinq enfants. Il relate, en outre, avoir vu l'âne transmettre également la gale à l'homme [5].

Le docteur Pachur raconte que trois personnes, le propriétaire, sa femme

[1] Lavergne, *Journal des vétérinaires du Midi*, an 1838, p. 60, et *Recueil de médecine vétérinaire*, an 1838, p. 589.
[2] Carrère, journal ci-dessus cité, p. 240.
[3] Girou, journal ci-dessus cité, p. 241.
[4] Soulé, journal ci-dessus cité, p. 244.
[5] Greve, *Erfahrungen und Beobachtungen über die Krankheiten der Hausthiere*, et *Journal vétérinaire de Belgique*, an 1842, p. 330.

et un de ses voisins, contractèrent la psore après avoir écorché un cheval galeux. Les papules psoriques recouvrirent tout le corps de ces trois personnes, à l'exception de la tête et des extrémités inférieures[1].

Le savant professeur vétérinaire Hertwig dit avoir vu un palefrenier être atteint de la psore, parce qu'il soignait deux chevaux psoreux. Cet homme communiqua cette maladie à sa femme. Quelques années après ce palefrenier, toujours au rapport d'Hertwig, fut de nouveau atteint de la psore, par suite de nouveaux rapports avec des chevaux galeux[2].

Le répétiteur docteur Stütz a observé, à l'institut vétérinaire de Vienne, qu'un palefrenier, exclusivement chargé de soigner les chevaux psoreux, fut atteint plusieurs fois de leur maladie[3].

Un Mémoire adressé à la Société impériale et centrale de médecine vétérinaire, par M. Marrel, contient des observations fort intéressantes sur la contagion de la psore des solipèdes à l'homme. En 1814, M. Marrel, alors vétérinaire militaire, eut à traiter, de concert avec un sous-officier et un maréchal, cinquante-neuf chevaux atteints de la psore. Après quelque temps, lui et ses deux aides furent atteints d'une psore générale qui fut reconnue par un médecin comme la véritable psore humaine. Plus tard, en 1839, le même vétérinaire eut à traiter trois chevaux galeux. Il jugea nécessaire d'administrer les soins lui-même. Ayant déjà été victime de la contagion, il prit beaucoup de précautions, ce qui n'empêcha pas la maladie de se déclarer quinze jours après. Enfin, en 1842, il fut appelé pour visiter deux mules galeuses; craignant la contagion pour les personnes qui seraient chargées de donner des soins à ces deux animaux, ce vétérinaire indiqua les précautions qu'il fallait prendre pour se préserver de la contagion. Le propriétaire se chargea seul du traitement; mais il eut bientôt la psore, qu'il communiqua à sa femme, et celle-ci à l'enfant qu'elle allaitait. Quatre autres enfants, deux garçons et deux filles, la contractèrent aussi en donnant des soins au très-jeune enfant encore à la mamelle[4].

Dans le cours de l'année 1853, M. Dupont, vétérinaire distingué, résidant à Bordeaux, fut chargé, par M. le préfet de la Gironde, de visiter les chevaux destinés à nourrir les sangsues que l'on élève en grand nombre dans des marais, et de fixer plus spécialement son attention sur les chevaux des villages de Blanquefort et de Parempuire, qui, disait-on, étaient atteints d'une gale qu'ils transmettaient à l'homme. Ce vétérinaire visita les chevaux et s'assura que la plupart étaient affectés de la psore. Il reconnut ensuite sur deux

[1] Pachur, *Veeartsenykundig-Magazin*, et *Journal vétér. de Belgique*, 1842, p. 331.
[2] Hertwig, *Med. Vereinszeitung*, et journal ci-dessus cité, an 1842, p. 331.
[3] Stütz, *Journal vétérinaire de Belgique*, an 1842, p. 335.
[4] Marrel, *Recueil de médecine vétérinaire*, an 1847, p. 1000.

hommes l'existence d'une psore générale des plus violentes, datant de deux années. Ces hommes étaient plus spécialement chargés des chevaux vieux et usés qu'on exposait dans les étangs aux attaques des sangsues, et très-souvent plus ou moins galeux. Ils nourrissaient ces chevaux, les pansaient, allaient les relever, lorsque, épuisés par l'écoulement du sang, ils tombaient dans les marais, les lavaient et les brossaient ensuite au soleil pour les nettoyer. Ces opérations étaient faites journellement par ces hommes et sans aucune précaution. Les deux individus psoreux furent traités et guéris, mais non sans difficulté. M. Dupont est disposé à admettre que ces deux hommes ont contracté la gale du cheval [1].

Le vétérinaire Ritter rapporte avoir été infecté de la gale en donnant des soins à un cheval galeux. Le domestique qui pansait ce même animal en fut également atteint [2].

33. Les faits de contagion de la gale du cheval à l'homme, que nous venons de rapporter, sont donc nombreux et incontestables. Quelques-uns d'entre eux démontrent même que la psore ainsi donnée à l'homme peut se communiquer ensuite de l'homme à l'homme, puisque des familles entières se sont transmis la maladie.

Mais, à côté de ces faits, se présentaient par centaines d'autres observations rigoureuses démontrant d'une manière indéniable la non-contagion. De là, ainsi que nous l'avons fait remarquer, les divergences les plus grandes dans la question qui nous occupe. Pas un observateur n'était remonté du fait à sa cause. — Quand on avait cherché à transmettre volontairement la psore du cheval, on avait toujours échoué, attendu que cette transmission était opérée avec le *dermatodecte*, le seul acare du cheval connu jusqu'alors, et qui réellement ne peut vivre sur l'homme.

Tel était l'état de la science jusqu'à l'année 1856, c'est-à-dire jusqu'à l'époque où nous avons annoncé, dans une communication faite à l'Académie des sciences, dans sa séance du 4 février, que le cheval était affecté de deux espèces de gale : l'une due au *sarcopte* que nous avons nommé *commun*, pourvu de palpes mobiles, de mandibules courtes et faites pour soulever l'épiderme,

[1] Dupont, *Journal des vétérinaires du Midi*, an 1854, p. 524.

[2] Ritter, *Journal vétérinaire de Belgique*, an 1855, p. 600.

portant des spinules dorsales et traçant des sillons sous-épidermiques, pouvant vivre sur la peau de l'homme et déterminant la psore; l'autre, due au *dermatodecte,* qui est pourvu de longues mandibules exsertiles, de palpes adhérents ou soudés en tube, dépourvu de spinules dorsales, ne creusant jamais de galeries sous-épidermiques, ponctionnant seulement l'épiderme et la peau avec ses mandibules, mourant sur la peau de l'homme lorsqu'il y est transporté, ou l'abandonnant pour aller s'établir ailleurs, et, partant, ne transmettant jamais la gale à l'espèce humaine. (Voir *Comptes rendus de l'Académie des sciences*, an 1856, t. XLII, p. 241.)

Cette découverte, accueillie avec grande surprise par les naturalistes, les médecins et les vétérinaires, a enfin élucidé la question, jusque-là très-obscure, de la contagion de la psore des animaux herbivores à l'homme; elle nous a fait sentir toute la nécessité de procéder à une nouvelle étude de la maladie connue sous le nom générique de gale chez tous les herbivores domestiques, afin de nous assurer si, aussi bien que chez l'espèce équine, n'existeraient pas sur eux deux espèces de psores, l'une contagieuse et l'autre non contagieuse à l'homme. Mais, avant de faire connaître ce que l'observation nous a appris à cet égard, nous dirons comment nous sommes arrivés à la découverte de l'existence d'une psore due au *sarcopte* chez les solipèdes.

34. Dans le cours des années 1840, 1842, 1845, 1849, 1850, 1851 et 1853, l'un de nous, attaché au service des exercices de chirurgie qui ont lieu sur des chevaux vivants et achetés par l'École d'Alfort à l'équarrisseur, avait eu occasion de constater, ainsi que l'a fait Lavergne, dont nous avons consigné les observations plus haut, des exemples de contagion de la gale du cheval; mais il n'avait jamais fait un examen sérieux et approfondi ni de l'animal psoreux ni des élèves contaminés. Ce ne fût qu'après nous être livrés à une étude commune de la gale de l'homme et des animaux, et avoir vainement essayé d'opérer la contagion par le transport du dermatodecte, que nous avons soupçonné l'existence d'un acare inconnu et qui devait être l'instrument de la contagion. Tous les chevaux psoreux examinés nous présentant invariablement la psore non transmissible, nous n'avions qu'à attendre, non sans une légitime impatience, l'occasion fortuite d'un cas de contagion bien

positif; elle se présenta bientôt. Le 3 mai 1855, huit élèves, qui étaient restés en contact plus ou moins immédiat, pendant huit à dix heures, avec un cheval affecté d'une maladie de peau, contractèrent eux-mêmes une affection cutanée. Le soir même du jour des opérations, dans la nuit, et surtout le lendemain matin, ces élèves éprouvèrent des démangeaisons très-vives et présentèrent des papules sur les mains, les bras, le corps et les jambes. Chez certains d'entre eux cette maladie guérit spontanément en l'espace de huit à quinze jours; mais, sur quelques autres, ces papules se multiplièrent, le prurit devint violent, puis des sillons de diverses longueurs furent aperçus sur les doigts, aux poignets, aux bras et dans les environs des aisselles. Un acare se montrait visiblement à l'une des extrémités de ces galeries, il en fut retiré, puis examiné aussitôt au microscope, où il nous présenta tous les caractères du *sarcopte de l'homme*. Malheureusement il nous fut impossible de faire l'étude de la maladie du cheval : cet animal était mort des suites des opérations, et son cadavre avait été enlevé le lendemain matin, à notre insu, par l'équarrisseur. Un fait important était pourtant acquis dès ce jour : ce cheval avait une maladie de peau qui n'était pas la psore ordinaire, et bien manifestement les élèves avaient reçu les sarcoptes de cet animal : eux seuls l'avaient opéré et eux seuls aussi avaient eu la psore propre à l'espèce humaine. Il fallait cependant attendre un second fait de contagion bien avéré, et qui nous permît de trouver sur le cheval le sarcopte de l'homme, avant de nous prononcer sur la nature de la maladie. Il se présenta un an après.

Un cocher de Bercy, le sieur Girondet, amène à l'École d'Alfort, le 20 janvier 1856, un cheval tourmenté par une maladie de peau générale; il se plaint lui-même de démangeaisons. Nous l'examinons, et nous trouvons plusieurs sillons sur ses mains; son cheval nous présente aussi la psore et le sarcopte commun. M. Girondet avait acheté une vieille jument affectée d'une maladie de peau, qui n'était autre que la gale en question; elle avait transmis sa maladie à quatre autres chevaux; la contagion s'était étendue à un palefrenier, puis à une domestique, qui tous pansaient les chevaux, puis enfin à Mme Girondet.

Le 6 février 1856, le sieur Lory Smyth, tenant un cirque ambulant à Neuilly, amena également à Alfort un cheval tourmenté depuis longtemps par une maladie de peau que rien ne pouvait guérir. Examen fait, il fut constaté que cette maladie était la gale due à la présence du sarcopte. Plusieurs autres chevaux, et des singes qui participaient aux exercices des représentations, avaient eu des démangeaisons passagères, mais non une véritable gale. Cette maladie s'était transmise aux gens du cirque.

Quand un fait inconnu est une fois découvert, mille autres, qui auraient passé inaperçus, sont constatés; c'est ce qui est arrivé à l'égard de la contagion des maladies morvo-farcineuses à l'homme, et c'est ce qui nous est arrivé pour la gale du cheval transmissible à l'homme. Ainsi, le 7 juillet 1856, un cheval est donné comme sujet d'opération à huit élèves, il leur transmet, comme nous l'avions déjà observé un an auparavant, des parasites à sillons, c'est-à-dire la gale; mais ici, instruits par l'expérience, nous cherchons, et nous trouvons à la fois, *sur le cheval et sur les élèves, l'acare instrument de la contagion.* — A tous ces faits probants, qui se sont présentés accidentellement à notre observation, nous pourrions joindre, si c'était nécessaire, comme démonstration encore plus positive, les expériences de contagion que nous avons entreprises en déposant sur les bras de quelques personnes des parasites à sillons pris sur des chevaux affectés de la gale particulière qu'ils produisent, et qui ont eu pour résultat la transmission d'une gale persistante. Ainsi l'expérimentation directe a levé tous les doutes, et cette gale du cheval est bien réellement contagieuse pour l'homme.

Nous avons encore mentionné dans le journal présenté à l'Académie, le 30 mars 1857, d'autres faits de transmission observés sur une plus grande échelle, et qui rendent parfaitement compte de ces contagions de gale épizootique qui ont envahi tout le personnel d'un village, tout un régiment de cavaliers. La guerre de Crimée, qui se termina en 1856, a donné lieu aux mêmes observations. Cette gale, encore inconnue des vétérinaires, a décimé, sous les murs de Sébastopol, les chevaux de notre armée, et mis momentanément hors de service un grand nombre de soldats affectés par contagion. Les plus robustes, entre les chevaux atteints, ont été ramenés en France encore tourmentés par cette maladie, et nous avons eu l'occasion de les examiner, ainsi que leurs cavaliers, à Paris, au camp Morland. Chevaux et soldats portaient encore sur eux, depuis un an, les parasites et les altérations pathologiques que leur présence occasionne. (Voyez, pour plus de détails, *Gale du cheval due au sarcopte.*)

Nous avons donc constaté, nous le répétons, que le cheval peut avoir deux espèces de psore; l'une due au dermatodecte, qui lui est commun ainsi qu'à tous les autres herbivores, et qui ne peut vivre sur l'homme; l'autre due à la présence du sarcopte, particulier aux carnassiers, lequel peut vivre sur l'homme et déterminer sur lui les phénomènes morbides de la psore. Et, ce que nous disons du cheval, est vrai pour le lapin, le chameau, le mouton et le bœuf, sur lesquels le sarcopte se trouve.

Ce fut seulement vers la fin de l'année 1857 que nous eûmes connaissance du Traité de la gale de M. Gerlach, professeur à l'École vétérinaire de Berlin. Nous avons trouvé, dans ce remarquable travail, des observations, des expériences dont les résultats concordaient d'une manière surprenante avec ceux que nous avions consignés dans notre travail offert à l'Académie;

Mais, à notre grande surprise, nous n'avons trouvé mentionné nulle part la découverte que nous avions annoncée, le 4 février 1856, de l'existence de deux espèces de gale sur le cheval [1]. Quoi qu'il en soit, nous devons dire ici que M. Gerlach s'était déjà livré, en 1854, à une étude très-intéressante de la gale du cheval due au sarcopte, et de la contagion de cette espèce de psore à l'homme. Ce professeur a fait des essais de transmission, et sur lui-même, et sur des élèves de l'École de Berlin, qui sont venus offrir leurs bras pour y faire le dépôt de sarcoptes, voulant ainsi contribuer, aussi bien que les élèves d'Alfort, à la solution d'une question digne du plus grand intérêt pour la pathologie humaine et vétérinaire. Ces élèves ont, la plupart, contracté la psore à des degrés différents. La durée de cette maladie a été variable. Sur quelques-uns elle a été limitée à une période de trois semaines au plus, au bout de laquelle la psore a guéri naturellement; sur d'autres, et notamment sur un élève nommé Possulka, cette gale a persisté de dix-neuf à trente jours, et a nécessité, pour être guérie, des lotions alcalines, suivies d'ablutions faites avec l'eau phagédénique.

Des faits rapportés par les observateurs qui nous ont précédés, des faits que nous avons recueillis, des essais de transmission que nous avons tentés, comme aussi des recherches et expériences faites par M. Gerlach, nous considérons, en définitive, comme vérités incontestables :

Que les solipèdes, cheval, âne et mulet, sont atteints de deux espèces de psore : l'une due au *sarcopte commun*, qui se transmet à l'homme, l'autre déterminée par le *dermatodecte*, qui ne se communique point à l'espèce humaine. (Voyez, pour plus de détails, la description de ces deux psores.)

Contagion de la psore du chameau à l'homme.

35. **Dromadaire.** — Les faits de contagion de la gale du dromadaire (*camelus dromedarius*) à l'homme sont encore peu nombreux, mais ils sont circonstanciés et nous paraissent avérés.

Le médecin Louis Franck en rapporte des exemples [2]. Strauss-

[1] Compte rendu hebdomadaire de l'Académie des sciences, an 1856, p. 241, séance du 4 février.

[2] Franck, *Collection d'opuscules de médecine pratique*, avec un *Mémoire sur le commerce des nègres au Caire.*

Durheim, d'après M. Hering, aurait observé cette transmission[1]. Hamon, vétérinaire, qui fut fondateur et directeur de l'école vétérinaire d'Abouzabel, près le Caire, assure d'une manière positive que les dromadaires galeux infectent souvent les hommes qui sont chargés de les soigner, de les tondre et de leur nettoyer la peau[2].

Dans le cours des années 1826 et 1827, le pacha d'Égypte ayant fait cadeau au roi de France de deux girafes et de plusieurs dromadaires, ces derniers animaux, au nombre de six, parmi lesquels on comptait des mâles et des femelles, furent atteints de la gale, qu'ils apportèrent sans doute de l'Égypte, avec le parasite qui en est la cause. Deux mois après leur arrivée au Muséum d'histoire naturelle, ces dromadaires furent envoyés aux infirmeries de l'École d'Alfort pour y être traités. L'un de nous, alors élève à Alfort, reçut un de ces animaux en traitement. La peau de tous ces dromadaires, et plus particulièrement celle des plus jeunes, était presque entièrement dépilée et recouverte de croûtes dures, très-épaisses et très-adhérentes. Un palefrenier fut spécialement attaché à l'hygiène de ces animaux, qu'il pansait avec des étrilles, des brosses et des bouchons. Cet homme fut bientôt atteint aux mains et aux bras d'une éruption prurigineuse, qui ne tarda pas à se répandre sur toute la surface du corps. Le malade fut envoyé à l'hôpital Saint-Louis. M. Vatel, chargé alors de la clinique des hôpitaux d'Alfort, et M. Girard, alors directeur de cet établissement, firent prendre toutes les précautions convenables pour prévenir la contagion aux élèves chargés, plus spécialement, de médicamenter les dromadaires. Les mains et les bras furent garnis de gros gants de daim, des éponges, des brosses furent fixées au bout de bâtons de la longueur de 1 mètre, et les animaux psoreux étaient grattés, brossés, lotionnés à distance. Aucun élève ne contracta leur maladie.

Les gardiens du Jardin des plantes qui avaient été chargés du soin des chameaux avant leur arrivée à Alfort furent, aussi bien que le chamelier d'Alfort, affectés de la gale. Biett, savant dermatologiste attaché à l'hôpital Saint-Louis, fut chargé de guérir ces hommes. Voici ce qu'il raconte à cet égard :

« J'ai suivi, dit Biett, avec un grand intérêt, au mois de janvier 1827, plusieurs employés du Muséum d'histoire naturelle qui avaient contracté la gale en soignant des dromadaires gravement affectés à leur arrivée d'Afrique. *Dix* de ces employés furent admis à l'hôpital Saint-Louis sur la demande de

[1] Cité par Hering dans son Mémoire sur les sarcoptes, et par M. Got dans sa Thèse sur la gale. Paris, 12 juin 1844.

[2] *L'Égypte sous Mehemet-Ali*, t. Ier, p. 514 et 584.

MM. Cuvier, Geoffroy Saint-Hilaire et Desfontaines. L'éruption avait pris une si grande intensité chez plusieurs d'entre eux, qu'il survint des symptômes d'inflammation gastro-intestinale, et chez deux de ces hommes, vigoureusement constitués, une infiltration générale. »

Tels sont les seuls faits de contagion de la psore du dromadaire à l'homme que possède la science. Des doutes pouvaient sans doute être élevés sur la cause réelle de cette contagion, attendu qu'aucun des observateurs n'avait constaté l'existence des sarcoptes du dromadaire sur la peau de l'homme. Nous pensons cependant que ces doutes doivent cesser, depuis que nous avons découvert sur le lama (*camelus illacma*), appartenant à la famille des chameaux, une psore due à un sarcopte en tout semblable à celui de l'homme, du cheval, du lion et du chien, au *sarcoptes communis*. Notre opinion est d'autant plus fondée à cet égard, que M. P. Gervais[1] ayant dessiné un des parasites pris sur les dromadaires en question, il est facile de reconnaître, à sa forme générale, aux spinules qui garnissent sa face dorsale, aux tiges inarticulées des ambulacres des pattes antérieures, à la longue soie qui termine sa troisième paire de pattes, que cet animalcule est la nymphe ou la larve d'un acarien vivant sous l'épiderme en y traçant des sillons, et qu'elle n'a pu être produite que par un *sarcopte*. Nous sommes donc, en quelque sorte, autorisés à admettre que la psore des animaux envoyés en France par le pacha d'Égypte était due au sarcopte, et à ce titre transmissible aux hommes.

36. Lama. — Le lama (*camelus illacma*) ou guanaco se rapproche du dromadaire par ses caractères zoologiques; mais il n'a point de bosse, et les phalanges sont séparées. Cet animal est originaire du Pérou, et l'on s'efforce de l'acclimater en Europe, et particulièrement en France. Ce ruminant peut, comme le dromadaire, être affecté d'une psore due à la présence du sarcopte. Nous en avons fait l'étude, dans le cours des années 1858 et 1859, aux infirmeries de l'École d'Alfort, et nous l'avons décrite (voyez *Psore du lama*). Sous l'épiderme, et sous les croûtes épaisses de la psore du guanaco, vit un sarcopte en tout semblable à celui de l'homme, du chien et du cheval : c'est le sarcopte commun dont nous avons annoncé la découverte à l'Académie des sciences, dans sa séance du 26 avril 1858[2].

[1] P. Gervais, *Ann. des sciences natur.* 2ᵉ série, partie zoologique, t. XV, pl. 2, fig. 7.

[2] Compte rendu hebdomadaire de l'Académie des sciences, an 1858, t. XLVI, p. 814.

La gale du lama se communique à l'homme. Nous en avons recueilli un exemple remarquable et convaincant, dans le cours d'avril 1858, sur deux élèves d'Alfort, MM. Gonin et Marinesse, qui étaient chargés de tondre, de nettoyer et de médicamenter un lama psoreux. Ces deux jeunes gens contractèrent la psore dans la première huitaine des soins qu'ils donnèrent à l'animal malade. Des papules très-prurigineuses se montrèrent d'abord sur les mains, les doigts, autour des poignets, sur les bras; puis, plus tard, à la poitrine, au ventre et aux jambes. Sur l'un d'eux, M. Gonin, l'éruption papuleuse envahit le cou, le pourtour des oreilles, des yeux, l'étendue des joues. Les conjonctives s'enflammèrent, par suite des frottements irrésistibles exécutés aux yeux. Les organes de la génération ne furent pas non plus épargnés. Des sillons furent reconnus, sur M. Gonin, au poignet gauche et aux genoux. Un sarcopte se montrait distinctement à une des extrémités de ces galeries. On voulut prolonger l'expérience, laisser les sillons s'allonger davantage; mais, dans une nuit, et à la suite d'atroces démangeaisons et d'insomnies, ces sillons furent déchirés, et il ne fut plus possible de retrouver les sarcoptes. Dans l'espace d'un mois cette psore devint si générale et si violente, que toutes les parties du corps, des membres, des mains et même de la figure, aux endroits que nous avons spécifiés, se recouvrirent de nombreuses papules, confluentes dans quelques endroits. Les yeux de M. Gonin étaient bouffis, et la conjonctive était rouge et très-injectée. Les démangeaisons étaient si vives, qu'elles causaient des insomnies pénibles se prolongeant fort avant dans la nuit.

L'observation ne pouvant être continuée sans porter atteinte à la santé des deux élèves, ils furent traités par des moyens prescrits par l'un de nous, et guéris en l'espace de huit jours.

Ces deux faits de contagion nous semblent être assez concluants, bien que les sarcoptes n'aient pu être recueillis sur les deux élèves psoreux, pour démontrer que la gale du lama peut se transmettre à l'homme.

Contagion de la psore de la chèvre à l'homme.

37. La chèvre est atteinte d'une psore particulière déterminée par le *sarco-dermatodecte*. Cette psore, très-croûteuse, affecte la chèvre ordinaire de nos pays; mais elle est fort commune sur les chèvres à poil fourré, long et soyeux, d'Angora et du Thibet. Le sarco-dermatodecte ne creuse point de véritables sillons sous-épidermiques, et l'observation nous autorise à penser,

jusqu'à présent, que ce parasite ne peut vivre et pulluler sur la peau de l'homme.

Mais la chèvre est-elle atteinte d'une autre espèce de psore, encore non décrite, déterminée par un sarcopte creusant des galeries sous-épidermiques et déterminant la gale à l'homme? Les observations que nous allons rapporter, d'une manière sommaire, nous portent à le croire.

Pendant le cours de l'hiver des années 1851 à 1854, les chèvres de la vallée de Prattigau, canton des Grisons (Suisse), furent affectées d'une gale épizootique. L'affection commençait par *le nez, les lèvres, les oreilles*, et *bientôt toute la tête était envahie;* de là la gale se propageait sur le tronc, au ventre, aux mamelles, et gagnait les pattes. Elle était caractérisée par l'apparition de vésicules et de papules déterminant un prurit considérable. La peau s'épaississait, se gerçait, et se recouvrait de croûtes furfuracées, quelquefois d'écailles épaisses, dures, brillantes, d'un blanc bleuâtre, semblables aux écailles des poissons. Les poils tombaient en grande partie, et les chèvres se montraient dépouillées de leur toison. Cette gale durait cinq à six mois, déterminait un profond amaigrissement, et causait la mort. Sur 2,596 chèvres existant dans dix communes de la vallée de Prattigau, 500 périrent misérablement de la psore. Le vétérinaire Walbraff, qui fut commissionné par l'autorité cantonale pour faire l'étude de cette maladie, dit qu'il n'a jamais pu découvrir d'acares.

Cette psore se transmettait au cheval, au bœuf, au mouton, au porc, et surtout aux hommes; elle se propageait ensuite, de l'homme à l'homme, dans les familles, et un grand nombre de personnes en ont été affectées. On voyait chez les hommes, dit M. Walbraff, se former à la surface de la peau une grande quantité de vésicules, qui produisaient une démangeaison violente, surtout au lit. Des personnes qui avaient eu la psore humaine, et qui étaient atteintes de celle de la chèvre, assuraient que les démangeaisons de cette dernière étaient plus violentes que celles de la première. Les hommes contaminés maigrissaient d'une manière très-marquée. Quelques-uns même, dit M. Walbraff, chez lesquels cette psore était tenace ou mal traitée, faisaient peine à voir[1].

Tout nous porte à penser que cette maladie était due à un sarcopte vivant sous l'épiderme, dans des sillons ou sous les croûtes, et que M. Walbraff n'a

[1] Walbraff, *Repertorium der Thierheilkunde*, 1853, 4e cahier, et *Journal de médecine vétérinaire de l'École de Lyon*, an 1854, p. 510.

pu apercevoir par les moyens d'investigation ordinaires. Nous en trouvons la preuve dans le siége primordial de la maladie, dans la tête; sa forme croûteuse, sa persistance, sa gravité, et sa contagion à l'homme, au cheval, au bœuf, au porc, et surtout au mouton, qui, lui aussi, en était atteint *aux lèvres, aux oreilles et à la tête*, tous symptômes caractéristiques de la gale du mouton due au sarcopte commun. (Voyez *Gale du mouton.*)

Un autre fait, non moins digne d'intérêt que celui-ci, a été constaté par le vétérinaire anglais Henderson. Voici ce fait.

« Une chèvre de Perse ou du Thibet avait été envoyée en présent au marquis de Straffort. Arrivée à Londres au moment où la famille du marquis était absente, cette chèvre fut mise dans une écurie et abandonnée sans aucun soin. Au bout de deux mois le marquis de Straffort rentra à Londres, et ses chevaux, au nombre de quatorze ou quinze, furent placés dans l'écurie où était logée la chèvre depuis son arrivée. Quelques jours après les chevaux furent atteints d'une démangeaison qui les jetait dans une sorte de frénésie; ils se frottaient et se déchiraient d'une terrible manière.

« M. Henderson, appelé en consultation, porta immédiatement son attention sur la chèvre, qui était dans le plus misérable état : sa peau était entièrement dépouillée et ses sabots étaient détachés à la couronne. M. Henderson la fit abattre immédiatement.

« Les chevaux furent placés dans d'autres écuries, et soumis immédiatement à un traitement qui les débarrassa de leurs démangeaisons.

« Les hommes qui soignaient ces chevaux furent affectés comme eux de démangeaisons excessivement fortes, qui ne cédèrent qu'à des frictions avec l'onguent d'Édimbourg.

« Les médecins qui soignèrent ces hommes appelèrent leur maladie la gale de la Perse ou de la Russie (*the Persian or Russian mange*)[1]. »

Nous sommes portés à admettre que la psore de la chèvre dont il s'agit était due à la présence d'un sarcopte, et nous admettons, avec M. Henderson, qu'elle aura été transmise par la chèvre aux chevaux logés près d'elle, et que les chevaux auront servi d'intermédiaire pour la transmission de la gale aux palefreniers qui les pansaient. Quoi qu'il en soit des observations, du plus grand intérêt, de MM. Walbraff et Henderson, de nouveaux faits, parfaitement observés, sont nécessaires pour élucider d'une manière complète et définitive la question de savoir si la chèvre a

[1] Henderson, *Recueil de médecine vétérinaire*, an 1852, p. 937.

deux espèces de gale, l'une déterminée par un sarcopte, et se transmettant à l'homme et aux animaux; l'autre due au sarco-dermatodecte que nous avons découvert, et non transmissible à l'homme. Nous sommes d'autant plus autorisés à admettre qu'il peut en être ainsi, que sur cinq chèvres d'Angora atteintes de la gale due au sarco-dermatodecte, nous avons pu, ainsi que six élèves d'Alfort, tondre ces animaux, les brosser, les médicamenter, enlever les croûtes, rechercher et étudier les animalcules, sans être atteints par la contagion.

Contagion de la psore du mouton à l'homme.

38. On ne connaissait chez les bêtes à laine qu'une espèce de gale, celle qui est déterminée par le dermatodecte commun au cheval, au bœuf, etc. Le 4 juin 1858, l'un de nous, M. Delafond, fit la découverte d'un sarcopte semblable à celui de l'homme, du chien, du lion, du lama, vivant sur le mouton, et particulièrement sous l'épiderme de la peau du nez, des lèvres, de la face, des oreilles, et déterminant une maladie toute particulière connue sous le nom vulgaire de *noir museau*. L'expérience a démontré que la psore due au dermatodecte n'est jamais contagieuse à l'homme (voyez *Gale du mouton due au dermatodecte*), tandis que celle produite chez les animaux par le sarcopte se transmet, on le sait, à l'homme. Mais existe-t-il donc des faits démontrant que cette contagion ait existé du mouton à l'homme? Il importe de rechercher ces faits dans les auteurs; nous dirons ensuite ce que l'observation nous a appris à cet égard.

Morgagni disait, en 1760, dans sa cinquante-cinquième lettre : « Mais que sera-ce, dites-vous, si la gale même des brebis était produite par des animalcules qui passeraient aux hommes par l'intermédiaire des laines? Je ne veux pas chercher si ces animalcules peuvent vivre, après tant de purifications que les teinturiers font subir aux laines, quand il est certain que ceux de l'homme meurent dans les linges des galeux purifiés par des blanchissages. »

Néanmoins Morgagni, consulté par le conseil suprême de Venise, en 1724, sur l'usage qu'il fallait faire de la laine et des cadavres des brebis *mortes de la* GALE, répondit, au nom des médecins composant le célèbre gymnase dont il faisait partie, « qu'il fallait enterrer les brebis galeuses avec la laine et la « peau, selon le conseil de Virgile[1]. »

Werlhoff, cité par Morgagni (1765), assure qu'il a été conduit, par différentes observations, à écrire qu'il croirait volontiers que la gale humaine vient primitivement de la gale des brebis galeuses[2].

Etmuller, dans une dissertation sur la gale, en date de 1754, et qui a pour titre, *Scabie pustulosa per paroxysmos affligente a contagio lanæ impuræ*, discute si la gale que porte une jeune fille ne lui aurait pas été transmise par la laine impure des brebis dont elle s'est couverte au lit dans le cours d'une maladie[3].

Le docteur Wichmann assure que de bonnes raisons le portent à penser que la gale des moutons est de la même nature que celle des hommes, et que l'une et l'autre sont produites par le même acare. Il va même plus loin, en disant que si les ouvriers qui s'occupent du travail de la laine sont souvent affectés de la gale, il faut en rattacher la cause à une transmission opérée par l'acare du mouton[4]. Les idées de Wichmann furent partagées, en 1787, par Abilgaard, vétérinaire d'un grand mérite, et qui fut directeur de l'École vétérinaire de Copenhague.

Le vétérinaire Marrel assure avoir vu plusieurs fois la gale des bêtes ovines se transmettre à l'homme, et il avance qu'il pourrait citer trois faits bien positifs où elle a été transmise à des bergers[5].

Telles sont les observations de contagion de la gale du mouton à l'homme consignées dans les auteurs. On ne peut donner à ces faits une valeur réellement scientifique, attendu qu'il semble être question, dans ces observations, de la psore commune, due à la présence du dermatodecte. D'ailleurs nous pourrions opposer à ces assertions l'opinion des cultivateurs, des vétérinaires, qui, unanimement, considéraient la transmission de la psore commune du mouton à l'homme comme impossible, si des expériences tentées par Walz[6], Mathieu[7], et par nous-mêmes[8], n'avaient cent fois prouvé que le dermatodecte ne peut vivre sur l'homme. Il y avait donc désaccord entre les auteurs, au sujet de la contagion de la psore ovine à l'homme, et nous nous rendons

[1] Morgagni, *De sedibus et causis morborum per anatomem indagatis*, 1760.
[2] *Disquis. de Variol.* 6-4, ad not. 54, in fine.
[3] *Acta academiæ naturæ curios.* — Obs. 50, p. 154.
[4] Wichmann, *Analogie der Krätze*, 1re édition, 1786, et 2e édition, 1791, p. 94.
[5] Marrel, *Recueil de médecine vétérinaire*, an 1847, p. 1001.
[6] Walz, *Traité sur la gale des moutons*, trad. française, an 1811, p. 21.
[7] Mathieu, *Recueil de médecine vétérinaire*, an 1856, p. 442.
[8] Delafond et Bourguignon, Compte rendu de l'École d'Alfort, *Recueil de médecine vétérinaire*, 1852, p. 715, et 1856, p. 113.

aujourd'hui parfaitement compte de cette divergence d'opinions. Nous avons vu que la même incertitude existait en ce qui concerne la contagion de la gale des solipèdes à l'homme, incertitude qui a entièrement cessé quand nous avons constaté que sur le cheval vit, indépendamment du dermatodecte, un sarcopte complétement inconnu transmettant la gale équine à l'homme.

39. La découverte que nous avons faite, en 1858, d'un sarcopte vivant également sur le mouton, doit faire cesser tous les doutes quant à la possibilité de la transmission de la gale du mouton à l'espèce humaine. Voici comment nous avons été conduits à cette découverte importante.

Le 4 juin 1858, l'un de nous visitait la ménagerie de M. Gérard, marchand de différentes espèces d'animaux et d'oiseaux, à Grenelle, près Paris, lorsque son attention fut fixée sur plusieurs moutons de grande taille, de race napolitaine, généralement maigres, et paraissant galeux. Il s'aperçut qu'un de ces animaux avait la peau de la face, des naseaux, des lèvres et des oreilles, recouverte de croûtes grisâtres, épaisses, et très-adhérentes à la peau. Ces croûtes, détachées et examinées au microscope, firent reconnaître l'existence d'*un sarcopte en tout semblable à celui de l'homme.*

Ce mouton présentait, en outre, sur le cou et le garrot, des croûtes nombreuses, jaunâtres, et peu adhérentes, parmi lesquelles il fut facile de constater aussitôt l'existence de l'acare depuis longtemps connu, et que, avec M. Gerlach, nous nommons *dermatodecte.* L'animal était donc affecté de deux espèces de gale, l'une, due au *sarcopte commun,* traçant des galeries sous-épidermiques, avait son siége à la tête, aux lèvres, aux naseaux, aux oreilles; l'autre, existant sur le cou et le dos, était déterminée par le dermatodecte, vivant à la surface de la peau et la ponctionnant à l'aide de ses longues mandibules exsertiles. Ce mouton fut conduit aux hôpitaux de l'École d'Alfort, et confié aux soins d'un élève nommé Polvent, sous la direction de M. H. Bouley, professeur de clinique. Cet élève fit la tonte de l'animal, détacha à l'aide d'un grattoir une portion des croûtes des oreilles, de la face, des lèvres et des naseaux, imprégna celles qui restaient adhérentes à la peau d'une couche de saindoux; puis, le lendemain, et après avoir de nouveau détaché les croûtes le plus complétement possible à l'aide du grattoir et d'un savonnage, il fit sur les surfaces psoreuses une application médicamenteuse propre à guérir la gale. Douze heures après ces diverses opérations, M. Polvent ressentit de vives démangeaisons aux mains, dues à la présence de papules naissantes. Le deuxième jour, d'autres papules prurigineuses se montrèrent aux poignets et aux deux bras; puis, en l'espace de quatre à cinq jours, les épaules, la partie antérieure de la poitrine, le ventre, les jambes, le pourtour des yeux, les organes de la génération, présentèrent également un grand nombre de papules excessivement prurigineuses. Quinze jours après le début de cette psore, on reconnut des galeries sous-épidermiques à la face interne de plusieurs doigts des deux mains, et autour des poignets. De l'une d'elles fut retirée une grosse femelle fécondée, et l'on put s'assurer que cette femelle était complétement semblable au sarcopte du mouton et au sarcopte de l'homme, du lion, du chien et du cheval.

Il était donc évident que M. Polvent avait contracté la psore en tondant le mouton galeux de M. Gérard, et surtout en grattant, onctionnant et nettoyant les surfaces, où vivaient, en grand nombre, des sarcoptes communs.

Afin de s'assurer si cette gale serait persistante, et si les sarcoptes pourraient pulluler, la psore de M. Polvent ne fut point traitée. Après une quinzaine de jours les papules s'étaient considérablement multipliées aux mains, aux bras, à la tête, autour des oreilles, des yeux, du nez, à la poitrine, au ventre et aux jambes. Le prurit était intolérable le soir, la nuit, et causait de longues et pénibles insomnies. A la suite de frottements exercés autour des yeux, les paupières se tuméfièrent, les conjonctives s'enflammèrent, et on dut avoir recours à des lotions réfrigérantes et astringentes pour combattre ces accidents secondaires. Nous voulûmes opposer un traitement antipsorique à ces accidents, mais

M. Polvent persista à vouloir pousser plus loin l'expérimentation. Enfin, le 17 août, après quarante-neuf jours de durée, la maladie fut traitée rationnellement; mais toute trace de cette contagion n'avait réellement disparu que vers le 2 septembre.

Cette observation démontre donc, d'une manière bien positive, que la psore du mouton due au *sarcopte commun* peut se transmettre à l'homme. Elle donne aussi la preuve évidente que les bêtes à laine, aussi bien que les chevaux, les ânes, les mulets et peut-être les chèvres, sont atteintes de deux espèces de psore : l'une, contagieuse à l'homme, est due au sarcopte commun; l'autre, qui ne l'est jamais, est déterminée par le dermatodecte. Ainsi donc se trouve tranchée, d'une manière précise et nette, la question controversée de la contagion à l'homme de la psore du mouton.

Contagion de la psore du bœuf à l'homme.

40. Les taureaux, les vaches, les bœufs, les veaux atteints de la gale peuvent-ils transmettre cette maladie à l'homme? Nous ne le saurions dire; les vétérinaires, les médecins sont en désaccord, encore aujourd'hui, à cet égard. Voici cependant quelques faits qui tendraient à prouver que cette transmission peut avoir lieu.

Chavassieu d'Audebert assurait, en 1804, que la gale des bêtes bovines peut se transmettre à l'homme[1].

Ernst, vétérinaire allemand, a cité plusieurs cas de contagion de la gale des bêtes à cornes à des enfants[2].

Vers l'année 1843, la gale existait dans une étable du district de Heinweil, et l'on rapporte, à cette occasion, qu'une bête à corne galeuse infecta cinq autres bêtes et la personne qui les soignait[3]. L'auteur de cette curieuse observation n'est pas cité.

Le bétail de la Suisse est fréquemment affecté, pendant l'hiver, de maladies cutanées, et notamment de la phthiriase et de la psore. En 1849, une maladie, considérée comme la gale par le vétérinaire cantonal Meyer, affec-

[1] Chavassieu d'Audebert, *Traité sur les exanthèmes épizootiques*, 1804, p. 23.
[2] Ernst, *Archiv für Thierheilkunde*, et *Journ. vétér. de Belgique*, an 1842, p. 330.
[3] *Journ. vétér. de Belgique*, an 1843, p. 255, et *Archiv für Thierheilkunde*, 1843.

tait le gros bétail de la commune de Nirzel, canton de Zurich. Cette maladie se communiquait au bétail en bonne santé, et l'on constata plusieurs faits de contagion à l'espèce humaine [1].

Enfin, le docteur Thudicum prétend avoir observé *trois faits* de transmission de la gale du bœuf. Dans deux de ces cas, la fille et le père auraient été contaminés par une même bête bovine.

Dans une de ces contagions, le docteur Thudicum a recueilli et étudié deux acares sur les personnes psoreuses, et leur examen l'a autorisé à conclure que ces animalcules avaient été transmis par la bête à cornes malade. Il est bon de faire remarquer que l'auteur de cette observation importante n'a pas comparé ces acariens avec ceux qui pouvaient occasionner la gale de la bête bovine soupçonnée d'avoir transmis cette maladie. Et, d'ailleurs, la description qu'il donne des acariens trouvés sur l'homme est incomplète, et tellement confuse, qu'il n'est guère possible de reconnaître si ce médecin avait sous les yeux le sarcopte commun à l'homme et aux animaux, ou le sarco-dermatodecte, ou même tout autre animalcule [2].

Les quelques faits que nous venons de relater sont trop incomplets pour être pris en sérieuse considération, cependant nous avons cru utile de les mentionner ici. — On ne connaît, encore aujourd'hui, que deux espèces de gale sur le bœuf : l'une déterminée par le dermatodecte commun au cheval, au bœuf et au mouton ; l'autre produite par le sarco-dermatodecte découvert, décrit et figuré par M. Hering en 1845. Existe-t-il une troisième espèce de psore produite par le sarcopte qui trace des sillons? Il est permis de le croire, après les observations qui ont été faites par le professeur vétérinaire Gohier en 1815 [3], et le vétérinaire Fauvet en 1820 [4], savoir : que des chevaux atteints de la psore l'ont transmise à l'homme, puis à des bêtes bovines. Or, une contagion ainsi opérée en même temps sur les hommes et sur le gros bétail ne pouvant être attribuée, dans l'état de nos connaissances, qu'au sarcopte commun, on en peut conclure que le bœuf peut, à la rigueur, comme les autres herbivores, avoir deux psores et deux espèces de parasites.

Contagion de la psore du lapin à l'homme.

41. Le lapin est atteint des deux espèces de psore : l'une due au dermatodecte commun au cheval, au bœuf et au mouton

[1] Compte rendu de la commission médicale adressé au grand conseil de Zurich, pour l'année 1849; *Journal vétérinaire de l'École de Lyon*, an 1850, p. 570.

[2] Thudicum, *Illustr. med. Zeitung Rubner*, et *Annales de médecine vétérinaire de Belgique*, an 1854, p. 527.

[3] Gohier, *Compte rendu de l'École de Lyon*, en 1815.

[4] Fauvet, *Recueil de médecine vétérinaire* an 1824, p. 152.

Cet animalcule habite l'intérieur de l'oreille du lapin et occasionne une gale que nous avons découverte en 1859[1]); l'autre déterminée par un sarcopte commun à l'homme et au lapin, signalée par M. le professeur Gerlach, en 1857[2]. Aucun fait n'a appris jusqu'à ce jour que cette psore du lapin, d'ailleurs fort rare, ait été contractée par l'homme. L'avenir prouvera peut-être que cette transmission, que nous supposons pouvoir se manifester, existe réellement. (Pour plus de détails voyez *Gale du lapin*.)

C. — CONTAGION DE LA PSORE DES GALLINACÉS À L'HOMME.

42. Les gallinacés qui peuplent les basses-cours, tels que les coqs et les poules, sont affectés à la crête, autour du bec, et surtout aux phalanges, d'une psore particulière déterminée par un sarcopte habitant sous l'épiderme et découvert, en 1859[3], par M. Reynal, chef du service de clinique à l'École d'Alfort, et MM. les docteurs Charles Robin et Lanquetin. Ce sarcopte, que ces messieurs ont nommé *sarcoptes mutans*, et dont nous avons fait le genre *sarcoptes anacanthes* (voyez la classification, p. 15), peut-il passer des gallinacés à l'homme et lui transmettre une gale spéciale? Dans leur mémoire MM. Reynal et Lanquetin n'expriment que des présomptions sur cette transmission. Ils disent que des filles de basse-cour ont souvent été atteintes, en soignant des volailles psoreuses, de démangeaisons tellement prurigineuses qu'elles se croyaient atteintes de la gale. Ils rapportent en outre que des sarcoptes mutans, placés sous un verre de montre fixé sur l'avant-bras de l'homme (on ne dit pas si c'est d'un ou de plusieurs hommes), ont provoqué une éruption vésiculeuse rappelant celle de la gale.

Ces faits de contagion sont trop peu nombreux, et les expériences ont été exécutées dans des conditions qui laissent trop à désirer, pour qu'on puisse en conclure que le sarcopte mutans peut transmettre la psore, en passant des gallinacés à l'homme.

Nous ne voulons pas, certes, déclarer cette transmission impossible. Néanmoins, prenant en considération l'absence chez le sarcopte des gallinacés des spinules dorsales, qui existent sur les sarcoptes qui tracent des sillons sous-épidermiques, nous nous croyons autorisés à penser que ce sarcopte mutans ne peut communiquer la gale à l'espèce humaine.

[1] Delafond, recueil ci-dessus, an 1859, p. 74.

[2] Gerlach, *Traité sur la gale*, an 1857, art. *Gale du lapin*.

[3] *Bulletin de l'Académie impériale de médecine*, an 1859, t. 24, p. 1025, séance du 21 juin.

Ici se terminent les observations consignées dans les annales de la science, et l'exposé des résultats que nous avons nous-mêmes obtenus, sur la transmission de la psore des animaux à l'homme. Nous n'abandonnerons pourtant pas ce sujet sans faire remarquer, qu'autant la transmission à l'homme de la psore due au sarcopte, chez les animaux carnassiers, omnivores et herbivores est certaine, autant l'est également la non-transmission de la psore des herbivores causée par les dermatodectes, et nous pourrions ajouter par les sarco-dermatodectes. — En effet, les dermatodectes du cheval, du bœuf et du mouton, déposés sur nous et sur des élèves d'Alfort, ont vigoureusement attaqué la peau puis ont tous succombé dans les quarante-huit heures. Nous avons déposé par centaines sur les épaules de plusieurs personnes des dermatodectes du mouton et du cheval, et jamais nous n'avons constaté d'autres douleurs, d'autres désordres que ceux résultant de la première ponction du parasite : c'est-à-dire une petite tache rouge avec un point central semblable à une piqûre de puce.

Nous avons poussé l'expérimentation plus loin, afin de nous mettre dans les conditions les plus favorables à la contagion, en faisant appliquer les bras nus de plusieurs personnes sur des moutons couverts de sérosité psorique et de dermatodectes; il en a été de même pour des chevaux très-galeux, sur lesquels six élèves d'Alfort ont appliqué et maintenu leurs bras pendant des heures entières sans que jamais l'acare qui ne trace pas de sillon ait transmis la psore.

Bien que nos essais de transmission ait été moins nombreux à l'égard du sarco-dermatodecte du cheval, du bœuf et de la chèvre, les résultats n'en ont pas moins été toujours semblables aux précédents.

Les auteurs qui nous disent d'une manière générale que la psore des herbivores, et notamment du cheval, de l'âne et du mulet se transmet à l'homme, sont donc beaucoup trop affirmatifs. Un palefrenier, un cavalier peut panser, les mains et les bras nus, un cheval atteint de la psore due au *dermatodecte*; il peut le monter, les jambes nues, sans redouter la contagion. Les équarrisseurs peuvent faire l'autopsie des cadavres; les vétérinaires, les agriculteurs, les bergers, les chevriers peuvent gratter, nettoyer, médicamenter la peau des chevaux, des bœufs, des chèvres, des moutons galeux; un chevrier, un pâtre pourrait revêtir la toison encore chaude d'une chèvre ou d'un mouton psoreux, sans autre inconvénient que celui de ressentir pendant plusieurs jours de vifs picotements à la peau. Il n'en résulterait ni pour les uns ni pour les autres aucune maladie sérieuse, la psore ne serait pas transmise.

Ajoutons que des observations recueillies par centaines démontrent journellement, d'une manière indubitable, que la gale des solipèdes, des bœufs, des moutons, des chèvres et du lapin, due aux animalcules dont nous nous occupons, ne s'est jamais communiquée à l'homme. Heureusement pour l'humanité que cette gale des herbivores est la plus commune, tandis que celle due aux sarcoptes et transmissible est la plus rare.

Des observations publiées par les auteurs qui, antérieurement à nos travaux, se sont occupés de la psore à quelque titre que ce soit, et de nos propres recherches, nous pouvons conclure :

1° Que la psore des animaux carnivores et omnivores, de l'ours, du chien, de l'hyène, du lion, du chat, du cochon domestique et du sanglier, due au *sarcopte commun*, peut se transmettre à l'homme;

2° Que la psore des animaux herbivores, tels que le cheval, le dromadaire, le lama, le mouton, produite également par le *sarcopte commun*, est transmissible à l'homme;

3° Que la psore des herbivores, déterminée par la présence du *dermatodecte* et du *sarco-dermatodecte* ne saurait lui être transmise.

Tels sont les résultats de nos recherches, et les conclusions auxquelles nous avons été conduits, en ne donnant qu'une importance secondaire à quelques *desiderata*, qui tiennent à des causes inconnues, aux difficultés de varier à l'infini l'expérimentation, quand il s'agit de transmettre à volonté des maladies à l'homme en santé, et de réunir des animaux coûteux à acheter et à nourir. Les essais de contagion n'ont pas toujours eu, tant sur l'homme que sur les animaux, le succès que nous en attendions. Ainsi, les quatre élèves qui ont reçu les acares des lions ont réellement été atteints de la gale, mais cette maladie s'est éteinte du trentième au quarantième jour, sans que nous puissions en savoir la raison.

Des quatre personnes qui ont reçu les acares du chien, deux ont vu la maladie avorter, tandis que sur les deux autres elle a suivi son cours régulier, au point d'exiger un traitement spécial. Il en a souvent été ainsi sur des animaux auxquels nous voulions transmettre la gale, soit de l'homme, soit de leurs semblables. Chez les animaux, on se rend jusqu'à un certain point compte de ces insuccès, parce que l'expérience nous a prouvé qu'il fallait sur eux, en quelque sorte, préparer le terrain pour que les parasites pussent vivre ; mais chez l'homme pareilles conditions n'ont point paru nécessaires. Les acares des carnassiers vivent sur nous, quel que soit le degré de notre santé, notre âge, notre tempérament, notre état de maigreur et d'embonpoint. Ils trouvent de leur goût le sang et les humeurs qui circulent dans la peau d'un chlorotique, tout aussi bien que le sang et les humeurs d'un pléthorique : par conséquent on ne sait à quoi attribuer l'arrêt que subit la maladie transmise. Les conditions particulières dans lesquelles peuvent se trouver les parasites eux-mêmes en rendraient peut-être raison, car il faut qu'ils puissent procréer des générations nouvelles, et si les femelles déposées ne sont pas fécondées, si les œufs pondus sont inféconds, la maladie suivra sa marche tant que les parasites vivront sur la peau et l'irriteront, de même que tous les symptômes s'amenderont au fur et à mesure que les acares mourront. Telle est probablement l'une des causes des insuccès que nous avons constatés dans nos tentatives de communication ; mais elle n'est pas la seule : la contagion a avorté sur l'homme et les animaux lorque nous avions choisi des acares accouplés, des femelles fécondées, c'est-à-dire en état de pulluler. Il y a donc dans le développement de la transmission des conditions données qui nous échappent, et qui nous paraissent fort difficiles à découvrir.

Nous avons maintes fois constaté que la contagion opérée par le contact immédiat entre l'homme sain et un animal galeux, ou bien entre deux animaux, avait une marche plus régulière. Le parasite qui émigre dans de semblables conditions est un instrument plus actif et plus sûr de propagation de la maladie. La contagion s'opère aussi avec plus de certitude, quand l'homme a de fréquents rapports avec l'animal malade. Le contact direct et répété des lions psoreux avec Cyprien, Borelli et sa fille, a produit une véritable contagion, tandis que le dépôt volontaire des parasites de ces mêmes lions a produit une gale momentanée, qui finalement a avorté. On conçoit d'ailleurs facilement que des rapports journaliers, qui rendent possible le transport répété des sarcoptes, entretiennent une cause d'irritation et de pullulation de ces parasites.

La psore provoquée par contagion directe a encore cela de particulier, que dès son début elle présente une violence excessive dans le développement de l'éruption prurigineuse, ainsi que dans l'acuité et la persistance des démangeaisons. En deux ou trois jours, le corps peut être couvert de papules, l'insomnie peut être complète, ce qui ne se présente jamais au début de la contagion de la gale de l'homme à l'homme, et comme le malade se rappellera avoir touché, peu de jours auparavant, un animal plus ou moins malade à la surface cutanée, on découvrira la cause de la maladie.

Nous n'avons pas la prétention d'expliquer cette rapide apparition des papules, et la violence du prurit; cependant on peut, jusqu'à un certain point, comprendre comment des parasites habitués à inciser une peau aussi dure que celle du cheval, par exemple, à absorber des fluides si différents de ceux qui circulent à la superficie du derme de la peau de l'homme, irritent outre mesure nos papilles nerveuses, et nous inoculent un liquide sécrété, jusqu'ici inconnu, et qui excite l'apparition de nombreuses papules prurigineuses.

Nous n'avons pas remarqué que la gale des animaux carnassiers transmise à l'homme eût des conséquences fâcheuses pour sa santé à venir. Nous pensons cependant, avec quelques auteurs, qu'elle peut, dans certains cas exceptionnels, provoquer des éruptions consécutives plus graves de l'ordre des pustules, et porter atteinte, par sa durée prolongée, à la constitution. Nous noterons enfin qu'il ne faut pas se hâter plus que de raison de traiter, à l'aide de topiques spéciaux, une psore ainsi transmise par les animaux; les accidents, loin d'aller *crescendo*, se calment souvent d'eux-mêmes. Nous pourrions en citer de nombreuses observations empruntées au *Journal des Expériences*, laissé à l'état de manuscrit, en raison de son volume. Il faut surtout chercher si les acares reçus proviennent d'un herbivore atteint de la gale due au dermatodecte, incontagiable, car quarante-huit heures après les premières piqûres, tout se calmerait naturellement.

La contagion de la psore des animaux à l'homme a mille occasions de se produire. Celle du cheval, par exemple, se transmet quand on le tond et le panse, quand on l'étrille et le brosse; quand on le monte sans selle et les jambes nues; quand on nettoie la peau dans le but de le guérir; quand on lui enlève et quand on lui remet ses harnais; quand on l'opère; quand on change sa litière et lorsqu'on dépouille les cadavres; celle du chameau, du lama et des bêtes à laine, lorsqu'on enlève leur toison et qu'on cherche à guérir leur gale; celle des chiens, des chats, lorsqu'on les caresse et surtout lorsqu'on les tient près de soi dans le lit; celle des animaux carnassiers sauvages, quand on cherche à les dompter, ou quand, les ayant tués, on les dépouille de leur peau. Aussi est-il important, toutes les fois qu'on a touché un animal affecté d'une maladie de peau, surtout de la psore, de se savonner immédiatement les mains à grande eau, afin d'enlever les sarcoptes avant qu'ils se soient enfouis sous l'épiderme.

D. — Contagion par l'absorption des produits morbides.

43. La question de la contagion des animaux à l'homme opérée par le transport des sarcoptes étant ainsi nettement tranchée par l'affirmative, il en restait une autre à discuter, bien qu'elle fût d'une importance secondaire. Nous voulons parler de l'absorption des sécrétions cutanées ou du virus psorique, à laquelle des sophistes ont voulu faire jouer un rôle important dans la pathogénie des dermatoses. Déjà plusieurs observateurs, et nous sommes du nombre, avaient précédemment tenté en vain de transmettre la psore en inoculant de l'homme à l'homme ou des animaux à l'homme les sécrétions morbides, en écrasant des acares, afin d'imprégner une lancette de leur fluide; mais nous avons, pour plus de garanties, répété, sur une plus grande échelle, toutes ces tentatives de contagion.

Nous avons, dans ce but, recueilli sur l'homme et sur les animaux des produits morbides ne renfermant, comme l'examen au microscope en donnait l'assurance, ni acares, ni œufs, et ces produits, sécrétés dans les vésicules ou les pustules, ont été inoculés sous l'épiderme avec une lancette.

Les animaux affectés de la psore étaient les uns jeunes et vigoureux, les autres vieux, débiles, soumis aux causes essentiellement prédisposantes de la psore.

L'inoculation a été pratiquée de l'homme à l'homme, à l'aide de produits morbides psoriques recueillis sur des sujets affectés de la psore propre à l'espèce humaine, soit de celle transmise par les animaux, et dans *onze* tentatives, réunissant toutes les conditions d'une bonne expérimentation, l'inoculation a échoué.

L'inoculation pratiquée à l'aide des sécrétions psoriques des animaux a été essayée; avec celles du chat *trois fois*, avec celles du chien *trois fois*, à l'aide de celles du cheval, pour la psore due au sarcopte, *quatre fois*, toujours sans aucun résultat au point de vue de la contagion. Il en a été de même de la psore du cheval et du mouton due à la présence du dermatodecte.

L'inoculation des produits morbides ne donnant que des résultats négatifs, nous avons réuni sur une lame de verre, et isolément pour chaque expérience, vingt acares de l'homme, puis successivement de chacun des animaux psoreux jusqu'ici mentionnés; ces acares ont été écrasés avec une lancette, puis l'instrument a été introduit sous l'épiderme, encore fraîchement imprégné du fluide qui circule dans le tissu sarcodique des acares. Dans ces conditions encore la contagion a échoué, bien que ces inoculations n'aient point été aussi innocentes que celles que nous avions pratiquées à l'aide des sécrétions morbides; nous avons pu en juger par nous-mêmes. Ainsi sur nos bras l'inoculation a produit instantanément une violente irritation locale, avec rougeur, chaleur et gonflement de la peau, puis il est apparu une éruption de petites pustules avec démangeaison dans la sphère d'activité des liquides inoculés, mais ce travail morbide s'est éteint au bout de quelques jours sans laisser aucune trace, sans produire ultérieurement la moindre éruption qu'on eût pu être tenté d'attribuer à l'action virulente des fluides acariens.

Nous avons conclu de ces expériences, *que l'inoculation des produits et des fluides psoriques ne pouvait être une cause de contagion.*

La psore de l'homme étant exclusivement due à la transmission du sarcopte, on comprendra facilement que la contagion aura des effets d'autant plus prompts, d'autant plus manifestes, que le nombre des parasites transmis sera plus considérable. Si cette contagion remonte à des rapports avec un homme psoreux, l'incubation sera longue, les sillons peu nombreux au début; si au contraire elle résulte du contact d'un animal couvert de parasites, la marche de la maladie sera rapide, les sillons en peu de temps considérables. D'autre part, la marche, la gravité de la maladie ne sont pas subordonnées seulement au nombre des sarcoptes reçus, mais encore à la condition particulière dans laquelle ces sarcoptes se trouvent au moment de la transmission. Un sarcopte femelle fécondé est une cause de contagion tout autrement active que celle qui résulte de la présence d'une nymphe ou d'un mâle.

Un seul sarcopte, hors d'état de multiplier les individus de son espèce, peut causer la psore, mais la maladie dans ces cas s'éteint d'elle-même, elle avorte faute d'être entretenue par une cause permanente, et, à en juger par l'irrégularité que nous avons constatée dans la marche de la maladie produite à volonté, par le dépôt d'un assez grand nombre de sarcoptes pris sur les animaux, il est permis de croire que, sans nous en douter, nous sommes ainsi fréquemment atteints d'une affection psorique destinée à s'éteindre d'elle-même.

Nous insisterons plus longuement, dans la troisième partie, sur la question de la génération des acares, attendu que l'étiologie de la psore des animaux doit être également connue du lecteur pour qu'il puisse apprécier notre manière de voir sur ce point. Mais nous pouvons, dès ce moment, arrêter ses réflexions sur quelques faits importants déjà acquis; principalement sur l'identité absolue du sarcopte de l'homme, des carnassiers, des omnivores et de certains herbivores, et sur la facilité avec laquelle la psore nous est transmise par ces animaux, si bien que, trouvant chez eux un foyer de contagion, en quelque sorte inépuisable, *l'homme semble plutôt posséder le sarcopte et la psore des animaux qu'un sarcopte et une psore qui seraient propres à l'espèce humaine.* Considérations bien dignes de fixer l'attention des pathologistes, et sur lesquelles nous reviendrons ultérieurement.

44. *Symptômes.*—Tout individu qui a reçu un sarcopte, quels que soient son sexe, son âge et son tempérament, voit se développer sur lui une série de phénomènes, variables quant à leur intensité, mais offrant toujours dans leur ensemble un cachet caractéristique qui n'appartient qu'à la psore. Ces phénomènes peuvent se rapporter à deux périodes bien tranchées de la marche des maladies : 1° à une période de début ou d'incubation; 2° à une période d'état. En effet, qu'un sujet se soit exposé à la contagion en couchant, par exemple, avec un individu affecté de la psore, et qu'il ait reçu un sarcopte, il restera quelquefois vingt ou trente jours sans soupçonner l'affection qui le menace; il éprouvera bien dans

une région donnée une sensation passagère, qui, sous l'influence d'une élévation de la température produite par la chaleur d'un foyer ou par le séjour au lit, se changera en démangeaisons plus ou moins fréquentes; mais ces démangeaisons l'exciteront à se gratter, sans le préoccuper autrement. Souvent aussi, comme cela nous est arrivé à l'un et à l'autre, il n'éprouvera aucune sensation particulière; l'affection ne se trahira au début par aucun symptôme avant-coureur, et le médecin et le malade ne remarqueraient aucun signe propre à éveiller leur attention, si, comme on le croyait il y a encore quelques années, il fallait de toute nécessité qu'une éruption de vésicules se fût produite pour qu'on pût reconnaître la psore. Mais, fort heureusement, cette maladie s'accompagne toujours de signes qui permettent de la découvrir, sinon pendant les premiers jours de la période d'incubation, du moins à la période d'état, et ces signes résident dans la présence du sarcopte et surtout dans l'aspect du *sillon* qu'il trace sous l'épiderme : *sillon* qui devient le symptôme le plus important, attendu qu'il révèle l'existence du parasite à toutes les périodes de l'affection.

Qu'une personne reçoive un sarcopte, immédiatement le parasite incisera l'épiderme et le soulèvera pour s'y cacher. A partir de ce moment l'incubation a lieu. Le gîte du sarcopte et plus tard son sillon, sont donc la première et la plus sûre indication de la nature de la maladie. — Quand le sarcopte s'est simplement abrité sous l'épiderme, le relief qu'il y forme est si peu sensible, qu'il faut, pour le trouver, se servir de la loupe ou d'un microscope mobile. Si on a recours à ce moyen, on découvre quelquefois, au siége des démangeaisons, de petites pellicules épidermiques détachées, et à côté, sous l'épiderme, un corpuscule opalin, qui n'est autre que le sarcopte lui-même. Si l'on observe chaque jour le parasite, on le voit avancer d'un à deux millimètres en vingt-quatre heures; et bientôt le sillon est très-visible à l'œil nu : il présente alors l'aspect d'une ligne, le plus souvent tortueuse, d'une sorte d'égratignure, d'un demi-millimètre de largeur et tachetée de blanc et de noir. Les aspérités blanchâtres résultent des pellicules épidermiques soulevées et mortifiées; les taches noires, d'amas de fèces, de corps étrangers, vus sur la paroi inférieure du sillon, au fond d'une petite ouverture que le sarcopte a soin de pratiquer à l'épiderme chaque fois qu'il se déplace. De telle sorte que ces petites ouvertures marquent comme autant de stations où le parasite est resté un temps plus ou moins long, vingt-quatre heures quand il ne remplit d'autres fonctions que celles réclamées par la nutrition, ou quand, à la période de la ponte, il dépose ses œufs sur une seule ligne; plusieurs jours, lorsque les œufs sont rangés par groupes de trois ou de quatre et les uns à côté des autres.

On distingue au *sillon* deux extrémités, l'une plus grosse, irrégulière, furfuracée, résultant des fouilles faites par le sarcopte lors de son entrée; de légères croûtes, derniers indices d'une petite pustule, s'y remarquent également quelquefois. L'autre extrémité est lisse, légèrement bombée, opaline ou blanchâtre; on y devine facilement la présence du parasite, et avec quelque habitude on l'extrait sans difficulté à l'aide de la pointe d'une aiguille.

La longueur du sillon varie avec l'âge du sarcopte et les fonctions qu'il remplit à telle ou telle phase de sa vie. Ainsi la jeune nymphe, cachée sous l'épiderme après sa sortie de l'œuf, fouille un sillon qu'elle abandonne au bout de quelques jours quand elle devient parasite parfait. Le mâle, qui ne peut, sur l'homme, dans la psore commune, féconder les femelles qu'à la condition de quitter sa retraite, se contente de chercher sous l'épiderme un abri momentané sans tracer de sillons proprement dits. Les femelles elles-mêmes, pendant les métamorphoses qu'elles éprouvent avant celles qui les rendent propres à la ponte, ne tracent que de petites galeries; de telle sorte que les femelles fécondées font seules, à l'époque de la ponte, ces sillons de un à quatre centimètres de long, sur lesquels repose aujourd'hui le diagnostic de la psore.

Ces faits laissent entrevoir combien il est difficile de reconnaître cette maladie à son début, quand la contagion ne s'est point opérée au contact des animaux, lorsqu'un parasite seul l'a produite, et surtout lorsque ce parasite est une femelle non fécondée ou un mâle.

Depuis que l'un de nous a fait ressortir l'importance majeure du sillon, on l'a constaté, à son exemple, sur tous les points du tégument, si ce n'est sur le cuir chevelu; mais, dans l'ordre de fréquence, c'est entre les doigts des mains, aux poignets, aux pieds, aux parties génitales chez les hommes, au sein chez les femmes, qu'on le rencontre le plus souvent. Chez les enfants en bas âge il occupe fréquemment le pourtour du bassin, ou le voisinage des régions habituellement en contact avec les mains des personnes qui les portent.

La période d'incubation a une durée très-variable, et subordonnée au nombre, à l'âge et au sexe des sarcoptes transmis. Elle ne présente point encore l'ensemble des symptômes anciennement décrits. Des démangeaisons, surtout très-vives pendant les premières heures du séjour au lit, une éruption de papules au siége de ces démangeaisons, de vésicules papuleuses entre les doigts, tels sont généralement les seuls signes appréciables, mais qui, bien rarement, excitent le patient à réclamer des soins. Il faut, pour que ces petites perturbations dans la santé prennent l'importance d'une maladie, qu'une première génération de sarcoptes ait disséminé sur une plus large surface les points d'irritation.

45. C'est alors que commence la période *d'état*.—Une éruption plus considérable de papules prurigineuses, de vésicules toujours discrètes, et d'un volume variable; enfin de petites pustules l'annoncent indubitablement. Les vésicules proprement dites, disséminées sur les faces latérales des doigts, ont une couleur bleuâtre à leur base, et un sommet pointu et perlé. Les papules semblent remplies, à leur sommet, d'une sérosité limpide; ce qui les a fait prendre pour des vésicules, et a fait dire aux auteurs que la psore consistait dans une éruption de vésicules, avec d'autant plus d'apparence de raison, que ces papules pseudo-vésiculeuses se cons-

tataient non-seulement sur les mains, mais aussi sur les bras et le tronc. Mais une dissection attentive prouve qu'elles sont solides. Les petites pustules apparaissent plus tard, vers le deuxième ou le troisième mois de la maladie; elles ressemblent quelquefois aux vésicules au début de leur apparition, bientôt elles augmentent de volume, se remplissent d'un pus bien lié, et deviennent de véritables pustules. Ce sont ces pustules qui se développent quelquefois *sous* les sillons. La constitution plus ou moins lymphatique, plus ou moins humorale du sujet, paraît seule prédisposer à l'une des formes de ces éruptions plutôt qu'à l'autre.

Nous parlons d'éruptions papulo-vésiculeuses qui naissent sur les *mains* et qui sont une conséquence naturelle de la présence du sarcopte; il ne faudrait pas croire qu'il en est toujours ainsi, car quelquefois des psoreux ont le corps couvert de prurigo, et de pustules volumineuses, ou d'impétigo, sans que les mains, qui sont couvertes de sillons, offrent la moindre éruption, ce fait méritait d'être particulièrement signalé, et il l'a été, en effet, il y a quinze ans, alors que l'éruption des vésicules et des papules aux mains était considérée comme le signe certain de la maladie. Cette absence de vésicules se remarque principalement chez les sujets à peau ferme et sèche, et dont les mains saines et robustes portent l'empreinte de tissus de bonne nature, et d'une facile cicatrisation.

Tels sont, avec des démangeaisons plus intenses, plus générales, les premiers symptômes de la période d'état résultant d'une première génération, qui peut compter de douze à seize sarcoptes. Mais d'ordinaire les malades ne viennent réclamer des soins qu'à une époque plus avancée de la maladie, quand les complications accoutumées de la psore les ont mis dans l'impossibilité de vaquer à leurs travaux. Il faut assister à la consultation de l'hôpital Saint-Louis pour avoir une idée de l'état dans lequel ils s'y présentent.

Ces psoreux, soit par insouciance, soit par nécessité, offrent alors le résultat des irritations produites par plusieurs générations de parasites, et quelques-uns en souffrent sérieusement. Ces malheureux, en effet, portent sur eux quelques douzaines de sarcoptes qui les privent de sommeil, entravent les fonctions de la nutrition et épuisent leurs forces; et si les scrofules, la diathèse herpétique ont déjà antérieurement appauvri leur constitution, aux vésicules succèdent de véritables pustules d'impétigo, siégeant sur le dos de la main, au poignet. A un degré encore plus avancé, chez les sujets lymphatiques, replets, de nature indolente, ces pustules s'étendent aux plis des bras, à l'aisselle, sur les cuisses, mais surtout au cou-de-pied et aux fesses. Chez d'autres, ce sont des pustules d'ecthyma ou des furoncles, qui apparaissent aux différentes régions du corps, dans le tissu adipeux sous-dermique.

Quand les sujets sont d'une constitution sèche, nerveuse, ce sont le lichen et le prurigo qui prédominent, et tout le corps se couvre alors et tout aussi bien sur les faces de flexion que sur les faces d'extension, de papules surmontées de petites croûtes rougeâtres, résultant de la coagulation d'une gouttelette de sérosité sanguinolente qui s'est desséchée à leur sommet.

Les saisons ne déterminent pas de modifications bien importantes dans la production des symptômes; cependant, comme le printemps semble avoir une influence manifeste sur le développement des affections cutanées, il agira sur les psoreux comme sur les autres sujets; il en sera de même de certaines professions, qui amendent ou aggravent les complications.

Telle est la marche de la psore quand la contagion s'est produite par une transmission opérée de l'homme à l'homme; mais elle est différente quand elle a pour cause occasionnelle des rapports fréquents avec des animaux. En effet, le sujet peut avoir reçu, en peu de jours, un nombre de sarcoptes équivalant à celui qui résulterait de la pullulation d'une ou plusieurs générations, et alors la période d'incubation est franchie en quelques jours. Tous les individus contaminés par les animaux qu'il nous a été donné d'observer, tous ceux auxquels nous avons intentionnellement transmis la psore, ont accusé des insomnies, d'atroces démangeaisons et quelques-uns de la fièvre; tous, en peu de jours, ont eu le corps couvert de papules prurigineuses; et, si l'expérience ne nous avait appris que souvent ces symptômes, si inquiétants au début, se calment spontanément au bout de quelques jours, nous nous serions crus dans la nécessité de combattre en toute hâte, par une médication efficace, le développement ultérieur de la maladie.

Il est encore d'autres circonstances dans lesquelles la psore peut devenir une maladie réellement sérieuse. Il semblerait que l'homme peut être soumis aux influences d'une cachexie psorique, analogue sous quelques rapports à celle des animaux et plus spécialement du lion, du chat, du dromadaire, du lama et quelquefois aussi du chien, et qui fait pulluler à profusion sur eux les parasites. En effet, on a constaté chez quelques sujets, et M. le docteur Boeck, de Christiania, en a le premier publié l'observation, des psores analogues à celles des animaux, et par le nombre incalculable des acares développés sur le tégument, et par les croûtes épaisses et solides qui le recouvraient sur la plus grande partie de son étendue. Les sarcoptes naissent alors sous l'épiderme induré et hypertrophié en nombre si considérable, que leurs cadavres, mêlés aux produits concrétés, aux cellules épithéliales, se comptent par centaines dans une étendue de quelques centimètres carrés. Aussi les débris de ces croûtes, présentés au foyer du microscope, se montrent-ils en grande partie composés de sarcoptes mâles et femelles, de nymphes, d'œufs et de leurs fèces. La contagion de la psore dans ces cas exceptionnels s'opère, comme chez les animaux, avec une incroyable facilité; tout le personnel qui entoure les malades en est bientôt envahi, et il faut les séquestrer pour couper court à la propagation de la maladie.

La malade de M. Boeck n'avait que quinze ans, et portait à la paume des mains et dans l'intervalle des doigts, des croûtes de quatre à six millimètres d'épaisseur, d'une couleur grise, adhérentes à la peau, et formées d'une masse si compacte qu'on pouvait la couper en lamelles comme l'écorce des arbres. Les ongles étaient dégénérés, épais et noueux. — Des croûtes semblables existaient à la face dorsale des pieds, aux coudes, aux fesses, à la partie postérieure des cuisses et du dos; le cuir chevelu seul était épargné. Si l'on détachait ces croûtes, la peau qu'elles recouvraient apparaissait rouge, humide, un peu inégale. Toutes les autres surfaces de la peau présentaient une rougeur érythémateuse. Aux jambes on voyait des taches non saillantes, d'un brun rougeâtre; à la face postérieure des bras se voyaient plusieurs vésicules; enfin des pustules se montraient çà et là aux extrémités. La santé, au dire de M. Boeck, était *évidemment altérée*.

Deux autres cas de cette psore exceptionnelle ont été rencontrés depuis que M. Boeck l'a fait connaître, un entre autres[1], par M. Second-Féréol, interne à Saint-Louis, dans le service de M. Cazenave. — Il semble résulter des détails de l'observation que ce n'est que plusieurs jours après la mort du malade que l'examen microscopique a fait découvrir des sarcoptes dans les croûtes. Plusieurs infirmiers qui avaient approché le sujet affecté ont eu la psore, et un traitement spécial a dû leur être ordonné.

Des auteurs ont admis des psores différentes, des *variétés*, suivant la prédominance de telle ou telle affection cutanée. Nous ne pouvons partager leur manière de voir. La psore est UNE, ses complications lui donnent seules des caractères variables, mais secondaires. Si une exception était à faire à cet égard, ce serait pour la forme décrite par M. Boeck, qui doit se rattacher à quelque altération générale du sang. Les faits observés sont encore trop peu nombreux pour qu'on puisse aujourd'hui émettre une opinion de quelque valeur à ce sujet.

Nous verrons, en étudiant la psore des animaux, combien l'état général de leur santé a d'influence sur la marche de la maladie; il n'était donc pas sans intérêt de rechercher quelle pourrait être chez l'homme celle des maladies intercurrentes. Voici ce que nos études sur cette matière nous ont révélé.

[1] Lanquetin, *loc. cit.* p. 78 et suivantes.

Le sarcopte trouve toujours sur l'homme, contrairement à ce qu'on observe chez les animaux, un terrain favorable à sa pullulation. Le plus ou moins de perfection dans l'état de notre santé lui importe peu. Il faut que nous soyons réellement malades, affectés de fièvre, d'inflammations sérieuses, pour qu'il en ressente les atteintes; dans ces circonstances les éruptions cutanées psoriques s'amendent, puis disparaissent, et le sarcopte lui-même paraît menacé dans son existence. Ainsi nous avons vu des psoreux affectés de fièvre typhoïde guérir en apparence de leur maladie de peau pendant le cours de la pyrexie, puis, à leur convalescence, de nouveaux sillons apparaître, et le prurigo, les vésicules, etc. etc. faire également irruption. On connaît trop les phénomènes métastatiques des maladies pour qu'il soit nécessaire d'insister sur cette guérison apparente de la psore, lorsqu'une inflammation grave vient faire diversion, et opérer une perturbation dans le libre exercice des forces morbides. Le sarcopte, pendant ce temps d'arrêt, semble simplement sustenter sa vie; mais, au retour de la santé, il manifeste de nouveau son existence; et les œufs, entravés dans leur incubation, éclosent et disséminent sur la peau de nouvelles causes d'irritation, de démangeaison, etc.

Maintenant que les symptômes de la psore ont été exposés, demandons-nous à quelle cause ils peuvent être réellement dus. Le sarcopte, qui est la cause essentielle de la maladie, porte-t-il en lui un liquide virulent ou irritant qu'il inocule en ponctionnant les papilles[1]; ou bien n'agit-il que comme un parasite qui trouble mécaniquement les fonctions de l'innervation, puis, secondairement, comme le ferait tout autre arachnide, les fonctions de sécrétion de la peau?

Si l'on se reporte aux résultats que nous avons mentionnés plus haut, à propos de l'inoculation des sécrétions psoriques (42), on reste convaincu, 1° que ni la sérosité des vésicules, ni le pus contenu dans les pustules, ni les sécrétions épanchées sous les croûtes

[1] On sait que beaucoup d'arachnides inoculent, à l'aide de leurs mandibules, un fluide venimeux, qui tue les petits insectes dont elles font leur proie.

ne sont les agents de la contagion; 2° que les fluides qui sont obtenus par l'écrasement, la trituration du sarcopte, inoculés sous l'épiderme provoquent instantanément une violente irritation, puis une éruption de papules et de pustules dans la sphère d'activité de l'absorption; 3° que l'inoculation du virus psorique ne met pas à l'abri de nouvelles contagions, qu'elle ne produit pas la *psorisation*. Mais si des éruptions vésiculeuses prurigineuses générales n'ont point été la conséquence des inoculations opérées, il n'en faut pas moins, pendant le cours de la psore, en faire remonter la cause au sarcopte lui-même, car sans lui elles ne sauraient exister avec un ensemble de caractères qui n'appartiennent qu'à la gale.

Quant à nous, le sarcopte nous paraît inoculer un principe morbide auquel il faut attribuer l'évolution des éruptions précitées. Comment pourrait-il en être autrement, quand nous voyons chez un grand nombre de sujets, soumis intentionnellement ou involontairement à la contagion de la psore des animaux, tout le corps se couvrir en quarante-huit heures d'une éruption abondante de papules prurigineuses, qu'on voudrait en vain attribuer aux démangeaisons, et à l'irritation que développe le psoreux en se grattant? Que nous ne puissions découvrir par quel travail mystérieux cette élaboration morbide si remarquable s'opère, nous en convenons; mais si nous ne pouvons nous en rendre compte, il ne nous est pas moins impossible de la méconnaître. Tel est le premier mode d'agir du sarcopte.

Sa présence a encore pour conséquence une autre cause de trouble dans nos fonctions, en provoquant sur la peau une irritation locale, ainsi que le ferait tout autre parasite. En effet, pour beaucoup de psoreux, le sarcopte est un hôte incommode, qui produit d'abord localement, puis insensiblement d'une manière générale, une hypéresthésie qui porte à la longue une gêne notable dans la santé. C'est mécaniquement qu'il agit, sous ce rapport; mais une perturbation toute physique altère bientôt l'harmonie des fonctions, et pour peu que ce désordre persiste, il ne tarde pas à entrer dans le domaine de la pathologie. C'est ainsi qu'à la longue la privation du sommeil et du repos porte atteinte à la santé des psoreux, car l'insomnie, surtout chez des artisans condamnés à un rude labeur quotidien, amène bientôt le dépérissement, la fièvre; troubles généraux qui eux-mêmes impriment aux complications de la psore un caractère de gravité qu'elles n'acquerraient jamais, si le sarcopte laissait aux malades le bienfait d'un sommeil réparateur. — L'hypéresthésie excitée en un point se propage avec rapidité à tout le tégument. Il y a dans l'innervation un mode d'action qui, sous l'effet d'une cause irritante, peut troubler la santé, et le sarcopte est très-propre à devenir cet agent d'irritation. — Concluons donc que le sarcopte peut impressionner morbidement et spécifiquement l'économie : 1° par une action générale et latente due à une sorte d'inoculation virulente; 2° par une action toute mécanique, ayant pour conséquence médiate un état d'hypéresthésie de la superficie du derme, duquel résulterait une perturbation morbide dans le système nerveux général.

46. *Diagnostic.* — Le diagnostic, avant la publication du Traité de la gale de l'homme, reposait généralement sur une base incertaine, savoir : la présence aux lieux d'élection des éruptions vésiculeuse et papuleuse, sur la nature desquelles il n'était que trop facile de prendre le change. Comme ces éruptions ne sont qu'une conséquence des irritations produites par le sarcopte, la maladie n'était reconnue que longtemps après son apparition réelle. Aujourd'hui encore reconnaître la psore n'est pas toujours facile, et nous pourrions, si le cadre de cet ouvrage le permettait, citer les observations de plusieurs médecins affectés de la psore et vainement traités pendant plusieurs mois, à Paris même, pour d'autres maladies cutanées. Si des médecins peuvent commettre sur eux-mêmes ces erreurs de diagnostic, on peut facilement comprendre qu'elles doivent être encore plus fréquentes sur le commun des gens, et c'est ce que nous persistons à affirmer, quoi qu'on en ait dit.

La psore est surtout difficile à reconnaître à la période d'incubation, qui peut durer un mois environ, et pendant laquelle des démangeaisons, de l'insomnie, et des éruptions éphémères attirent seules l'attention du sujet affecté; surtout si la contagion s'est opérée par le contact des hommes entre eux, car dans ces circonstances le nombre des sarcoptes transmis est toujours peu considérable. Lorsqu'au contraire ce sont les animaux qui nous ont transmis des sarcoptes, les symptômes acquièrent promptement un caractère tranché, et le doute ne peut être de longue durée.

La division que nous avons établie dans la marche de la maladie en deux périodes, l'une d'incubation, l'autre d'état, se retrouve avec évidence à propos du diagnostic, la période d'incubation offrant une grande incertitude dans l'appréciation des symptômes, si on la compare à la période d'état. Quoi qu'il en soit, la psore, à ces deux périodes de développement, a pour signe certain la présence du sarcopte, puis celle du sillon sous-épidermique. Tant que le parasite ou le sillon n'est point trouvé, on peut contester à la rigueur la précision du diagnostic porté, et hésiter dans le choix de la médication.

Nous avons eu l'un et l'autre la psore, et bien qu'ayant placé des sarcoptes sur notre tégument, nous avons dû attendre plusieurs jours, avant de pouvoir dire si nous en étions réellement affectés, et cependant nous opérions la contagion par le dépôt de sarcoptes choisis à la période de la ponte, en état, par conséquent, de tracer immédiatement des sillons appréciables à l'œil nu. Qu'on juge donc alors de la difficulté du diagnostic quand la psore, transmise de l'homme à l'homme, a pour instrument de contagion une nymphe non fécondée, ou un mâle, que quelques personnes ont peine à voir à l'œil nu, et qui fait sur la peau des sillons d'un millimètre de longueur seulement. — Il faut, dans ces cas exceptionnels, fixer avec soin son attention sur les parties où les démangeaisons se font sentir, là où quelques papules apparaissent, rendre l'examen plus minutieux par l'usage d'une forte loupe, et l'on parviendra quelquefois à découvrir sous l'épiderme l'hôte incommode qui a été transmis.

A la période d'état, une ou plusieurs générations de sarcoptes se sont répandues sur différentes régions de la peau, entre les doigts, aux poignets, aux pieds, sur les seins, au scrotum et sur le pénis, et alors les sillons que les animalcules ont tracés y révèlent leur présence. Ces sillons sont visibles à l'œil nu, la constatation en est facile, et le diagnostic offre peu de difficultés quand ils ont acquis une certaine longueur; d'autant plus que l'ensemble des éruptions vient éclairer pour sa part sur la nature de la maladie.

Ces éruptions, il importe de ne pas l'oublier, font cependant quelquefois défaut, ou se rapprochent par leurs formes de celles des maladies non psoriques. Ainsi nous avons vu des malades dont les mains portaient trente à quarante sarcoptes cachés dans leurs sillons, qui ne provoquaient ni démangeaisons, ni éruptions, et qui, si un prurit assez vif aux cuisses et sur les épaules, si des papules de prurigo vers ces régions n'avaient attiré leur attention, n'auraient pas réclamé de soins médicaux.

La psore, bien que maladie spéciale, se complique toujours de certaines affections de peau analogues sous quelque rapports à celles qu'on observe alors que la cause spécifique fait défaut; telles sont des éruptions vésiculeuses, papuleuses, pustuleuses, et comme les vésicules sont le caractère symptomatique de l'eczéma; les papules, du prurigo; les pustules, de l'impétigo et de l'ecthyma; il importe de dire en quoi les éruptions propres à la psore diffèrent de celles plus communes des maladies de peau d'une autre nature.

Les vésicules de la psore siégent de préférence dans les intervalles des doigts, à la naissance du poignet; elles sont disséminées, assez volumineuses, transparentes au sommet, blanchâtres à la base, et se recouvrent en se desséchant d'une petite croûte. — Les vésicules de l'eczéma sont plus petites, plus acuminées, à base inflammatoire plus marquée, réunies en groupes pressés, et sont répandues sur les faces d'extension des mains, des bras et sur le tronc. Elles forment, en se desséchant sur la peau rouge et enflammée, des squammes résultant d'une sécrétion plus abondante que celle de la psore. Les démangeaisons diffèrent dans ces maladies; intermittentes et augmentées par le calorique dans la psore, elle sont plus contenues et plus égales dans l'eczéma.

Les papules de la psore diffèrent de celles du prurigo, surtout aux mains, aux pieds et aux avant-bras, en ce qu'elles tiennent un peu de la vésicule vers le sommet. Elles peuvent aider à établir le diagnostic au début, mais quand le prurit, devenu général, a forcé le patient à se gratter, les papules sont celles du prurigo lui-même, surtout chez les vieillards. Il est encore une autre maladie de peau qui a pour élément pathologique la papule, c'est le *lichen;* mais les papules du lichen sont réunies par groupes, et de plus, dans cette affection, une sécrétion par plaques produit de petites croûtes squammeuses fendillées. — Enfin les démangeaisons du lichen sont locales et n'ont point leur plus grande intensité à des heures marquées.

Les pustules de la psore sont toujours isolées, celles de l'impétigo réunies. Quant à l'ecthyma, il se rattache le plus souvent à une constitution cachectique, et comme beaucoup de psoreux sont dans cette mauvaise condition de santé, on comprend qu'il se montre sur eux. Enfin la psore seule est contagieuse.

On pourrait dire sans exagération que toutes les affections cutanées qui compliquent la psore chronique tiennent du prurigo, du lichen, de l'eczéma, de l'impétigo, et ce ne sont pourtant réellement pas toutes ces maladies prises chacune isolément. Un état psorique, en un mot, est un terrain fertile, où l'arbre des dermatoses, comme aurait dit Alibert dans son langage fleuri, porte à toutes ses branches une des nombreuses variétés des affections cutanées. C'est, comme le disent encore des auteurs modernes, la gale prurigineuse, eczémateuse, pustuleuse; car, au fond de toutes ces éruptions qui tendent à se produire là où une irritation permanente les excite à naître, il y a une cause et une maladie spécifique qui prédominent, et cette maladie n'est ni l'eczéma, ni le prurigo, c'est le sarcopte, c'est la psore. En dernière analyse, le seul symptôme pathognomonique de la psore est, à la période d'incubation, le sarcopte; à la période d'état, le sillon.

47. Le *pronostic* de la psore de l'homme n'a rien de grave, car s'il est vrai de dire qu'elle altère quelquefois sérieusement la santé, il n'est pas moins certain qu'elle n'a jamais causé la mort, quand d'autres affections intercurrentes ne l'ont point compliquée. Elle guérit quelquefois spontanément quand les sarcoptes transmis par contagion ne peuvent procréer des générations nouvelles; nous en avons cité des exemples en traitant de l'étiologie; et tout porte à croire que nous recevons fréquemment, dans nos rapports avec les animaux, des acares qui troublent momentanément notre santé, mais pas au point de développer les phénomènes morbides qui, dans leur ensemble, constituent l'affection psorique.

Cette maladie, au temps des théories humorales, était considérée comme fort grave, en raison de la rétrocession ou répercussion du vice psoreux, mais l'observation journalière démontre qu'on peut la contracter sans qu'ultérieurement la santé s'en ressente. Cependant il importe de remarquer que si la psore n'est point à redouter comme maladie virulente, elle a la gravité relative des maladies de peau en général. C'est un précédent fâcheux que d'avoir, même accidentellement, des éruptions vésiculeuse, prurigineuse et pustuleuse. La diathèse herpétique se développe à tous les âges, elle peut naître à l'occasion de la cause psorique comme de toute autre cause, et de même qu'on ne peut méconnaître l'influence pernicieuse des affections cutanées antécédentes sur l'apparition de maladies de peau ultérieures, de même on ne peut refuser aux éruptions qui compliquent la psore une certaine action comme prédisposition à des éruptions nouvelles. Mais la diathèse pathogénique ne va pas au delà; elle est celle que toute affection herpétique laisse après elle dans l'économie.

Nous pourrions, si c'était le lieu, faire à propos du vice psorique, une excursion amusante dans le domaine de l'homœopathie. Hahnemann, on le sait, voyait dans le virus psorique une des puissances occultes de sa pathogénie; une secte de ses adeptes, les *isopathistes*, dynamisaient et administraient intérieurement à leurs malades de la sérosité et du pus recueillis sur des galeux, sous le nom de *psorine*. L'un de ces fervents sectateurs, affecté de la psore, a même reçu de l'un de nous des sarcoptes dont il a extrait l'*acarine*, qu'il a sérieusement avalée, sans profit il est vrai, car il a dû subir le traitement des frictions générales, et rendre du moins sur ce point justice à l'allopathie.

La durée de la psore est pour certains sujets, en quelque sorte, indéfinie; des générations successives de sarcoptes pouvant renouveler sans cesse la cause qui la perpétue, si le traitement que nous allons faire connaître ne détruit les parasites et les complications qu'ils ont fait naître.

48. *Classification.* — La psore avait été généralement maintenue par les pathologistes, jusqu'à la publication du Traité de la gale de l'homme, dans l'ordre des affections vésiculeuses, à côté de l'eczéma et de l'herpès, mais depuis que l'importance du rôle du sarcopte a été mieux appréciée, on s'accorde à la classer parmi les maladies *parasitaires*.

49. *Traitement.* — Pour les anciens, une maladie aussi générale que la psore à la période d'état, se traduisant par des démangeaisons générales, des vésicules, des papules et des pustules, ne pouvait tenir qu'à une profonde altération des humeurs, et les relâchants, les évacuants, voire même les saignées, étaient seuls capables de combattre avec efficacité les effets d'un vice dartreux aussi manifeste. La découverte du sarcopte donna bien, de temps à autre, aux novateurs l'occasion de rappeler les partisans des doctrines humorales à une méthode plus rationnelle. Ambroise Paré et plus tard Cestoni n'y manquèrent pas; mais le parasite trouvé par les uns était introuvable pour les autres; il ne tardait pas à être complétement oublié, et les théories spéculatives l'emportaient de nouveau sur la saine observation.

Cette incertitude, quant à la cause de la maladie et quant à la nature du traitement, s'était perpétuée jusqu'à nos jours, et des traités de maladies de la peau, qui datent de vingt ans à peine, conseillaient encore de préparer le malade au traitement anti-psorique par des saignées, des bains, des purgatifs et des boissons dépuratives. Quoi qu'il en soit, les frictions ont, de tout temps, fait la base du traitement de la psore de l'homme et des animaux; le mode suivant lequel elles étaient faites a seul varié. Elles ont été *générales*, comme l'étendue des éruptions conseillait de le faire, tant que l'existence du sarcopte a été ignorée; puis *locales* le jour où le parasite découvert a paru tracer ses sillons exclusivement aux mains et aux pieds. Enfin, aujourd'hui, et en partie depuis que l'un de nous a démontré que le sarcopte vit sur toutes les régions du corps, elles sont faites de nouveau sur toute la surface du tégument.

Le Traité spécial de la psore de l'homme cite les noms d'un grand nombre de médecins qui, jusqu'en 1834, époque de la fameuse discussion sur l'existence du sarcopte, employaient les frictions générales dans le traitement anti-psorique. La méthode que suivait Helmerich, et que Burdin nous fait connaître dans le Journal de médecine, janvier 1813, peut résumer la médication généralement suivie. « Des militaires, dit-il, désignés pour le traitement, commencèrent par prendre un bain qui avait pour but de laver la peau et de la préparer à l'action de la pommade. Pour cet effet il leur fut distribué du savon vert, avec lequel ils se frottèrent vigoureusement pendant une demi-heure toutes les parties du corps. Chaque militaire se fit aider par son camarade pour se nettoyer les reins et les épaules, et ils prirent ainsi un véritable bain de propreté. Le lendemain de cet acte préparatoire, vers quatre heures du matin, chaque galeux, tout nu, procéda à la première friction avec une once d'un onguent verdâtre qui sentait le soufre. Cette friction se fit comme celle du savon vert; elle eut lieu, pendant une demi-heure, sur toute la surface du corps, et pour l'exécuter d'une manière complète, les militaires deux à deux, s'entr'aidèrent mutuellement. Après cette première opération, les galeux allèrent se reposer sur leur lit; on leur distribua leurs vivres ordinaires; il ne fut prescrit aucune tisane ni aucun remède interne, la maladie étant regardée comme une simple affection de la peau. Six heures après ils recommencèrent cette même opération avec une semblable quantité de pommade. On eut soin de retenir ces soldats dans l'infirmerie en les empêchant d'aller prendre l'air dehors, et vers quatre heures du soir, ils firent leur troisième friction. Enfin ils en firent une quatrième vers dix heures et terminèrent ainsi leur traitement, après avoir employé en tout quatre onces d'onguent. Le lendemain matin ils se nettoyèrent tout le corps avec du savon vert, et finirent, ainsi qu'ils avaient commencé, par un bain de propreté si énergique, qu'il pouvait encore être regardé comme une friction supplémentaire. » Cette pommade d'Helmerich, composée de soufre sublimé, deux parties; sous-carbonate de potasse, une partie; axonge, huit parties; fut également employée à l'hôpital Saint-Louis. Elle faisait la base du traitement *local*, borné aux pieds et aux mains, exécuté successivement sous les yeux de MM. les docteurs Cazenave, Gibert, Devergie et Bazin; lorsqu'au mois d'avril 1850 un empirique, du nom de Bajard, ayant eu connaissance des travaux de M. Bourguignon sur la psore de l'homme, vint lui offrir de guérir la gale en une *seule friction générale*, à l'aide d'une pommade de sa composition. Cet empirique fut présenté à M. Bazin, qui dirigeait alors le service des psoreux et qui l'autorisa à frictionner des malades. M. Bourguignon se chargea de constater l'efficacité de ce nouveau traitement à l'aide de son microscope mobile. L'empirique s'engageait à donner la composition de sa pommade, mais à la condition que MM. Bazin et Bourguignon attesteraient ses effets, par un certificat destiné à l'administration des hôpitaux, s'ils étaient reconnus satisfaisants. La promesse lui en fut faite.

Le sieur Bajard frictionna d'une main vigoureuse, des pieds à la tête, pendant un quart d'heure, deux malades choisis tout exprès, et, vingt-quatre heures après, M. Bourguignon trouva tous les sarcoptes morts. Un tel succès, obtenu par un traitement de quinze minutes sans bain préalable, méritait de fixer l'attention. Neuf autres malades furent soumis à une semblable friction, et pour sept d'entre eux la guérison fut définitive. Enfin quelques jours après, deux frictions générales, faites à douze heures d'intervalle, sur un même nombre de malades, eurent une complète réussite. Tous les sarcoptes extraits par M. Bourguignon étaient privés de vie, secs et parcheminés, et les œufs, pénétrés eux-mêmes par le topique, hors d'état de se développer. Bajard, fidèle à son engagement, donna la formule de sa pommade, dont voici la composition : Prenez poudre de chasse et poudre de soufre, de chaque 100 grammes; huile, quantité suffisante pour faire un magma; broyez avec soin; faites chauffer au bain-marie en vase clos pendant deux heures, broyez de nouveau le mélange, devenu résistant, avec 500 grammes d'huile, et remuez avec soin au moment de la friction[1]. Un grand bain pris douze heures après la dernière friction compléta le traitement. La méthode du sieur Bajard modifiant du tout au tout le traitement *local* suivi jusqu'alors à l'hôpital Saint-Louis, et dont la durée était de huit à douze jours, M. Bourguignon rédigea, comme cela avait été formellement promis, un certificat tant au nom de M. Bazin qu'au sien propre, dans lequel il était rendu compte des résultats obtenus par le sieur Bajard. Ce certificat, signé par M. Bourguignon, fut remis à M. Bazin, afin qu'il y apposât sa signature; mais ce fut en vain que Bajard réclama ce certificat. M. Bazin le garda en sa possession, et adressa au directeur général de l'assistance publique une lettre-rapport, dans laquelle il s'attribuait la *découverte des frictions générales,* ainsi que les améliorations opérées dans le traitement de la psore. Le pauvre empirique en fut pour

[1] Cette formule n'est pas celle de Bajard, quant au *modus faciendi;* l'empirisme l'avait compliquée de difficultés qui en augmentaient le merveilleux. Ainsi le mélange devait chauffer au bain-marie dans des œufs vides de leur contenu, etc. mais en somme elle se réduisait à la préparation indiquée.

sa peine et ses dépenses, et mourut quelques années après du choléra, sans avoir obtenu d'autre justice que celle que nous nous faisons un devoir de lui rendre ici publiquement, ainsi que M. Bourguignon l'a déjà fait, en 1850, devant l'Institut et le monde médical.

A partir de cette époque, les frictions générales furent substituées au traitement local, et la réforme s'opéra dans la médication en même temps qu'elle se produisait dans les idées régnantes sur la nature de la maladie elle-même.

En y réfléchissant, on se rend parfaitement compte de l'action de la pommade à la poudre de chasse et au soufre du sieur Bajard, attendu qu'elle est, à quelques modifications près, celle d'Helmerich depuis si longtemps en usage, *le mode de friction seul* étant le fait important dans ce traitement nouveau. En effet, comparons la composition des deux pommades; celle d'Helmerich contient du carbonate de potasse, du soufre et de l'axonge; celle de Bajard de l'azotate de potasse, du soufre, du charbon et de l'huile. Les proportions varient, la préparation diffère, mais il était curieux de trouver, à peu de chose près, les mêmes éléments dans les deux pommades. Ces données permettaient de supposer que la pommade sulfuro-alcaline d'Helmerich, employée en frictions générales, aurait la même efficacité que le topique Bajard : l'expérience a de tous points répondu à la théorie.

Le soufre a toujours été considéré, et avec raison, comme l'agent parasiticide le plus actif; les anciens ne l'ignoraient pas et leurs topiques pour guérir la psore des animaux lui devaient leurs propriétés. Les modernes, en ajoutant au soufre un sel à base de potasse, ont obtenu un mélange dont les effets sont plus prompts et plus sûrs, mais ce traitement laissait toujours quelque chose à désirer, car, ne l'oublions pas, si la psore au début, à la période d'incubation, est constituée en grande partie par la présence du sarcopte; à la période d'état, elle est compliquée d'éruptions inflammatoires : l'indication principale est de détruire le parasite, le soufre y pourvoit; mais ce métalloïde est irritant pour la peau, il rend les frictions douloureuses. On s'explique facilement que le désir de mieux faire ait excité les médecins à trouver un topique qui, tout en frappant de mort les sarcoptes, fût efficace contre les complications. On ne saurait s'imaginer le nombre des spécifiques conseillés dans ce but. Leur énumération seule exigerait plusieurs pages; nous ne pouvons citer que les plus importants, savoir : la pommade citrine et la quintessence anti-psorique, qui ont pour principe actif le mercure; la poudre de Pyhorel, mélange de sulfate de chaux et d'huile; le liniment Jadelot; l'onguent de Wilkinson, modifié par Hebra, de Vienne; la solution à l'acide sulfurique de Bagnéris, etc. — Parmi les produits du règne végétal, la clématite, employée par Vicary, d'Avignon; la dentelaire, par Sumeire; la staphysaigre, par Ambroise Paré et Ranque d'Orléans; l'infusion de tabac, par Beau, à l'hôpital de Lille; le camphre, par Vaidy, etc. car il est peu de substances végétales acres, vireuses, narcotiques, aromatiques ou caustiques qui n'aient été préconisées contre la psore.

50. Comme tant d'autres, M. Bourguignon a cherché à instituer un traitement qui n'eût pas l'inconvénient d'être douloureux, de dégager une odeur désagréable, de salir le linge, d'altérer les vêtements, et de ne pouvoir s'exécuter secrètement et commodément. Il posa en principe que la médication la plus simple, la plus facile, serait celle qui se réduirait à faire prendre un seul bain, doué de propriétés parasiticides; qu'au défaut d'un bain les lotions devaient être essayées; qu'enfin si un grand bain et les lotions n'atteignaient pas le but désiré, il resterait à conserver l'usage des pommades, sauf à diminuer le plus possible les inconvénients attachés à leur emploi. Il a expérimenté successivement ces trois méthodes de traitement. Un bain contenant 500 grammes de sulfure de potassium *solide* ne donna que des guérisons incomplètes; des manuluves préparés avec 4 grammes d'acide arsénieux et 20 grammes de sulfate de zinc, avec 2 grammes de bichlorure de mercure, ou avec 50 grammes de sulfate de cuivre pour dix litres d'eau dans chacune des expériences, laissèrent vivre les sarcoptes,

comme l'examen en petit au microscope permettait d'ailleurs de le prévoir.

Ces bains généraux et locaux n'ayant qu'une action parasiticide insuffisante, les huiles essentielles ou les carbures d'hydrogène furent essayés. La simple constatation au microscope de l'intoxication en quelque sorte foudroyante des acares par ces essences, fit de suite comprendre qu'elles pouvaient être d'un utile emploi. Une goutte des huiles essentielles de lavande, de citron, de romarin, de fleur d'oranger, de girofle, de cannelle, de moutarde, de thym, de térébenthine, de benzine, tuait le sarcopte en quelques minutes, en opérant sur lui un phénomène fort remarquable. A peine l'acare est-il touché par un de ces carbures d'hydrogène, qu'une quantité de bulles de gaz apparaissent sur sa membrane tégumentaire; on dirait que l'air, ou mieux l'oxygène renfermé dans les cellules du tissu sarcodique, arrive, par une sorte d'attraction chimique, au contact du carbure pour y former un composé nouveau; cette transformation des gaz est d'autant plus manifeste que l'agent parasiticide est plus volatil; aussi le phénomène est-il encore plus marqué avec les éthers, le chloroforme et le sulfure de carbone. Il importait, avant de mettre à profit les propriétés toxiques de ces produits volatils, de constater leurs effets sur la peau. M. Bourguignon se fit dans ce but, sur différentes régions du corps, des onctions légères, il opéra les mêmes essais sur plusieurs malades, et quelques heures d'observation lui firent clairement comprendre qu'on ne pouvait songer à employer ces préparations à l'état de pureté sur l'homme. Les douleurs cuisantes qu'elles déterminaient étaient surtout intolérables aux organes génitaux, et en rapport direct avec la volatilité des carbures. Les essences ne pouvant être mises en usage à l'état de pureté, il prépara pour manuluves des solutés, et les malades y plongèrent l'avant-bras. Dans ces essais en petit le succès dépassa d'abord ses espérances, un seul manuluve de 10 litres d'eau contenant 400 grammes d'essence ayant fait périr instantanément les sarcoptes, sans produire ni rougeur ni douleur, il en put conclure qu'un grand bain contenant 250 litres d'eau et un kilogramme d'essence aurait l'efficacité désirée; mais, contre ses prévisions, ce bain ne put être supporté, la sensibilité de la peau du tronc étant beaucoup plus développée que celle des avant-bras, de telle sorte qu'il fut obligé d'abandonner les essences en solutions étendues pour bains généraux.

Toutes ces huiles essentielles, et *à fortiori* les éthers et le chloroforme, causant une trop vive douleur pour être employés sans mélange, leurs solutés étendus étant également trop irritants pour certaines régions de la peau, il chercha un excipient auquel il serait possible de les incorporer, et la glycérine lui parut offrir toutes les conditions désirables. M. Cazenave avait d'ailleurs, à une autre époque, essayé l'action des essences aromatiques étendues d'eau, et obtenu des guérisons au bout de sept à huit jours de traitement.

La glycérine a toutes les propriétés des corps gras comme excipient, sans en avoir les inconvénients, et si elle avait dissous les essences en notables proportions, comme le dit M. Cap, il aurait suffi d'opérer un simple mélange, pour obtenir un liniment tout préparé; mais il s'en faut que les essences s'incorporent facilement à la glycérine. M. Bourguignon fut obligé d'ajouter au mélange de la gomme adragante, afin de développer un mucilage, et de lier ensemble les deux produits.

Un liniment à la glycérine et aux essences de menthe, de lavande, de citron, de girofle et de cannelle, mêlées par l'addition de 2 grammes de gomme adragante, fut d'abord essayé : il tua les sarcoptes, mais n'entrava point l'incubation de tous les œufs. Il fallut ajouter au mélange, pour qu'il eût toute l'efficacité désirable, une certaine quantité de soufre. Mais les essences et le soufre se réunirent par une sorte d'affinité naturelle, et ne formèrent plus avec la glycérine un tout homogène. Il fallut, pour donner au topique toutes les qualités désirables, augmenter la cohésion du mélange en ajoutant des jaunes d'œufs à la gomme adragante. Cette addition faite, M. Bourguignon eut enfin une pommade aux essences, au soufre et à la glycérine, d'une odeur agréable, douce au toucher, moins irritante que la pommade sulfuro-alcaline d'Helmerich, et douée d'une telle efficacité qu'il a pu, par une seule friction, guérir dix psoreux choisis parmi les plus malades, et sans bain savonneux préalable.

La formule de cette pommade aux essences est la suivante :

Jaunes d'œufs	N° 2.	
Essence de lavande		5 grammes.
——— de citron		
——— de menthe		
——— de girofle	3	
——— de cannelle		
Gomme adragante	2	
Soufre sublimé	100	
Glycérine	200	

Soit en poids 350 grammes environ.

Mêlez intimement les essences aux jaunes d'œufs, ajoutez la gomme adragante, développez complétement le mucilage, puis versez par petites portions la glycérine et le soufre.

Cette pommade pourrait, à la rigueur, remplacer celle d'Helmerich, en usage dans les hôpitaux; mais elle convient plus particulièrement, en raison de son prix, qui est de 3 à 4 francs pour 350 grammes, aux malades traités en ville.

Il restait à M. Bourguignon à substituer la glycérine à l'axonge, dans la préparation de la pommade d'Helmerich, qui contient pour 350 grammes :

Sous-carbonate de potasse	44 grammes.
Soufre	88
Axonge	218
	350 grammes.

Ces 350 grammes reviennent aux hôpitaux à 70 centimes.

L'axonge fut d'abord purement et simplement remplacée par la glycérine, mais 218 grammes de glycérine rendaient la pommade trop fluide; on dut augmenter la dose du sel et celle du soufre, et ajouter 1 gramme de gomme adragante, afin d'obtenir, quant à l'efficacité et à la consistance, toutes les conditions désirables.

D'autre part, comme les essences ont au plus haut degré la vertu de tuer les acares, il a été également ajouté à cette pommade un gramme de chacune d'elles, dans le but d'augmenter son action et de l'aromatiser.

La pommade d'Helmerich à la glycérine et aux essences a pour formule, en chiffres ronds :

Gomme adragante	1 gramme.
Sous-carbonate de potasse	50
Soufre sublimé	100
Glycérine	200
Essence de lavande	1
—— de menthe	1
—— de citron	1
—— de girofle	1
—— de cannelle	1

(Soit au total 356 grammes.)

Faites un mucilage avec la gomme adragante et 30 grammes de glycérine, ajoutez le carbonate de potasse, mêlez jusqu'à dissolution, puis versez le soufre et la glycérine par petites portions; aromatisez avec les 5 grammes d'essences.

Ces 356 grammes reviennent, d'après l'estimation qu'en a faite feu Soubeiran père, au même prix que la pommade en usage dans les hôpitaux, soit 70 centimes.

Seize malades soumis à une *seule friction* de cette pommade, et qui n'avaient pas pris de bain savonneux, ont complétement guéri, sans éprouver, à beaucoup près, autant de douleur qu'en aurait excité le topique sulfuro-alcalin à l'axonge. Le prix de cette pommade étant égal à celui du topique jusqu'alors en usage, M. Bourguignon espérait qu'on en ferait profiter les malades des hôpitaux; aucune objection ne pouvant d'ailleurs être opposée à son emploi. — La pommade d'Helmerich ainsi modifiée aurait dû être préférée, alors même qu'elle aurait imposé un léger sacrifice aux hôpitaux, en raison de l'économie importante qu'auraient réalisée les malades dont les vêtements, par l'emploi de la pommade suivant l'ancienne formule, sont en quelque sorte perdus.

La *frotte*, en effet, couvre les malades d'un enduit nauséabond, qu'ils conservent sur eux pendant quarante-huit heures, qui salit leur linge, et altère leurs vêtements; de telle sorte que ce traitement gratuit devient parfois fort coûteux pour ceux, et le nombre en est assez grand, qui, ignorant l'inconvénient du traitement, se présentent à la consultation convenablement vêtus.

M. Bourguignon, après avoir constaté l'efficacité de la pommade d'Helmerich à la glycérine sur les adultes, l'essaya sur huit enfants à l'hôpital Sainte-Eugénie, et le résultat fut tout aussi satisfaisant.

Une seule friction de cette pommade à la glycérine, faite sous les yeux d'un gardien vigilant, suivant une méthode bien établie et pendant une demi-heure, a procuré, à l'hôpital, des guérisons définitives. Mais ce n'est pas une raison pour qu'on s'en tienne à cette seule friction dans le traitement pratiqué au domicile particulier des malades. Il est impossible qu'un malade abandonné à lui-même se pénètre bien des raisons qui ont motivé le mode de friction qui lui est imposé, et lorsqu'il se voit bien couvert de pommade de la tête aux pieds, il oublie les recommandations qui lui ont été faites, et n'exécute qu'imparfaitement la friction générale, et quant aux régions où se trouve principalement le sarcopte, et quant à la durée de l'application du topique. Ces observations, vraies pour les malades, ne le sont pas moins pour les médecins qui prescrivent le médicament sans insister suffisamment sur son mode d'emploi.

Aussi préférons-nous, pour plus de garanties dans la guérison, prescrire une première friction le soir au moment du coucher, puis un bain ordinaire le lendemain matin; une seconde friction vingt-quatre heures après la première, puis un second bain également vingt-quatre heures après le premier, soit une friction faite deux jours de suite au moment de se coucher, un bain pris deux jours de suite le matin en se levant. — De cette façon les malades laissent agir le topique pendant deux nuits successives, et le bain pris chaque matin leur permet de vaquer à leurs occupations sans qu'il apparaisse rien du traitement. Ce mode de frictions n'a jamais été suivi de récidives. On comprend, en effet, qu'opérées au moment de se mettre au lit, ces deux frictions soient plus efficaces que celle exécutée par les psoreux des hôpitaux qui s'habillent et se rendent à leur domicile immédiatement après la *frotte*.

Les 350 grammes donnés par les formules des pommades aux essences et au sel de potasse sont suffisants pour les deux frictions; seulement, la première doit absorber 200 grammes du topique, et la seconde les 150 grammes restants. Il est impérieusement recommandé, *de frictionner tout le corps, sauf la tête: mais les mains vingt fois plus que toute autre partie du corps; puis dans l'ordre d'importance, les pieds et les organes génitaux : car sur cent sarcoptes que porte un psoreux, soixante se sont enfouis aux mains et quarante seulement sur les autres régions du tégument. En un mot, chaque fois que le malade prend gros comme une noix de la pommade, pendant les* TRENTE MINUTES QUE DURE CHAQUE FRICTION, *il doit toujours la faire fondre dans ses mains en les frictionnant en tous sens avec énergie, puis en porter l'excédant sur les autres parties du corps. — Il faut que la pommade pénètre jusque dans les sillons, pour y atteindre les œufs, et cela n'est possible que par l'effet des frictions méthodiquement pratiquées*[1].

M. Bourguignon a également constaté l'efficacité des préparations de staphysaigre, dont l'alcoolat, en lotions, calme promptement le prurit des éruptions psoriques; et celle des frictions avec l'huile de cade si utilement employée contre la psore des animaux. L'huile de cade ne le cède en rien aux pommades sulfureuses, et peut les remplacer au besoin.

Le traitement de la psore, soit qu'il comprenne, comme M. Hardy l'a établi à l'hôpital Saint-Louis : 1° une friction au savon noir suivie d'un bain; 2° une friction générale d'une demi-heure, à

[1] Tout ce qui a rapport au traitement a été extrait, soit du Traité de la gale de l'homme, soit de deux brochures publiées, par M. le Dr B. l'une en 1850, dans le Journal de médecine vétérinaire, l'autre en 1855, dans le Bulletin de thérapeutique.

l'aide de la pommade d'Helmerich; 3° un second bain de propreté quarante-huit heures après : soit qu'il consiste en deux frictions et deux bains pris également en quarante-huit heures comme le conseille l'un de nous, a été le complément et la conséquence des recherches qu'il avait entreprises sur la psore de l'homme, et laisse peu de chose à désirer.

Pendant que toutes ces tentatives étaient faites en France, les médecins belges, et surtout ceux de l'armée, guérissaient la psore par une méthode de traitement encore plus expéditive, dont M. Vleminckx a tout particulièrement contribué à répandre la connaissance dans une correspondance établie entre lui et M. Bourguignon, et insérée dans la Gazette hebdomadaire (février 1856).

Le traitement des médecins belges se compose :

1° D'une friction générale au savon noir, d'une demi-heure;

2° Immédiatement après, d'un bain d'une demi-heure dans lequel la friction se continue;

3° Au sortir du bain, d'une friction générale pendant une demi-heure avec un soluté au sulfure de chaux;

4° Une heure après la friction, d'un lavage de tout le corps; de telle sorte que le traitement est réellement opéré *en deux heures*.

M. Bourguignon a expérimenté le traitement conseillé par M. Vleminckx, et a obtenu également des guérisons complètes et radicales en deux heures. M. Vleminckx s'est demandé auquel des deux agents, le savon noir ou le sulfure de chaux, il convient d'attribuer la guérison. Il ne peut y avoir aucun doute à cet égard : c'est au sulfure de chaux. Le savon en friction ou en bains nettoie la peau, ramollit l'épiderme, prépare et facilite l'action du sulfure; mais c'est ce dernier qui pénètre en solution dans l'intérieur des sillons, et y dépose, en s'évaporant, une couche de sulfure de chaux et de soufre qui tue l'acare sur place, et détruit ses œufs. C'est ce qu'a démontré M. Bourguignon en faisant avec soin au microscope une dissection du sillon. On comprend qu'une solution atteigne le sarcopte plus facilement qu'une pommade, et qu'elle procure des guérisons plus promptes.

La préparation du sulfure calcaire est la suivante :

Chaux vive	100 grammes.
Soufre sublimé	200
Eau	1,000

Délayez dans l'eau, selon l'art, le soufre ainsi que la chaux; portez le tout à une ébullition soutenue, dans un chaudron en fer, en remuant continuellement, au moyen d'une spatule de bois, jusqu'à ce que la combinaison soit parfaite; alors retirez le vase du feu, laissez refroidir, puis décantez le sulfure liquide du dépôt, en le transvasant dans une bouteille que vous boucherez hermétiquement.

La quantité indiquée ci-dessus est plus que suffisante pour le traitement d'un malade; elle coûte 20 centimes. La solution préparée en grand, 60 litres à la fois, par exemple, revient à 6 centimes le kilogramme.

Il paraît se former, par le mélange de la chaux et du soufre, et par suite de l'ébullition prolongée, un sulfure *saturé de soufre,* très-soluble, et qui laisse sur la peau, en s'évaporant, une couche épaisse d'un dépôt de sulfure et de soufre, qu'un simple lavage enlève sans en laisser de trace. — On obtiendrait probablement les mêmes résultats en faisant usage des solutés au sulfure de sodium et de potassium, préparés dans les mêmes conditions, à l'aide de la soude ou de la potasse; tout paraît dépendre du degré de concentration et de l'excès du soufre contenu dans la dissolution.

Le traitement adopté dans l'armée belge et qui guérit la psore *en deux heures* l'emporte sous mille rapports sur celui de l'hôpital Saint-Louis, qui, bien que paraissant s'exécuter aussi en deux heures, n'en exige pas moins une interruption de travail de quarante-huit heures, les malades retournant chez eux le corps couvert de la pommade d'Helmerich, et n'étant véritablement guéris qu'après le bain qui les nettoie complétement.

La méthode suivie à Saint-Louis est fort douloureuse, elle altère les vêtements des malades, et ne peut être appliquée à ceux dont les complications sont portées à l'extrême. Il faut assister à la *frotte* pour avoir une idée des souffrances qu'éprouvent certains psoreux; quelques-uns peuvent à peine supporter la friction préalable au savon noir, et nous en avons vu tomber en syncope pendant la friction à l'aide du topique. — On a pu dire de ce traitement qu'il guérissait, *tuto, cito,* mais on n'a pu ajouter *et jucunde.* — Le traitement belge a les inconvénients attachés à la friction au savon, quant à la douleur, mais la lotion générale au soluté de sulfure de chaux, dont les malades conservent le dépôt seulement pendant une heure sur le corps, n'est point douloureuse. Les soldats belges, entrés à l'hôpital à dix heures, en sortent à midi guéris, allègres et dispos, tandis que les malheureux qui sortent de la frotte de Saint-Louis, une heure et demie après un traitement dont ils conserveront les substances médicamenteuses sur leur tégument pendant quarante-huit heures, peuvent à peine marcher tant la pommade leur cause de cuissons, surtout aux parties génitales. Ajoutons enfin que les enfants supportent encore plus difficilement que les adultes les frictions à l'aide de la pommade sulfuro-alcaline, de sorte que le traitement par les bains sulfureux simples, dont la durée n'est pas moins de quinze à vingt jours, a été maintenu pour eux dans quelques hôpitaux, malgré toutes les améliorations obtenues dans la médication antipsorique. Les enfants peuvent au contraire, sans éprouver aucune souffrance, supporter les lotions au sulfure de chaux et guérir également en quelques heures.

Nous nous sommes plusieurs fois servis du soluté au sulfure de chaux à l'école d'Alfort, pour arrêter les progrès de la psore produite par des contagions volontaires, et toujours avec succès. — L'un de nous a souvent conseillé, à des malades traités en ville, une lotion générale d'une demi-heure suivant le mode indiqué plus haut pour la friction à la pommade glycérolée, et faite au moment de se mettre au lit, puis un grand bain le lendemain matin, et la guérison a été complète, définitive. — Et c'est en dernière analyse le traitement que nous préférons à tout autre.

Un litre de liquide au sulfure de chaux, chauffé au besoin,

étendu en lotions pendant une demi-heure sur tout le corps, laisse par l'évaporation, en dépôt sur le tégument, une couche de sulfure et de soufre qui n'a rien de désagréable, qui ne trouble pas le sommeil, et qu'un bain fait facilement disparaître; de telle sorte que *le traitement commencé le soir est terminé le lendemain matin au lever, et sans frictions au savon noir.* — Ce traitement convient aux enfants comme aux adultes.

La friction d'une demi-heure au savon noir ayant pu être supprimée sans nuire à la guérison, on pourrait, dans les établissements nosocomiaux militaires ou civils, qui admettent un grand nombre de malades à la fois, simplifier le traitement et l'exécuter complétement en deux heures, comme en Belgique. Pour cela les malades seraient reçus dans une vaste salle chauffée. Ils s'y déshabilleraient à dix heures du matin, par exemple, s'y laveraient le corps pendant dix minutes à l'aide de 15 grammes de savon mou et sous le courant de douches en pluie; à dix heures et quart, ils se lotionneraient tout le corps avec la solution au sulfure de chaux pendant vingt minutes; à dix heures trente-cinq minutes, ils s'étendraient sur des lits en bois, tant pour s'y reposer que pour laisser évaporer et agir le dépôt de sulfure; à onze heures vingt minutes, une seconde lotion de dix minutes serait opérée et suivie d'un nouveau repos jusqu'à midi; à midi, un simple lavage de quelques minutes sous la douche terminerait le traitement, et les psoreux reprendraient leurs vêtements, qui auraient été exposés, pendant l'opération du traitement, dans une étuve chauffée à cent degrés.

En suivant ce procédé on supprimerait le bain prolongé qui suit la friction au savon, et l'on pourrait surveiller et traiter jusqu'à cinquante psoreux à la fois. — La seconde lotion au sulfure, faite à onze heures vingt minutes, alors que la première serait complétement évaporée, compenserait avec avantage la moindre durée de la friction au savon et la suppression du bain, attendu qu'elle tuerait sûrement les sarcoptes, et les embryons contenus dans les œufs qui auraient survécu à la première. La friction au savon hors du bain ou dans le bain ne détruit pas les sarcoptes, M. Bourguignon s'en est assuré; un lavage au savon pendant dix minutes peut en tenir lieu, il y a certainement tout avantage à la remplacer par une seconde lotion.

Un litre de sulfure, coûtant environ 20 centimes, suffirait pour les deux lotions; à ce prix les malades pourraient puiser à pleines mains, et s'en couvrir le corps à discrétion, d'autant, nous le répétons, que ce soluté n'est point douloureux. Un moyen encore plus simple, n'était ce qu'il pourrait avoir de répugnant, serait de remplir une baignoire de sulfure de chaux et d'y baigner les malades, à tour de rôle, pendant quelques minutes. Une semblable immersion ferait encore plus sûrement pénétrer la solution dans les sillons, et serait plus expéditive.

Nous n'avons eu en vue jusqu'à ce moment que la destruction du sarcopte; mais il ne constitue pas à lui seul toute la maladie; le médecin doit aussi tenir compte des complications, et s'il est vrai qu'on tue les parasites en quelques heures, il ne le serait pas de prétendre avoir pour cela toujours guéri la psore dans son ensemble. Le traitement parasiticide seul suffit pour la guérison des malades à la période d'incubation, il suffit encore pour guérir ceux dont les éruptions sont purement vésiculeuses et papuleuses; mais quand la maladie a duré plusieurs mois, quand des pustules se sont développées sur les mains, sur les pieds et sur le pourtour du bassin, il faut conseiller des bains de son, des onctions avec un liminent à la glycérine et à l'oxyde de zinc, ou une pommade analogue, ayant l'axonge pour excipient, (4 grammes d'oxyde pour 30 grammes d'axonge) et terminer le traitement par une purgation.

Il se peut faire que des maladies de peau, résultant de la diathèse herpétique développée, non par le fait, mais à l'occasion de la psore, se montrent ultérieurement; s'il en était ainsi, on leur opposerait une médication générale dont les eaux minérales sulfureuses feraient la base.

Guérir la psore et ses complications est, sans doute, la première indication à remplir, mais il n'est pas moins urgent d'en prévenir le retour en s'opposant à toutes les causes qui favoriseraient une nouvelle contagion. Si la psore a été transmise par un animal, on le séquestrera et on le guérira lui-même immédiatement; on purifiera les lieux et les objets qui auraient pu recevoir des parasites; enfin quant aux linges et vêtements laineux du psoreux lui-même, on lavera les premiers et on exposera les seconds, soit à une étuve chauffée à 90 ou 100 degrés, comme le conseille M. Vleminckx, soit à la température de l'air ambiant, trois à quatre jours pendant l'hiver, une semaine pendant l'été, avant de les porter de nouveau.

CHAPITRE II.

PSORE DU SINGE.

51. La psore des singes est fort rare, beaucoup plus rare que celle des autres animaux et de l'homme. Nous ne pouvons donner une explication complétement satisfaisante de cette rareté relative, cependant, entre autres hypothèses, on peut admettre que le singe, si voisin de l'homme anatomiquement parlant, s'en rapproche encore, en ce que, comme lui, il offre moins de prédisposition à la parasitogénie psorique que les autres animaux.

Nous montrerons plus loin que les acares pullulent d'autant plus sur un animal que celui-ci est plus débilité, et l'on a déjà vu que l'homme, différant sous ce rapport des animaux, quel que soit d'ailleurs l'état de sa santé, présentait toujours à la contagion des conditions équivalentes. Ce qui est vrai pour l'homme semblerait l'être jusqu'à un certain point pour le singe, et de même que la fréquence de la psore chez l'homme est subordonnée à ses nombreux rapports avec les animaux, de même la rareté de cette maladie chez le singe semble tenir à l'isolement dans lequel il vit.

Les singes, par leurs mœurs, leurs besoins, leur alimentation, sont en effet rarement en contact immédiat avec les autres animaux. Ce contact n'a guère lieu que quand il leur est imposé, lorsqu'on les fait concourir, par exemple, aux spectacles qui doivent divertir le public. — Si les singes eussent été comme les autres animaux prédisposés à la parasitogénie par la captivité, la séquestration et les mauvaises conditions hygiéniques qui en sont la conséquence, nous aurions sans doute eu l'occasion d'étudier la psore sur ceux qui sont retenus dans les ménageries ou au Jardin des Plantes, mais toutes les recherches que nous avons faites dans le but de trouver des singes affectés de la gale ont été infructueuses, et tandis que nous rencontrions des acares sur les autres animaux renfermés dans les parcs et qui subissaient, au point de vue de la prédisposition psorique, toutes les influences de la captivité, nous ne constations chez le singe d'autres maladies que la consomption tuberculeuse.

Puisque nous ne pouvions rencontrer de singes affectés de la psore, le plus court chemin pour l'étudier était de la faire naître volontairement, et M. Geoffroy Saint-Hilaire nous ayant procuré un des singes du Muséum, nous tentâmes quelques expériences dans ce but.

Ce singe, du genre cercopithèque, vulgairement guenon, reçut successivement un grand nombre de sarcoptes du lion, du chat et du cheval. Ces parasites se sont enfouis sous l'épiderme, y ont tracé des sillons, tout en provoquant de fréquentes démangeaisons, du moins à en juger par la persistance que le singe mettait à se gratter vers les régions qu'habitaient les sarcoptes; mais ils sont tous morts sans produire de nouvelles générations, de telle sorte que la psore, dans ces trois tentatives de contagion, n'a été qu'éphémère; elle a guéri spontanément par le fait de l'extinction des sarcoptes. Ce cercopithèque qui toussait fréquemment était d'ailleurs phthisique.

Nous nous garderons de conclure de ces expériences, faites sur un seul sujet, que la psore des animaux ne peut se transmettre aux singes; nous en appellerons simplement à des observations plus variées et plus multipliées. Le sarcopte vit sur l'homme; tout porte à croire qu'il peut également vivre sur les singes et s'y multiplier; le fait suivant le prouverait au besoin.

M. P. Gervais rapporte, dans ses Mémoires[1], avoir trouvé sur un makis mort de la psore à la ménagerie du Muséum, un grand nombre d'acarides du genre *sarcopte*. Ces parasites, ajoute M. Gervais, m'ont paru *semblables* au sarcopte de l'homme, mais je ne pourrais cependant *décider à présent de leur véritable identité*. On doit regretter qu'un observateur aussi éminent que M. Gervais n'ait pas donné plus de détails sur un fait aussi intéressant, sur les conditions dans lesquelles cette psore s'était développée. Les singes doivent trouver dans leurs rapports avec l'homme des occasions de recevoir le sarcopte qui vit sur nous, et si la psore se développait sur ceux que les bateleurs ou les particuliers déposent provisoirement pendant l'hiver dans les cages chauffées de la ménagerie au Jardin des Plantes, il serait important de remonter aux sources de la contagion et d'examiner l'état de la peau des propriétaires de ces singes.

Nous ne pouvons donner une description de la psore de ces animaux; mais si des sarcoptes étaient reconnus sur eux, concurremment avec une maladie de peau, il faudrait leur faire subir un traitement anti-psorique. Pour les singes privés la médication serait facile, des onctions avec une pommade ou des lotions avec une solution au sulfure de chaux y pourvoiraient; mais pour les singes dangereux de la grosse espèce, les cynocéphales par exemple, le traitement serait plus difficile à exécuter; on y parviendrait cependant en soumettant le singe affecté à une douche générale chaude de ce sulfure, administrée à l'aide d'une pompe ou d'une seringue. Lorsque la peau de l'animal aurait été ainsi bien imprégnée de la solution, on le laisserait quelques heures sous l'action du soluté, puis on le soumettrait de nouveau à une douche abondante d'eau chaude simple, dans le but de nettoyer sa peau. On pourrait, au besoin, soumettre l'animal plusieurs fois à ce traitement, si la guérison était incertaine, mais après avoir at-

[1] P. Gervais, *Mémoires et Observations*, t. I, p. 9 de l'introduction.

tendu quelques semaines, les démangeaisons devant persister encore quelque temps, même après la destruction des parasites.

Les formules des topiques et solutés anti-psoriques sont exposées à l'article concernant le traitement de la psore de l'homme.

CHAPITRE III.

PSORE DE L'OURS.

52. Les animaux carnassiers et omnivores, qu'ils vivent à l'état sauvage et de liberté, ou à l'état de domesticité et de captivité, peuvent être affectés de la psore. Parmi les animaux domestiques le chien et le chat ont fréquemment cette maladie, et parmi les animaux sauvages ce sont surtout ceux que l'homme tient en captivité et qu'il dompte par la violence ou par l'ascendant de son intelligence et de sa volonté.

Nous ferons successivement connaître, et dans l'ordre de la classification zoologique, la psore de l'ours, du chien, du renard, de l'hyène, du lion et du chat domestique.

Nous rappelons ici, car nous l'avons déjà dit précédemment, que les acariens de la famille des *sarcoptes* ont seuls été découverts jusqu'à ce jour sur les animaux carnassiers et omnivores atteints de la psore, et que nous avons vainement cherché à provoquer la contagion en répandant des *dermatodectes* sur la peau de ces animaux.

Les animaux carnassiers et omnivores, en un mot, n'ont présenté, jusqu'à présent, que la seule espèce de psore due au sarcopte, tandis que les herbivores, qui portent à la fois des sarcoptes et des dermatodectes, peuvent être atteints de deux psores distinctes.

Nous ignorons si les ours, à l'état sauvage, peuvent avoir la psore, mais en état de captivité nous en avons la certitude. Un fait de contagion sur un ours brun d'Europe (*ursus arctos*) nous en a fourni un exemple.

Un sieur Borelli, dompteur d'animaux féroces, avait en sa possession un ours, une hyène et un chien très-bien portants, et vivant ensemble en très-bonne intelligence. — Dans le cours de l'automne 1855, Borelli acheta, à Marseille, cinq lions arrivant d'Afrique. La santé de ces animaux, qui n'était pas absolument bonne, ne présentait cependant rien d'inquiétant. Ils avaient souffert pendant la traversée par le manque d'eau et de bonne nourriture, mais leur peau paraissait saine.

Ces lions furent placés avec l'ours, l'hyène et le chien, et conduits à Paris pour être montrés au public dans les représentations du cirque.

Pendant l'hiver les lions devinrent de plus en plus malades; l'un d'eux, transporté au Jardin des Plantes, y mourut. Ces animaux ayant paru transmettre une maladie de peau à leurs gardiens et à des palefreniers du cirque, nous fûmes appelés pour constater la nature de la maladie des lions, et nous reconnûmes qu'ils avaient la psore, et, fait bien imprévu, qu'elle était due à un sarcopte identique à celui de l'homme.

Deux autres lions moururent quelques semaines plus tard; enfin il en fut de même pour les deux derniers qui, sur les cinq, avaient résisté plus longtemps aux complications de la maladie.

L'ours, l'hyène, le chien et les lions étaient logés ensemble, au cirque, dans une habitation *étroite*, *obscure*, *mal aérée et humide*. On changeait fréquemment leur litière, ils étaient assez bien nourris, mais ils vivaient dans une complète communauté. Deux des lions, les plus jeunes, affectés plus gravement que les autres, dépilés en grande partie, se couchaient à côté ou entre les pattes de l'ours et de l'hyène pour y chercher une chaleur bienfaisante qui leur manquait, la pièce étant mal chauffée. Pendant trois mois que dura cette vie commune, l'ours parut résister à la contagion, mais six semaines après la mort des jeunes lions il fut lui-même atteint de la psore.

La maladie se déclara au cou, aux épaules, aux extrémités des membres postérieurs par une démangeaison qui excitait l'animal à se mordiller, à se gratter avec ses pattes de derrière et à se frotter avec ardeur contre les corps étrangers. — Bientôt ces régions se couvrirent de croûtes brunes, épaisses, et se dépilèrent *en partie*. Ces croûtes, grattées jusqu'au vif, nous fournirent un grand nombre de sarcoptes identiques à ceux que nous avions observés sur les lions. (Voyez pl. 2, fig. 7 et 8.)

Cet ours était âgé de huit à dix mois et bien portant à l'époque où il avait contracté la psore. Dans l'espace de deux mois il avait maigri, mais transporté au Jardin des Plantes, la propreté, le grand air, une nourriture fraîche et saine lui firent promptement recouvrer la santé, ainsi que l'embonpoint qu'il avait perdu. A dater de ce moment, la psore resta stationnaire, puis s'amenda et guérit peu à peu *sans traitement*.

Les ours peuvent donc contracter la psore, lorsqu'ils ont des rapports immédiats avec des animaux psoreux qui ont des *sarcoptes* sur leurs téguments. — Le traitement consiste en frictions ou en lotions. Les frictions seront pratiquées à l'aide de la pommade à la glycérine, au soufre et au carbonate de potasse (p. 165), si l'animal est dompté et muselé. Les lotions seront exécutées à l'aide de douches au sulfure de chaux (p. 170), s'il est en captivité et non dompté, suivies de douches d'eau simple comme bain de lavage, quand le sulfure laissé par l'évaporation est resté quelques heures en contact avec la peau.

Les soins hygiéniques, une habitation salubre, une nourriture abondante consistant en viande saine et fraîche, doivent concourir au succès de la médication, et parfois même peuvent la remplacer, ainsi que le prouve l'exemple cité dans ce chapitre.

CHAPITRE IV.

PSORE DE L'HYÈNE (*HYENA*).

53. Nous avons dit, en traitant de la psore de l'ours, qu'un sieur Borelli, dompteur d'animaux féroces, et possédant un ours et une hyène, avait fait à Marseille, en 1855, l'acquisition de cinq jeunes lions récemment importés de l'Afrique, et nous avons ajouté que quatre de ces lions, ainsi que l'ours et l'hyène, destinés aux

représentations du cirque, avaient été enfermés ensemble, et que les lions affectés de la psore en étaient morts.

L'hyène, d'espèce tachetée (*canis crocuta*), était âgée d'un à deux ans. Sa santé était très-bonne et sa peau très-propre. Un des lionceaux, plus gravement atteint que les autres, l'ayant prise en affection, se couchait sur elle et cherchait, dans ce contact, à réagir contre la basse température de l'air ambiant. Pendant trois mois l'hyène résista à la contagion, mais, devenue maigre et faible à son tour, elle contracta enfin la maladie. La psore se manifesta chez elle comme chez l'ours, à la tête, à la partie supérieure du cou, aux épaules, et à l'extrémité des membres postérieurs. L'animal éprouvait de vives démangeaisons, se grattait fréquemment avec ses membres postérieurs, se frottait constamment contre les barreaux de la loge, et se mordillait sur les régions que ses dents pouvaient atteindre. La peau devint rouge, sensible, s'épila aux parties irritées. Dans certains points du corps, et notamment aux aisselles et au ventre, existaient de petites élevures papuleuses.

Un mois après ces manifestations évidentes, des croûtes se formèrent sur la peau du front, de la base des oreilles, du cou et des épaules, et devinrent dures et épaisses.

Ces croûtes, détachées de la peau au moyen d'un grattoir, recueillies et examinées au microscope, recelaient un grand nombre de parasites, identiques, sous tous les rapports, à ceux du lion et de l'homme. (Voyez pl. 1, fig. 1, 2, 3, 4, et pl. 2, fig. 7 et 8.)

L'animal, privé de sommeil, perdit de plus en plus son embonpoint, ses yeux devinrent chassieux et ternes, et cela bien que l'appétit fût conservé et que les fonctions digestives s'exécutassent normalement.

Après la mort des lions, l'hyène fut donnée par le sieur Borelli au Muséum d'histoire naturelle, où elle mourut deux mois après des suites de la psore.

Nous avions suivi toutes les phases de la maladie, et nous désirions compléter notre observation par des recherches faites sur le cadavre. M. Geoffroy Saint-Hilaire, qui prenait intérêt à nos travaux, nous envoya l'hyène morte à Alfort.

Voici le résultat de l'examen microscopique.

Le corps est très-maigre, les yeux sont chassieux, le globe oculaire est enfoncé dans l'orbite, et les paupières sont tuméfiées et excoriées. La peau de la face, du crâne, du cou, des épaules, des avant-bras, du dos, de l'extrémité des membres postérieurs, est en grande partie couverte de croûtes grisâtres, dures et épaisses.

Sur le cou, dans les longs poils formant une sorte de crinière, sur le garrot et une portion du dos, les parties non envahies par les croûtes présentent des élevures coniques, d'un demi-millimètre de largeur à leur base, et de un à deux millimètres de hauteur. Les unes sont isolées, les autres réunies en groupes, comme par plaques d'eczéma. Les croûtes, grattées jusqu'au derme, divisées sur une lame de verre, et chauffées à une douce température, ont fourni à notre examen un grand nombre de sarcoptes semblables à ceux des lions.

Ces faits constatés, l'hyène a été dépouillée, et sa peau a été étalée pendant huit jours sur une table, où nous avons eu soin de l'arroser d'eau tiède de temps à autre. Après ce laps de temps, l'épiderme tout entier, les poils et les croûtes ont été enlevés, et nous avons reconnu :

1° Que les élevures qui faisaient saillies à la surface de la peau étaient formées par des villo-papilles hypertrophiées, enfermées dans une gaîne ou fourreau, constituée par les croûtes ou par l'épiderme enflammé; aussi ces croûtes et l'épiderme laissaient-ils voir, à leur face interne, de petites cavités qui n'étaient autres que les moules qui avaient emboîté les villo-papilles;

2° Les villo-papilles elles-mêmes sont rouges, lisses, et recouvertes d'une sorte de plasma brillant, qui, vu au microscope, paraît formé de cellules épithéliales;

3° Les croûtes que l'eau tiède a ramollies sont constituées par des cellules épithéliales, par des débris de sarcoptes, par des enveloppes d'œufs éclos, par des poils altérés, par des cellules graisseuses, enfin par des corps étrangers;

4° Sur la surface villo-papilleuse de la peau récemment envahie, se voit une multitude de petits points blanchâtres, qui ne sont autres que des milliers de sarcoptes. Pareil fait se constate sur la paroi interne de la couche épidermique enlevée;

5° On découvre également sur ces régions, soit à l'œil nu, soit, et plus facilement à l'aide de la loupe, des traînées droites, courbes, flexueuses, terminées par un petit renflement, qui n'est autre qu'un sarcopte femelle à l'extrémité de son sillon.

Derrière le sarcopte et dans la rainure du sillon sont des œufs à divers degrés d'incubation. Quelques-uns de ces sillons ont de deux à trois centimètres de long.

Telles sont les altérations de la peau constatées sur cette hyène morte de la psore. — De pareilles altérations morbides ont été observées sur la peau des chiens, des chats, des lions, des chevaux, et notamment des porcs, morts des suites de la psore due au sarcopte.

Les organes contenus dans les grandes cavités splanchniques, le poumon, les intestins, le foie, la rate, le cœur, le cerveau, ne nous ont offert aucune altération notable.

Les ganglions lymphatiques de la partie supérieure du cou et de l'entrée de la poitrine étaient volumineux, et gorgés d'une grande quantité de lymphe.

CHAPITRE V.

PSORE DU RENARD (*CANIS VULPES*).

54. Le renard commun (*canis vulpes*) est, à l'état sauvage, quelquefois atteint de la psore. Walz, professeur vétérinaire wurtembergeois, est le premier qui ait signalé et l'existence d'un acare sur le renard, et la maladie qui en est la conséquence habituelle[1].

[1] Walz, *Mémoires et observations sur la gale du mouton*. Traduction française. Paris, 1811, p. 65.

Cet habile vétérinaire, voulant s'assurer si les renards étaient véritablement affectés de la psore, et si, comme on l'admettait à l'époque où il écrivait, il était vrai qu'ils transmissent leur maladie aux moutons, chercha à se procurer des renards psoreux. Deux de ces animaux lui furent apportés dans les conditions désirées.

« On m'en amena un, dit Walz, qui était couvert d'une éruption sèche sur la queue et le long du dos; les croûtes qui couvraient l'éruption et qui pénétraient assez avant dans la peau, contenaient au-dessous un peu de suintement séreux, mais nulle part ne se trouvaient des acares. Quelque temps après on m'apporta un autre renard, couvert, depuis la pointe de la queue jusqu'au museau, d'une croûte spongieuse d'un pouce d'épaisseur. Cette croûte, conservée pendant plusieurs mois, éloignée du renard, conservait toujours son odeur forte et particulière. En comparant cette portion de peau avec celle qui était saine, elle paraissait d'une contexture celluleuse. *Ce tissu était rempli d'un grand nombre de petits acares, lesquels, comparés avec ceux des moutons, se trouvaient plus petits de moitié.* » Éloignés du renard, ils ne vivaient qu'un seul jour, quoique tenus dans les mêmes conditions que les acares des moutons.

M. le docteur Rayer parle, dans son Traité des maladies de la peau (page 280), d'un chasseur qui avait été atteint de la psore après avoir dépouillé un renard atteint d'une affection de peau croûteuse.

Ces observations tendent donc à démontrer que le renard, à l'état de liberté, peut avoir la psore. Mais quelle est l'espèce de sarcopte qui détermine cette maladie? Est-ce une espèce semblable à celle du chien, du lion ou du chat? nous l'ignorons, n'ayant jamais eu occasion d'étudier la psore du renard.

Cependant, en raisonnant par analogie, et prenant en considération le volume des acares que Walz a trouvé moitié moindre que celui des parasites du mouton; leur existence sous des croûtes très-épaisses et spongieuses; la possibilité de la transmission de la maladie observée à l'homme, et l'impossibilité de la transmettre au mouton, ainsi que l'a prouvé Walz sur deux jeunes béliers, il est permis de croire que la psore du renard est déterminée par un acare de la famille des sarcoptes.

Quoi qu'il en soit, nous recommandons aux chasseurs qui auraient occasion de tuer des renards affectés d'une maladie de peau, de prendre quelques précautions, afin de ne pas s'exposer à la contagion de la psore de cet animal. Nous ferons surtout cette recommandation à ceux qui auraient à les dépouiller. Il serait prudent, en pareil cas, de ne pas se découvrir les avant-bras, et, aussitôt l'opération terminée, de se laver les mains avec de l'essence de térébenthine.

CHAPITRE VI.

PSORE DU CHIEN DOMESTIQUE.

55. Plus qu'aucun autre animal domestique, le chien a de fréquents rapports avec l'homme; il vit souvent à son foyer, et reçoit ses caresses; à toute heure il lui rend des services et partage ses plaisirs. Or, comme le chien est souvent atteint de la psore, il était du plus grand intérêt d'en faire une étude approfondie et complète, et de rechercher si cette maladie peut ou non être transmise à l'homme. On pouvait assurément poser cette question au moment où nous avons entrepris notre travail : en effet, on croyait à l'existence de la psore du chien, mais cette maladie était confondue avec beaucoup d'autres affections cutanées prurigineuses, désignées sous le nom générique de gale; on la confondait surtout avec l'eczéma et le *prurigo tenax*, encore nommé *gale rouge*. On admettait aussi que cette affection était déterminée par un parasite acarien, mais ce parasite n'avait jamais été réellement trouvé.

Beaucoup d'obscurité existait également sur l'étiologie, la symptomatologie de la psore canine; enfin, ses causes réelles, efficientes, réclamaient une étude suivie et attentive.

Les moyens curatifs conseillés pour combattre cette affection étaient très-nombreux, et l'expérience avait fait constater l'efficacité de plusieurs d'entre eux ; mais tous étaient employés d'une manière empirique, et leur mode d'action sur la vie des parasites était totalement inconnu. Nous avons donc dû chercher, parmi ces remèdes, quels sont ceux dont les effets sont constamment efficaces.

Comme on le voit, l'étude complète de la psore du chien, maladie pourtant si commune, était entièrement à faire. Nous l'avons entreprise sur de nouvelles bases, poursuivie sans relâche pendant plusieurs années, et, nous n'hésitons pas à le dire, la lumière ne s'est faite qu'à compter du moment où le microscope nous a fait découvrir le sarcopte qui détermine la maladie.

La plupart des observateurs avaient hésité, jusqu'à l'époque de nos travaux, à attribuer la psore du chien à un parasite, et cela malgré les assertions de Gohier, de Bosc, d'Hertwig, de Bonnes, de Hering, etc. qui ont cru avoir trouvé le sarcopte, instrument de la contagion. Le doute était d'autant plus permis à cet égard, qu'aucun de ces auteurs n'avait donné du parasite une description de quelque valeur, et que, même après les indications qu'auraient dû fournir leurs recherches, il était absolument impossible de le trouver sur des chiens considérés comme psoreux par les vétérinaires.

L'acare de l'homme a été une première fois découvert, puis méconnu, malgré des documents qui prouvaient son existence; il aurait, à la rigueur, pu en être de même pour le sarcopte du chien; mais il s'en faut que les écrits qui attesteraient sa découverte aient la valeur de ceux qu'on possédait à propos du parasite de l'homme. Nous croyons même pouvoir affirmer, après examen sérieux de la question, qu'aucun observateur ne l'avait *scientifiquement* reconnu avant nous. Il ne suffit pas, en effet, de dire comme Bosc, « j'ai observé des insectes sur un chien galeux[1] »; comme Gohier, « j'ai examiné à la loupe l'acarus du chien en avril 1813, il ne m'a pas semblé présenter de différences remarquables *avec l'acarus du che-*

[1] Bosc, cité par M. Hering, dans son mémoire inséré dans *In nova acta physica*, t. XVIII, 2e partie.

val[1] »; comme Hertwig, « l'acarus du chien a, sur les côtés du corps, des poils *plus épais* que celui du cheval[2] »; comme Bonnes, « que le sarcopte du chien présente des différences assez tranchées avec celui du cheval[3] »; enfin comme Hering, « qu'il a trouvé l'acare du chien sur *un ulcère* de la conque de l'oreille[4] », acare qu'on observa plus tard sur le pied d'un cheval, affecté lui-même d'ulcère[5].

Nous ne trouvons donc jusqu'ici aucune description qui permette de reconnaître l'acare du chien : bien au contraire; Gohier, qui l'a comparé à celui du cheval, Hertwig, qui lui a vu des poils plus épais que ceux de l'acare du cheval, Hering, qui l'a rencontré sur un ulcère de la conque de l'oreille, M. Nicolet, qui l'a découvert dans l'intérieur de l'oreille, nous prouvent que le sarcopte, par eux observé, était bien manifestement tout autre que celui de la psore du chien. — L'un de nous a aussi trouvé, sur des chiens atteints d'une maladie de peau, des parasites qui, manifestement, étaient la cause de cette maladie; mais une observation attentive, lui a démontré que ces parasites n'étaient autres que des leptes automnales, connues vulgairement sous le nom de *rougets*. Tout porte donc à croire que les auteurs en question ont rencontré des parasites autres que le sarcopte du chien, et nous pouvons conclure de la courte revue que nous venons de

[1] *Mémoire sur la médecine et la chirurgie vétérinaire*, introduction, t. Ier, p. 10, et t. II, p. 52 et 223.

[2] Hertwig, cité par M. Hering.

[3] Bonnes, *Compte rendu de l'Académie des sciences*, 1838, 1er semestre, p. 613.

[4] M. Hering, mémoire ci-dessus cité, *In nova acta*, etc.

[5] M. Nicolet, entomologiste et dessinateur très-distingué, nous a remis le dessin d'un animalcule qu'il a découvert dans l'intérieur de l'oreille malade d'un chien de la Louisiane. Ce dessin représente un acarien assurément; mais, si l'on considère la forme de la tête, la disposition des organes buccaux, la superficie du corps qui est lisse, l'agencement des pattes, qui portent de courts ambulacres, et surtout l'organisation des parties génitales du mâle et de la femelle, on reste convaincu que cet acarien n'appartient à aucun genre des sarcoptes. Nous en pouvons dire autant du parasite découvert par M. Hering.

faire, des prétendues découvertes de l'acare du chien, que le véritable animalcule de la gale de cet animal était encore à trouver.

Après bien des recherches, nous avons, le 4 janvier 1853, découvert un sarcopte sur la peau d'un chien galeux que nous conservions depuis longtemps. Nous l'avons observé, décrit, dessiné; et l'un de nous, M. Bourguignon, a fait une communication sur cet acarien, à la société de Biologie, dans le courant de la même année.

Le 29 mars 1857 nous avons déposé, à l'Académie des sciences et pour le concours d'un des prix Montyon, un Traité complet sur la Gale des animaux, dans lequel le mâle et la femelle du sarcopte du chien étaient décrits et figurés. Plusieurs de ces parasites, mâle et femelle, conservés entre des lames de verre, étaient joints à ce travail. Cette description, ces dessins, cette conservation ont été mis sous les yeux de la commission nommée par l'Académie pour juger notre travail, qui fut couronné dans la séance du 8 février 1858.

Cet acarien de la psore du chien, pl. 1, fig. 3 et 4, est, comme tous les acares des carnivores, testudiniforme; son volume ne dépasse pas, pour la femelle, $0^{mm}30$ en longueur et $0^{mm}25$ en largeur; pour le mâle, $0^{mm}20$ en longueur, $0^{mm}16$ en largeur: c'est-à-dire qu'il est *notablement plus petit que celui de l'homme.*

Le sarcopte du chien a *la même organisation* que celui du lion, du chat, de l'homme et des animaux carnivores en général.

Le mâle et la femelle portent sur la face dorsale des appendices cornés, comme tous les parasites qui tracent des sillons sous-épidermiques.

Nous ne ferons pas ici l'étude du sarcopte du *chien, l'entomologie et la physiologie des sarcoptes en général ont été traitées* in extenso, *et avec soin* dans la première partie : nous prions le lecteur d'y puiser les documents dont il pourrait avoir besoin pour se rendre compte de l'ensemble des phénomènes morbides de la psore canine.

Le sarcopte que nous avons représenté, fig. 3 et 4, est-il

le seul qui puisse développer la psore du chien? Cet animal, ainsi que cela a lieu pour le cheval, le bœuf et le mouton, aurait-il plusieurs espèces d'acares déterminant des maladies différentes? Nous l'ignorons. Quoi qu'il en soit, M. Gerlach, professeur à l'école vétérinaire de Berlin, dit avoir découvert, sur des chiens psoreux, un parasite qu'il classe parmi les sarcoptes. Il a enlevé des croûtes, des écailles de la psore canine, et les a placées sur le bras de l'homme; bientôt le sarcopte a quitté les croûtes et s'est enfoncé sous l'épiderme, où alors il a pu le recueillir.

La femelle, dessinée par Gerlach, vue par la face dorsale, table 2, fig. 11, porte, vers la partie postérieure de cette face, en *a*, deux prolongements qu'on constate toujours sur le train postérieur des femelles dermatodectes. Le mâle présenterait également, indépendamment des organes génitaux propres aux sarcoptes, des ventouses destinées à emboîter les prolongements de la femelle, mais M. Gerlach n'a pas dessiné ces ventouses sur le mâle représenté fig. 13, table 2, de telle sorte qu'on a peine à comprendre comment chez ces sarcoptes l'union sexuelle peut se faire comme chez les dermatodectes, où le mâle a bien réellement des organes correspondants à ceux de la femelle.

Depuis la publication du Traité de M. Gerlach, nous avons cherché, avec le plus grand soin, le sarcopte qu'il a décrit; mais jusqu'à ce jour, et à notre grand regret, nous n'avons pu le découvrir.

Les caractères si tranchés et si remarquables de cet acarien, s'ils ont été bien observés par M. Gerlach, démontrent que ce professeur n'a pas découvert le même parasite que nous; de là il résulterait que la psore du chien pourrait être produite par deux espèces de sarcoptes.

Ce sarcopte détermine-t-il chez le chien une gale offrant des caractères spéciaux? Nous l'ignorons, car nous les avons vainement cherchés dans la description de la gale donnée par M. Gerlach. Ce sarcopte, déposé sur la peau de l'homme, peut y vivre et communiquer la psore. Les expériences faites par le professeur de l'école vétérinaire de Berlin, tant sur des élèves que sur lui-même, ne permettent aucun doute à cet égard. A bien considérer l'organisation de ce sarcopte, la forme de ses palpes et mandibules, la présence des spinules sur la face dorsale, on pouvait prévoir qu'il en serait ainsi; il possède, en effet, tous les organes qui rendent possible l'existence de certains acares sous l'épiderme; seulement l'accouplement, qui s'opère en peu de temps chez le sarcopte commun, doit être plus prolongé pour les sarcoptes représentés par M. Gerlach, si toutefois le mâle est réellement pourvu des ventouses de coaptation qui permettent une plus longue union sexuelle, comme nous le voyons chez les dermatodectes.

56. *Étiologie.* — Le sarcopte du chien une fois découvert, et la psore, en tant que maladie, ne pouvant plus faire question, il importait d'en étudier les causes.

Nous nous sommes livrés, dans ce but, à de nombreuses recherches, afin de savoir :

1° Si la psore du chien peut naître spontanément;

2° Si elle peut se transmettre par l'absorption des sécrétions morbides;

3° Si la contagion est possible par le dépôt de croûtes contenant des sarcoptes;

4° Si la contagion peut se produire entre animaux malades et animaux sains par simple contact dans une niche commune;

5° Si la psore des autres animaux domestiques et celle de l'homme peuvent se transmettre au chien;

6° Enfin, si la psore du chien peut s'aggraver ou guérir sans traitement, suivant le régime alimentaire auquel l'animal psoreux est soumis.

1° On se demande, en voyant tant de sujets de l'espèce canine, placés dans des conditions différentes, être affectés de la psore, si cette maladie ne naîtrait pas sur eux sans contagion directe, car souvent on cherche en vain dans quelles circonstances la contagion a pu se produire. On se fait surtout cette question, quand on connaît l'énorme influence qu'a sur la pullulation des parasites l'état de santé des animaux. — Il était donc intéressant de faire quelques expériences à ce sujet.

Huit chiens dont nous avions constaté la richesse du sang, l'état de la peau et la parfaite santé, ont été alimentés pendant un mois, à l'aide d'une nourriture substantielle et variée, et placés isolément dans des loges purifiées. Au bout de ce mois, ils furent soumis à un régime débilitant, composé de 250 grammes de pain bis, trempé dans trois décilitres de bouillon de tête de veau, et reçurent de l'eau pure pour boisson.

Après deux mois de cette alimentation insuffisante, et d'un défaut presque absolu de soins hygiéniques, ils maigrirent, les muqueuses devinrent pâles, la peau se couvrit d'une couche épaisse de poussière blanche et grasse, mais aucune maladie de peau n'apparut, aucun parasite psorique ne se montra.

Ce régime fut continué pendant un troisième mois. La maigreur et la faiblesse des chiens furent poussées au dernier degré; ils tombèrent dans le marasme, leurs yeux s'excavèrent, le ventre se rétracta, la peau en partie dépilée se couvrit de poussière et exhala une odeur repoussante, sans qu'aucune altération ayant rapport à la psore se manifestât; et cela, bien que ces pauvres animaux fussent épuisés par une diarrhée abondante, qui souvent est un des symptômes ultimes de la psore, chez les carnassiers et les omnivores menacés d'une mort prochaine.

Ces huit chiens, après ces trois mois d'expérience, furent soumis à un régime réparateur, composé de viande de cheval crue et cuite, de soupe, etc. à de bons soins hygiéniques, et ils revinrent à la santé et à l'embonpoint.

2° Nous avons inoculé à six chiens bien portants, mais débilités, des sécrétions psoriques puisées dans des vésicules et sous des croûtes. Les plaies se sont cicatrisées, comme des plaies simples; la psore n'a pas été transmise.

3° Le dépôt sur la peau de plusieurs chiens dans de mauvaises conditions de santé de croûtes et de débris organiques squammeux contenant des sarcoptes a provoqué une psore extrêmement grave.

4° Des chiens affectés de la psore ont été enfermés à l'état de liberté dans une même loge, en compagnie de plusieurs autres parfaitement sains, et ces derniers ont contracté la maladie. — Déjà MM. Rayer, Littré, Leblanc et Sabatier avaient constaté que la psore peut se transmettre d'un chien malade à un chien bien portant, par la simple cohabitation. (Thèse de M. Got, 1844.)

5° Cent vingt-cinq sarcoptes, pris sur un chat atteint de la psore, ont été déposés sur une petite chienne en parfaite santé, que nous possédions depuis six mois. Au bout d'un mois, un régime débilitant y aidant pour sa part, elle fut couverte de sarcoptes provenant de la pullulation des parasites du chat, puis de croûtes psoriques.

Dans une autre expérience, quatre jeunes chats psoreux, et qui avaient reçu la contagion de leur mère, furent ajoutés à trois petits chiens qu'une chienne allaitait. Cette chienne accepta les jeunes chats auprès d'elle, elle eut bientôt la psore ainsi que ses petits, qui en moururent à la fin du deuxième mois.

Trente-cinq sarcoptes, pris sur des hommes affectés de la psore qui s'étaient présentés à la consultation de l'hôpital Saint-Louis, furent déposés sur la peau d'un chien *très-bien portant.* Ces parasites ont immédiatement incisé l'épiderme; ils se sont cachés dessous, et ont tracé un commencement de sillon, qu'ils ont abandonné le lendemain, ne donnant d'autres signes de leur présence qu'une éruption éphémère; en un mot ils n'ont pu transmettre la psore.

Nous avions la certitude morale que les dermatodectes, parasites propres aux herbivores, ne vivraient pas sur le chien; cependant, une poignée de croûtes prises sur un mouton affecté de la psore et contenant des dermatodectes par centaines (mâles, femelles, libres ou accouplés, nymphes et œufs, tous pêle-mêle), fut jetée sur la peau de plusieurs chiens. Ces parasites attaquèrent vivement le tégument, et firent naître une petite éruption de prurigo qui disparut quelques jours après, sans laisser aucune trace, les dermatodectes ayant tous succombé sans se reproduire.

6° Enfin il nous restait à constater si la psore du chien peut s'aggraver et guérir sans traitement, suivant le régime alimentaire ou débilitant auquel l'animal est soumis. — Nous n'avons point relaté, avec détail, les recherches qui nous ont conduits aux conclusions ci-dessus énoncées, mais cette dernière question a une telle importance, que nous reproduirons ici deux des observations insérées dans le Journal des expériences.

Première expérience. — Le 1er juillet 1855, nous choisissons un chien d'arrêt, âgé de trois ans, en très-bon état de santé, et très-vigoureux. Son tégument, examiné avec la plus scrupuleuse attention, est très-propre et très-sain.

Nous prenons la peau encore chaude d'un chien atteint depuis plusieurs mois d'une psore qui a causé sa mort. Nous en coupons les poils, puis nous la raclons et la dépouillons, en quelque sorte, de son épiderme, dans toutes les parties atteintes de la psore. Tous ces détritus contiennent des acares à profusion; nous en saupoudrons la peau du chien soumis à l'expérience, sur la croupe, les reins, le dos, le cou et la tête, en nous efforçant de les faire pénétrer jusqu'à la peau, en frictionnant les poils à rebours.

Le 5 juillet apparaissent sur la peau du dos et des reins de petites élevures rougeâtres, et de violentes démangeaisons qui excitent l'animal à se mordre et à se gratter. — Comme nous désirons développer la gale, nous soumettons le chien à un régime débilitant, composé d'un demi-litre de soupe, faite avec du pain bis et de l'eau grasse de cuisine.

Du 5 au 10 juillet, le chien éprouve beaucoup de prurit, se gratte avec ardeur contre les corps environnants, et se mordille sans cesse.

Le 20 juillet, l'animal commence à maigrir, les muqueuses apparentes des yeux, de la bouche, sont moins rosées. La maladie fait de notables progrès sur la tête, le cou, le dos, les reins et la croupe. Plusieurs papules prurigineuses se montrent autour des yeux, à la base des oreilles et aux pattes. — Même régime.

Le 1er août (trentième jour de l'expérience), le chien est très-sensiblement maigri; la psore tend à devenir générale. La peau de la tête, du dos, des reins, de la base de la queue, est rouge, chaude, épaissie et recouverte de croûtes. Ces altérations vont s'aggravant de jour en jour.

Le 1er septembre, l'animal a considérablement maigri, il est, sans exagération, méconnaissable. Les yeux sont enfoncés dans les orbites, les paupières sont éraillées, dépilées et rapprochées du globe oculaire : de grosses croûtes, sous lesquelles les acares sont enfouis, rendent la tête hideuse; les oreilles sont dépilées, leurs bords épaissis et croûteux. Toute la peau du corps et des membres est rouge, rugueuse et parsemée de plaies d'un aspect repoussant. Les ganglions lymphatiques sous-cutanés de la partie antérieure des épaules, de l'aine, du fourreau sont gros, mais non douloureux. La psore est générale. Le même régime débilitant est continué. Quelques croûtes enlevées contiennent un grand nombre de sarcoptes.

Le 1er octobre, trois mois après le début de l'expérience, le chien est dans un état de marasme complet : c'est à peine s'il peut se gratter. Il est certain que l'animal ne survivra pas cinq jours à un pareil régime, et dans de pareils tourments; aussi, à partir de ce jour, nous le soumettons à une alimentation réparatrice. Nous lui donnons de la viande de cheval crue, et de la soupe au bouillon de cheval à discrétion. Cet animal, très-vorace, mange jusqu'à trois kilogrammes de viande crue et deux à trois litres de soupe.

Le 15 octobre il a repris un notable embonpoint. La peau est moins rouge, les plaies prennent un aspect rosé, et sécrètent une matière séro-purulente de bonne nature. L'animal se gratte beaucoup moins, bien qu'il existe toujours des sarcoptes sous les croûtes.

Le 1er novembre (trente et un jours de régime fortifiant), le chien reprend des forces, les chairs sont fermes, les yeux sont moins enfoncés dans les orbites, la peau se recouvre de poils et de débris furfuracés que l'on enlève tous les trois ou quatre jours à l'aide d'un bouchon de foin. — On ne constate plus qu'un petit nombre de papules rougeâtres autour des yeux et sur le ventre. Les ganglions lymphatiques de la partie antérieure des épaules, des aines, du fourreau, des flancs, ont diminué de moitié.

Le 1er décembre (deux mois de régime réparateur), l'embonpoint devient notable, le chien est gai et vigoureux. Les yeux sont propres, la peau n'est plus rouge, mais elle est encore sale et recouverte de beaucoup de débris épidermiques. Les poils repoussent, mais ils sont encore ternes. Les papules du ventre, des aisselles et du fourreau ont disparu. La peau des pattes offre encore quelques rougeurs recouvertes de croûtes : les oreilles en présentent également sur leurs bords. Nous considérons l'animal comme en bonne voie de guérison, il est très-vigoureux. On le mène à la chasse, où il justifie les soupçons qu'on avait sur ses qualités comme chien d'arrêt.

Le 1er janvier, le chien paraît guéri; il est gras, sa peau est propre, son poil lustré, l'un de nous le présente, dans le courant de ce mois, à la société de Biologie, comme exemple remarquable d'une gale presque mortelle, guérie sans traitement local.

Le 1er février (quatre mois après le début du régime réparateur), le chien a la peau très-propre, sans qu'il soit possible de découvrir s'il a jamais eu la gale. Toute trace des sarcoptes a disparu, il n'y en a pas le moindre germe.

Nous avons conservé cet animal sous nos yeux pendant quatre autres mois, afin de bien constater la réalité de la guérison, et nous pouvons certifier qu'elle s'est maintenue.

Deuxième expérience. — Le 1er novembre 1855, nous recevons de l'équarrisseur un chien de Terre-Neuve tourmenté par une gale affreuse. Sa peau est rouge, recouverte sur le dos, le ventre, les ars, les membres et la tête de nombreuses papules écorchées et saignantes. On voit, sur la partie supérieure de la paupière gauche, une croûte grisâtre, épaisse, de la largeur d'une pièce de 20 centimes, cette croûte se continue avec d'autres croûtes moins épaisses qui atteignent la base de l'oreille du même côté. Nous enlevons plusieurs portions de ces croûtes avec des pinces anatomiques, nous les divisons avec des aiguilles, et de leurs débris, chauffés sur une lame de verre, s'échappent quelques sarcoptes.

La peau est en grande partie dépilée sur la tête, à la base des oreilles, aux pattes et sur le dos. L'animal est fort maigre et répand une odeur repoussante; il se gratte sans cesse, et se frotte contre les corps durs environnants.

Nous considérons ce chien comme atteint d'une psore fort ancienne. Nous le logeons dans une écurie saine, sur une litière propre, nous le faisons tondre, et nous le soumettons à un régime, composé de 2 kilogrammes de viande de cheval crue, et de soupe au pain bis et au bouillon de cheval.

Pendant le premier mois de ce régime et de ces soins hygiéniques, l'animal prend un embonpoint notable, les muqueuses apparentes s'injectent; il devient plus gai et plus vigoureux. Les papules sont moins nombreuses, les croûtes se détachent, les poils commencent à repousser sur les parties dépilées. Une amélioration marquée se manifeste dans l'état général du sujet et de la maladie. Le prurit a presque disparu.

Le deuxième mois, les grosses croûtes grisâtres de la tête, sous lesquelles nous avions trouvé des sarcoptes, se détachent par leur circonférence. Les poils repoussent, et la peau devient souple et facile à plisser. L'embonpoint augmente de jour en jour, la vigueur devient remarquable.

L'animal nous paraît en bonne voie de guérison. — Même régime.

Le troisième mois, les croûtes de la tête tombent successivement. Au-dessous d'elles, la peau se recouvre de grosses écailles irrégulières, qui, plus tard, sont remplacées par des croûtes plus minces, au-dessous desquelles on cherche vainement des sarcoptes. Les papules ont disparu ainsi que le prurit.

La peau devient souple, et un poil fin, doux et fourré, ayant acquis à peu près la moitié de sa longueur naturelle, garnit les parties saines et malades. Le chien est gras, alerte, gai, vigoureux, nous le considérons comme guéri.

Il reste encore trois mois sous nos yeux, pendant lesquels il conserve son embonpoint et sa vigueur, en même temps que la guérison se maintient.

Ces deux expériences démontrent, d'une manière bien positive, que la propreté, le grand air, l'exercice, et avant tout un régime abondant et riche en matière animale, pourraient suffire seuls pour guérir la psore, alors même que cette maladie est à son dernier degré de gravité.

Elles donnent, en outre, l'explication des difficultés que la contagion rencontre pour se produire dans certains cas, alors même qu'on se place dans les meilleures conditions *apparentes* de sa propagation.

Dès que les chiens guérissent de la gale, au fur et à mesure que leur santé générale s'améliore, on comprend qu'ils pourront, à la rigueur, résister à toute atteinte de contagion, ou de la maladie, quand leur sang sera riche, et quand la somme de leurs forces vitales sera à la plus haute puissance.

La déduction qu'on peut tirer de ces deux faits ont une grande importance, au point de vue de la pathogénie psorique; et comme les moutons peuvent également guérir de la psore, quand on les place dans de bonnes conditions hygiéniques, par exemple en les conduisant au printemps dans de bons pâturages, on ne peut s'empêcher d'établir un rapprochement entre ce qui se passe chez les animaux et ce qu'on observe sur les végétaux qui, eux aussi, se couvrent de parasites quand ils s'étiolent faute d'air et de lumière. Il est même permis de se demander s'il n'y aurait pas quelque analogie entre les conditions qui favorisent le développement des parasites sur les matières organiques (fromages, farine, figues, fruits en général), et celles qui favorisent la pullulation des sarcoptes sur les animaux.

Nous avons la conviction que nos recherches conduiront à la

découverte de la grande loi qui règle les phénomènes généraux de la parasitogénie, à laquelle obéit la matière vivante et inerte.

Nous avons démontré et nous démontrerons encore qu'il est à la rigueur possible aux animaux de résister à la contagion de la psore, qu'ils peuvent également guérir de cette maladie sans traitement : mais est-ce à dire que nous conseillerons de les exposer sans crainte à la contagion, et de se dispenser de traiter les psoreux qui paraîtraient réunir toutes les conditions d'une bonne santé? Telle n'est pas notre pensée ; nous manquons de critérium pour apprécier l'état physiologique de la santé. Tel animal, qui nous paraît vigoureux et bien portant, peut être un terrain favorable à la génération des parasites; tel autre, qui nous semble pouvoir guérir sans traitement, conservera sa maladie à des degrés divers de gravité.

Nous avons étudié, en nous plaçant dans des conditions exceptionnelles, les causes générales de la psore. Nous comprenons fort bien que M. Gerlach ait vu les dermatodectes se reproduire sur des moutons bien portants; il est certain qu'on soumettrait en vain certains animaux psoreux à une bonne alimentation pour tout traitement; mais les faits acquis, quant à l'impossibilité de transmettre exceptionnellement la psore, et la possibilité de la guérir quelquefois sans topiques, n'en sont pas moins d'une grande valeur relativement à la pathogénie parasitique en général et aux déductions pratiques qui en découlent.

Quoi qu'il en soit, il résulte des expériences faites dans le but d'éclairer l'étiologie de la psore du chien : 1° que l'appauvrissement du sang ne peut faire naître spontanément la psore; 2° que cette maladie ne peut se transmettre par l'absorption des sécrétions morbides; 3° que la contagion est possible par le dépôt des sarcoptes; 4° que la contagion peut se transmettre par le contact des animaux dans une loge commune; 5° que la psore des autres animaux carnassiers et omnivores, et probablement celle de l'homme, dans des conditions données, peut se transmettre au chien; 6° enfin, que la psore canine peut parfois s'aggraver ou guérir *sans traitement*, suivant le régime alimentaire auquel l'animal psoreux est soumis.

L'étiologie serait incomplète, si nous nous en tenions à ces généralités; il importe d'ajouter que les conditions d'âge et de races sont plus ou moins favorables au développement de la maladie; ainsi les chiens adultes résistent mieux à la contagion que ceux déjà débilités par la vieillesse. Les chiens qui portent une fourrure longue et épaisse, les barbets, les épagneuls, les terre-neuves, les chiens-loups, sont dans des conditions plus favorables à la pullulation des sarcoptes et à l'aggravation de la maladie. Il est également certain que les chiens sans maîtres, errants, sans abri, exposés à toutes les intempéries des saisons, se vautrant dans la fange, et privés de nourriture, seront un terrain propice à la génération des parasites. — Il en sera de même de ces chiens de garde attachés, dix-huit heures sur vingt-quatre, à une courte chaîne, couchés dans des niches humides et sales, ainsi que des chiens de chasse enfermés dans des chenils trop étroits, surmenés par des chasses à courre trop fréquentes. Surtout si à toutes ces prédispositions se joint, comme cela a lieu trop souvent, une alimentation insuffisante. Il n'est point de gardes, de veneurs qui ne sachent, en effet, que toutes ces causes sont essentiellement favorables à l'apparition de la psore, et qu'il suffit de l'arrivée parmi leur meute, ainsi prédisposée, mais saine d'ailleurs, d'un chien psoreux, pour qu'ils voient la maladie y apparaître immédiatement et y prendre des proportions extraordinaires.

On a dit que certains aliments, tels que la chair crue ou cuite, les résidus de graisses fondues et pressées, connus sous le nom de *pain de cretons*, donnés pendant longtemps et presque exclusivement, provoquaient le développement de la psore.

Nous avons vu, en effet, un assez grand nombre de chiens nourris presque exclusivement de pain de cretons avoir la psore, mais ils avaient probablement reçu cette maladie d'autres chiens qui en étaient également affectés. La viande de cheval crue ou cuite est une alimentation excellente pour les chiens, mais il ne faut pas qu'elle soit exclusive, pas plus que le pain de cretons, autrement elle prédispose à certaines affections cutanées autres que la psore, mais qui peuvent compliquer cette maladie. A ce titre le choix de l'alimentation peut être une prédisposition à la psore, et une cause d'aggravation quand elle existe.

Il va sans dire que des chiens placés dans des chenils précédemment habités par d'autres chiens affectés de la gale pourront y contracter cette maladie. — L'animal malade projette en tous sens, en se grattant, des croûtes qui recèlent des sarcoptes, ceux-ci se cachent dans la litière ou dans les parois du chenil; et le chien bien portant qui vient l'habiter, huit, dix, quinze jours après, suivant la saison, peut y recevoir des sarcoptes. — Ces parasites succombent au bout de trois ou quatre jours quand on les conserve sur une lame de verre; mais quand ils sont cachés dans de la litière imprégnée des débris organiques de l'animal, ils sustentent quelque peu leur existence et résistent plus longtemps aux causes de destruction qui les menacent. Nous nous sommes assurés que la contagion pouvait ainsi s'opérer en plaçant des animaux sains dans des tonneaux et dans des chenils où nous avions préalablement enfermé des chiens psoreux.

Disons, pour nous résumer, que la cause essentielle du développement de la psore, et de la pullulation des acares chez le chien, réside, avant tout, dans une sorte de prédisposition à contracter cette maladie, prédisposition résultant de la débilité de l'organisme, de l'appauvrissement des fluides nutritifs propres à l'assimilation. Qu'un chien bien portant, vigoureux et nourri à discrétion reçoive un sarcopte fécondé, ou bien il pourra résister à la contagion, et le parasite, ne trouvant pas dans les fluides des sucs en rapport avec ses besoins, ne produira que difficilement des générations nouvelles, ou bien il ne contractera qu'une psore bénigne, facile à guérir. Dans quelques cas même, ainsi que nous l'avons plusieurs fois constaté, les sarcoptes, après s'être enfouis sous l'épiderme, ne tarderont pas à périr dans les sillons qu'ils auront tracés, ou ils les abandonneront, et la contagion avortera. Mais que l'animal, en apparence bien portant, ne possède pas à un degré suffisant la force et la santé, le parasite vivra, se multipliera, et la maladie restera locale jusqu'à ce que, sous l'influence des tourments que lui cause la présence des sarcoptes, de l'insomnie, et d'une alimentation insuffisante, l'énergie de la résistance vitale diminuant, la génération des parasites trouve le terrain qui lui convient, se développe et généralise la psore sur toute la surface cutanée.

Les expériences de contagion, dont nous venons de donner succinctement les résultats, ayant développé la psore du chien sous nos yeux, à tous les degrés, nous avons pu en faire une étude complète, et reconnaître en quoi elle diffère des autres maladies cutanées dont le chien est souvent affecté.

57. *Symptômes.* — L'existence de papules sur plusieurs parties du corps, et notamment sur le dos, la tête, le ventre et la face interne des membres; papules que les auteurs ont appelées *boutons de gale, vésicules de gale;* le prurit qu'elles occasionnent, les frottements réitérés des parties qui sont le siége du mal; la rougeur de la peau, la dépilation des surfaces malades, tels sont les phénomènes morbides, qui, jusqu'à ce jour ont fait croire que le chien pouvait être affecté de la psore.

Nul doute que ces symptômes ne soient ceux qui appartiennent à la psore canine; mais aussi que de fois on l'a confondue avec d'autres maladies, telles que l'eczéma, le prurigo et les altérations produites par l'acarus folliculaire ou la simonide.

La première manifestation de la psore se fait le plus souvent sur la tête, à la base des oreilles ou autour des yeux, sur le dos, à la naissance de la queue et plus rarement à la face interne des membres. — Ce début est annoncé par un prurit, qui porte le chien à se gratter aux endroits où l'affection cutanée apparaît. Si on coupe les poils très-ras à ces endroits, on constate l'existence de sillons sous-épidermiques, courts, étroits, formant une très-légère saillie allongée, droite ou courbe, mais le plus souvent irrégulière et comme piquetée. Ces sillons, dus à la présence du sarcopte qui s'est logé sous l'épiderme, en s'y creusant un terrier ou *cuniculus*, tantôt sont isolés et bien distincts, tantôt sont placés à côté les uns des autres, et réunis par l'accumulation de la sérosité morbide due à l'irritation causée par la présence de l'animalcule; de telle sorte qu'il est difficile de les distinguer.

Nous avons suivi le développement de ces sillons, qui sont le symptôme pathognomonique de la gale canine, en plaçant des sarcoptes sur la tête, le dos et le ventre de chiens parfaitement sains. Et nous avons constaté qu'ils sont fréquemment interrompus et détruits par les mordillements exercés par les dents de l'animal, par les grattages réitérés, faits avec les pattes et par les frottements opérés contre les corps étrangers; mordillements, grattages et frottements auxquels le chien en liberté se livre avec ardeur, surtout lorsqu'il est tenu chaudement, exposé aux rayons solaires ou à la chaleur d'un foyer ou d'un poêle.

Dans quelques circonstances le sarcopte, en fouillant son sillon, même dans une étendue de plusieurs millimètres, ne détermine aucun prurit, et alors il est possible d'en constater l'existence : pour arriver à ce résultat, il est nécessaire de couper les poils, et d'examiner cette surface cutanée avec la plus grande attention, soit à l'œil nu, soit à l'aide d'une bonne loupe. Avec quelque habitude, on parvient à le découvrir, tantôt dans le voisinage des parties où se manifeste le prurit, souvent aussi dans des régions qui en sont éloignées, notamment autour des yeux, à la base des oreilles, sur la tête, et aux ars ou aisselles.

Dans le plus grand nombre des cas, l'irritation sous-épidermique que l'acare occasionne détermine une sécrétion abondante de sérosité, et provoque un soulèvement circonscrit de l'épiderme, sorte de grosse papule séreuse ou séro-purulente, qui, bientôt détruite, laisse à sa place une petite surface rouge, excoriée et saignante, puis une petite croûte. Dans cette période de la psore il est difficile de découvrir les sarcoptes. Il nous est cependant arrivé quelquefois de les rencontrer morts, ou de constater l'existence de leurs débris cadavériques.

Nous avons examiné, un grand nombre de fois, les dernières phalanges et les espaces membraneux qui les séparent, afin de nous assurer si, comme on le constate chez l'homme, les acares attaquent de préférence ces parties et y creusent des sillons; mais nous n'avons jamais rencontré de sarcoptes en ces endroits au début de la maladie; ce n'est que quand la psore est générale et déjà ancienne qu'on y voit des sillons et des parasites. Les régions où le sarcopte se trouve de préférence chez le chien et les autres animaux ne sont pas les mêmes que chez l'homme. Les sarcoptes de l'homme, en effet, ne se rencontrent presque jamais sur la figure, tandis que, chez le chien et chez le chat surtout, les acares recherchent particulièrement la paupière supérieur , le haut du nez et la base des oreilles.

Toutefois, le début de la psore, chez le chien comme chez l'homme, est caractérisé par l'existence de sillons renfermant les sarcoptes, avec cette différence importante cependant, que chez l'homme ces sillons s'aperçoivent distinctement, en raison de leur longueur, de leur diamètre, et du volume du sarcopte qui les produit, et surtout en raison de l'état naturellement glabre du tégument, qui laisse ainsi la traînée du cuniculus dans toute son évidence.

A ces premiers symptômes caractéristiques, qui, avant nos travaux, étaient restés ignorés, et que nous avons pu bien observer en suivant, jour par jour, le développement des sillons, succède l'éruption de papules prurigineuses sur diverses parties du corps, et notamment sous le cou, aux aisselles, sous le sternum, au ventre, à la face interne des cuisses et des avant-bras.

Cette éruption est constituée par l'apparition de petites papules entourées à leur base d'une légère aréole plus ou moins rouge. Ces papules, qui ont le volume de la tête d'une petite épingle, sont coniques et quelquefois transparentes à leur sommet. Quelque temps après leur apparition elles renferment une sérosité jaunâtre, et plus tard un liquide blanchâtre dans lequel le microscope fait reconnaître des globules purulents de récente formation.

Ces caractères distinguent cette éruption particulière de certaines autres élevures à base rouge, à sommet plus ou moins aplati, et contenant une matière purulente rougeâtre, dans laquelle se montre l'*acare folliculaire*, découvert par le docteur Simon.

Les papules dont il a été question précédemment causent de violentes démangeaisons; et le chien, lorsqu'on le gratte avec l'ongle, témoigne, par le mouvement d'une ou de plusieurs de ses pattes, du plaisir qu'il en éprouve.

Elles ont été considérées jusqu'à ce jour comme le symptôme caractéristique du début ou de l'invasion de la psore du chien.

Ces papules écorchées laissent suinter un liquide séro-sanguinolent, qui, en se concrétant, forme sur l'excoriation papulaire une croûte rougeâtre et adhérente. — Dans quelques cas le chien se gratte et se mordille avec tant de violence, qu'il enlève l'épiderme dans une certaine étendue, et qu'aux endroits où les papules s'étaient développées on ne rencontre plus qu'une surface excoriée et saignante, ou bien recouverte d'une croûte plus ou moins épaisse.

Cette éruption papuleuse se développe souvent sur le trajet ou dans le voisinage des sillons, et comme papules et sillons sont enlevés à la fois, il devient fort difficile de savoir si on a affaire à une affection psorique, ou à toute autre maladie de peau.

Le prurigo, consécutif à l'existence des sarcoptes, varie beaucoup quant aux lieux qu'il affecte, quant au nombre, à la dissémination et à l'agglomération des papules. Chez certains chiens on le voit se manifester à la tête, chez d'autres, au dos, sur ceux-ci, au ventre, sur ceux-là, aux membres, et persister dans ces parties jusqu'à ce que, l'affection psorique se prononçant de plus en plus, la maladie devienne générale.

Nous avons remarqué que les chiens sur lesquels ces éruptions restent longtemps locales sont des animaux adultes, d'un certain embonpoint et vigoureux; l'éruption devenant au contraire rapidement générale, lorsque ces animaux sont âgés, maigres et débilités par les causes mentionnées plus haut.

Tels sont les caractères qui signalent l'apparition de la gale chez le chien, et qui permettent de la reconnaître.

Marche et progrès. — Dans les parties où existent les papules, surtout là où elles se rencontrent groupées, la peau est rouge, douloureuse, épaissie. Dans les cas où l'animal maigrit et s'affaiblit pendant le cours de la psore, aux papules excoriées succèdent des plaies plus ou moins profondes, baignées par un liquide séro-purulent, qui répand une odeur fétide, et forme, en se coagulant, une croûte grisâtre. — A cette période de la gale les ganglions lymphatiques sous-cutanés de l'entrée de la poitrine, et pré-scapulaires, de l'aine, du fourreau chez les mâles, des mamelles chez les femelles, s'engorgent et deviennent douloureux.

Après un temps plus ou moins long et toujours subordonné à l'état général de l'animal, la gale s'étend sur toute la peau, et provoque un prurit perpétuel, qui se calme quand un vent frais ou une basse température engourdit les parasites, mais qui se réveille lorsque le chien est exposé à une température douce et surtout, nous l'avons déjà fait remarquer, quand il reçoit les rayons solaires. Dans ce dernier cas la peau prend une teinte d'un rouge vif, quelquefois livide.

Dans cette période d'aggravation de la gale, les sarcoptes, s'ils ne l'ont point encore fait, envahissent les paupières, surtout la supérieure, et souvent aussi les bords des oreilles pendantes des chiens de chasse. — Des papules se montrent alors sur ces parties envahies, un prurit violent s'y fait sentir, et le chien, en se grattant, écorche ses paupières qui s'infiltrent, s'épaississent et viennent en grande partie recouvrir le globe de l'œil.

Les chiens dont les oreilles sont attaquées par les sarcoptes secouent violemment la tête, écorchent les croûtes, irritent les tissus sous-jacents qui s'enflamment, suppurent et s'ulcèrent. Plus tard l'ulcération gagne le cartilage et donne ainsi naissance à des caries très-rebelles.

Lorsque les papules et le prurit qui en est inséparable se montrent aux pattes, au-dessus du carpe et du tarse, ils y occasionnent une rougeur livide avec tuméfaction et induration de la peau. Pendant cette marche envahissante de la maladie, le nombre des parasites augmente proportionnellement, et chaque croûte qu'on enlève et qu'on dépose sur une lame de verre chauffée en laisse voir de tout âge et de tout sexe.

Le chien peut alors tomber dans un état extrême d'anémie, de maigreur et de marasme. — Les yeux sont chassieux, enfoncés dans les orbites et à moitié fermés, les paupières sont éraillées, croûteuses et parfois ulcérées. — Le corps est entièrement dépourvu de poils, et au niveau des coudes se montrent des callosités rougeâtres, et parfois des ulcérations.

Ces désordres peuvent demander trois, quatre ou six mois, une année même et plus pour se produire, suivant le régime alimentaire auquel l'animal est soumis, ou les traitements inefficaces qu'il a subis.

Lorsque la gale est parvenue à ce période, les propriétaires des animaux s'en débarrassent, en les faisant sacrifier, ou, s'ils les laissent vivre, une diarrhée abondante les épuise, ils tombent dans le marasme, et meurent.

En hiver, la marche de la maladie, arrivée à ce degré de gravité, est plus rapide, et se termine plus promptement par la mort.

Quelquefois la gale a pour conséquence une inflammation qui, de la peau, s'étend aux conjonctives, aux conduits auriculaires, à la face interne du fourreau et même au canal de l'urètre.

L'ophthalmie est caractérisée par une rougeur, une injection de la muqueuse oculaire, et par une sécrétion séro-purulente, qui, en se desséchant, forme une chassie abondante aux angles internes des yeux; plus tard les bords libres des paupières s'éraillent et perdent les cils qui les garnissent.

Dans quelques cas la cornée participe à l'inflammation, et devient plus ou moins opaque; d'autres fois aussi les paupières, en s'avançant sur le globe de l'œil qui s'est retiré dans l'orbite, donnent lieu à l'entropion, et les cils irritant la conjonctive concourent à l'aggravation de l'ophthalmie.

L'inflammation de la peau interne de l'oreille peut aussi être le résultat de la gale, surtout chez les chiens pourvus de longues oreilles. Cette cutite se propage aux bosselures, aux anfractuosités, entourant l'orifice du conduit auditif, et jusque dans son intérieur.

Le début de l'extension de la maladie vers les parties profondes de l'oreille s'annonce par l'apparition de nombreuses et petites papules qui portent le chien à se gratter, à se battre les oreilles, en secouant très-fréquemment la tête.

L'irritation produite par ces frottements augmente l'inflammation; le conduit auditif devient rouge, chaud, douloureux au moindre attouchement, et la muqueuse sécrète un liquide séro-purulent qui se mêle au cérumen, l'altère et dégage bientôt une odeur fétide.

Cette otite persiste, si, dès son apparition, on ne cherche pas à la guérir, et passe facilement à l'état chronique. Sa persistance donne lieu à une sécrétion abondante de matière purulente grisâtre, composée de globules de pus, de matières grasses, et de cellules d'épithélium. Enfin la muqueuse s'épaissit, se gonfle, s'ulcère et produit des végétations verruqueuses.

L'affection catarrhale, parvenue à ce degré de gravité et de chronicité, persiste quelquefois longtemps après la guérison de la psore.

L'inflammation préputiale n'est pas aussi commune que les deux précédentes. Elle est caractérisée par l'écoulement, à l'extrémité effilée du prépuce, d'une matière purulente blanchâtre, d'abord inodore, puis bientôt fétide.

Cette matière, toujours peu abondante, s'agglutine aux longs poils des bords du fourreau et les salit. Une pression exercée avec les doigts, d'arrière en avant, provoque un écoulement plus ou moins abondant de cette matière. La muqueuse qui tapisse le prépuce, mise à découvert, se montre rouge, enflammée et baignée également d'une sécrétion purulente.

Dans quelques cas, l'inflammation préputiale se propage au canal de l'urètre, et produit une blennorrhée.

De même que le catarrhe auriculaire, le catarrhe uréthral a tendance à passer à l'état chronique et à persister après la guérison de la maladie.

De ces trois maladies consécutives à la psore, celles qui ont leur siége aux yeux et aux oreilles sont les plus fréquentes, par la tendance bien connue de l'affection à se fixer vers la tête, et en raison aussi du nombre des sarcoptes qui excitent vers cette région une vive inflammation.

Lorsque la conjonctivite et le catarrhe auriculaire passent à l'état chronique, une solidarité morbide s'établit entre chacune de ces inflammations locales; de telle sorte que l'amendement ou la guérison de l'une détermine une aggravation dans l'existence de l'autre. Est-ce une véritable métastase qui se produit dans ces cas? Nous le pensons : aussi faut-il tenir compte de ces états morbides dans le traitement de la psore, et employer des moyens thérapeutiques internes généraux, capables de prévenir les répercussions que nous venons de signaler.

Tels sont les symptômes et la marche de la psore canine. Cette description serait incomplète, si nous n'insistions pas, d'une manière toute spéciale, sur les modifications qu'apporte au développement de la maladie le régime alimentaire auquel on soumet les chiens psoreux.

En effet, la gale de l'homme suit invariablement sa marche, quels que soient le tempérament du sujet, son embonpoint, son genre de nourriture, les fatigues qu'il supporte. — Chez les chiens, et nous pouvons dire par anticipation chez les autres animaux en général, il n'en est plus de même : certaines circonstances ont une influence marquée sur la marche de la maladie, et font varier en quelque sorte à volonté sa gravité et sa bénignité. Ces phénomènes de pathologie générale, ignorés jusqu'à présent, ont une grande valeur, attendu qu'ils jettent un jour tout nouveau sur les affections psoriques des animaux. — Ainsi, en ce qui regarde la psore canine, nous avons fait un grand nombre d'expériences qui démontrent d'une manière évidente, que la gravité de cette affection est subordonnée, non pas au nombre des parasites, et à l'étendue des éruptions, mais à la qualité des humeurs, *à la pauvreté du sang*. Nous avons pu conduire jusqu'au dernier degré du marasme des chiens galeux, et ramener successivement ces animaux à la guérison complète de leur maladie, et même à la santé la plus florissante, en les soumettant purement et simplement à une alimentation réparatrice et à des soins hygiéniques.

Si cette subordination de la psore à l'état général des humeurs eût été un fait exclusivement propre à l'espèce canine, il aurait eu une importance réelle; mais lorsque l'on voit ce fait devenir la loi qui règle le développement de la psore chez les carnassiers et les herbivores, il prend des proportions capitales, et mérite, au plus haut point, de fixer l'attention des pathologistes, car il éclaire toutes les questions qui se rattachent à cette maladie; c'est ainsi qu'il explique, jusqu'à un certain point, comment la contagion se transmet ou avorte, comment les symptômes s'aggravent ou s'amendent, comment les remèdes sont ou ne sont pas efficaces.

58. D. *Lésions morbides.* — L'étude des lésions qui apparaissent à la peau, pendant le cours de la psore du chien, a fixé particulièrement notre attention. C'était d'ailleurs une étude toute nouvelle, à laquelle il n'est guère possible de se livrer dans la médecine humaine, et que nous pouvions faire avec fruit, en sacrifiant des chiens psoreux, aux diverses périodes de la maladie.

Pour bien suivre les altérations cutanées produites successivement par la pullulation des acares, il faut dépouiller l'animal, aussitôt qu'on le sacrifie, et laisser la peau dans un lieu chaud et humide, pendant quelques jours ou jusqu'à ce que la couche épidermique puisse se détacher sous forme de lambeaux. On aperçoit alors, à l'aide du microscope mobile, ou d'une loupe portée sur une branche articulée, des sillons tracés dans l'épaisseur de la couche villo-papillaire; à l'extrémité de ces sillons l'acarus encore en place, et sur leur trajet des groupes de trois à quatre œufs aux diverses périodes de l'incubation. Les acares et les œufs se trouvent aussi sous les croûtes assez épaisses pour leur fournir un abri et leur tenir lieu d'une sorte d'épiderme artificiel.

Sur les régions de la peau où la psore est moins ancienne, on trouve les papules décrites en traitant des symptômes; elles se présentent sous la forme de petites éminences à saillie conique, qui ne sont autres que les papilles cutanées elles-mêmes, enflammées, hypertrophiées et ressemblant, sous quelques rapports, aux papilles de l'ongle des grands animaux, à celles de la langue du chat et du bœuf.

La papule de la gale du chien a donc pour centre une papille cutanée. Or les papilles étant considérées, avec juste raison, comme des organes essentiellement vasculo-nerveux, sensibles et excitables, il n'est point étonnant que, sous l'influence de l'irritation dont elles sont le siége, leur sensibilité s'exagère, et provoque ce violent prurit qui porte irrésistiblement les animaux, aussi bien d'ailleurs que les hommes, à se gratter, jusqu'au dépouillement du sommet de la papule, qui se recouvre par ce fait même d'une petite croûte rougeâtre.

L'épiderme et les croûtes présentent, à leur face interne, une multitude de cavités coniques, terminées par des culs-de-sac ou fourreaux, qui engaînent la papille, altérée et hypertrophiée.

Quant aux croûtes elles-mêmes, si on les laisse macérer pendant l'espace d'une à deux heures dans une solution d'acide acétique faible ou de potasse, on voit au microscope qu'elles sont essentiellement formées,

1° De cellules épidermiques hypertrophiées et déformées;

2° De matières morbides composées en grande partie de globules purulents concrétés;

3° De corps étrangers;

4° De débris de sarcoptes mâles et femelles, de larves et

d'œufs, entiers ou altérés, et surtout de coques d'œufs et de matières excrémentitielles déposées par les parasites.

La couche vasculaire de la peau, d'où s'élèvent les papules malades, est rouge, épaissie et très-injectée. Il en est de même du derme, qui est également rouge, et rendu plus épais et plus dur par une sorte de blastème qui s'est organisée dans ses fibres. Le tissu cellulaire sous-cutané est infiltré, aux endroits où la peau est sérieusement altérée, par une sérosité jaunâtre. Enfin, les ganglions lympathiques qui reçoivent leurs vaisseaux afférents des régions malades acquièrent le double ou le triple de leur volume; ils sont blanchâtres et inégalement bosselés. La lymphe qui s'en écoule est d'une couleur blanche, laiteuse; et le tissu ganglionnaire a perdu sa teinte rosée ordinaire.

Le sang, chez les chiens morts de gale invétérée, a perdu sa couleur vermeille; la sérosité abonde, les globules rouges sont en nombre moins considérable qu'à l'état normal, tandis que les globules blancs s'y montrent en plus grande abondance.

Les viscères de la poitrine et de l'abdomen n'offrent rien d'anormal à constater, si ce n'est que les intestins, comme cela a lieu si fréquemment chez les chiens, contiennent des ténias. La présence de ces vers dans le tube digestif tient, d'ailleurs, au même ordre de causes qui provoquent le développement des parasites cutanés, aussi bien les sarcoptes que les simonides.

59. E. *Diagnostic.* — La gale du chien a été confondue jusqu'à ce jour avec beaucoup d'autres maladies de peau dont il peut être atteint; dans le doute, on tranchait vite la difficulté, et l'animal, considéré comme galeux, était traité comme tel. On peut facilement comprendre quelles devaient être les conséquences d'une médication à ce point empirique.

Les maladies de peau avec lesquelles la gale canine peut être confondue sont :

1° Le prurigo;

2° L'acné herpétiforme, ou simonéa;

3° Et la phthiriase.

1° *Prurigo.* — Cette maladie affecte deux formes chez le chien, l'une est le prurigo *simple*, l'autre, le prurigo *tenace*.

A. Le *prurigo simple* attaque généralement les chiens gras, abondamment et exclusivement nourris de substances animales, de chair de cheval cuite et de pain de cretons, principalement lorsque ces animaux sont sédentaires et que leur peau n'est pas tenue dans un état de propreté convenable.

Ce prurigo est caractérisé par l'existence de petites papules dures, coniques, non suppurantes à leur sommet, entourées d'un léger cercle rouge à leur base, et très-prurigineuses, qui se développent sur le *dos*, le *ventre*, la *tête*, les *flancs*, les *membres*, et quelquefois sur toute la surface de la peau. Ces papules sont disséminées ou groupées, mais *elles ne sont jamais accompagnées de sillons contenant des sarcoptes.*

Les chiens se grattent, se mordillent et se frottent comme s'ils étaient affectés de la psore. Les papules, par le fait de cette irritation, s'entourent d'un cercle rouge à leur base et deviennent le siége d'un suintement sanguin, qui, en se coagulant, forme une petite croûte rouge, adhérente à leur sommet. Parfois même ce cercle rouge s'étend et se confond avec celui qui entoure les papules voisines, ou bien l'inflammation apparaît sur la peau saine par plaques isolées. Bientôt une sécrétion morbide se produit, et le liquide séro-albumineux, en se concrétant, forme des écailles croûteuses plus ou moins étendues sur les parties altérées.

B. Le *prurigo tenace*, vulgairement connu sous le nom de *gale rouge*, est souvent localisé au ventre, aux membres, aux phalanges, plus *rarement à la tête*. Il passe facilement à l'état chronique. A côté d'anciennes papules affaissées, recouvertes de desquammations, et en voie de guérison, s'en montrent de récentes qui entretiennent ainsi des démangeaisons permanentes. La peau, constamment irritée, se dépile, s'épaissit, s'indure, devient rugueuse, puis passe au rouge livide. Des simonides pullulent quelquefois abondamment dans les follicules et les bulbes pileux des parties malades. L'altération circonscrite qu'elles déterminent se traduit alors par autant de petites surfaces arrondies, dépilées, d'un rouge livide, et faisant relief au-dessus du niveau de la peau. — L'examen au microscope du pus, ordinairement rougeâtre, renfermé dans l'épaisseur du derme altéré, montre un grand nombre de parasites folliculaires, ou mieux, de simonides. Les ganglions lymphatiques sous-cutanés se tuméfient, s'indurent mais ne suppurent jamais. Ce prurigo se rencontre principalement chez les chiens âgés, enfermés dans des chenils étroits, tenus malproprement.

Il importe, pour guérir les chiens de ce prurigo, de les soumettre à une alimentation variée, composée de soupes dans lesquelles on fait entrer des légumes cuits, de leur faire prendre des bains d'eau de son, des bains alcalins et gélatineux; d'ajouter à cette médication, dans le cas du prurigo tenace, les évacuations sanguines et les purgations réitérées. Si l'affection, essentiellement chronique, persiste, il faut avoir recours à des solutions astringentes d'azotate d'argent (4 grammes pour 50 grammes d'eau), à la pommade mercurielle étendue d'huile de lin, et surtout à un mélange en parties égales de teinture d'iode et de glycérine, employé en frictions réitérées selon le besoin.

Il est encore un *prurigo passager*, dû à la présence de parasites paraissant appartenir au genre *ixode :* c'est la *lepte automnale*, nommée encore *rouget*, *bête rouge*.

Ce prurigo est très-commun en automne chez les chiens de chasse. Au ventre, aux pattes, rarement ailleurs, se montre une éruption disséminée, vésiculo-purulente, miliaire, occasionnant une vive démangeaison qui porte le chien à se gratter violemment avec ses pattes. Autour des rougeurs ou à la surface on constate généralement, surtout au début de l'affection, l'existence d'un petit corps d'un rouge vif ou écarlate qui se meut lentement et que l'on peut aisément retirer avec la pointe d'une aiguille. C'est la *lepte automnale* ou *rouget*, que l'on reconnaît aisément au microscope. Ce petit parasite, pour vivre, attaque la peau avec la trompe épineuse dont sa bouche est pourvue, et ce sont ces attaques qui produisent la rougeur et la démangeaison. Ce prurigo parasitaire, peu grave, non encore décrit chez les animaux, mais bien connu chez l'homme, a été signalé par Raspail. Il cède promptement à une ou deux frictions de pommade benzinée (une partie de benzine sur trois de glycérine), fraîchement préparée; liniment qui tue promptement les rougets et guérit la maladie qu'ils occasionnent et entretiennent.

2° *Acné simonea.* Cette affection est déterminée par un parasite qui vit dans les follicules cutanés, et a été découvert, en 1842, par le docteur Simon, de Berlin. Ce parasite, désigné sous le nom impropre d'ACARE folliculaire, constituant le genre *demodea,* de Owen, et *simonea,* de Gervais, ne peut être confondu avec les acares. Il ne se voit jamais à la surface de la peau, ni sous l'épiderme; il vit et se reproduit, soit dans les godets sébacés de la peau, soit dans les glandules aboutissant au canal pileux, et très-souvent dans ce canal même.

On distinguera facilement le parasite et la maladie qu'il détermine, par la courte description qui suit.

Parasite. — La *simonide* se reconnaît parfaitement au milieu de la matière purulente que sa présence développe dans les follicules sébacés, et dans les gaînes des bulbes de poils. Il suffit de faire sortir cette matière à l'aide d'une petite incision, puis de la pression, et de l'observer au foyer du microscope pour reconnaître, au milieu des éléments qui la composent, une sorte de ver allongé, d'un blanc mat, qui n'exécute que des mouvements très-bornés.

Sa tête présente deux papilles contractiles, qui paraissent être des organes du toucher. Entre ces papilles on découvre un prolongement, qui est l'organe de la succion. En arrière de ce petit prolongement se voient deux petites surfaces convexes, au centre desquelles on prétend qu'existe l'appareil de la vision.

Le thorax, proportionnellement à l'abdomen, est court et porte les membres. — La face supérieure est convexe, l'inférieure plane; cette dernière porte trois lignes, l'une située au centre, les deux autres de chaque côté. — Les membres, au nombre de trois paires pour les larves, et de quatre paires pour l'adulte, sont placés latéralement sur le thorax. Ils sont très-courts, et cependant composés de quatre articles distincts. — L'abdomen est conique, cylindrique et de deux à quatre fois plus long que le thorax, il offre des stries ou des raies transversales. Ces parasites marchent, soit en avant, soit en arrière, mais leurs mouvements sont très-lents.

L'affection cutanée que les simonides causent se montre plus spécialement à la tête, sur le dos, les épaules, le ventre et sur les membres, sous la forme de petites nodosités ou boutons du volume d'une graine de millet ou de chanvre. Ces boutons existent non pas à la surface, mais dans l'épaisseur de la peau; ils sont isolés, ou groupés au nombre de trois ou quatre; leur sommet, qui correspond à l'épiderme et que traversent en général quelques poils, laisse écouler, quand on les incise et les comprime, une matière en suppuration qui contient de cinq à dix parasites.

A une époque plus avancée de la maladie, le nombre des boutons augmente et forme des plaques ou des surfaces herpétiformes, recouvertes de croûtes rougeâtres et de poils rares et courts.

Une observation attentive, à l'aide du microscope, démontre que les follicules, dont les canaux aboutissent dans le canal du bulbe pileux, sont dilatés et remplis de simonides qui ont la tête dirigée du côté de la racine du poil, et la surface dorsale appuyée contre la paroi interne des glandules et du canal pileux.

Les parasites sont quelquefois si nombreux dans la poche où ils naissent successivement, qu'elle est comme entr'ouverte; l'un de nous, avec M. Gruby, a compté jusqu'à deux cents simonides dans un follicule, ce qui porterait approximativement à 20,000 le nombre des parasites contenus dans l'espace d'un centimètre carré.

La simonide complique souvent la psore et lui donne une extrême gravité. Les animaux atteints de cette double affection guérissent rarement; ils luttent contre les progrès du mal, tant que dure la belle saison; mais quand l'automne arrive, ils tombent dans le marasme, puis les froids de l'hiver causent leur mort.

Les détails que nous venons de donner permettront de toujours distiguer la gale de la simonide. Si l'on hésitait à se prononcer, il suffirait de placer les poils arrachés des nodosités sous le microscope pour lever tous les doutes.

3° *Phthiriase*. La phthiriase, ou la maladie pédiculaire du chien, peut être occasionnée par le *trichodecte large* (*trichodecta latus*), l'*hématopine pilifère* (hématopinus piliferus).

Ces parasites tourmentent beaucoup les chiens, et donnent lieu à un prurigo qui les excite à se gratter et à se mordiller presque continuellement.

Les *puces*, lorsqu'elles se multiplient en trop grand nombre, occasionnent de même un prurigo violent, caractérisé par de petites papules rouges et rapprochées.

Le nombre relativement considérable de tous ces parasites, que leur volume met en facile évidence, éclairera aisément sur la cause du prurigo, et sur le choix du traitement. — Une friction, soit de benzine, soit d'une décoction très-concentrée de tabac à fumer, fait périr promptement ces parasites et cesser la maladie prurigineuse dont ils étaient la cause.

60. *Traitement*. — Pour traiter rationnellement la psore du chien, et la guérir radicalement, il est important de prendre en sérieuse considération :

1° La cause, ou les causes qui ont déterminé, qui peuvent entretenir et faire récidiver la maladie;

2° L'âge, la race, l'état de maigreur, de débilité, d'embonpoint et de vigueur de l'animal;

3° Enfin, l'état local ou général, simple ou chronique de la maladie.

On a vanté un grand nombre de remèdes pour guérir la psore canine : beaucoup de ces remèdes ont une certaine efficacité, mais très-souvent, et malgré leur emploi rationnel, l'affection psorique reparaît alors qu'on la croyait radicalement guérie. Ces récidives ne sont d'ailleurs pas toujours dues à l'inefficacité du remède lui-même; l'oubli des conditions hygiéniques dans lesquelles l'animal doit être placé, pendant et après le traitement, en est la cause la plus ordinaire.

Il importe donc de s'opposer à l'action des causes qui peuvent entretenir la contagion, c'est-à-dire qu'il faut *nourrir*, loger, conserver les chiens dans de bonnes conditions hygiéniques, contraires à la pullulation des acares, et faire périr ces parasites ainsi que leurs générations à venir.

61. 1° *Moyens hygiéniques.* — A. *Désinfection des lieux.* — En même temps qu'on aura égard aux soins de propreté réclamés par l'état de la peau, et dont nous traiterons plus loin, il est rigoureusement nécessaire de procéder à la désinfection complète du lieu qu'habite le chien malade.

Les loges, baraques, etc. où s'abritent les chiens, seront détruites si elles sont mauvaises ou de peu de valeur; si elles ont quelque prix, elles seront désinfectées.

Les pailles ou matières servant de litière seront brûlées; le sol, les pavés, les planches qui auront reçu ces litières seront lavés avec soin. On flambera, les chenils, à l'aide de torches de paille, en touchant et en retouchant avec la flamme toutes leurs parois. On badigeonnera les murs, contre lesquels les chiens se seront frottés, de préférence à tout autre moyen, avec de l'essence de térébenthine ou de la benzine, qui tue presque instantanément les sarcoptes; puis on passera de nouveau la flamme sur ces parties ainsi désinfectées. Les fumigations sulfureuses, faites avec de la fleur de soufre projetée sur des charbons incandescents, ne sont pas moins utiles pour détruire les sarcoptes qui peuvent rester dans les chenils.

B. *Alimentation.* — Nous avons démontré, par l'expérimentation directe, qu'on guérit parfois la psore de certains chiens maigres, débiles, en les soumettant à une nourriture réparatrice propre à leur rendre l'embonpoint et la vigueur perdus. Ces intéressantes observations ont été faites non-seulement sur l'espèce canine, mais sur la plupart des animaux carnassiers ou herbivores; de telle sorte que l'alimentation nous paraît devoir, avant tout, fixer l'attention du thérapeutiste.

L'embonpoint, et presque toujours l'énergie qui l'accompagne, détruisent la prédisposition à la parasitogénie, diminuent et bientôt arrêtent la pullulation des sarcoptes, qui, ne trouvant plus dans ce nouvel état organique les sucs ou humeurs favorables à leur existence, languissent et finissent par périr.

Les conditions hygiéniques relatives à l'habitation de l'animal ainsi remplies, il faudra *soumettre les chiens, pendant et après leur traitement, à une alimentation animale et végétale abondante, variée et substantielle.* Si la chloro-anémie paraît même trop prononcée, on joindra aux aliments des préparations ferrugineuses. — Nous insistons avec un soin tout particulier sur le régime alimentaire, attendu qu'on suit généralement, dans le traitement de la psore, une conduite tout opposée. — Quand les veneurs ou les gardes-chasses, qui ont des meutes nourries de viande crue de cheval, par exemple, voient cette maladie apparaître sur un ou plusieurs chiens, leur premier soin est de substituer la soupe maigre à la viande, afin, disent-ils, de ne pas échauffer le sang de l'animal malade; aussi est-ce en quelque sorte inutilement qu'ils traitent les sujets affectés à l'aide des topiques : la psore reparait au fur et à mesure qu'ils la guérissent, et souvent elle se communique à la meute tout entière.

Nous avons généralement nourri les chiens en traitement, avec la pâtée suivante, donnée soir et matin.

Viande de bœuf, de cheval, de veau ou de mouton, cuite, mais hachée.	250 à 500 grammes.
Pain bis émietté	150 à 300 *idem.*
Bouillon des viandes ci-dessus	3 à 4 décilitres.
Tartrate de potasse et de fer	3 grammes.

On mélange bien le tartrate à la pâtée.

Nous ajoutons, quand il s'agit de traiter de jeunes chiens débiles, de 5 à 10 centigrammes de quinine brute, dissoute dans une solution légère d'acide sulfurique.

C. *Propreté de la peau.* — La propreté de la peau est chose très-importante dans le traitement de la psore du chien. — On tiendra l'animal sur une litière composée de paille de blé ou d'avoine fréquemment renouvelée. Tous les jours la peau sera débarrassée de la matière grasse et épidermique qui l'imprègne, en la frottant avec un bouchon de foin tressé. Si cette poussière est très-abondante, on humectera le bouchon d'une solution ammoniacale.

Nous considérons la tonte générale des chiens qui ont de longs poils, tels que les terre-neuve, les épagneuls, les barbets, etc. comme d'une rigoureuse nécessité. Cette tonte, utile au point de vue hygiénique, est absolument nécessaire si l'on veut apprécier l'étendue du mal et le nombre approximatif des sarcoptes, qu'il faut d'ailleurs aller frapper de mort dans leurs sillons. En été, la tonte peut toujours se faire sans danger pour la santé générale de l'animal; en hiver, il faudra prendre certaines précautions, dans le but de prévenir des maladies internes.

La seconde condition à remplir après la tonte, c'est le nettoyage à fond de la surface cutanée, par un lavage à grande eau et au savon noir.

L'emploi du savon noir concourt efficacement *chez certains animaux* à la guérison de la psore; quand elle est récente, il peut quelquefois, avec une *alimentation rationnelle*, faire seul les frais du traitement. L'excès de potasse qu'il contient dissout les matières grasses, ramollit l'épiderme, nettoie la peau à fond, et prépare les voies au traitement parasiticide. Nous recommandons avec insistance ce savonnage, et voici comment nous conseillons de le pratiquer. Le chien, étant préalablement débarrasssé de sa fourrure si elle est longue, est frictionné vigoureusement avec les mains enduites de savon, et de manière à en imprégner très-exactement la peau dans toutes ses parties. Le frottement énergique est surtout indispensable, afin d'enlever les croûtes, de détruire les sarcoptes et leurs œufs non enfouis sous l'épiderme, et de modifier l'état pathologique de la peau. On laisse agir le savon pendant vingt minutes, puis on lave la peau à l'eau chaude ou à l'eau tempérée des rivières, en été. Une seconde friction au savon est quelquefois nécessaire quand la psore est chronique, avant d'en venir au traitement par les topiques.

2° *Traitement par les topiques.* Un grand nombre de remèdes ont été vantés par les veneurs, les chasseurs, les vétérinaires, pour guérir la psore canine, et aujourd'hui encore on débite certains liniments ou pommades dont les formules sont secrètes. Nous n'avons point l'intention de faire connaître toutes ces recettes. Nous voulons seulement exposer les indications à remplir, et indiquer ceux des remèdes dont notre expérience personnelle nous a fait constater l'efficacité.

62. 1° *Traitement par les huiles essentielles.*

A. *Huile essentielle de lavande.* — Cette huile, à l'état de pureté et bien préparée, guérit parfaitement la psore récente. Elle échoue quelquefois contre les psores anciennes et compliquées. Nous la préférons à l'essence de térébenthine pour les chiens qui ont la peau fine et délicate. On imprègne de cette essence toute la surface cutanée, parties affectées et non affectées, et, lorsque la peau en est imbibée, on frictionne vigoureusement avec la main pendant quinze à vingt minutes. Cette friction irrite la peau, détermine une violente cuisson, qui porte le chien à se rouler, à se frotter, à se mordiller pendant l'espace d'une demi-heure à une heure, puis il reste calme. Après quatre ou cinq jours, l'épiderme se fendille, se détache et s'enlève par écailles furfuracées. Une ou deux frictions à huit jours d'intervalle guérissent dans l'immense majorité des cas d'une manière radicale.

B. *Huile essentielle ou essence de térébenthine.* — Cette essence est un des meilleurs acaricides. Les parasites de tous les animaux, plongés dedans, y meurent au bout de huit à dix minutes : aussi l'a-t-on employée de tout temps pour guérir la psore des animaux dont la sensibilité cutanée est moins développée que celle de l'homme. Une friction de cette essence pénètre en effet tout l'épiderme, et va atteindre les sarcoptes et les œufs au fond de leurs sillons ou sous les croûtes, seulement elle irrite parfois violemment la peau. Elle doit être employée de la même manière que l'essence de lavande. Si l'essence de térébenthine a, comme tous les carbures d'hydrogène très-volatils, une action trop irritante, on peut la mélanger à d'autres substances moins actives. C'est ainsi qu'elle concourt, pour sa part, à l'efficacité du topique suivant, bien apprécié des chasseurs et des vétérinaires.

Sel marin	150 grammes.
Poudre de chasse	10 *idem.*
Fleur de soufre	140 *idem.*
Bon vinaigre	1 litre.

Délayez d'abord le soufre et la poudre dans un peu de vinaigre, mêlez le tout dans un vase de terre vernissé, et faites chauffer jusqu'à l'ébullition, en remuant toujours. — Retirez le vase du feu, laissez refroidir jusqu'à une température supportable à la main, et ajoutez

Essence de térébenthine	90 grammes.

mélangez exactement. Il faut maintenir le remède plus que tiède jusqu'au moment d'en faire usage. La quantité ci-dessus suffit pour deux frictions.

On préparera la peau du chien, comme nous l'avons dit, par un savonnage à fond, puis l'animal, une fois séché, sera frictionné de la tête aux pieds avec un chiffon enduit du topique, puis avec la main, de façon qu'aucune partie n'échappe à l'action du remède. Une seule friction, *d'un quart d'heure à une demi-heure*, bien faite, suffit quand la maladie est récente : deux à trois frictions sont nécessaires lorsque la gale est générale et déjà ancienne; on laissera un jour d'intervalle entre chaque friction, à moins que la peau ne soit trop irritée, auquel cas on ne reviendra à la friction que quarante-huit à soixante heures après.

Pendant l'été, il est utile de faire la friction au soleil, sans toutefois y laisser l'animal exposé une fois la friction pratiquée.

Ces frictions générales agissent avec une grande énergie. Après leur emploi, la peau s'injecte vivement et rougit : une cuisson violente se manifeste, et l'on voit le chien se rouler, se frotter et se mordiller avec une sorte de fureur pendant une ou deux heures. Vingt-quatre ou trente-six heures après la friction, la peau a pris une couleur d'un gris jaunâtre; elle répand une odeur sulfureuse prononcée, et se couvre de petites vésicules miliaires dues à l'irritation produite par le remède. Ces vésicules s'affaissent et disparaissent au bout de quelques jours; de nombreuses écailles épidermiques se détachent pendant quelque temps, et le chien est guéri.

On pourrait au besoin mélanger les essences aromatiques a la glycérine, comme nous l'avons conseillé en exposant le traitement de la psore de l'homme (page 165). Ce topique serait moins irritant, en raison de la petite quantité de soufre qui entre dans la composition, et il n'aurait pas moins d'efficacité.

63. 2° *Traitement par les alcalins et la pommade sulfuro-alcaline.*— Nous avons déjà dit que trois ou quatre frictions générales avec le savon mou, gras ou vert, guérissent quelquefois la gale *récente* chez les animaux très-bien portants : or le savon gras est composé d'huile et de carbonate de potasse en excès. C'est donc une véritable pommade alcaline, et il n'est point étonnant que les préparations alcalines aient une certaine efficacité contre la psore. Il est utile, dans quelques cas, de commencer le traitement par un ou plusieurs bains alcalins, attendu qu'ils ont l'avantage d'assouplir la peau, de calmer le prurit, de faciliter la dessiccation et la chute des croûtes épidermiques.

On peut préparer un bain alcalin d'une façon économique en prenant :

Cendres de bois	2 kilogrammes.
Eau	60 litres.

On fait bouillir les cendres dans l'eau pendant deux heures, et on filtre le liquide alcalin à travers un linge. Ce bain peut servir plusieurs fois.

On peut encore préparer le bain alcalin, avec :

Carbonate de potasse commun	500 grammes.
Eau de rivière	60 litres.

faites fondre la potasse dans l'eau à une température de 25 ou 30 degrés, et plongez l'animal dans la solution. Le bain sera d'une heure avec lavage et frictions.

Nous avons expérimenté la pommade sulfuro-alcaline ou d'Helmerick un grand nombre de fois, et nous avons constaté que les proportions du soufre et du carbonate de potasse doivent varier selon l'âge des animaux et la gravité de la maladie. Voici nos différentes formules :

Jeunes chiens. Gale récente.

Soufre	15 grammes.
Sous-carbonate de potasse	10 *idem.*
Axonge	90 *idem.*

Chiens adultes et vieux.

Soufre	20 grammes.
Sous-carbonate de potasse	15 *idem.*
Axonge	50 *idem.*

Il est important de faire préalablement dissoudre le sel dans de l'eau avant de l'incorporer au soufre et à l'axonge. Si l'animal affecté était un chien d'appartement, on pourrait éviter les inconvénients attachés à l'usage d'une pommade grasse et peu agréable à l'odorat, en faisant préparer la pommade d'Helmerick à la glycérine, conseillée contre la psore de l'homme.

L'efficacité de cette pommade sulfuro-alcaline est subordonnée, comme chez l'homme, au mode de frictions. Ainsi nous avons souvent vu, à Alfort, des élèves soigneux qui guérissaient sûrement avec la pommade sulfuro-alcaline tous les chiens que nous nous plaisions à leur confier, tandis que d'autres, plus négligents, ne réussissaient que très-rarement.

Lorsque le chien a été tondu, et sa peau bien lavée ou savonnée, il faut :

Le premier jour, frictionner toute la peau avec la main contenant de la pommade, c'est-à-dire la tête, les oreilles, le cou, le corps, le ventre, la queue et les membres, jusqu'au bout des pattes.

Le deuxième jour, seconde friction, d'une demi-heure de durée, comme la première.

Trois ou quatre jours après la seconde friction, nouveau bain savonneux, dans le but de nettoyer parfaitement la peau.

Les jours suivants, soins de propreté, et le traitement de la psore qui siége sur le tégument est terminé.

S'il restait des croûtes et des sarcoptes autour des yeux, aux oreilles, il faudrait revenir à quelques frictions locales; et dans le cas où la peau conserverait un excès d'épaisseur ou de dureté, on hâterait la résolution des régions malades à l'aide des onctions douces de saindoux, ou mieux de glycérine ou de graisse de cheval fondue, qui, en raison de sa liquidité et de la plus grande quantité d'élaïne qu'elle contient, pénètre plus vite les croûtes et le tissu cutané.

64. 3° *Autres remèdes, dont l'emploi peut avoir plus ou moins d'inconvénients.*

M. Rey, professeur de clinique à l'école vétérinaire de Lyon, a préconisé la formule suivante:

Sous-acétate de plomb........................ }	30 grammes.
Huile de colza................................ }	
Fleur de soufre................................	15 *idem.*

Mélangez ces trois substances au moment de vous en servir. — On assure que trois ou quatre embrocations générales suffisent pour guérir la gale.

Ce topique détermine souvent une éruption vésiculeuse qui en fait suspendre l'emploi, et c'est là un inconvénient. — Il faut, de plus, tenir les chiens muselés pendant longtemps, car, en se léchant, l'absorption du sous-acétate de plomb pourrait occasionner des accidents d'intoxication.

Bain sulfureux. — Le bain sulfureux, qui a été si longtemps employé en médecine humaine et en médecine vétérinaire dans le traitement de la gale, est composé de

Sulfure de potassium........................	3 kilogrammes.
Eau commune................................	100 *idem.*

On fait chauffer l'eau à la température de 50 à 60° centigrades, et l'on y fait fondre le sulfure de potassium en petits morceaux. Lorsque le bain est descendu à la température tiède, on y verse 40 *grammes d'acide sulfurique du commerce, étendu de trois fois son poids d'eau;* on remue le bain, et l'on y plonge l'animal. Une friction faite avec une brosse rude est exécutée pendant une demi-heure, sur tout le corps, puis le chien reste une autre demi-heure dans le bain.

Trois à quatre bains à deux jours d'intervalle sont nécessaires pour obtenir une complète guérison. — Il faut, en hiver, prendre des précautions exceptionnelles en raison de la température froide et surtout humide.

Liniment sulfo-tannique. — Ce remède a été conseillé dès l'année 1740 par un gentilhomme, grand amateur de chasse, nommé Gaffet de la Brifardière. C'est le remède généralement accepté par les chasseurs et les gardes. M. Prangé, vétérinaire, l'a récemment recommandé.

Huile de noix	1,500 grammes.
Noix de galle pulvérisée	30 *idem.*
Soufre sublimé	80 *idem.*

Faites chauffer l'huile jusqu'à ce que le doigt ne puisse plus supporter la température : projetez le soufre par petites parcelles dans l'huile et agitez sans cesse avec une spatule en bois; ajoutez ensuite la poudre de noix de galle par petites portions.

Pour en faire usage, préparez un bâtonnet d'un mètre de long, portant à l'une de ses extrémités un morceau de laine; faites chauffer le topique à 50 ou 60 degrés; maintenez le chien par la tête et par la queue, en tirant en sens opposé, et frottez-le avec le tampon trempé dans le médicament sur toutes les parties du corps, pendant cinq à dix minutes. L'animal devra ensuite être placé dans un lieu chaud.

L'action du remède se fait sentir immédiatement : la peau devient rouge, chaude, douloureuse, pendant vingt-quatre heures. Le second jour, la rougeur diminue, les démangeaisons se calment, et les papules s'affaissent. — Vers le sixième jour, les pellicules épidermiques se détachent, et la peau paraît saine. Un bain savonneux termine le traitement.

Ce remède est actif, son emploi expéditif; mais il a ses inconvénients. On ne peut que très-difficilement frictionner le chien dans les parties délicates du corps, autour des yeux, à la base des oreilles, où se trouvent fréquemment les sarcoptes.

Le traitement externe de la psore du chien et de beaucoup d'autres animaux exige un nettoyage de la peau, des frictions et des ablutions au savon, des frictions à l'aide d'un topique parasiticide; ce traitement doit, en outre, avoir pour auxiliaire une alimentation de choix; mais, à part quelques modifications qui sont une conséquence de la structure de la peau et de l'organisation générale des animaux, cette médication se rapproche, sous beaucoup de rapports, de celle qui est conseillée contre la psore de l'homme. A ce titre, les lotions *au sulfure de chaux*, dont nous avons exposé la prompte et durable efficacité contre la psore humaine, seront d'une utilité incontestable dans le traitement de la psore canine.

L'animal soumis à la médication par le soluté au sulfure de chaux, préparé comme il est indiqué page 446, serait frictionné par tout le corps à l'aide d'une éponge imbibée de la solution pendant une demi-heure, lavé le lendemain à grande eau, puis frictionné et lotionné de nouveau à l'aide du sulfure. Après ce lavage, dont il conserverait le dépôt pendant un second jour, on le débarrasserait complétement, vingt-quatre heures après, en lui faisant prendre un bain général; de telle sorte que le traitement, après le nettoyage préalable de la peau, durerait en tout quarante-huit heures, et réclamerait deux frictions et lotions à l'aide du sulfure de chaux à vingt heures d'intervalle, puis deux ablutions générales à l'eau simple après le même nombre d'heures.

65. 4° *Médication interne.* — La gale récente du chien, même lorsqu'elle est générale, ne réclame, dans la grande majorité des cas, aucune médication intérieure.

Ce n'est que dans le cas où l'éruption papulaire est considérable et excite un prurit incessant; lorsque des plaies superficielles se montrent à la surface cutanée; lorsque surtout un léger suintement apparaît à la face interne de l'oreille, ou que les conjonctives et les yeux sont chargés de chassie purulente, qu'il est utile de purger l'animal.

Le purgatif que nous préférons est le sulfate de soude, à la dose de 15 à 30 grammes, dissous dans l'eau et associé au lait ou au bouillon léger de tête de mouton. — On peut encore mêler à une soupe 2 à 4 grammes de jalap en poudre.

Lorsqu'il existe sur la peau des plaies d'un aspect ulcéreux, donnant lieu à une suppuration abondante et ancienne, il faut veiller aux complications qui pourraient survenir du côté des poumons et des intestins, non pas qu'elles soient dues à la répercussion de la maladie, ou à la métastase du *vice galeux;* mais bien plutôt aux refroidissements qu'éprouve l'animal à la suite des lavages que nécessite son traitement.

La médication dirigée sur la peau n'est pas la seule qui réclame surtout ici toute l'attention du vétérinaire; on n'obtiendrait qu'un résultat incomplet, si l'on ne soumettait pas en même temps les chiens à une abondante et succulente alimentation, si on ne les entourait pas de soins hygiéniques de toute nature.

Si les plaies sont par trop profondes et rebelles à la cicatrisation, on les lavera avec une solution contenant 1 gramme de nitrate d'argent pour 20 grammes d'eau distillée, ou d'un soluté contenant 1 gramme d'iode pour 8 grammes d'alcool rectifié. Si enfin les ulcères persistent, on mettra une muselière aux chiens, et on appliquera sur les plaies le rétinolé que l'un de nous a formulé en 1844 et composé de :

Goudron........................... }	30 grammes.
Savon vert........................ }	
Cantharides finement pulvérisées..........	1 *idem.*

ou un topique formulé par M. Reynal, et préparé avec :

Huile de cade........................	50 grammes.
Cantharides..........................	1 *idem.*

Ces topiques modifient profondément la peau, changent la nature du mal, et en procurent la guérison.

Nous avons dit que l'inflammation des paupières pouvait s'étendre à la conjonctive oculaire; celle de l'oreille à la face interne du conduit auditif; celle de la peau du ventre, au prépuce, et même au canal de l'urètre. Nous avons aussi fait connaître qu'il s'établissait souvent une solidarité morbide entre chacune de ces maladies locales et la psore elle-même, de telle sorte que, quand l'une avait disparu, l'autre reparaissait avec une désespérante obstination. Voici les divers traitements que nous conseillons dans ces sortes de cas.

66. A. *Ophthalmie.*— Lorsque la conjonctive a été irritée par les frottements auxquels se livre le chien, il faut avoir recours aux lotions faites avec une décoction de guimauve et de fleurs de sureau, à parties égales, et si l'ophthalmie persiste, il faut la combattre avec le collyre suivant :

Sulfate de zinc	1 gramme.
Eau	1 décilitre.
Teinture d'opium ou laudanum	20 gouttes.

On écarte les paupières et on laisse tomber quelques gouttes de ce collyre sur le globe oculaire.

Les ophthalmies récentes cèdent ordinairement à ce traitement, combiné avec celui de la psore, mais quand la maladie est par trop chronique, et que les paupières restent gonflées et les conjonctives d'un rouge violacé, il ne faut pas hésiter à attaquer l'ophthalmie à l'aide de la solution au nitrate d'argent, contenant :

Azotate d'argent	1 gramme.
Eau distillée	100 *idem*.

dont on fera pénétrer quelques gouttes trois fois par jour dans l'œil.

67. B. *Catarrhe auriculaire.*— Lorsque le chien se bat les oreilles et secoue la tête, et que l'on trouve la face interne de l'oreille rouge, douloureuse à la pression, et sécrétant une matière grasse semi-purulente, de couleur grisâtre et fétide, il faut, sans plus attendre, arrêter cette inflammation. Pour atteindre ce but, on

nettoiera avec soin les anfractuosités de la conque de l'oreille à l'aide d'un petit chiffon imbibé d'une solution légère de carbonate de soude, puis, quelques jours après, on fera pénétrer dans l'oreille, en penchant la tête de l'animal du côté opposé, la solution suivante, composée par M. Reynal :

Noix de galle pulvérisée	30 grammes.
Eau ordinaire	4 décilitres.

faites une décoction et réduisez à deux décilitres. Ce traitement sera continué jusqu'à complète dessiccation de l'oreille.

Quelquefois le catarrhe de l'oreille résiste à cette première médication : dans ce cas, il faut avoir recours à la solution suivante au nitrate d'argent :

Azotate d'argent	2 grammes.
Eau distillée	40 à 50 grammes.

dont on badigeonne tous les deux ou trois jours l'oreille à l'aide d'un pinceau.

Dans ces cas aussi, la poudre formulée par Bracy-Clarck donne de bons résultats :

Sulfate de zinc	15 grammes.
Carbonate de chaux	

On en saupoudre exactement l'intérieur de l'oreille.

Enfin, lorsque l'inflammation catarrhale résiste à tous ces moyens, lorsque la sécrétion est très-fétide, lorsque la peau du conduit est épaisse, rugueuse, ulcérée, il faut user du crayon au nitrate d'argent ou de la teinture d'iode.

68. C. *Inflammation du prépuce, ou acrobustite suppurative.* — Quand on aura nettoyé convenablement le prépuce avec de l'eau savonneuse, pendant trois à quatre jours on le bassinera avec une solution d'alun commun (15 grammes pour 250 grammes d'eau), ou bien encore avec de l'eau blanche. Si cette inflammation persiste, il faut avoir recours à des lavages avec la solution à l'hypochlorite de chaux, puis à l'emploi de la solution à l'azotate d'argent, étendue de moitié son poids d'eau.

Lorsque l'inflammation préputiale est chronique, et qu'elle

s'est déjà propagée à la muqueuse du canal de l'urètre, on en obtient généralement la guérison en faisant, ainsi que l'a conseillé M. Renault, tous les jours d'abord, puis tous les deux, trois ou quatre jours, des lotions et des injections avec la liqueur de Van-Swieten, ou le soluté de bichlorure de mercure, à l'usage des animaux, et étendu de deux à trois fois son poids d'eau.

69. D. *La simonide,* qui parfois complique la psore, rend la guérison de cette dernière maladie fort difficile. Il faut, dans ce cas, traiter sinon de front, du moins successivement, et la psore et l'affection des follicules. On sait que les parasites sont logés profondément dans les follicules sébacés ou pileux, et qu'il est difficile de les atteindre. Cependant, M. Clément, chef de service de pharmacie à Alfort, a confectionné une pommade cantharidée dont l'emploi lui aurait procuré des guérisons. En voici la formule :

Axonge	250 grammes.
Sulfate de zinc, en poudre	15 *idem.*
Cantharides pulvérisées	8 *idem.*

Frictionnez d'abord les parties malades, puis appliquez une couche légère sur la peau pendant l'espace de deux à trois jours. Lorsque l'épiderme est détaché, une suppuration s'établit dans les endroits où siégent les simonides. Cette suppuration doit être entretenue pendant trois à quatre jours au moyen de la pommade, dont on suspend l'emploi lorsque la peau n'est plus rouge et lorsque la tuméfaction a diminué.

On sèche ensuite les plaies résultant du traitement avec la solution suivante :

Acide chlorhydrique	10 grammes.
Créosote	10 *idem.*
Eau	100 *idem.*

Lorsque les altérations produites par la simonide sont récentes et disséminées, nous écrasons toutes les petites nodosités déjà suppurées, dues à la présence de ce parasite, nous les pressons et faisons sortir la suppuration qu'elles contiennent, puis nous cautérisons immédiatement l'intérieur de la plaie avec une petite broche rougie au feu, en nous attachant à transformer en escarre les bulbes des poils, et les glandules sébacées voisines qui peuvent aussi renfermer des simonides.

Rappelons, en terminant ce chapitre, qu'on peut à la rigueur guérir quelquefois la gale, sans topiques locaux, en soumettant purement et simplement l'animal à un régime alimentaire très-réparateur, à des soins hygiéniques généraux, essentiellement propres à modifier la prédisposition psorique, qui paraît être la cause première de la pullulation des sarcoptes.

Les exemples de guérison que nous avons recueillis ne nous permettent aucun doute à cet égard : seulement ce mode de traitement est peu pratique, en ce qu'il dure plusieurs mois, et que pendant tout ce temps l'animal est une cause de contagion pour ses semblables, pour les autres animaux domestiques, ainsi que pour l'homme lui-même; aussi avons-nous insisté sur la nécessité de traiter localement et aussitôt que possible la psore du chien déclarée et reconnue.

CHAPITRE VII.

DE LA GALE DU LION (*FELIS LEO*).

70. Historique. — Voici dans quelles circonstances nous avons été appelés a étudier la gale du lion. Dans le courant de l'année 1855, un sieur Borelli achète à Marseille cinq lions d'Afrique; leur santé, sans être absolument bonne, ne présentait cependant rien d'inquiétant. Ils avaient souffert dans leur captivité, surtout pendant la traversée, du manque d'air et de bonne nourriture; mais leur peau paraissait saine.

M. Borelli conduisit ses lions à Paris, ainsi qu'une hyène et un ours, et les déposa provisoirement au Jardin des plantes, en attendant que l'administration du Cirque Napoléon, boulevard du Temple, aux représentations duquel ces animaux étaient destinés, eût préparé un emplacement propre à les recevoir. Ces lions étaient tous jeunes, le plus âgé n'avait que deux ans. L'un d'eux tomba malade au Jardin des plantes et y mourut; les quatre autres furent transportés au Cirque et montrés en spectacle, ainsi que l'hyène et l'ours. Un second lion mourut, et son cadavre ayant été envoyé à Alfort, nous constatâmes, en présence de M. le professeur Goubeaux, que la peau était couverte de sécrétions croûteuses dues à la gale, car la loupe démontra la présence d'un grand nombre de sarcoptes. Les autres lions paraissaient avoir la même maladie, et il importait de le constater.

En conséquence, nous nous transportons le lendemain à l'administration du Cirque, et nous observons, dans une première visite, que le nommé Cyprien, entré comme garçon au service du sieur Borelli, depuis trois semaines seulement, et plus spécialement chargé des soins à donner aux lions, est couvert d'un prurigo général; qu'il éprouve d'atroces démangeaisons pendant les premières heures de son séjour au lit, et que le sieur Borelli et sa fille, qui domptent des lions, et entrent dans leur cage pendant les représentations devant le public, sont atteints de la même maladie. Nous apprenons de plus, que depuis le jour où le garçon Cyprien a pris l'éponge et les brosses destinées aux pansages des chevaux du Cirque, pour nettoyer les lions, trois palefreniers qui se servent de ces objets de pansement ressentent des démangeaisons, et qu'enfin six chevaux, pansés journellement avec les mêmes objets, présentent sur la croupe une éruption particulière.

Les lions, visités à leur tour, portent les traces d'une maladie de peau générale : quant à l'hyène et à l'ours, ils paraissent aujourd'hui dans un état de santé satisfaisant, malgré leur contact journalier avec les lions.

Nous revenons le lendemain au Cirque, munis du microscope mobile, dans le but d'examiner le personnel malade; et du microscope ordinaire, en vue d'étudier les produits pathologiques.

Cyprien présente d'abord son bras sous le microscope, et nous trouvons sans peine les sillons bien connus de la gale de l'homme, et à l'extrémité de ces sillons, des acares qui, portés au foyer du microscope ordinaire, nous offrent la plus grande ressemblance avec les acares propres à l'espèce humaine : aussi lui fut-il immédiatement déclaré qu'il avait la gale, non du lion, mais de l'homme, les sarcoptes trouvés ne permettant pas d'en douter. (Nous ignorions encore en ce moment l'identité absolue du sarcopte de l'homme et du sarcopte des animaux carnassiers.) Borelli et sa fille sont examinés à leur tour, et nous trouvons également sur eux les caractères ordinaires de la psore et du parasite de l'homme.

Ne pouvant soupçonner que les sarcoptes du lion fussent identiques à ceux de l'homme, notre première pensée fut que nous avions affaire à la gale commune à notre espèce, et le traitement fut ordonné en conséquence à Cyprien, au sieur Borelli et à sa fille. Les trois palefreniers n'ayant encore que des démangeaisons et des papules isolées, des bains de son leur furent seuls conseillés. — Les chevaux malades portaient sur la croupe une sorte d'éruption pustuleuse, qui, traitée par la benzine, s'était terminée par dessiccation. Nous trouvâmes dans les débris des croûtes d'un de ces boutons, l'arrière-train d'une femelle de sarcopte, identique à ceux du lion, de telle sorte qu'on ne pouvait hésiter à attribuer à la contagion ce commencement d'éruption. L'éponge qui avait servi aux lions, puis aux chevaux, avait transporté sur ces derniers des parasites qui n'ont pu vivre, soit qu'ils aient été lésés dans le transport accidentel qui pouvait opérer la contagion, soit qu'ils aient trouvé les sucs dont ils auraient pu se nourrir dans des conditions contraires à leur vitalité, soit enfin qu'ils aient été tués par la benzine employée en frictions.

On fit aux chevaux de simples lotions émollientes, tant pour proportionner le traitement aux indications pathologiques, que pour observer ultérieurement la marche de la maladie.

Après avoir soumis les hommes et les chevaux à ce scrupuleux examen, nous passâmes aux lions. Le garçon Cyprien pénétra dans leur cage réservée, qui d'ailleurs était humide, mal aérée, et bien propre à perpétuer la gale. Il nous approcha les animaux des barreaux, afin de mieux nous montrer l'état de la peau et surtout de la tête, qui était le siége des lésions les plus graves. En effet, la tête était couverte de squames croûteuses qui donnaient aux oreilles et au nez un aspect éléphantiasique. Les narines étaient gonflées et obstruées par des croûtes qui gênaient la respiration. Quant à l'affection cutanée, elle était générale, les poils étaient feutrés, hérissés, et la peau indurée et recouverte de croûtes épaisses et adhérentes. — Le plus jeune des trois lions était manifestement plus malade que les deux autres; son extrême maigreur, le décubitus anormal qu'il affectait, en retirant sa tête entre ses deux épaules, en cherchant du calorique auprès de l'hyène qui vit en communauté dans la même cage, enfin la diarrhée qui épuisait ses forces, tout démontrait qu'une grave consomption menaçait ses jours. — Du plus au moins, l'aspect général des autres lions était le même. — Cyprien enleva sur leur peau, aux régions les plus malades, à l'aide d'un peigne, une abondante provision de produits morbides qui, examinés plus à loisir au laboratoire, nous démontrèrent la présence d'un grand nombre de sarcoptes, de tous points identiques avec ceux de l'homme; ce qui nous expliqua surabondamment comment la contagion s'était aussi facilement transmise des lions aux personnes qui les avaient touchés.

Mais si la contagion se trouvait ainsi expliquée, il n'en était pas de même de l'identité si imprévue constatée entre les acares de l'homme et ceux du lion. Comment des êtres d'une organisation différente, ayant un tégument dans des conditions si opposées, avaient-ils le même parasite? On pouvait, il est vrai, prendre moins de soucis de la difficulté, et supposer tout simplement que des hommes atteints de la gale l'avaient transmise à ces lions; mais comme l'observation avait démontré l'impossibilité relative de transmettre aux animaux la gale de l'homme, nous devions chercher à nous rendre compte de cette étrange anomalie. — Quoi qu'il en fût, les lions furent traités avec de la benzine, mais sans succès. Quant à l'hyène, qui vivait en communauté complète avec les lions, on ne découvrit d'abord rien qui pût faire soupçonner l'influence de la contagion sur sa santé ; il en fut de même pour l'ours. Aussi ces animaux continuèrent-ils de vivre en contact avec les lions. — Les traitements prescrits parurent d'abord aussi efficaces pour les bêtes que pour les gens, et la vive inquiétude qu'une contagion déjà établie sur de si grandes proportions avait déjà excitée dans tout le personnel du Cirque se calma insensiblement.

Cependant, nous ne pouvions nous en tenir aux diverses hypothèses qui semblaient rendre plus ou moins compte de cette étrange transmission de la gale, et dans le but de substituer les faits aux théories, nous allâmes demander à M. Geoffroy Saint-Hilaire s'il pourrait mettre un jeune lion à notre disposition, dans le but de tenter quelques expériences. Notre requête, reçue avec bienveillance, parut difficile à satisfaire; néanmoins on nous fit visiter la ménagerie des lions, et pendant que nous cheminions dans les galeries des animaux carnassiers, notre attention se porta sur un des gardiens qui se grattait fréquemment. Interrogé sur la cause de ce prurit, il répondit qu'il avait des boutons et des démangeaisons, depuis qu'on avait reçu au Jardin les animaux d'un M. Borelli : il appela un autre gardien qui se trouvait dans le même cas. Examen fait de leur maladie, il fut constaté qu'ils avaient la gale, et que l'un d'eux, marié, l'avait donnée à sa femme. Le traitement spécial leur fut conseillé.

La ménagerie n'ayant pas de lions dont on pût disposer en notre faveur, force nous fut de diriger nos recherches dans un autre sens, et de voir si les sarcoptes des animaux carnassiers en général, et du chat en particulier, en raison de l'analogie de son organisation avec celle du lion, ne donneraient pas l'explication des faits observés. Nous avons dit que l'hyène vivait dans la même cage que les lions, et que ces derniers allaient chercher près d'elle la chaleur qui leur faisait défaut. Ce contact immédiat permettait aux parasites des lions d'envahir la peau de l'hyène, et cependant elle semblait résister à la contagion, à ce point que nous commencions à croire que la gale ne pouvait lui être transmise, quand, *au bout de trois mois*, la psore apparut enfin chez elle, avec tous ses symptômes. — L'ours, qui avait toute l'apparence de la santé, parut menacé lui-même, et, plus tard, le doute est devenu une réalité. — Nous noterons comme un fait important et nouveau, mais dont la fréquence devait nous être révélée plus tard, que cet ours guérit sans traitement, en raison de l'état général de sa santé, de la psore qu'il avait gagnée des lions.

Cependant cette psore des lions s'aggravait de jour en jour ; déjà la diarrhée, qui leur est si funeste, entretenue par un ensemble de causes anti-hygiéniques, compromettait gravement leur existence, lorsque l'abandon de ces animaux par le sieur Borelli, le défaut de soins, l'absence de tout traitement, causèrent leur mort d'abord, puis bientôt celle de l'hyène.

Il résulte de l'ensemble de tous ces faits, que cinq lions, amenés à Paris dans un état de santé misérable, et déjà atteints de la gale, puisqu'ils l'ont communiquée à leur arrivée aux gardiens du Jardin des plantes, ont transmis directement cette maladie à cinq personnes, et qu'ils ont provoqué une affection prurigineuse moins grave sur trois palefreniers et six chevaux; que ce fait de contagion de la gale d'un animal à l'homme trouve son explication dans l'identité absolue de l'élément actif de la contagion, ou du même parasite, chez l'homme et le lion; qu'une hyène, et un ours, soumis en vain pendant plusieurs mois aux causes les plus énergiques de la contagion, ont néanmoins fini, au fur et à mesure que *leur santé générale s'est altérée*, par être réellement atteints de la contagion; qu'enfin la psore a été, pour la plupart de ces animaux, placés il est vrai dans des conditions essentiellement propres à les frapper de consomption, une maladie des plus graves, puisque la mort s'en est suivie.

Nous relaterons plus loin les observations faites dans le but de rechercher jusqu'à quel point les sarcoptes du lion peuvent transmettre la psore à d'autres animaux.

Cet exemple de contagion de la psore du lion à l'homme n'est pas le seul qui ait été observé. Alibert, puis M. Rayer, ont rapporté un fait de contagion entre une lionne affectée d'une maladie de peau et différentes personnes, sans que cependant les observateurs, et à fortiori MM. Alibert et Rayer qui n'ont point vu l'animal et les malades contaminés, aient remonté des effets aux causes, décrit la gale du lion et connu le parasite qui l'a fait naître. Voici d'ailleurs cette observation.

« M. de Nonencourt, commandant la corvette *l'Écho*, avait à son bord, dans une traversée du Sénégal à Brest, une jeune lionne. Lorsqu'on arriva en France, elle était malade d'une *diarrhée chronique* dont elle mourut. Cet animal était en même temps affecté d'une maladie de peau caractérisée par la chute des poils en plusieurs places, avec de nombreuses pustules et des ulcérations superficielles. — La peau fut mise dans du tannin liquide, puis séchée et rembourrée. Mais comme elle continuait à exhaler une odeur fétide, malgré de fréquentes fumigations qu'on lui faisait subir, elle fut enterrée. Dupont, l'opérateur qui avait écorché la lionne, fut tourmenté la nuit qui suivit cette opération par une démangeaison insupportable, puis il vit apparaître de petites élevures rouges pyramidales, contenant un fluide séro-sanguinolent ; elles occupaient principalement le dos, les épaules et les jambes. Par l'emploi de quelques remèdes celles du dos disparurent, et les autres étaient en état de desquamation, lorsqu'on cessa le traitement. Mais Dupont sentit que son front, ses sourcils, ses oreilles étaient couverts de pustules semblables à des grains de millet. Le visage était gonflé et les narines si pleines qu'il ne pouvait respirer. Cette éruption continua pendant trois jours, puis les pustules se rompirent, laissèrent couler un liquide, et formèrent une croûte épaisse qui couvrit la face comme un masque. La desquamation commença le seizième jour et fut très-lente.

« Peu de temps après, le capitaine de Nonencourt se plaignit d'une éruption avec démangeaisons. Les sudorifiques et les amers, le soufre, les bains sulfureux et les purgatifs, ordonnés par différents médecins, amenèrent une guérison complète. »

On ne peut douter, après nos propres observations, que la maladie transmise par la lionne apportée du Sénégal ne fût réellement la gale. — Cette lionne s'est trouvée en effet dans les mêmes conditions, sous beaucoup de rapports, que les lions du sieur Borelli.

C'est après une traversée longue, où l'animal a dû souffrir du manque d'air, d'exercice, de nourriture et de soins de propreté, que la diarrhée s'est déclarée, et que le dépérissement général a mis l'animal dans des conditions favorables au développement de la gale et à la pullulation des parasites, en un mot, à la parasitogénie.

71. *Entomologie.* — Le parasite psorique du lion est représenté pl. 2, fig. 7 et fig. 8. — La figure 7 est le dessin du mâle à un grossissement de 250 diamètres; la figure 8, le dessin de la femelle à un grossissement de 200 diamètres. Ces deux dessins sont la représentation identique, quant à l'organisation, des acares mâle

et femelle de l'homme, que nous avons joints ici, pl. 1, fig. 1 et 2, pour qu'on pût saisir facilement les points de comparaison. La différence de dimension des figures n'est que fictive, surtout pour le mâle; elle dépend du grossissement employé. Ainsi l'acare mâle de l'homme, pl. 1, fig. 1 et 2, est reproduit à 300 diamètres d'amplification, et l'acare mâle du lion à 250 seulement. Une observation attentive démontre d'ailleurs que la conformation de ces deux parasites est absolument identique.

Le sarcopte du lion et celui de l'homme ne faisant qu'un au point de vue entomologique, nous renvoyons pour sa description au chapitre II. Nous noterons seulement, pour mémoire, que le mâle diffère de la femelle par son moindre volume; par la disposition des épimères des pattes postérieures, qui sont réunis chez le mâle, par la présence des organes génitaux placés, pour le mâle, entre les épimères des pattes postérieures; par la conformation de la deuxième paire de pattes postérieures, qui portent des ambulacres chez le mâle et de longues soies chez la femelle.

Il est également facile de s'assurer, en les comparant, que l'acare du chien, pl. 1, fig. 3 et 4, n'est que la réduction des acares de l'homme et du lion; et l'on peut prévoir qu'il en sera de même des acariens appartenant à d'autres carnivores, sauf de légères modifications; le parasite du chat nous en fournira tout à l'heure un nouvel exemple.

L'acare du lion, comme tous ceux des carnivores, vit sous l'épiderme, mais quand des couches épaisses de croûtes, résultant des sécrétions desséchées, lui offrent avec le feutrage des poils un abri suffisant, il vit à la superficie du tégument. C'est ainsi que l'on trouvait un grand nombre de parasites dans les détritus pathologiques que le garçon Cyprien enlevait à l'aide d'un peigne sur les régions principalement affectées de gale.

Cet acare se multiplie prodigieusement, et, à voir le nombre qu'en contenaient les croûtes prises isolément, on ne peut dire à quel chiffre doit se monter la totalité des parasites qu'un lion galeux porte sur la peau. Les produits organiques altérés et couverts de parasites, le fromage par exemple, en pourraient cependant donner une idée.

72. *Étiologie.* — Nous n'avons pu nous livrer à une étude suivie de la gale du lion, les mœurs de l'animal ne s'y prêtant que médiocrement. Cependant il nous a été possible de constater que cette maladie était identique à celle du chat quant à ses caractères, son siége et sa marche.

Le lion doit, comme le chat, opposer une résistance vitale énergique aux atteintes de la contagion, tant qu'il vit au milieu des forêts, libre de suivre tous ses instincts, tant qu'il est vigoureux et bien portant; mais qu'il soit retenu pendant une longue traversée dans une cage étroite, mal aérée, qu'il reçoive une nourriture insuffisante, et bientôt l'appauvrissement du sang produira chez lui une prédisposition essentiellement favorable à la psore et à la pullulation des parasites.

Nous plaçons, pour le lion comme pour les autres animaux, la contagion directe parmi les causes indispensables à la production de la gale, parce que nous ne l'avons jamais vue se produire en dehors de cette condition absolue; mais nous ne pouvons toutefois nous dissimuler notre embarras, pour expliquer à quelle source les lions achetés à Marseille par le sieur Borelli et la lionne que M. de Nonencourt avait à bord de la corvette *l'Écho*, ont puisé la cause de leur maladie. L'identité des acares propres aux animaux carnassiers et à l'homme permet de supposer que ces lions ont reçu des parasites d'autres animaux ou de l'homme galeux; mais cependant le lion est peu sociable, il supporte difficilement, si ce n'est dans son extrême jeunesse, des rapports avec d'autres animaux ou avec l'homme; d'ailleurs on a peine à accepter que la contagion directe ait dû s'opérer d'animaux galeux au lion bien portant.

Les causes de la gale du lion sont donc ignorées, et laissent le champ libre à toute hypothèse. Il faut cependant noter[1] que la

[1] Il n'est pas sans exemple que les lions du Muséum d'histoire naturelle de Paris

plupart des lions du Jardin des Plantes de Paris, meurent de consomption tuberculeuse, et que cette diathèse, qui a pour caractère l'appauvrissement du sang, ne se complique point de la gale, comme cela aurait tendance à se produire si l'ensemble du régime et le défaut de soins hygiéniques suffisaient seuls pour développer la psore. Quoi qu'il en soit, nous savons aujourd'hui que le cheval (et sans doute aussi l'âne et le mulet), le chameau, le lama, le mouton, le chien, sont affectés d'une psore déterminée par un sarcopte semblable à celui de l'homme et du lion. On serait peut-être autorisé à admettre que le lion, à l'état de liberté, faisant sa proie de l'âne, du jeune cheval, du jeune chameau et surtout du mouton, et quelquefois du chien, pourrait recevoir de ces animaux, s'ils se trouvaient atteints de cette maladie, le principe de la contagion psorique.

Des observations bien faites éclaireront sans doute un jour les causes de la production de la psore du lion; mais jusque-là on ne peut que rester dans le doute.

73. *Symptômes.* — Parmi les lions du sieur Borelli, la psore se montrait à tous ses degrés de gravité : chez les uns, elle n'avait encore pour siége que la tête; chez d'autres le cou et les épaules étaient envahis; enfin chez un troisième toute la peau était prise et, à cette période, la mort s'en est promptement suivie.

Le signe caractéristique nous a paru être au début, comme chez le chat, une éruption papulo-vésiculeuse, ayant pour siége la base du nez et des oreilles, accompagnée d'une telle démangeaison, que l'animal, couché sur le ventre, est presque continuellement occupé à se gratter, ou, quand il se promène, à se frotter la tête contre les barreaux ou les parois de sa cage.

aient été affectés de la gale. Parent-Duchatelet rapporte (Parent-Duchatelet, *Recherches et considérations sur l'emploi des animaux morts.* Paris, 1827, p. 106 et 108 que, vers l'année 1807, un lion de la ménagerie fut atteint d'une gale générale à laquelle il succomba. Ce lion était nourri depuis longtemps avec des débris de chevaux attaqués de la gale, du farcin et de la morve, tués ou morts dans les hôpitaux de l'école d'Alfort.

Dès le premier jour où ces animaux ont été soumis à nos observations, nous avons trouvé dans les débris pathologiques, pris sur la tête du lion le moins malade, des acares qui ont levé tous les doutes sur la nature de la maladie.

Les progrès du mal sont d'ailleurs en rapport avec l'ensemble de toutes les causes qui altèrent la santé générale de l'animal.

L'éruption s'étend promptement du sommet de la tête sur la peau du cou, qui s'épaissit en même temps qu'elle se congestionne, et se couvre de croûtes. Chez les mâles, la crinière plus longue et plus fournie abrite chaudement les parasites, favorise leur pullulation et concourt à hâter la marche de la maladie.

Du cou, les sarcoptes et l'éruption s'étendent sur le dos, vers les épaules, puis vers les membres antérieurs et postérieurs; les poils, sur toutes les régions malades, sont courts, ternes, secs, feutrés, et la peau, prise entre les doigts, est indurée, croûteuse, et, sur les parties les plus exposées au frottement, dépilée, rugueuse et souvent écorchée.

A ce degré, l'animal perd l'appétit et le sommeil, et dépérit graduellement. La tête, plus spécialement affectée, prend un aspect caractéristique; le nez se gonfle, les ouvertures nasales s'obstruent, les oreilles elles-mêmes s'hypertrophient, l'extrémité céphalique est comme éléphantiasique, et, pour celui qui a bien vu un lion dans cet état, le diagnostic ne peut un instant être douteux.

L'animal affecte un décubitus particulier, il recherche l'obscurité; ses paupières, qui participent d'ailleurs à l'altération générale de la peau, sont souvent fermées; il retracte sa tête entre ses épaules, la recouvre de ses pattes antérieures, et, indifférent au prurit général qui le dévore, saisi de froid, il reste immobile comme un sphinx dans un coin de sa cage, ou, si d'autres animaux partagent sa captivité, il cherche entre leurs pattes le calorique qui lui fait défaut.

Le lion, à ce degré de la maladie, peut à peine respirer par le nez, tant les narines sont gonflées, tant les croûtes qui les recouvrent et les bouchent sont nombreuses. Puis, il lui survient une diarrhée abondante, jaune et bilieuse, également caractéristique, en tant que symptôme ultime, qui active les progrès du mal; et bientôt toute la peau du pauvre animal est envahie par les sarcoptes. Il ne se gratte plus, car la force lui manque pour le faire. Indifférent à tout, aussi bien aux paroles de ses gardiens qu'aux excitations pourtant si vives d'ordinaire de la faim, il reste couché au même endroit et il y meurt.

Pronostic. — Le pronostic de la gale chez le lion est toujours fort grave. Cette maladie, parvenue à un certain degré, semble incurable et promptement mortelle; c'est ainsi que les lions de Borelli ont été enlevés en quelques mois.

Il nous paraît démontré, d'après les observations faites également sur le chat, que l'espèce féline en général, une fois frappée de la cachexie psorique, est le terrain le plus favorable à la génération des parasites et à l'extension de la maladie. Cela est surtout vrai pour les lions, dans nos climats froids, et lorsque ces animaux, si avides d'espace et de liberté, sont enfermés dans une étroite prison.

Les parasites du lion vivent sous l'épiderme et tracent des sillons, comme ceux de l'homme, du chien et des autres animaux carnassiers : comme nous avons pu nous en assurer sur la peau des lions de Borelli transportés à Alfort et examinée comme nous l'avons fait pour celle du chien.

74. *Traitement.* — La question du traitement n'est que d'un intérêt secondaire, le lion n'étant point un animal dont on cherche à utiliser les services; cependant il peut y avoir pour les propriétaires de lions, surtout en raison de leur prix élevé, intérêt à les guérir de la psore, et nous devons dire quelques mots de la médication.

Il faut d'abord couper les poils aussi court que possible, ceux des mâles surtout, lorsqu'ils ont atteint l'âge auquel pousse la crinière; la peau sera ensuite lavée et savonnée avec soin, ainsi que nous l'avons prescrit pour le chien (voy. p. 217), puis de douze à vingt-quatre heures après, on soumettra l'animal à une friction générale de la pommade au soufre, au carbonate de potasse et à l'axonge, suivant la formule d'Helmerick; ou bien on opérera la friction à l'aide d'une éponge imbibée d'essence de lavande, d'essence de térébenthine, de benzine ou d'autres bicarbures d'hydrogène du même ordre, qui tous jouissent de la propriété de tuer les parasites de la gale.

La friction générale sera répétée deux fois en quarante-huit heures, et la dernière sera suivie, vingt-quatre heures après, d'un nouveau savonnage.

A ce traitement local on ajoutera, comme conditions indispensables, toutes les améliorations possibles ayant rapport au régime alimentaire de l'animal, aux soins hygiéniques, à la température, car pour les animaux habitués à la vie sauvage, plus que pour tous autres, il est nécessaire de se préoccuper des conditions générales dans lesquelles vit l'animal.

Les lions non domptés, que l'on ne peut approcher, et par conséquent frictionner de la main, seront introduits dans une cage aussi étroite que possible, et frottés à l'aide d'un bâton pourvu d'un tampon, qui sera abondamment enduit de la pommade ou de l'essence. On aura soin de procéder aux lavages savonneux, en substituant une brosse, puis une éponge au bout du bâton; mais ce traitement sera rarement efficace, car les parasites pénètrent dans les replis de la peau, à la face interne des oreilles, et il est fort difficile de porter sur eux le topique qui pourrait les détruire.

On pourrait encore, avec plus de succès, asperger l'animal (protégé contre toute cause de refroidissement) à l'aide d'une solution au sulfure de chaux, deux fois en vingt-quatre heures, puis le laver à grande eau chaude douze heures après la dernière lotion.

Pour terminer, nous dirons ici, en peu de mots, que de nombreux sarcoptes du lion mis sur la peau d'un singe, de lapins et de cochons d'Inde n'ont pu leur transmettre la maladie. Les parasites ont attaqué la peau, tracé des sillons, mais après une moyenne de huit à quinze jours ils sont morts, sans laisser ni larves ni postérité capables de développer l'affection. Cet insuccès nous a causé quelque étonnement, et nous a prouvé, une fois de plus, que dans la psore du lion le parasite n'est que secondaire, en ce sens qu'il exige, en quelque sorte, pour vivre et pulluler des conditions toutes spéciales.

CHAPITRE VIII.

PSORE DU CHAT DOMESTIQUE (*FELIS CATUS*).

75. L'étude de la gale du chat méritait, au même titre que celle du chien, de fixer notre attention, en raison des conditions particulières dans lesquelles cet animal vit à notre foyer. — Il n'est pas un animal domestique, en effet, qui ait de plus fréquents rapports avec l'homme que le chat; ses mœurs douces, ses jeux, nous rendent prodigues de caresses envers lui, et nous exposent journellement à la contagion de son affection psorique.

HISTORIQUE. La psore du chat, si l'on prenait pour exacte l'observation rapportée par Wedelius dans les Éphémérides de la nature, serait depuis longtemps connue, mais il est permis de douter que l'épidémie de la gale du chat dont il parle ait été réellement due à une maladie de cette nature [1].

Après avoir loué Eustachius (*Comm. in libro 1° Iliad.*) de penser que les animaux sont plus exposés que les hommes aux maladies dues à l'infection produite par l'air vicié qui s'échappe parfois du sein de la terre, attendu qu'ils respirent cet air plus près du sol que l'homme, Wedelius ajoute : « c'est à cette cause qu'il faut attribuer la gale épidémique des chats, qui, depuis deux ans, dans un espace de quelques milles, en Westphalie, a sévi avec tant de violence, que presque pas un seul individu de la race féline n'a survécu. — Dans cette maladie, *la tête se couvre de gale, les oreilles particulièrement s'enveloppent comme de croûtes*, les yeux paraissent recouverts d'une pellicule, bien qu'ils conservent encore la faculté de voir, jusqu'à ce qu'il s'y établisse *un écoulement purulent, à la suite duquel l'animal meurt.* Les chats sont plongés dans un sommeil continuel, *auquel ils s'abandonnent comme s'ils*

[1] Wedelius, *decuriæ I, annus tertius*, 1672; observation CXL, p. 259. *De scabie epidemi felium.*

avaient connaissance du discours sur l'éloge du sommeil. » Wedelius dit ensuite que cette maladie semblait héréditaire, qu'elle se transmettait même à des chats complétement séquestrés de ceux qui étaient frappés par l'épidémie, et que le traitement, consistant en des frictions avec de la graisse de baleine, a été à peu près inefficace. — Cette maladie doit-elle être considérée comme une psore épidémique des plus graves, ainsi que l'ont pensé Chabert, Flandrin et J. B. Huzard, ou bien était-ce une maladie éruptive avec ophthalmie purulente, accompagnée de céphalalgie et de sommeil constant ? Il nous serait difficile de trancher cette question. Il existe assurément une psore sévissant à la fois sur un très-grand nombre de chats, se compliquant fréquemment d'une inflammation de l'organe oculaire, avec opacité de la cornée transparente, et quelquefois d'ulcération ; mais nous pensons que Wedelius a exagéré les symptômes de la maladie des yeux dans le récit qu'il nous a laissé de la gale épidémique des chats de la Westphalie.

Le docteur Girtanner a inséré dans la Bibliothèque médicale de Blumenbach [1], des observations intéressantes sur la gale des chats. Cette maladie, assez fréquente d'après ce médecin, se rencontrerait surtout en Angleterre, où elle est connue sous le nom de *mange*. C'est, dit-il, une *éruption* cutanée qui s'étend sur tout le corps, mais qui occupe principalement la tête. Girtanner cite le fait suivant. — « Dans une manufacture de coton de la Grande-Bretagne, où il fallait posséder beaucoup de chats, à cause du nombre considérable des rats qui s'y montraient, on s'aperçut que les matous et les chattes étaient particulièrement affectés de la gale, et que les chats châtrés en étaient exempts. » Girtanner a pensé que cette maladie pouvait être de nature vénérienne : il fut amené à admettre cette opinion, en s'assurant que les frictions mercurielles pratiquées derrière les oreilles, jusqu'à ce que la salivation se déclarât, guérissaient constamment. « C'est là un fait, dit l'auteur, que j'atteste comme vrai, mais je laisse à d'autres le soin de l'expliquer. »

Les observations de Girtanner sur la fréquence plus grande de la gale chez les matous et les chattes sont exactes, mais de ce que les chats émasculés auraient été épargnés par la gale, dans la manufacture qu'il a citée, est-il permis d'en conclure que les castrats ne sont point exposés à cette maladie ? Loin de là, les chats châtrés sont également atteints de la psore ; mais si cette maladie est plus ordinaire chez les mâles dont on a respecté les organes de la génération et chez les chattes, c'est que ces animaux ont beaucoup plus de rapports entre eux, notamment à l'époque des amours : c'est que les castrats vivent isolés et sont chassés et battus par les chattes. —

[1] *Bibliothèque médicale*, vol. III ; et *Instructions vétérinaires*, t. V, p. 352, édit. de 1813.

Quant à la nature vénérienne de la maladie, à laquelle semble se rattacher Girtanner, parce que la gale qu'il a observée a été guérie par des frictions mercurielles, poussées jusqu'à la salivation, cette opinion n'est pas soutenable. Le mercure est, on le sait, un puissant médicament parasiticide, et s'il guérit la gale des chats, c'est parce qu'il tue les sarcoptes, qui la font naître et qui l'entretiennent.

Chabert, Flandrin et Huzard ont dit, dans une note faisant suite à l'observation de Girtanner sur la gale des chats: « La gale du chat est contagieuse d'animal à animal, et quelques faits nous donneraient lieu de croire qu'elle est aussi contagieuse de l'animal à l'homme. » On verra plus loin si cette opinion est fondée.

Rigot, vétérinaire, a constaté, en 1811 [1], l'existence de la gale qui depuis environ quatre années sévissait sur les chats des environs de Château-Gontier (Mayenne). D'abord il apparaît, dit l'auteur, quelques pustules autour des oreilles, ces pustules s'étendent sur le nez, et la gale envahit la tête en quatre ou cinq jours : le mal gagne même les pattes, si l'on ne s'oppose pas à ses progrès, parce que la démangeaison engage l'animal à les porter aux parties affectées pour les gratter. Enfin toute la peau se trouve atteinte si on laisse la gale s'invétérer. Rigot assure avoir guéri cette maladie en assouplissant les croûtes avec des lotions émollientes, puis en exposant l'animal au soleil vers le milieu du jour, et en le frictionnant avec un remède composé d'huile de lin, d'onguent citrin et d'onguent mercuriel double, et lui administrant à l'intérieur 5 à 18 centigrammes de jalap en poudre dans un peu d'eau miellée.

Rigot prétend que ce traitement lui a souvent réussi. — Nous l'avons essayé dans maintes circonstances, et il nous a procuré bon nombre de guérisons.

En 1827, Sajous, vétérinaire, résidant à Tarbes (Hautes-Pyrénées), a adressé à la Société royale et centrale d'agriculture, un mémoire sur une gale épizootique très-intense, sévissant sur les chats. Cette maladie régnait depuis quelques années, elle était très-meurtrière, et des villages entiers étaient entièrement privés de chats. Ce mal faisait des progrès lents, mais successifs, constants, et déterminait la mort au bout de quelques mois. Jusqu'à présent, dit Sajous, dans son mémoire, les différents traitements indiqués contre cette gale, ont été infructueux. — Il pense qu'il faut mettre au premier rang des obstacles qui s'opposent à leur efficacité la difficulté d'y soumettre les animaux.

[1] Rigot, *Correspondance vétérinaire*, publiée par Fromage de Feugré; 1811, t. III, p. 189.

Une gale épizootique semblable s'est également manifestée dans le cours des années 1843 et 1846 sur les chats de la contrée d'Offenbourg, ville située dans le grand-duché de Bade. M. Bell, qui a observé cette maladie, indique comme remède efficace une lotion composée de 4 grammes de chlorure de zinc dans 500 grammes d'eau[1].

D'Arboval, dans la première édition de son Dictionnaire de médecine et de chirurgie vétérinaire, publiée en 1827, décrit la gale des animaux d'une manière générale; il dit seulement, en parlant de la gale féline : « La gale des chats paraît se rapprocher davantage des dartres ; elle se montre d'abord autour des oreilles, s'étend sur le nez, le reste de la tête, et gagne même les pattes, ce qui n'est rien moins qu'étonnant, puisqu'elles servent à l'animal pour se gratter. Rarement la gale s'étend plus loin. » Cette maladie est pour d'Arboval une phlegmasie cutanée essentiellement contagieuse, et accompagnée de prurit, consistant en des vésicules légèrement élevées au-dessus du niveau de la peau.

Dans la deuxième édition de son travail, publiée en 1838, l'auteur consacre un article spécial à la gale du chat. Après avoir décrit la gale, ainsi que nous l'avons dit ci-dessus, il ajoute : « d'autres fois et plus souvent la gale du chat se propage au-dessous du ventre, comme sur le reste du tronc, et alors la marche de l'affection est si prompte qu'elle envahit tout le corps en quelques jours. » Il rapporte ensuite l'assertion des éditeurs des Instructions vétérinaires, en disant : « Les matous et les chattes sont plus sujets à la gale que les chats émasculés. Ceux qui ont une passion de manger beaucoup de rats et de souris y sont plus exposés. »

D'Arboval, aussi bien dans la première que dans la deuxième édition, conseille comme remède la préparation prescrite par Rigot.

Comme on le voit, d'Arboval n'a rien dit de neuf sur la psore du chat, en ce qui concerne sa nature, ses causes et son traitement.

M. Delwart, professeur à l'école vétérinaire de Bruxelles, considère la psore du chat[2] « comme une inflammation apyrétique, contagieuse, caractérisée par des vésicules pointues, légèrement élevées au-dessus du niveau de la peau, contenant un liquide visqueux et séreux : ces vésicules sont constamment accompagnées de prurit ; elles peuvent se développer sur toutes les parties du corps, » et l'auteur ajoute : « on observe, dans les vésicules de la gale, un insecte aptère, presque invisible à l'œil nu, auquel on a donné les noms de *ciron*, d'*acarus*, de *sarcopte*. »

[1] Bell, *Recueil de médecine vétérinaire*, année 1850, p. 938.

[2] Delwart, *Traité de médecine vétérinaire pratique*. Bruxelles, 1830, t. I, p. 548 et 574.

Cette définition pour M. Delwart est applicable à la psore de tous les animaux domestiques.

Passant à la description de la gale du chat, M. Delwart dit : « La gale du chat, que l'on nomme encore vulgairement *rispe*, se manifeste par des boutons pustuleux aux oreilles et au pourtour des yeux. Ces boutons se réunissent, gagnent en surface, envahissent bientôt toute la peau de la tête, du cou, et se propagent quelquefois tout le long du dos et sur les pattes. Cette affection grave se complique de diarrhée, et peut occasionner la mort au bout de quelques semaines. »

M. Delwart dit de plus, « qu'on ignore souvent les causes qui donnent lieu à la gale féline ; la mauvaise nourriture et la malpropreté sont mises en jeu dans l'étiologie de la maladie, mais tout ce que nous avons observé, c'est qu'une fois développée, elle se communique facilement aux animaux de la même espèce. *Nous avons vu*, ajoute-t-il, *dans de grandes métairies où se trouvaient un grand nombre de chats, la maladie se communiquer avec une telle rapidité, qu'en quatre ou cinq semaines tous les chats avaient succombé aux suites de cette affection.* »

M. Delwart conseille de traiter la maladie au début, si l'on veut arrêter les progrès du mal ; il prescrit les fomentations émollientes, pour assouplir les croûtes, puis l'emploi d'une pommade composée de 30 grammes de soufre sublimé et de 120 grammes d'axonge, dont on oint la peau plusieurs fois par jour. En peu de temps le mal est combattu ; lorsque la gale est ancienne, elle est incurable.

La description que M. Delwart donne de la psore du chat est plus complète que celle faite par les auteurs qui l'ont précédé, mais elle est loin d'être exacte en ce qui touche la nature propre de la gale, et la succession des altérations cutanées dues à l'existence des sarcoptes et à l'ancienneté du mal. — L'auteur a bien vu et bien observé la contagion de la gale du chat ; c'est qu'en effet la transmission du mal par le contact des animaux entre eux est quelquefois très-rapide, et c'est assurément à la rapidité de cette transmission que l'on doit rattacher la manifestation de la psore du chat sous la forme épizootique.

Bien d'autres auteurs seraient encore à citer, mais ce que nous avons à dire de leurs travaux sera plus méthodiquement à sa place dans l'exposition de la maladie elle-même.

76. *Sarcopte*. Le sarcopte du chat a été maintes fois découvert et décrit ; ainsi Gohier[1], en 1813, dit avoir rencontré ce parasite.

[1] Gohier, *Mémoire sur la médecine et la chirurgie vétérinaire*, t. I, p. 10, introduction ; et t. II, p. 52 et 219.

Héring, qu'il faut toujours citer quand il s'agit de l'étude des acariens, a dessiné l'acare mâle du chat, pl. 54, fig. 9 et 10, et en a fait la description suivante :

« Corps presque sphérique et sans poils,

« Rostre hémisphéroïdal, court, portant quatre poils, deux en haut, deux en bas. — Huit pieds indistinctement articulés; les antérieurs ont à leurs extrémités deux poils courts et une tige assez longue, terminée par une ventouse discoïde. La troisième paire, insérée à la face ventrale, se termine par une longue soie, et deux courtes apophyses spiniformes. La quatrième, insérée aussi à la face ventrale, porte à son extrémité une ventouse discoïde, à courte tige, et une épine. Bord postérieur du corps arrondi, face ventrale présentant un dessin semblable à une agrafe, et une ouverture ronde. — Point de différence dans la forme du corps entre le mâle et la femelle, mais le premier a sur le bord postérieur du corps un petit tubercule portant deux poils courts, qui n'existe pas chez la femelle; c'est la plus petite espèce des acariens [1]. »

Héring paraît avoir bien vu le sarcopte du chat, mais c'est le mâle seul qu'il a observé au microscope, car le mâle porte bien à la quatrième paire de pattes une ventouse discoïde : ce qui le prouve encore, c'est qu'il affirme n'avoir remarqué aucune différence entre le mâle et la femelle, qu'il n'a manifestement pas rencontrée.

Bosc croit avoir représenté, à l'article *Gale* du Dictionnaire des sciences médicales, le sarcopte du chat; mais une observation même superficielle du dessin qu'il en a donné démontre qu'il a pris l'*acarus autumnalis* de Shaw, vulgairement nommé *rouget*, ou la lepte automnale, pour le sarcopte du chat[2]. D'autres observateurs, M. Rayer entre autres, ont encore reconnu la gale du chat et dessiné son sarcopte. Le dessin de M. Rayer est surtout d'une parfaite exactitude.

[1] Hering, *In Nova acta physica medica*, 2e partie, t. XVIII.

[2] Bosc, *Dictionnaire des sciences médicales*, article *Gale*.

Le sarcopte du chat est le plus petit de tous les parasites connus, propres aux animaux domestiques. Ses dimensions ne dépassent pas pour le mâle 0$^{\text{millim.}}$,12 en largeur, et 0$^{\text{millim.}}$,14 en longueur; pour la femelle, 0$^{\text{millim.}}$,18 en largeur, et 0$^{\text{millim.}}$,21 en longueur; c'est-à-dire que la taille du mâle n'est guère de plus d'un dixième de millimètre.

Nous l'avons représenté planche 1, fig. 5 et 6. La figure 5 représente la femelle vue par la face dorsale, la figure 7 est le dessin du mâle par la face abdominale, à un grossissement de 400 diamètres.

Le sarcopte du chat appartient au genre des parasites traçant des sillons sous-épidermiques propres aux carnassiers, et ressemble à celui de l'homme, sauf le volume et quelques modifications d'organisation que nous avons déjà fait connaître dans la classification des acariens. Les diamètres sont plus égaux, il est plus sphérique que les autres acariens. La figure 5 représente la femelle vue par la face dorsale, et permet de voir les spinules dorsales, signalées chez tous les sarcoptes qui tracent des sillons, et l'ouverture du cloaque, qui, au lieu d'être située à l'extrémité postérieure dans l'axe longitudinal, comme cela a lieu chez tous les acariens des carnivores connus, se trouve placée vers *le tiers postérieur de la face dorsale* (fig. 5, *a*). Ce caractère, presque méconnu, est exclusivement propre au sarcopte du chat, et permettrait de le reconnaître facilement parmi d'autres parasites du même genre. — A part cette différence, la femelle ressemble aux femelles des autres sarcoptes, car le plus ou moins de longueur des ambulacres des pattes antérieures, par exemple, qui sont relativement d'un centième de millimètre plus courts chez le sarcopte du chat, mérite à peine d'être signalé. — Le mâle, représenté figure 6, n'est autre aussi, sauf le volume, que le mâle des parasites psoriques des autres animaux carnassiers, si ce n'est que les épimères des pattes postérieures sont réunis à l'extrémité antérieure d'une des pièces formant l'appareil génital, et qu'ils sont non demi-circulaires, mais parallèles.

La conformation du rostre, des palpes, des mandibules, est absolument identique à celle des autres sarcoptes connus.

Le sarcopte du chat pullule avec une extrême rapidité; il trace des sillons quand il séjourne sur le tégument encore sain; mais quand les éruptions, les sécrétions, les croûtes, le feutrage des poils, ont formé une couche sur la peau, il reste à sa superficie, du moins tant que l'irritation qu'il entretient y fait affluer les sécrétions dont il se nourrit.

77. *Étiologie.* — La gale du chat est produite, comme celle de la plupart des animaux, par des causes prédisposantes et des causes déterminantes.

Les prédispositions natives, congéniales, que nous avons signalées chez le lion et le chien, existent également chez le chat; peu d'animaux, en effet, offrent un terrain aussi propre à la génération des parasites, lorsque leur santé est altérée par des causes générales ou locales. C'est ainsi qu'on aurait vu la psore se développer successivement sur tous les chats d'une localité, et les faire périr lorsque des causes générales épizootiques ou autres rendaient leur constitution, leur sang, et leur tégument un terrain favorable à l'extension de la contagion et à la pullulation des parasites.

L'âge est encore une condition prédisposante. Ainsi il résulte de nos notes statistiques que, sur 45 cadavres de chats affectés de la gale, nous avons compté 25 chats âgés de quatre à sept ans, 15 chats de deux à trois ans, et 5 chats de six mois à un an.

Il faut donc admettre que l'influence de la vieillesse et de l'affaiblissement de l'organisme, qui en est la conséquence, sont des causes prédisposantes favorables au développement de cette maladie. — Il faut ajouter aussi que les vieux chats, moins recherchés que les jeunes, sont souvent chassés des habitations, que, réduits à la nourriture des rats et des souris qu'ils peuvent attraper, ils deviennent maigres et débiles, et que la vieillesse réunie à la débilité les prédispose encore plus efficacement à contracter la psore.

On a considéré comme cause prédisposante, le sexe, la conservation ou l'ablation des organes génitaux. Sur les 45 chats notés plus haut, il y avait 20 mâles, 15 femelles et 10 castrats. Nous ne pensons pas que les fonctions de la génération aient par elles-mêmes une influence sur le développement de la psore, en tant que prédisposition due au tempérament de l'animal : seulement les habitudes et les occasions de contagion sont tout autres pour un mâle, qu'excitent les désirs de l'accouplement, que pour un chat châtré ; ce dernier sera manifestement moins exposé, en raison de sa vie plus sédentaire et des rapports moins fréquents qu'il peut avoir avec ses semblables atteints de la psore. De là le plus petit nombre de chats castrats qui sont affectés de la maladie.

Nous avons vu que des auteurs anciens, Wedelius entre autres, ont signalé parmi les causes déterminantes de la psore du chat l'état de l'atmosphère viciée par des émanations pestilentielles; mais une appréciation plus sévère des faits ne permet pas d'accepter une pareille supposition.

Jusqu'à ce jour le contact ou le transport direct des sarcoptes a paru la première condition de la contagion : nous avons en effet constaté expérimentalement que des parasites pris sur des chats galeux, et déposés sur des chats sains, leur transmettent la maladie.

La psore du chat est d'ailleurs une affection commune. On la voit fréquemment sur ceux des grandes villes : à Paris, les chats morts ramassés par les chiffonniers sur les tas d'ordures sont souvent affectés de cette maladie. La plupart de ces animaux sont tués ou meurent dans les caves des habitations où ils se réfugient. — A la campagne la gale du chat est plus rare.

Nous avons constaté chez les chats vivants atteints de la psore une extrême maigreur, déterminée par les privations, la misère et le séjour dans des endroits obscurs et humides.

Les éditeurs des Instructions vétérinaires ont prétendu que la grande quantité de rats et de souris que mangent certains chats pouvaient leur causer la gale. Mais qu'entend-on par causer la gale?

Veut-on dire que des rats et souris galeux ont transmis par contagion leur maladie à des chats, ou que l'alimentation exclusive de rats et de souris est une cause de cette maladie? La souris, il est vrai, est atteinte quelquefois de la psore; mais l'acare qui la détermine, découvert par M. le docteur Oschatz, n'est nullement semblable au sarcopte du chat (voy. *Psore* de la souris). Cette opinion peut avoir quelque vraisemblance, mais elle n'est pas prouvée, quant à présent.

Les causes de la psore qui affecte un grand nombre de chats dans la même localité, ou dans plusieurs endroits à la fois, et qu'on a appelée *gale épizootique*, n'ont point encore fait l'objet d'une étude sérieuse.

Cette psore, en ce qui touche son étiologie et ses symptômes, nous a paru être la même que la gale sporadique, du moins les descriptions qu'en ont données Girtanner, Rigot et Delwart nous autorisent à le penser. Mais, cette gale épizootique est-elle due à des causes particulières se rattachant à des influences générales ou locales? Nous ne pouvons nous prononcer à cet égard, attendu que nous n'avons point eu occasion d'observer d'une manière complète cette gale épizootique des chats. Mais, par cela même que la gale épizootique des moutons et des chevaux est due à une contagion opérée par les acares transmis à des animaux maigres, débiles et prédisposés à contracter la psore, nous croyons pouvoir dire que la gale épizootique des chats doit naître dans les mêmes conditions étiologiques.

Le chat ayant de fréquents rapports avec d'autres animaux domestiques et avec l'homme, qui peuvent eux-mêmes être atteints de la psore, il importait de savoir jusqu'à quel point la contagion pouvait lui être transmise par cette voie étrangère; aussi avons-nous fait plusieurs expériences dans le but d'acquérir une opinion raisonnée à cet égard.

Nous avons d'abord recherché si la psore du lion, en raison de l'analogie d'organisation, pourrait se transmettre au chat; pour cela, nous avons déposé (*le 6 mars 1855*), sur un premier chat *bien portant*, quatre-vingt-dix sarcoptes de lion, tant sur les mamelons que sur la tête. Nous avons observé l'animal jusqu'au vingt-quatrième jour, et nous n'avons constaté rien autre chose que des soulèvements d'épiderme, des sillons commencés, puis abandonnés.

Un second chat, également *très-bien portant*, a reçu, le même jour, 6 mars, cent sarcoptes de lion, et nous avons suivi, jour par jour, les désordres qu'ils ont causés, l'irritation et l'inflammation qu'ils ont produites, les nombreux et courts sillons qu'ils ont tracés. — Nous avons cru à diverses reprises que la contagion était opérée, mais, le 13 avril, la résistance vitale de l'animal a fini par triompher de cette tentative de contagion.

Ces deux expériences ne prouvent pas d'une manière absolue que la gale du lion ne saurait se transmettre au chat; elles démontrent seulement que le chat, comme le mouton, et probablement comme la plupart des animaux, peut résister, quand il jouit d'une très-bonne santé, aux attaques réitérées des parasites. Nous disons que la démonstration est relative et non absolue, attendu qu'autant le chat résiste avantageusement aux atteintes de la gale, quand il est vigoureux et bien portant, autant cette maladie est funeste, quand une fois la prédisposition à la psore est développée. Aussi n'attribuons-nous pas l'insuccès aux parasites eux-mêmes, mais à l'animal qui les a reçus, au terrain sur lequel ils n'ont pu vivre.

Le lion, le chien, l'homme, etc. etc. ont un seul et même sarcopte qui doit pouvoir vivre dans des conditions données sur l'un ou l'autre de ces animaux, toutes les fois pourtant que le parasite trouve le tégument favorablement préparé à son alimentation et à sa pullulation.

Des expériences semblables, faites dans le but de transmettre la gale de l'homme à des chats *vigoureux et bien portants*, ont également échoué; les chats, observés pendant plusieurs mois, n'ont rien présenté qui pût faire croire à une apparence de transmission; et cependant, nous ne saurions trop le répéter, le sarcopte de l'homme, comme le prouvent les exemples de contagion cités plus haut, doit pouvoir vivre sur le chat, dans des conditions données, de même que le sarcopte du chat doit pouvoir vivre sur l'homme. La grande ressemblance de l'organisation de ces deux parasites ne peut laisser aucun doute à cet égard.

Nous avons aussi essayé de transmettre la gale du chien au chat.

Un chien, extrêmement psoreux, fut enfermé pendant quarante-trois jours avec un chat en bonne santé. Les acares du chien envahirent, au bout de quelques jours, la peau du chat et attaquèrent de préférence, comme cela a toujours lieu, la tête et les oreilles. Il survint une éruption papuleuse et un prurit qui forçaient le chat à se gratter, nous pûmes même enlever à l'extrémité de sillons très-distincts des acares reconnus au microscope pour être ceux du chien; mais l'animal, quoique bien réellement atteint par la contagion, soumis à un régime de viande crue, pourtant modéré, prenait malgré nous de l'embonpoint, il engraissait, était fort gai et résistait aux attaques réitérées des parasites, à ce point que, séparé du chien au quarante-troisième jour d'une cohabitation commune, il put triompher de la contagion et guérir spontanément, comme le chien lui-même, sous l'influence d'une bonne alimentation.

Ces expériences montrent que le chat bien portant et vigoureux résiste à la contagion opérée par le dépôt des sarcoptes du lion, de l'homme et du chien, bien que ces parasites puissent vivre sur lui pendant quelque temps, et qu'ils y pulluleraient s'ils y trouvaient un terrain favorable à leur nutrition et à leur génération. Mais la conclusion pratique est que le chat en très-bonne santé peut recevoir, en quelque sorte impunément, les sarcoptes des animaux domestiques avec lesquels il a des rapports journaliers, et qu'il doit, comme les autres animaux, et peut-être plus que tout autre, être prédisposé à la contagion pour que la gale lui soit transmise.

Cette résistance que le chat oppose à la contagion n'empêche pas que la gale ne soit pour lui une maladie des plus graves, car, de même que le lion, il est difficile de l'en guérir et il en meurt le plus souvent.

77. *Symptômes.* — La psore du chat, au début de son invasion, se déclare généralement à la tête, et plus spécialement à la base du nez, des lèvres, des yeux et des oreilles.

Lorsqu'elle est transmise volontairement par le dépôt des sarcoptes, soit sous le ventre, soit sur le dos, les parasites abandonnent souvent ces régions, même après les avoir attaquées, et s'être déjà abrités sous l'épiderme, pour aller trouver la tête et s'établir à la base du nez, autour des lèvres, des paupières et des oreilles. La présence des sarcoptes fait naître un prurit qui porte les chats à se gratter avec ardeur, et les pattes, déchirant les sillons, reçoivent des sarcoptes et vont les répandre sur la tête. — Si, dans le but de s'assurer de la nature du mal, on écarte les poils, ou mieux, si on les coupe avec des ciseaux courbes, on constate l'existence de petites papules fines, de la grosseur d'une tête d'épingle, qui sont le siége de démangeaisons. Quelques-unes de ces petites papules sont claires au sommet, d'autres sont surmontées d'une petite croûte rougeâtre, et dans leur voisinage se découvrent à l'œil nu, ou mieux à la loupe, un ou plusieurs petits sillons, qui offrent à l'une des extrémités un léger renflement ou soulèvement de l'épiderme où le parasite est caché. Il est facile de s'en assurer en enlevant adroitement l'épiderme et en portant au foyer du microscope un corpuscule blanchâtre qui se fixe à l'extrémité de l'aiguille, et qui n'est autre que le sarcopte. Ces sillons n'ont rien de la netteté et de la régularité de ceux qu'on observe chez l'homme; les poils nombreux qu'ils rencontrent sur leur parcours rendent leur ligne tortueuse, inégale en hauteur et souvent interrompue.

Chez le chat, de même que chez l'homme, le chien et le cheval (en ce qui concerne, pour ce dernier, le sarcopte), la présence des parasites provoque l'éruption de papules prurigineuses dans le voisinage des sillons, et toujours dans les lieux d'élection déjà notés.

Avec la pullulation des acares, et par conséquent la multiplication des sillons, le prurit augmente, le chat se gratte, s'écorche, les poils tombent, et bientôt le pourtour des yeux, du nez, des oreilles, se montre recouvert de croûtes dures, disséminées et adhérentes aux parties malades; croûtes qui résultent de la dessiccation du liquide contenu dans les papules vésiculeuses, et de la sécrétion opérée à la surface des parties excoriées.

Cette période de l'apparition de la gale a une durée fort variable. Sur les chats encore jeunes, doués d'embonpoint et vigoureux, ces premières manifestations sont lentes à se produire, et peuvent même avorter; mais sur les chats vieux, maigres et débiles, la pullulation des sarcoptes est très-rapide. La psore s'étend, et du vingtième au trentième jour elle envahit une plus ou moins grande partie de la tête, des oreilles, du cou, des épaules et parfois du dos et des reins.

A cette période d'aggravation, le pourtour des yeux et du nez, la base, les bords et parfois les surfaces internes et externes des oreilles se recouvrent de croûtes grisâtres, dures, agglutinant les poils. Il en est de même des autres parties déjà endommagées par la gale. On aperçoit sous les croûtes quelques sarcoptes qui y trouvent un abri, et, si l'on porte ces débris pathologiques sur une lame de verre chauffée, on aperçoit, au bout de vingt minutes, les parasites qui ont quitté les croûtes et marchent sur cette lame. A ce degré d'extension de la maladie, on découvre difficilement les sillons au milieu du feutrage des poils, de l'exsudation qui se fait à la surface de la peau, et qui se convertit en croûte du jour au lendemain. Nous n'avons jamais trouvé sous ces croûtes les ulcérations et les suppurations abondantes qui ont été signalées par les auteurs.

Au fur et à mesure que la maladie fait des progrès et que l'animal s'affaiblit, la peau augmente d'épaisseur, devient dure, roide, et forme au cou des plis volumineux. — Les paupières s'éraillent, les yeux s'enfoncent dans les orbites, et la conjonctive devient le siége d'une inflammation quelque peu analogue à celle constatée chez le chien, mais qui ne prend pourtant pas les proportions de l'ophthalmie décrite par Wedelius.

Le gonflement des tissus et leur inflammation s'étendent bientôt aux narines, les obstruent, mettent un obstacle à la respiration, et donnent à la tête du chat cette forme éléphantiasique que nous avons notée chez le lion, et qui est un caractère constant des accidents causés par la psore chez les féliens.

Les oreilles, envahies en dedans comme en dehors par les croûtes, ne sont pourtant pas le siége de l'inflammation catarrhale que l'on observe chez le chien.

Lorsque la gale a complétement recouvert la tête, elle s'étend par une sorte de reptation lente vers les épaules, le dos, puis la croupe, et même vers le ventre et les extrémités antérieures et postérieures. On ne saurait alors décrire l'aspect du pauvre animal, que les parasites dévorent comme s'ils vivaient sur un cadavre; son marasme est tel qu'il trébuche sur ses membres, et ne peut se traîner; toute sa peau n'est qu'un foyer d'infection, où les croûtes et les poils enchevêtrés forment des pièces de carapace hideuses, et que les pinces enlèvent par plaques.

Les ganglions lymphatiques sous-cutanés à cette période ultime de la maladie s'engorgent considérablement, mais, aussi bien que chez le chien et les autres animaux, ils ne suppurent jamais.

Il faut dire que la maladie parvient rarement à ce degré de gravité, les chats sont ordinairement sacrifiés avant que les désordres aient passé par tous ces degrés de complication.

La psore épizootique du chat présente l'ensemble des caractères que nous venons de décrire. Les auteurs qui l'ont observée assurent que sa marche est beaucoup plus rapide, qu'elle envahit la peau de la tête, du cou et des membres en peu de semaines, qu'elle occasionne une ophthalmie suppurante avec opacité, et quelquefois des ulcérations de la cornée transparente, enfin qu'elle fait promptement périr les animaux qui en sont frappés. — La psore sporadique, au contraire, ne cause la mort qu'au bout de quatre à cinq ou six mois de durée. On ne peut s'expliquer cette marche envahissante de la psore épizootique que par la pullulation très-rapide des sarcoptes, sous l'influence d'une prédisposition générale essentiellement favorable à la parasitogénie.

78. *Lésions morbides.* — Nous avons déjà, en décrivant les symptômes de la psore, fait connaître quelques-unes des lésions cutanées qui l'accompagnent, mais d'une manière trop incomplète pour qu'il ne soit pas utile d'insister de nouveau sur ce sujet.

De même que pour les études de la gale de l'hyène, du chien, et, nous pouvons dire, de tous les animaux qui portent des sarcoptes, il faut dépouiller l'animal lorsqu'il vient de mourir, rouler la peau sur elle-même, et la placer dans un lieu chaud et humide. Lorsqu'après quatre ou cinq jours de décomposition l'épiderme et les croûtes peuvent être facilement enlevés à l'aide d'une pince à dissection, il faut procéder à l'examen des parties malades. Dans ces conditions, on constate :

1° Que les villo-papilles mises à nu par l'ablation de l'épiderme sont hypertrophiées;

2° Que dans l'intervalle de ces papilles se rencontrent çà et là des acares, et des œufs dans les traînées mal dessinées des sillons;

3° Que l'épiderme et les croûtes présentent, à leur face interne ou adhérente, des cavités coniques simples ou multiples, qui logeaient les villo-papilles hypertrophiées;

4° Que la couche située au-dessous de la surface villo-papillaire est un peu plus épaisse qu'à l'état normal, lorsque la gale est récente; mais que, quand elle est ancienne, la peau est dure, épaisse du double et du triple, et présente au cou notamment de fortes duplicatures;

5° Que le tissu cellulaire sous-jacent est lui-même induré;

6° Enfin que les ganglions lymphatiques sous-glossiens, parotidiens et pré-scapulaires offrent des lésions variables et en rapport avec l'ancienneté de la maladie. Sur vingt-cinq cadavres autopsiés nous n'avons trouvé qu'un seul abcès sous-cutané dans la région de la joue gauche.

Les viscères intérieurs, l'estomac, l'intestin, le foie, la rate, les reins, les poumons, le cœur, le cerveau, etc. ne nous ont jamais présenté d'altérations particulières.

79. *Diagnostic.* — Le diagnostic de la psore du chat offre en général peu de difficulté, les chats n'ayant que rarement des maladies de peau.

Cependant, il ne faut pas confondre la gale du chat avec le *prurigo tenax*, ni avec les démangeaisons déterminées par la lepte automnale ou rouget.

Le *prurigo tenax* attaque particulièrement les chats émasculés. Il s'annonce par l'apparition de petites papules coniques, rouges, miliaires, disséminées çà et là, ne suppurant jamais et se montrant sur la peau du ventre, des aines, du dos, des membres et de la queue, et très-rarement sur la tête et la face. Ces papules excitent un prurit considérable, qui porte le chat à se gratter et à se mordiller avec ardeur, notamment le soir et surtout lorsqu'il reste exposé au soleil ou à la chaleur du foyer. Bientôt les papules sont écorchées à leur sommet, et donnent issue à une petite quantité de sang et de sérosité sanguinolente qui se concrète et forme une petite croûte très-dure, adhérente aux poils et à la papule écorchée. A la suite de fréquents et violents grattages, la peau apparaît quelquefois rouge et érythémateuse. Plus tard, les poils tombent çà et là, la peau se dépile par plaques, et des intermittences de mieux et d'aggravation se montrent pendant le cours de la maladie. Lors des aggravations, le chat maigrit beaucoup. Il récupère l'embonpoint qu'il avait perdu quand le mieux se manifeste. Cette affection est très-grave; nous ne l'avons pas vue guérir chez les chats émasculés.

On ne peut la confondre avec la psore en raison de sa nature, de la forme qu'elle affecte et des parties où elle siége; et d'ailleurs, l'inspection de la peau ne fait jamais reconnaître de sillons, et les croûtes que l'on détache ne renferment jamais de sarcoptes.

Nous devons dire aussi que la psore ne peut être confondue

non plus avec une éruption de petites vésicules fines, très-prurigineuses, qui se manifestent sur le ventre, surtout chez les chattes que l'on prive de leurs petits avant que l'allaitement soit complétement terminé. Cette affection est éphémère, disparaît sans retour, et sans aucun traitement, en l'espace de huit à quinze jours.

Il est un parasite fort commun dans les parterres, sur les gazons, et principalement sur certains légumes, que les chats reçoivent fréquemment en rôdant dans les jardins : nous voulons parler de la *tique rouge*, du *leptus autumnalis* de Lamark, sorte d'ixode vulgairement connu sous le nom de *rouget* [1]. — Ce parasite cause au chat aussi bien qu'au chien de violentes démangeaisons, les oblige à se gratter; et si l'animal s'expose tous les jours à recevoir de nouveaux parasites qui remplacent ceux qui meurent, une excitation incessante, développe à la longue vers la peau une véritable maladie : de petites plaies y naissent, se développent, et autour d'elles se montre un bord rouge, irrégulier où se trouve une agglomération de parasites.

Ces animalcules se rencontrent aussi fort souvent dans les intervalles phalangiens des pattes et surtout à l'extrémité de la queue, où ils causent fréquemment de petites plaies. On les reconnaît à leur couleur rouge, qui forme autant de points isolés ou agglomérés.

Nous avons plusieurs fois observé des éruptions et des plaies développées en pareilles circonstances, et nous n'avons pas hésité un instant à nous prononcer sur la nature de la maladie, attendu que la tête de l'animal ne présentait pas les altérations que la gale fait naître, et de plus, parce que le séjour du chat dans les jardins rendait compte de la cause de la maladie. Un examen plus sérieux a d'ailleurs levé tous nos doutes, en nous permettant de trouver attaché sur la peau et autour des petites plaies le rouget qui provoquait les démangeaisons.

Quant aux autres maladies de peau qui apparaissent sur les

[1] L'un de nous (M. Delafond) a fait une étude attentive de ce parasite, qu'il considère comme une espèce de trombidion.

chattes ou les vieux chats qui vivent enfermés dans les appartements, alors surtout qu'ils sont trop abondamment nourris, elles se distinguent de la gale en ce qu'elles se développent sans lieu d'élection bien précis, en ce qu'elles ont pour caractères particuliers des vésicules plutôt pustuleuses que papuleuses, qui se recouvrent de croûtes isolées, épaisses, et surtout en ce qu'elles ne causent pas un prurit aussi fort que celui qui résulte de la présence des parasites.

80. *Pronostic.* — Le pronostic à porter sur la psore du chat est subordonné à l'état général de la santé de l'animal atteint, ainsi qu'à l'ancienneté de la maladie. Au début, elle peut guérir; mais lorsqu'elle date de plusieurs mois, elle est souvent incurable, et même mortelle. On ne saurait se faire une idée du nombre des chats qui meurent annuellement à Paris des suites de la psore.

Le pronostic est encore plus grave quand il s'agit de ces gales épizootiques dont les causes prédisposantes sont dues à des changements, à des perturbations générales dans la santé des animaux.

81. *Traitement.* — Les moyens curatifs qui doivent être employés dans le traitement de la gale du chat varient, selon que la maladie est récente ou ancienne, sporadique ou épizootique.

Gale récente. — Avant d'employer aucun topique, il faut tondre toute la tête de l'animal jusqu'au cou, ou mieux jusqu'aux endroits où on ne sent plus de croûtes, ou de parties attaquées par les sarcoptes, puis savonner ensuite les régions tondues, et même tout le corps.

Les chats se prêtent peu à ces opérations; il est nécessaire de leur maintenir la tête dans un linge plié en plusieurs doubles, et de leur attacher solidement avec un fort ruban les quatre pattes couchées les unes sur les autres.

Après le savonnage, le chat devra être mis en liberté, et, s'il est coureur, enfermé dans un lieu d'où il ne puisse s'échapper.

Le surlendemain, l'animal sera frictionné avec l'essence de lavande. Si la gale après un laps de temps de huit à quinze jours n'est pas guérie, il faudra avoir recours au liniment de Rigot, dont voici la formule :

Huile de lin	60 grammes.
Onguent citrin	10 *idem.*
Onguent mercuriel double	10 *idem.*

Faites fondre l'onguent citrin dans l'huile de lin, et lorsque le mélange est un peu refroidi, ajoutez l'onguent mercuriel et triturez le tout très-exactement dans un mortier.

Ce topique semi-liquide est très-onctueux et jouit à un très-haut degré de propriétés acaricides.

Il faut, pour l'employer, oindre la peau dans toutes les parties galeuses et même au delà, frictionner doucement et longtemps, jusqu'à ce que la quantité de liniment étalée sur la peau soit en grande partie absorbée. — Les frictions seront faites avec le plus grand soin, autour des yeux, des lèvres, et aux oreilles, sur leurs bords, qui sont généralement recouverts de croûtes et d'acares. La friction durera de cinq à dix minutes au plus. Toutes les parties enduites de l'onguent seront, aussitôt la friction achevée, parfaitement essuyées, afin que l'animal ne puisse, en se léchant, avaler du médicament et s'exposer à une stomatite mercurielle, sinon à un empoisonnement précédé d'une salivation abondante et d'ulcérations aux gencives.

Rigot conseille de faire prendre au chat une infusion de fleurs de sureau et de fumeterre dans du lait, et de le purger avec cinq à dix centigrammes de jalap en poudre, mêlé à une pâtée légère.

Nous avons guéri bon nombre de chats de la gale récente avec le liniment de Rigot, sans avoir eu recours aux remèdes internes dont il vient d'être question : nous ne voyons toutefois aucun inconvénient à en faire usage.

Lorsque les frictions mercurielles acaricides dont nous venons de recommander l'usage n'ont pas tué tous les sarcoptes et arrêté le développement des œufs dans les sillons ou sous les croûtes; lorsque, quinze jours ou un mois après, quelques croûtes isolées reparaissent sur la peau, il est indispensable de faire une nouvelle friction à ces endroits et dans les parties environnantes.

Lorsque la gale est ancienne et qu'elle a envahi une grande partie de la face, des oreilles, du cou et du corps, il importe de tondre non-seulement les parties malades, mais tout le tégument, y compris les pattes, afin de s'assurer de l'étendue du mal, et de l'attaquer partout où il apparaît.

On savonnera l'animal comme il a été dit, puis on le frictionnera avec le liniment de Rigot; seulement en ayant soin de n'étendre la première friction que sur la moitié du corps, le premier jour, puis sur l'autre moitié, deux ou trois jours après, afin d'éviter que l'absorption du topique mercuriel se fasse au même moment sur une trop grande surface[1].

On pourra faire usage de préférence, avec la même efficacité, de la pommade d'Helmerick à la glycérine, telle qu'elle a été formulée au traitement de la psore de l'homme, page 166.

Deux ou trois frictions générales, faites à douze ou quinze heures d'intervalle, sont suivies généralement d'une guérison complète. Il est indispensable de joindre au traitement local une alimentation très-substantielle, car la maigreur de l'animal, la pauvreté de son sang, sont autant d'obstacles à l'efficacité de la médication.

CHAPITRE IX.

DE LA PSORE DU PHASCOLOME WOMBAT (*PHASCOLOMYS URSINUS, DIDELPHIS URSINUS*, Cuvier).

82. Le capitaine de vaisseau Baudin revenant du continent de l'Océanie, ramena un phascolome wombat dont il fit don au Muséum d'histoire naturelle. Conduit à la ménagerie, on s'aperçut que cet animal, au rapport de Geoffroy

[1] Les frictions dont il s'agit sont très-bonnes contre la gale du chat, qu'elles guérissent parfaitement. Nous devons cependant répéter de nouveau ici qu'elles ne doivent être faites que partiellement et avec une petite quantité de pommade. Sur beaucoup d'animaux, nous ne saurions trop le redire, l'absorption du mercure est très-active, et détermine consécutivement des ulcérations sur la face interne des lèvres et sur les gencives, et une salivation abondante et fétide.

Saint-Hilaire, Bosc et Duméril, était atteint d'une affection cutanée ayant la plus grande analogie avec la gale. En effet le phascolome se grattait souvent avec ardeur et offrait une éruption croûteuse semblable à la psore. Conservé pendant quelque temps, ce didelphe fut écrasé par un éléphant. Sa peau fut alors examinée avec plus de soin par Duméril[1] puis par M. Fournier[2], et ces deux observateurs constatèrent l'existence d'un sarcopte qui, examiné par M. Fournier, fut déclaré par lui n'être autre que l'acarus de la gale humaine.

Telle est l'observation incomplète faite sur la gale du didelphe de la Nouvelle-Hollande conduit à la ménagerie du Jardin des plantes. On doit regretter qu'elle n'ait pas été plus attentive et rendue plus complète, soit par une description de l'animalcule, soit par un dessin. Du reste l'observation qui va suivre tend à faire croire que cet acarien devait appartenir au genre sarcopte.

Contagion à l'homme. — Le gardien qui était appelé à donner des soins au phascolome galeux et qui fut chargé d'en conserver le cadavre après sa mort, les aides naturalistes qui prirent le soin de le dépouiller, d'en préparer et conserver la peau furent affectés de la psore. M. Fournier, qui a vu cette gale transmise, assure que le sarcopte du phascolome ne dégénère pas sur l'homme, et provoque par sa présence des vésicules plus grosses qu'à l'ordinaire, causant un prurit insupportable, et produisant une vive rougeur à la peau[3]. L'emploi du soufre, ajoute M. Fournier, a opéré une prompte guérison.

L'observation de contagion à l'homme est tout aussi incomplète que celle faite sur l'espèce de sarcopte trouvé sur la peau du phascolome galeux. Néanmoins, tout porte à penser que ce didelphe était affecté d'une gale due à la présence d'un sarcopte et que cet animal transporté sur la peau de l'homme a pu y vivre et déterminer la gale.

CHAPITRE X.

PSORE DU LAPIN DOMESTIQUE (*LEPUS CUNICULUS*).

83. HISTORIQUE. — Plusieurs auteurs ont parlé de la psore du lapin. Le professeur vétérinaire Gohier dit avoir, en 1813, constaté l'existence de cette maladie sur le lapin domestique et avoir découvert le parasite qui la détermine. « Examiné à la loupe, dit Gohier, j'ai constaté que cet animalcule était semblable à celui du cheval, seulement il est plus petit[4]. »

[1] Duméril, *Dictionnaire des sciences naturelles*, ann. 1827, t. XLVII, p. 565.

[2] Fournier, *Dictionnaire des sciences médicales*, article *Gale*.

[3] *Idem, ibid.*

[4] Gohier, *Mémoire sur la médecine et la chirurgie vétérinaire*, ann. 1813, t. I, introduction; et t. II, p. 52 et 223.

M. Huzard, dans sa Nosographie vétérinaire, mentionne la psore du lapin, mais n'en donne aucune description. Cet auteur distingue deux espèces de psores, l'une sans acares l'autre avec acares. La psore proprement dite appartiendrait à cette dernière. « Cette maladie, ajoute M. Huzard, est très-contagieuse. Elle arrête l'accroissement des jeunes lapins, les fait maigrir, cause leur marasme et les tue[1]. »

M. Huzard ne fait point connaître le parasite qui, selon lui, déterminerait cette psore.

Il résulte de cette courte revue qu'aucun auteur, jusqu'à l'année 1857, n'a décrit la gale du lapin ni l'animalcule qui la produit.

Quatre espèces de parasites vivent sur la peau du lapin : deux habitent la fourrure et ne déterminent point la gale ; les deux autres occasionnent cette maladie. De ces deux animalcules l'un appartient au genre sarcopte, l'autre au genre dermatodecte.

A. — *Acares de la fourrure.* — Les deux acares de la fourrure ont été découverts par le préparateur de pièces microscopiques M. Bourgogne père, qui nous les a procurés. Ces petits animalcules offrent des caractères particuliers que nous croyons inutile de mentionner ici, et qui ne permettent pas de les confondre avec les acariens qui causent la gale.

B. — *Acares qui déterminent la gale.* — Nous étudierons séparément la psore produite par le sarcopte et celle qui est occasionnée par le dermatodecte.

1° Gale du lapin due au sarcopte (*Sarcoptes cuniculi*). — M. Gerlach le premier a décrit cette gale et le sarcopte qui la produit[2]. (Voy. pl. 3, fig. 20 et 21 de son traité.) Nous en donnerons une très-courte description d'après cet auteur.

Entomologie. — Les sarcoptes du lapin sont très-petits, plus petits même que ceux du chat. L'enveloppe de leur corps est si mince et si fragile que l'animalcule s'écrase lorsqu'on place sur lui une lame de verre dans le but de l'étudier.

La face dorsale ne porte que quelques spinules extrêmement fines qui ne peuvent être bien distinguées qu'avec un très-fort grossissement, soit en plaçant le sarcopte de champ, soit après l'avoir écrasé, vidé, comprimé et rendu par conséquent transparent.

L'appareil buccal, les membres, les parties génitales du mâle et de la femelle offrent une disposition semblable à celle des sarcoptes de l'homme, du chien, du chat et du lion.

Description de la psore. — De même que le *sarcoptes cati*, le *sarcoptes*

[1] Huzard, *Nosographie vétérinaire*, 2e édition, 1820, p. 110.
[2] Gerlach, *Traité sur la gale, etc.* 1857, p. 153.

cuniculi s'établit de préférence à la tête pour y produire la gale. « Elle affecte, dit M. Gerlach, d'abord le nez, d'où elle se propage aux lèvres et au front. » Cet auteur ne l'a jamais vue se répandre au delà. Un fort prurit existe à ces endroits, les lapins se frottent contre les corps environnants et se grattent avec leurs pattes postérieures. Bientôt les poils tombent, puis apparaissent des croûtes grisâtres, peu épaisses et adhérentes. Au-dessous de ces croûtes vivent les sarcoptes, que l'on découvre aisément en enlevant une partie de cette production morbide avec des pinces jusqu'à dénudation de la peau, en la plaçant sur une lame de verre, puis en la divisant avec des aiguilles et en la soumettant à une douce chaleur.

Plus tard, ces croûtes deviennent noirâtres, très-adhérentes, et peuvent acquérir l'épaisseur d'un centimètre et plus; au-dessous de ces croûtes la peau est rouge et saignante.

Le diagnostic de la psore du lapin est donc facile et certain, lorsqu'après avoir enlevé quelques croûtes et les avoir placées sous la lentille grossissante on constate l'existence des sarcoptes.

M. Gerlach assure que les sarcoptes du lapin déposés sur la peau de l'homme, là surtout où elle est très-fine, s'enfoncent sous l'épiderme et y creusent des galeries fort courtes. Une petite surface rouge, souvent surmontée d'une fine vésicule, indique l'endroit où le parasite a pénétré. Le prurit existe à peine. Enfin les sarcoptes et les légers phénomènes que leur présence peut produire disparaissent en l'espace de deux à trois jours dans le plus grand nombre des cas.

Le même auteur assure, en outre, que ce sarcopte ne peut pas vivre ni produire la psore sur les animaux domestiques, pas même sur les chats, lorsqu'on en dépose un grand nombre sur leur peau.

Traitement. — Dès le début de la maladie il faut couper les poils dans toute l'étendue du mal et même au delà, frictionner avec le savon noir, laisser agir le savon, nettoyer parfaitement la peau, enfin revenir à ce savonnage une deuxième fois au besoin, et frictionner ensuite deux ou trois fois, à cinq heures d'intervalle, toute la surface galeuse et les parties saines environnantes, avec la pommade sulfuro-alcaline confectionnée dans les proportions indiquées contre la gale du chat. Cinq heures après la dernière friction on savonnera les parties imprégnées de pommade.

2° *Gale due au dermatodecte.* (*Derm. Cuniculi.*) — Le 25 mars 1857, nous examinions la face interne des oreilles malades d'une lapine domestique. Cette bête souffrait depuis longtemps, elle était maigre et les deux oreilles se montraient remplies d'une matière morbide, épaisse, jaunâtre, assez dure et répandant une odeur infecte. Cette matière, d'abord inspectée à l'œil nu, parut être le produit d'un catarrhe auriculaire ancien; mais après qu'elle eut été délayée dans un peu d'eau alcaline, le microscope y fit découvrir un grand nombre de parasites appartenant à la famille des dermatodectes. Nous avons fait connaître les caractères de cet acare, page 58 et suivantes, aussi croyons-nous devoir nous dispenser de décrire ici cet animalcule.

Le dermatodecte, ainsi que la maladie qu'il avait déterminée dans l'oreille seulement, fut pour nous l'objet d'une étude attentive, et l'un de nous en fit le sujet d'une communication à la Société impériale et centrale de médecine vétérinaire, dans sa séance du 9 décembre 1858[1].

84. *Description. Symptômes.* — La maladie existe d'abord dans la partie profonde de l'oreille et n'est nullement visible à l'extérieur. Elle ne devient apparente qu'alors qu'elle s'est propagée à une certaine hauteur de la base de la conque. Cependant quelques signes particuliers peuvent en faire soupçonner l'existence.

L'irritation produite sur la peau fine et très-sensible de la partie profonde et rétrécie de la conque détermine un prurit auriculaire qui porte le lapin à secouer fortement la tête, à agiter ses oreilles d'avant en arrière, à les gratter à l'extérieur et à l'intérieur. Si l'on serre les oreilles avec le pouce et l'index, l'animal accuse de la douleur. Si après cette pression on laisse le lapin en liberté, il secoue fréquemment la tête, se gratte une seule oreille ou successivement les deux oreilles, selon qu'une seule est attaquée ou qu'elles le sont toutes les deux.

Ces premiers symptômes, que nous avons bien observés sur des lapins rendus volontairement psoreux par le dépôt de dermatodectes dans leurs oreilles, se font remarquer pendant un temps variant de quinze à trente jours.

Après ce laps de temps, la gale peut être constatée en renversant l'oreille du lapin et en dirigeant vers son fond la lumière solaire. Alors l'œil aperçoit une matière jaunâtre, épaisse, molle, accumulée dans le fond de l'oreille, et que l'on peut en retirer à l'aide d'une petite curette où d'un cure-oreille; cette matière étalée

[1] Delafond, *Recueil de médecine vétérinaire*, ann. 1859, p. 73.

sur du papier, ou mieux sur une lame de verre, divisée à l'aide de deux aiguilles, dans une ou plusieurs gouttes d'eau, laisse parfaitement voir à l'œil nu, à la loupe et mieux encore au microscope, les dermatodectes.

A une époque plus avancée de la maladie, le fond de l'oreille se montre rempli d'un produit morbide, jaunâtre, répandant une odeur fétide, et montrant un grand nombre de parasites. Alors la base de l'oreille est grosse, dure et douloureuse. Le lapin tient ses oreilles couchées ou basses, les secoue et les gratte très-fréquemment. Bien que souffrant beaucoup, il continue pourtant à manger, mais il ne profite guère, ou n'engraisse que fort peu. Lorsqu'à l'aide de la curette on a débarrassé la conque de la matière morbide qu'elle renferme, on l'aperçoit rouge, douloureuse, dépouillée de son épiderme, et un rebord rouge et irrégulier délimite la partie de la face interne de la conque encore saine, de la surface malade attaquée par les parasites, qui se montrent d'ailleurs nombreux dans cette région.

Quand la maladie est très-ancienne, c'est-à-dire lorsqu'elle date de deux à trois mois, la psore a envahi le tiers inférieur et même la moitié de la hauteur de l'intérieur de l'oreille, qui alors est remplie d'une matière jaunâtre, fétide, semi-desséchée, feuilletée ou agglomérée en une masse plus ou moins durcie. C'est dans ces feuillets, autour de ces petites masses et à la surface de la partie de la conque récemment envahie, que se montre un nombre très-considérable de dermatodectes rapprochés les uns des autres, ou unis et entrelacés à l'aide de leurs longues pattes et des soies qui les terminent.

La matière morbide accumulée dans l'oreille, déposée sur une lame de verre, se montre composée, au microscope, 1° d'une masse de cellules épidermiques; 2° de cellules de graisse; 3° de globules de pus de récente et d'ancienne formation; 4° de corps étrangers divers. Au-dessous de ces produits pathologiques, la peau est d'un rouge vif, épaisse, entièrement dépourvue d'épiderme et légèrement ulcérée. Elle secrète une matière épaisse, blanchâtre, un peu grasse au toucher et presque entièrement formée de globules purulents. Les parasites ne se montrent jamais sur ces surfaces anciennement malades, qui ne secrètent sans doute plus des liquides morbides de leur goût. On les voit, ainsi que nous l'avons déjà dit, sur les régions récemment altérées.

85. *Marche et terminaisons.* — La marche de cette psore des oreilles du lapin est lente. Elle reste inaperçue tant que les dermatodectes encore peu nombreux restent cachés dans le fond de la conque auriculaire et près du conduit auditif. Avec la multiplication des parasites, elle s'avance progressivement dans une partie plus élargie de la conque et apparaît aux yeux de l'observateur avec les caractères qui la distinguent.

Nous avons conservé des lapins jusqu'à ce que la gale les ait fait périr; et, bien que la conque fût remplie dans les deux tiers, et même les trois quarts de son étendue, par des matières morbides, bien que des milliers de dermatodectes existassent à la surface des parties malades et dans les produits pathologiques secrétés, nous n'avons jamais vu ces parasites abandonner l'intérieur de l'oreille pour se répandre sur la tête, le cou, le corps et déterminer la gale dans ces régions.

Lorsque la maladie est déjà ancienne, les lapins ne peuvent plus engraisser, quelles que soient l'abondance et la succulence des aliments dont on les nourrit. Ils maigrissent : les femelles avortent ou ne deviennent plus en chaleur; les membres postérieurs s'infiltrent; les muqueuses apparentes, ainsi que la peau, deviennent pâles, le sang s'appauvrit, le ventre grossit, les sécrétions abondantes des oreilles se tarissent, une diarrhée séreuse se déclare, et bientôt les lapins meurent dans un état d'amaigrissement voisin du marasme.

86. *Pronostic.* — La gale de l'oreille du lapin n'est pas une maladie grave quand elle est traitée à son début. Lorsqu'elle est ancienne et accompagnée d'une altération profonde de la peau, et que les parasites ont pénétré profondément dans l'intérieur de l'oreille, elle est difficile à guérir et récidive fréquemment. Enfin,

par les souffrances qu'elle occasionne elle fait maigrir et périr les animaux dans un état de marasme.

Les propriétaires de lapins n'attendent jamais qu'il en soit ainsi. Lorsque les animaux maigrissent, ils les sacrifient pour en utiliser la chair.

Altérations morbides. — Dans le but d'étudier l'évolution pathologique de la gale de l'oreille du lapin, nous avons examiné un grand nombre de ces animaux affectés de cette sorte de psore. Le début de la maladie se montre toujours dans la partie la plus profonde de l'oreille externe. On la reconnaît à l'accumulation d'une matière blanchâtre ou jaunâtre, souvent lamelleuse, attachée à la peau du cartilage annulaire et presque entièrement formée de cellules épithéliales et de quelques globules purulents et graisseux. La peau très-fine et presque muqueuse de cette région est parsemée de petits points rouges, plus ou moins rapprochés, dus aux ponctions faites par les mandibules du parasite. Dans quelques points elle offre même une rougeur et une injection vives. Les dermatodectes, ainsi que nous l'avons déjà dit, vivent au milieu des produits morbides sécrétés par les surfaces affectées; ils s'enfoncent quelquefois jusque dans l'intérieur de la cavité mastoïdienne, très-considérable chez le lapin. A une période plus avancée de la maladie, des matières morbides se montrent accumulées dans la profondeur du conduit auditif, et le bouchent presque entièrement.

C'est également à ce degré d'aggravation que le mal se propage vers l'ouverture de la conque, et est aperçu à l'extérieur, avec les caractères que nous avons signalés et sur lesquels nous n'avons pas à revenir.

87. *Étiologie.* — Depuis que notre attention s'est fixée sur cette psore du lapin, nous avons inspecté les organes auditifs d'un grand nombre de ces animaux vivant tant à l'état de domesticité que de liberté. Ceux pris ou tués à l'état sauvage provenaient de diverses contrées, et ne nous ont jamais offert la moindre trace

du mal. Sur 155 lapins *domestiques* d'âges différents et dans un état d'embonpoint fort variable, nous avons rencontré la gale chez 45 de ces animaux : c'est à peu près un quart, ou 25 pour cent.

La non-existence de la psore des oreilles chez les lapins sauvages et sa fréquence chez les lapins domestiques est un fait important au point de vue étiologique.

Les lapins réduits à l'état de domesticité sont souvent logés dans des réduits, dans des écuries, des vacheries, et souvent aussi en grand nombre dans un petit espace tenu très-malproprement. Aussi beaucoup sont-ils malades et meurent-ils d'une diarrhée qui les épuise promptement. La nourriture qui leur est servie est aussi souvent de médiocre qualité, aqueuse et débilitante. Ces conditions hygiéniques diverses influent incontestablement sur la santé du lapin, affaiblissent l'organisme et contribuent à le prédisposer à contracter la gale. Néanmoins, nous devons dire que plusieurs animaux atteints de cette maladie présentaient, à son début, tous les caractères d'une bonne santé. Il est probable que ces animaux venaient d'être soumis à la contagion.

88. *Transmission.* — Le passage des dermatodectes des oreilles des lapins malades dans celles des lapins qui ne le sont pas est sans contredit la cause directe et active de la contagion de cette pseudo-psore. Néanmoins, nous avons fait les expériences suivantes, dans le but de démontrer cette contagion d'une manière expérimentale et concluante.

Première expérience. — Nous faisons choix de *huit* lapins domestiques, âgés de deux à trois mois, bien portants, très-propres et fournis par un propriétaire dont tous les lapins examinés avec soin ont les oreilles saines. Nous déposons dans l'oreille droite de ces animaux six dermatodectes accouplés et quatre femelles propres à l'accouplement. *Huit* jours après ce dépôt, les lapins se grattent les oreilles avec leurs pattes postérieures. Ils secouent fréquemment la tête, et pourtant on n'aperçoit aucune trace de psore dans les oreilles.

Nous tuons deux de ces lapins, dans le but d'examiner les oreilles et de nous assurer si la maladie existe.

On constate dans le fond de chaque oreille une matière blanchâtre, épaisse, inodore, associée à beaucoup de pellicules épidermiques, dans laquelle se montrent des animalcules bien vivants, ainsi que quelques œufs. La peau de la face interne du fond de l'oreille, recouverte par la matière morbide dont il vient d'être question, offre tous les caractères d'une vive inflammation.

L'oreille gauche montre dans son fond quelques fines pellicules épidermiques, mais elle ne présente aucune trace de maladie.

Quinze jours après le dépôt, les six lapins restants sont examinés : aucune trace de gale n'est remarquée, bien que le fond de l'oreille soit examiné à l'œil nu et à la loupe avec la plus grande attention. Indépendamment du prurit de l'oreille accusé par de fréquents grattages, on note que la pression de la base de la conque provoque de la douleur.

Deux nouveaux lapins sont sacrifiés.

On constate dans le fond de l'oreille l'existence d'une notable quantité de la matière morbide que nous avons signalée ci-dessus, et, en outre, des dermatodectes ainsi qu'une vingtaine d'œufs, à divers degrés d'incubation.

L'intérieur de l'oreille gauche est sain.

Le vingt-quatrième jour de l'expérience, on examine les quatre lapins qui restent. Dans le fond de leur oreille commencent à se montrer des croûtes et de la matière morbide. Celle-ci, retirée en partie à l'aide d'une curette et examinée au microscope, laisse voir des dermatodectes mâles et femelles, des larves et beaucoup d'œufs.

La psore existait donc bien évidemment sur ces quatre lapins.

Désirant suivre le développement de la maladie et l'influence générale qu'elle pourrait exercer sur toute l'économie, nous avons conservé ces quatre lapins.

Soixante jours après le dépôt des parasites, la gale était très-apparente à l'extérieur, et offrait les caractères que nous avons signalés. Malgré une bonne nourriture, les quatre lapins avaient peu grossi, ils étaient maigres.

Deux de ces animaux furent sacrifiés et offrirent les lésions que nous avons fait connaître. Les deux autres furent conservés jusqu'à leur mort, qui eut lieu vers le troisième mois de la transmission. Sur ces deux animaux, la psore s'était propagée de l'oreille droite à l'oreille gauche; mais le peu de matière morbide et la petite quantité de dermatodectes que la droite renfermait annonçaient que la transmission ne datait que de peu de temps.

Ces expériences démontrent donc d'une manière positive que le dermatodecte déposé dans les oreilles de lapins bien portants est la cause essentielle de la transmission du mal.

Désirant nous assurer si les animalcules abandonnent pendant la simple cohabitation les oreilles des lapins malades pour aller se loger dans celles des lapins bien portants, nous avons fait les expériences suivantes.

Première expérience. — Une lapine pleine, affectée de la psore dans les deux oreilles, mit bas huit lapereaux. Les oreilles de ces jeunes animaux, examinées avec le plus grand soin pendant le cours du premier mois, ne présentaient aucune trace de gale. Dans le courant du deuxième mois, le fond des oreilles offrit des pellicules épidermiques abondantes, associées à de la matière morbide.

Tous ces jeunes animaux sont sacrifiés les uns après les autres dans l'espace de trois à quatre mois; et tous offrent, soit dans une seule oreille, soit dans les deux, les traces d'une gale, confirmée par la présence des parasites.

Deuxième expérience. — Cinq lapins dans un état moyen d'embonpoint, âgés de deux mois, ayant les oreilles propres et provenant d'une lapinière où la gale n'existait pas, sont placés dans un tonneau avec un lapin affecté de la psore des oreilles depuis trois mois. On constate que ces six animaux sont très-souvent couchés à côté les uns des autres. Après deux mois de séjour, tous sont affectés de la gale des oreilles.

Troisième expérience. — Cinq lapins de deux mois, bien propres et provenant d'un toit où vivent un grand nombre de ces animaux non galeux, sont placés, en société d'un autre lapin dont les oreilles sont atteintes de la psore, dans une cour passablement grande, à côté de laquelle se trouve un lieu couvert, assez spacieux. Ces lapins peuvent se promener dans la cour, rentrer et se reposer dans l'endroit couvert, où l'on remarque qu'ils couchent de préférence, et à côté les uns des autres. Ils reçoivent une nourriture saine sans être trop abondante.

Après deux mois de séjour, trois de ces lapins ont manifestement subi les influences de la contagion. Deux d'entre eux ont encore les oreilles propres en apparence. Ils sont sacrifiés, et l'un d'eux présente dans le fond de la conque toutes les lésions de la gale à son début. L'autre n'en offre aucune trace.

La psore des oreilles du lapin peut donc se transmettre des animaux malades à ceux qui ne le sont pas, par cohabitation dans les lieux clos et plus ou moins spacieux.

Moyens préservatifs. — Loger les lapins dans des lieux bien aérés, les tenir proprement, les nourrir convenablement, sacrifier les lapins qui offrent les premiers symptômes de la gale aussi bien que ceux qui ont cohabité avec eux, enlever les fumiers avec la plus grande attention, laver à l'eau bouillante, puis badigeonner les lieux infectés avec de la benzine, faire ensuite une fumigation sulfureuse, pendant vingt à trente minutes; tels sont les moyens de détruire les dermatodectes qui transmettent et reproduisent la gale dans les habitations infectées, et de prévenir cette maladie sur les lapins étrangers et bien portants que l'on y introduit.

Moyens curatifs. — Les dermatodectes habitant le fond de l'oreille et s'enfonçant jusque dans les cavités temporales, il n'est pas facile de les attaquer dans ces lieux où les médicaments capables de les faire périr ne peuvent que difficilement les atteindre. Voici cependant les moyens qui nous ont le mieux réussi.

Le premier soin est de nettoyer l'oreille à plusieurs reprises, et le plus profondément possible, avec de l'eau savonneuse, et après chaque lavage d'y introduire plusieurs gouttes d'huile d'olive tiède, afin de ramollir la matière morbide et les pellicules épidermiques, accumulées et adhérentes à la peau fine qui tapisse le fond de l'oreille. Il est indispensable ensuite d'enlever cette matière avec soin à l'aide d'un cure-oreille, puis de nettoyer l'organe avec précaution, avec un petit morceau d'éponge ou un chiffon attaché à l'extrémité d'un petit bâtonnet. Lorsque l'irritation qu'ont pu causer ces petites manœuvres est calmée, il est utile de badigeonner le fond de la conque avec l'éponge, ou le chiffon, imprégnée, soit de pommade sulfuro-alcaline, soit de sulfure de chaux, ou, ce qui est bien préférable, avec un liniment composé de parties égales d'huile et de benzine pure.

Si l'on néglige ces petites précautions, la maladie reparaît après un certain temps et il faut recourir aux mêmes moyens. Si la maladie persiste, ce qui est rare, il faut sacrifier les animaux.

Ce sacrifice est même le moyen auquel il faut avoir recours lorsque le lapin n'est pas destiné à la reproduction, et qu'il peut être utilisé pour l'alimentation d'une manière avantageuse.

CHAPITRE XI.

PSORE DE LA SOURIS (*MUS MUSCULUS*).

89. M. le docteur Oschatz a le premier signalé l'existence de la psore chez la souris et l'acarien qui l'occasionne.

Cet acare diffère notablement des sarcoptes connus. M. Gerlach en a donné une figure représentant le parasite vu par la face ventrale (tab. 8, fig. 44). Il est très-petit, et de forme presque globuleuse; son rostre court se rapproche de celui des sarcoptes, et ses pattes, au nombre de huit, fixées à distance à peu près égale sur le céphalo-thorax et l'abdomen, sont dépourvues d'ambulacres à ventouse.

Cet acarien nous a semblé appartenir à la famille des *sarcoptes* et devoir être classé dans le genre *anacanthe*, à côté des parasites qui vivent sur les gallinacés; la femelle de ces derniers présentant à l'une de ses périodes de développement, ou après avoir perdu les ambulacres à ventouse, une certaine ressemblance avec le parasite trouvé sur les souris.

Nous avons vainement cherché ce petit sarcopte sur des souris, dans le but d'en faire une plus complète description : on ne peut le confondre toutefois avec une espèce de trichodecte de la souris (*trich. musculinus*), que nous avons trouvé dans les poils de souris maigres et mal portantes.

La souris sur laquelle M. le docteur Oschatz a découvert ce nouvel acarus présentait une surface malade à l'oreille. On doit regretter que les auteurs n'aient pas donné une description de l'affection psorique qu'ils ont été à même d'observer.

Toutefois il résulte des caractères représentés par la figure que cet acarus n'offre aucune ressemblance avec celui de la gale du chat connu aujourd'hui. Ce n'est donc pas cet acarien des souris galeuses mangées par les chats qui peut leur communiquer la maladie.

Un autre acarien que celui dont il s'agit vit-il sur la souris? Le chat peut-il être atteint d'une psore produite par l'acare connu aujourd'hui chez ce rongeur? Ces questions méritent d'être élucidées et le seront sans doute un jour.

CHAPITRE XII.

PSORE DE L'ÉLÉPHANT (*ELEPHUS*).

90. Parmi les acariens conservés et préparés par M. Gurlt, professeur d'anatomie à l'école vétérinaire de Berlin, figure, d'après M. Gerlach, un symbiote provenant d'un éléphant (*symbiotes elephi*). Dans quelle région du corps de cet animal a-t-il été rencontré? La partie sur laquelle il a été trouvé était-elle atteinte de la gale? M. Gerlach, qui était à même de puiser de curieux renseignements auprès de son collègue M. Gurlt, ne donne aucun détail à ce sujet.

CHAPITRE XIII.

PSORE DU SANGLIER (*SUS SCROPHA*).

91. Les sangliers qui vivent à l'état sauvage dans les forêts, et presque toujours en famille, sont, aussi bien que le porc domestique, exposés à des maladies fort graves. Parmi elles nous citerons la ladrerie, les affections vermineuses du canal intestinal, des bronches, et la psore. En l'année 1846, M. Spinola, professeur de clinique à l'école vétérinaire de Berlin, fut consulté pour une maladie épizootique attaquant les sangliers de la chasse royale de Grunewald, près Berlin. Ce professeur trouva une quantité innombrable de strongles (*strongylus paradoxus*) dans les divisions bronchiques; mais les animaux présentaient, en outre, un exanthème qui avait tous les caractères de la gale. Dans le cours de recherches entreprises de concert avec M. Gurlt, M. Spinola découvrit dans les croûtes un *sarcopte* que l'on avait vainement cherché jusqu'alors dans la gale du porc domestique[1], sarcopte que MM. Hertwig et Gerlach ont retrouvé, cinq à six ans après, sur un sanglier galeux, provenant de la même forêt de Grunewald[2].

Entomologie. — M. Gerlach a donné, dans l'atlas de son traité, deux dessins du sarcopte du sanglier (tab. 3, fig. 15 et 16). Pour M. Gerlach comme pour nous, ainsi qu'il est facile de le constater en jetant les yeux sur les deux dessins, l'acarien qui vit sur le sanglier appartient à la famille des sarcoptes. Quant aux formes générales et au volume, il a la plus grande ressemblance avec le sarcopte de l'homme, du cheval et du lion. Mais des différences frappantes se présentent dans l'examen des organes génitaux du mâle et de la femelle.

La figure 16, qui représente le mâle vu par la face ventrale, montre que l'organe génital proprement dit, qui est semblable à celui des sarcoptes, offre en outre dans sa partie postérieure, ou

[1] Gurlt et Spinola, *Recueil de médecine vétérinaire*, ann. 1850, p. 938.
[2] Hertwig, Gerlach, *Traité de la gale*, 1857, p. 68 à 72.

mieux inférieure, *deux ventouses allongées en tube*, ventouses qui rappellent, à part leur situation, celles qui se trouvent placées à la face ventrale chez les dermatodectes.

La figure 15 représente une femelle vue par la face dorsale. Cette face est garnie de spinules. Pour compléter l'observation du plus grand intérêt, faite au sujet des ventouses génitales chez le mâle, M. Gerlach aurait dû au moins, dans son dessin, montrer l'organe génital de la femelle ; mais il a négligé ce fait important, et nous le regrettons vivement.

Toutefois, si l'observation de M. Gerlach est rigoureusement exacte, et si l'existence de ventouses génitales chez le mâle et celle de tubercules génitaux chez la femelle sont réelles, le *sarcoptes suis* constituerait un genre particulier. Mais l'existence des ventouses et des tubercules génitaux est un fait si extraordinaire, si nouveau et si important, qu'il nous paraît devoir être contrôlé avec le plus grand soin, surtout après les inexactitudes déjà signalées à propos des figures représentant les sillons des sarcoptes (note de la page 110).

Étiologie. — Les causes de la psore du sanglier sont encore peu connues. L'alimentation insuffisante ou de mauvaise qualité, l'usage d'un lait trop séreux pour les marcassins, enfin la débilité générale qui prédispose aux maladies vermineuses des bronches et des intestins, en sont, nous le pensons, les causes ordinaires. Nous ne devons point d'ailleurs oublier la contagion qui s'opère lorsque dans leurs bauges les sangliers psoreux ou non psoreux couchent à côté les uns des autres, ou lorsque les femelles malades allaitent leurs petits.

Symptômes. — Nous n'avons que fort peu de renseignements à donner sur la psore des cochons sauvages. M. Gerlach est le seul auteur qui ait consacré quelques lignes à la description de cette maladie qu'il a eu occasion d'observer. La psore de cet animal se montrait derrière les oreilles, à la partie supérieure du cou, sur le dos, les reins, et la croupe, dans une étendue de deux à trois centimètres de chaque côté, et se continuait sur toute la longueur de la queue. La peau des surfaces malades était tumé-fiée, indurée, ridée, presque plissée, et recouverte de croûtes épaisses, la plupart noirâtres. Les sarcoptes existaient sous ces croûtes et dans leur épaisseur. L'animal était très-maigre. Toutes les parties de la peau, excepté celle de la tête, étaient dépourvues de poils ou de soies.

Telle est la description, incomplète assurément, que M. Gerlach a donnée de la gale du cochon sauvage. Cette maladie n'a pas présenté des caractères pathologiques exactement semblables à ceux que nous avons constatés sur le cochon domestique, dont nous allons maintenant nous occuper.

CHAPITRE XIV.

PSORE DU COCHON DOMESTIQUE (*SUS SCROPHA*).

92. La véritable psore du cochon domestique est restée jusqu'à présent confondue avec d'autres affections cutanées connues vulgairement sous les noms de *gale*, de *dartres*, de *teigne*, de *rogne*, etc. Nous avons, dans l'intention de la distinguer et d'en faire une étude aussi complète que possible, examiné un très-grand nombre de cochons provenant de pays pauvres où l'espèce porcine est mal nourrie, tenue dans un état de malpropreté; et nous l'avons rencontrée sur deux jeunes sujets âgés de 5 à 6 mois.

Les vétérinaires que nous avons consultés sur la fréquence ou la rareté de cette maladie en France ont tous déclaré ne l'avoir jamais vue, ou ne l'avoir que très-rarement observée. Les auteurs vétérinaires danois, allemands et belges assurent aussi ne l'avoir constatée qu'un petit nombre de fois. Cette affection n'étant pas commune, il n'est donc pas étonnant qu'elle ait été confondue avec d'autres maladies de la peau offrant avec elle quelque ressemblance.

Historique. — Viborg[1], qui fut directeur et professeur de l'école vétérinaire de Copenhague, nous paraît être le premier auteur qui ait consacré un court

[1] Viborg, *Traité sur les maladies du porc*, couronné par la Société centrale d'agriculture de la Seine en 1805 et publié en 1823, p. 136.

article à la gale du porc. Pour ce savant vétérinaire, « Cette gale est une maladie vésiculeuse qui survient particulièrement aux aisselles et à la face interne de la cuisse ; les vésicules sécrètent du pus, lequel, formant croûte, occasionne des démangeaisons. Lorsque la gale s'étend, devient confluente et suppure beaucoup, elle rend la peau épaisse et *lardeuse*. Dans ce dernier cas la gale est maligne et devient très-difficile à guérir. »

« Cette maladie, ajoute Viborg, est causée par la mauvaise nourriture, et se communique par contagion. Un porc peut infecter un autre porc ; elle peut aussi se propager à d'autres espèces domestiques. *Il n'est pas rare que les porcs prennent la gale en se vautrant dans le fumier de* brebis, *de* bêtes à cornes *ou de* chevaux galeux. »

L'auteur danois conseille, pour guérir la gale récente, les décoctions de tabac, d'ellébore blanc. Pour combattre la gale maligne, il prescrit une solution de vinaigre arsénical, et assure qu'une seule ou deux lotions faites avec prudence et ménagement suffisent pour la guérir.

Les auteurs français et allemands qui ont écrit sur la gale du porc, tels que d'Arboval[1], Hering[2], Amédée Pradal[3], Delwart[4], le docteur Got[5], ont répété ce que Viborg avait dit sur cette maladie et lui ont emprunté parfois, sans le citer, ses propres expressions.

Comme on le voit, la gale du cochon domestique n'a été que très-imparfaitement décrite jusqu'à ce jour. Nous ne prétendons pas que nos recherches sur cette maladie soient complètes ; loin de là, nous n'avons pas eu assez d'occasions favorables de l'étudier pour en donner une description qui ne laisse rien à désirer. Pourtant nous espérons pouvoir augmenter la somme des connaissances que la science médicale possède déjà sur cette affection.

Découverte du sarcopte. — La psore du porc, en tant qu'affection cutanée, est, de même que celle de l'homme et des autres animaux domestiques, déterminée par un acare appartenant à la famille des *sarcoptes*. Nous avons dit que MM. Gurlt et Spinola avaient

[1] D'Arboval, *Dictionnaire de médecine et de chirurgie vétérinaire*, article *Gale*.
[2] Hering, *In nova acta physica medica*, tome XVIII, 2e partie.
[3] Am. Pradal, *Traité sur les maladies du porc*, 1848, p. 37.
[4] Delwart, *Traité de médecine vétérinaire pratique*, tome Ier, p. 569.
[5] Got, thèse sur la gale de l'homme et des animaux, 12 juin 1844, et *Recueil de médecine vétérinaire*, ann. 1844, p. 514.

découvert le sarcopte du sanglier, et que MM. Hertwig et Gerlach avaient confirmé cette découverte. Mais ce dernier, aussi bien que M. Hering, auteur d'un bon travail sur les acariens, déclare que dans les nombreuses recherches auxquelles il s'est livré il n'a pu découvrir l'acare de la gale du cochon domestique. D'autre part, les recherches faites par nous dans les auteurs n'ont pu nous faire rencontrer la moindre indication sur cet animalcule.

L'acarien du cochon domestique était donc entièrement ignoré. Nous avons été assez heureux pour le découvrir, le 19 avril 1857, sur la peau de deux jeunes porcs anglo-français, amenés à l'école d'Alfort afin d'être utilisés pour les opérations chirurgicales pratiquées par les élèves.

Le 23 avril, même année, l'un de nous faisait une communication à la Société impériale et centrale de médecine vétérinaire[1] sur ce nouveau sarcopte qu'il plaçait vivant sous les yeux des membres de cette société.

93. *Entomologie.* — Le sarcopte du cochon domestique (voyez planche 2, figure 9 et 10.) possède tous les caractères généraux des sarcoptes de l'homme, du chien et du lion. Le mâle a la longueur de $0^{mm},30$ à 35 et une largeur de $0^{mm},25$ à 30; la femelle a une longueur de $0^{mm},35$ à 40 et une largeur de $0^{mm},30$ à 35. Son volume est donc à peu près celui des sarcoptes de l'homme et des animaux que nous venons de citer. Chez tous les mâles que nous avons examinés, nous avons toujours remarqué que les épimères des pattes postérieures et le support médian de l'appareil génital étaient réunis; et, de plus, nous n'avons pas trouvé, annexées aux organes génitaux, les ventouses tubulées signalées par M. Gerlach sur le sarcopte du sanglier.

Étiologie. — Tous les auteurs s'accordent à dire que la gale du porc est engendrée *spontanément* par le défaut de soins, les aliments insalubres, la malpropreté de la peau et la misère. Nous sommes loin de pouvoir émettre une opinion aussi nettement tranchée.

[1] Delafond, *Recueil de médecine vétérinaire*, ann. 1857, p. 459.

Pour nous, ainsi que nous l'avons dit ailleurs, la psore, aussi bien celle du cochon que celle des autres animaux domestiques, est due à des causes très-complexes, parmi lesquelles la contagion transmise par le sarcopte tient une très-large place.

Si la psore se montre le plus souvent sur des porcs maigres débiles, malpropres, mal nourris et logés dans des habitations infectes, tandis qu'elle est rare chez les porcs placés dans des conditions opposées, c'est que, dans la première circonstance, les animaux sont prédisposés à contracter la psore, ou mieux sont dans un état propice à la vie et à la pullulation des sarcoptes; tandis que, dans la seconde, la maladie ne saurait les atteindre ou bien ne leur est transmise que d'une manière bénigne, l'économie opposant une résistance à la vie et à la reproduction des acares. Nous avons déjà trop insisté sur ces conditions de l'organisme favorables ou défavorables à l'évolution et à la persistance de la gale pour qu'il soit utile de nous y arrêter de nouveau.

La psore est plus ordinaire chez les porcs des pays pauvres, où ces animaux sont réduits à aller chercher leur nourriture dans les champs, les bois, les forêts et surtout dans les localités froides et humides, que chez ceux qui sont élevés dans les lieux aérés, secs et chauds, ou froids et secs. Aussi en France est-ce dans les départements du centre, et surtout de l'ouest, que l'on rencontre des porcs atteints de la psore. On dit que cette maladie est commune en Hollande, pays froid et humide, et très-rare en Prusse, où elle n'aurait été constatée qu'une seule fois, dans le duché de Dusseldorf, en l'espace de sept années. Les conditions étiologiques générales dont nous venons de parler feraient même sentir leur influence sur les cochons sauvages ou les sangliers, ainsi que l'ont remarqué les professeurs vétérinaires de l'école de Berlin, MM. Gurlt, Spinola, Hertwig et Gerlach. (Voyez *Gale du sanglier.*)

94. *Contagion.* — On a constaté d'une manière indéniable la contagion de la psore du porc, soit par le contact immédiat des animaux psoreux et des animaux en bonne santé, soit par les

litières, les fumiers et tous les corps contre lesquels les porcs se sont frottés avec ardeur et qui, dès lors, recélaient des sarcoptes. Tous les observateurs sont d'accord à cet égard.

Mais le porc peut-il recevoir la gale du cheval, du dromadaire, du mouton et du chien, animaux qui sont atteints de la gale due au sarcopte.

« Il n'est pas rare, dit Viborg, que les porcs prennent la gale en se vautrant dans le fumier de brebis, de bêtes à cornes et de chevaux galeux. » L'expérimentation directe ne démontre pas qu'il en soit ainsi.

M. Gerlach a inoculé au porc les sarcoptes du cheval et du chat, et ces tentatives n'ont eu qu'un résultat négatif. Ce professeur en conclut que le sarcopte que l'on rencontre sur le porc est un sarcopte qui paraît être particulier au genre *suis*.

La gale du porc peut-elle être transmise aux autres animaux domestiques, tels que le cheval, les bêtes bovines, ovines, le chien et le chat? Viborg admet cette transmission que Am. Pack repousse pour les trois premiers animaux que nous venons de citer, mais qu'il admet pour le chien.

Désirant étudier cette importante question, nous avons déposé soixante sarcoptes du cochon, mâles, femelles fécondées et larves, sur la tête d'un jeune chien bichon en assez mauvais état; ces animalcules ont attaqué la peau; mais ils n'ont point fait naître la gale.

Nous avons répété la même tentative sur un jeune chat, et nous avons vu le même résultat se produire.

Quant à la contagion de la gale du porc à l'homme, cette communication ne peut être l'objet d'un doute. Nous en avons donné comme preuve la psore transmise à l'un de nous. (Voyez *Psore de l'homme*, page 113.)

Symptômes. — Viborg le premier a cherché à décrire la gale du porc en 1823. « Lorsqu'il vient au porc, dit ce professeur, des vésicules à la superficie du corps, particulièrement aux aisselles et à la face interne de la cuisse ou de la hanche, que ces vésicules rendent du pus formant une croûte et lui occasionnent de la démangeaison, c'est une preuve qu'il est atteint de la gale.[1] »

M. Amédée Pradal, dans son Traité sur les maladies du porc, imprimé en 1847, le professeur vétérinaire Delwart, dans son Traité de médecine pratique, imprimé en 1850, n'ont rien ou presque rien ajouté à la description donnée par Viborg. C'est à ce point que l'on serait en quelque sorte autorisé à penser que ces deux auteurs n'ont jamais vu la maladie qu'ils ont décrite. Nous dirons ce que nous avons observé sur deux jeunes porcs qui en étaient atteints.

La psore sur ces deux animaux existait dans les oreilles, à la face postérieure et latérale des cuisses et sur la croupe. Les aisselles, les aines n'en offraient aucune trace.

Le début de l'affection cutanée psorique du porc s'annonce par du prurit qui porte l'animal à se gratter. Si elle occupe la face interne des oreilles, le porc secoue fréquemment la tête et se gratte la base de la partie postérieure de la conque, soit contre les corps environnants, soit avec les ongles de ses membres postérieurs.

L'examen le plus attentif des endroits où existe la gale récente ou ancienne ne nous a jamais laissé apercevoir de sillons bien accusés et contenant des sarcoptes. Et pourtant en disséquant l'épiderme des endroits envahis, après l'avoir laissé macérer jusqu'à ce que son décollement s'opérât facilement avec les pinces anatomiques, nous avons rencontré des sarcoptes au-dessous de cette couche cutanée. L'épaisseur de l'épiderme s'oppose sans doute à l'apparition des petits soulèvements allongés, étroits et tortueux qui signalent l'existence des galeries sous-épidermiques sur la peau de l'homme, du cheval et des autres animaux.

Les papules symptomatiques qui résultent de la présence des sarcoptes constituent une éruption fort remarquable. Aux endroits où la gale est récente, elles forment de petites élevures miliaires, coniques ou légèrement déprimées à leur sommet, rougeâtres à leur base, très-rapprochées ou serrées les unes contre les autres.

[1] Viborg, *Mémoire sur l'éducation du porc*, 1823, p. 136.

Les papules sont donc chez le porc, comme d'ailleurs chez tous les animaux domestiques, le siége du prurit.

Pendant le grattage de ces petites élevures avec l'ongle, le cochon accuse aussitôt un sentiment de bien-être qui le porte à rester tranquille.

A une période un peu plus avancée de la maladie, aux endroits où les sarcoptes sont logés sous l'épiderme, la peau devient le siége d'une sécrétion morbide qui, se desséchant à l'air et s'unissant aux cellules épidermiques, constitue une couche légèrement grisâtre et adhérente aux tissus sous-jacents. C'est au-dessous de ces croûtes, qu'il faut détacher avec les pinces anatomiques ou par un grattage assez fort, que se montrent les sarcoptes.

Les papilles alors subissent une altération bien remarquable: irritées par la présence des sarcoptes et devenues le siége d'un mouvement fluxionnaire, elles s'allongent, s'élargissent, et la sécrétion épidermique qui s'opère à leur surface, devenant alors exagérée, s'unit aux sécrétions pathologiques, pour constituer une succession de petites élevures arrondies ou légèrement coniques, résistantes, rapprochées les unes des autres et affectant une couleur grisâtre. Si avec la pointe du scalpel on pince et enlève l'épiderme altéré qui recouvre ces papilles, des sarcoptes se montrent çà et là à sa surface interne ou dans l'espèce de fourreau qu'il forme à chaque papille malade.

Avec la persistance du mal, ces papilles grossissent et acquièrent la longueur de un à deux millimètres et plus; elles forment alors des saillies rapprochées à leur base et mesurant depuis un jusqu'à deux à trois millimètres et plus; leur forme est alors variable. Les unes sont coniques, les autres aplaties, beaucoup sont coupées à leur sommet, la plupart sont simples, d'autres sont formées par la réunion de plusieurs groupes ou branches réunies à la base et divisées au sommet, enfin quelques-unes se montrent rugueuses, mamelonnées ou muriformes. Elles peuvent en général être comparées, soit aux papilles coniques et fongueuses de la surface de la langue du bœuf, particulièrement à sa base, soit à certains groupes formés par les verrues qui se montrent à la surface de la peau de l'homme, de la peau des trayons de la vache et de la muqueuse de la gueule du chien.

Ces ressemblances sont frappantes lorsque l'on examine certaines de ces productions à l'aide d'une forte loupe.

Nous avons déjà signalé cette altération remarquable des papilles cutanées dans la gale de l'hyène, du chien et du chat; nous la retrouvons à son maximum de développement dans la gale du porc.

Les fourreaux épaissis des villo-papilles ainsi hypertrophiées, constituent un des repaires des sarcoptes. Il suffit en effet d'enlever ces fourreaux morbides avec la pointe du scalpel ou de fines pinces anatomiques, de les diviser avec des aiguilles sur une lame de verre et d'exposer les croûtes, ainsi désunies, à la chaleur du soleil ou d'un foyer pendant quelques minutes, pour voir les sarcoptes s'en détacher et marcher sur la lame.

Nous avons vu la gale revêtir ces caractères aux fesses, sur la croupe, aux membres et dans les oreilles des deux jeunes porcs que nous avons eu occasion d'observer. Se montre-t-il sur certaines surfaces cutanées malades depuis très-longtemps des dénudations épidermiques, des ulcérations, des plaies suppurantes et croûteuses, ainsi que l'a dit Viborg, et que l'ont répété Am. Pradal et Delwart? Nous l'admettons d'autant plus volontiers que nous avons vu la peau de la face interne des oreilles de nos deux jeunes porcs offrir ces caractères. Dans ce degré, alors très-avancé de la gale, la peau, très-épaisse, est recouverte de larges et fortes croûtes très-dures au-dessous, et dans l'épaisseur desquelles vivent et pullulent des milliers de sarcoptes[1]. C'est aussi ce qui se manifeste dans la psore très-ancienne du chien, du chat, du lion et même de l'homme.

95. *Marche* et *terminaisons*. — La gale du porc progresse lentement. Elle doit persister plusieurs mois pour présenter la succes-

[1] Deux portions de peau altérées par la gale ont été préparées et déposées dans les collections de l'école d'Alfort.

sion des lésions dont nous avons parlé. Lorsqu'elle a envahi une grande partie de la surface cutanée elle entrave l'accroissement du cochon et elle provoque son amaigrissement. Dans le cas où la peau présente des ulcérations croûteuses, les ganglions lymphatiques voisins s'engorgent et deviennent parfois très-volumineux; mais ils ne suppurent jamais. Enfin plus tard la gale ancienne peut provoquer le marasme et la mort. Les propriétaires n'attendent pas qu'il en soit ainsi : lorsque le porc souffre et maigrit, ils le sacrifient pour faire servir sa chair à l'alimentation humaine.

96. *Pronostic.* — D'après Viborg, la gale du porc n'est pas grave lorsqu'elle est récente. Elle ne devient maligne, pour nous servir de l'expression de cet auteur, que lorsqu'elle est ancienne, accompagnée de croûtes épaisses recouvrant des ulcérations en suppuration, et que la peau, considérablement épaissie, est devenue comme lardacée. Nous partageons entièrement cette opinion.

97. *Diagnostic.* — La forme particulière qu'affecte la gale du porc, les croûtes épaisses et grisâtres qui recouvrent la peau lorsque le mal est ancien, l'existence de très-nombreux sarcoptes sous les croûtes, dans leur épaisseur et surtout à la base et dans les fourreaux des villo-papilles hypertrophiées, ne permettent pas de confondre cette maladie avec aucune autre affection cutanée du porc. Le prurit qui accompagne la gale peut également exister dans plusieurs maladies de la peau, et notamment dans la phthiriase; mais, dans ce dernier cas, la présence de l'*hematopinus suis,* connu sous le nom de poux, parasite qui vit sur la peau et très-facilement apercevable à l'œil nu, ainsi que l'existence des gros œufs de ces parasites, attachés aux poils ou soies, distingueront les deux maladies qui, sur certains cochons, peuvent exister simultanément.

98. *Anatomie pathologique.* — Nous avons disséqué avec le plus grand soin la peau des deux jeunes porcs que nous avons eu occasion d'examiner. Dans le but de bien étudier les lésions des villo-papilles et les repaires des sarcoptes, la peau malade a été humectée d'une quantité d'eau suffisante pour la pénétrer entièrement, puis exposée à une douce chaleur afin de la faire en quelque sorte

macérer, et de pouvoir détacher aisément la couche épidermique des tissus sous-jacents. Après six à huit jours de cette préparation l'épiderme malade a été enlevé sous la forme de lambeaux à l'aide de pinces anatomiques. C'est ainsi que peuvent être mis à découvert et les papilles malades et les sillons des sarcoptes.

Les papilles, dépourvues de leurs fourreaux épidermiques, se montrent avec les formes, la longueur et le volume que nous avons déjà décrits. Elles sont rougeâtres et lisses à leur surface. Une section de la peau opérée dans le sens de leur longueur fait parfaitement reconnaître leur structure morbide.

Leur base se continue avec le tissu cutané, et leur pointe est libre. La couche épidermique qui les revêt et leur forme une gaîne, est jaunâtre, épaisse, et tranche d'une manière nette sur la structure propre de la papille. Lorsque les villo-papilles malades sont multiples à leur extrémité et réunies à une base commune, le fourreau épidermique présente les mêmes dispositions.

A la base de ces productions naturelles, mais considérablement grandies et grossies, et même dans l'étendue de la surface des plus considérables, existent des sillons plus ou moins longs, mais surtout des cavités aréolaires, isolées ou communiquant les unes avec les autres, et constituant autant de cellules dans lesquelles se montrent de nombreux sarcoptes, au milieu de leurs œufs et de leurs excréments. Ces cavités croûteuses, humectées avec de l'eau, puis divisées avec des aiguilles, se montrent formées,

1° De globules purulents récents et anciens ;

2° D'une masse de cellules épidermiques confondues dans la matière morbide solidifiée et formant croûte ;

3° De débris de sarcoptes ;

4° Des débris d'œufs de sarcoptes éclos ;

5° Enfin de beaucoup de matières excrémentitielles provenant des parasites.

Dans l'intérieur de l'oreille, les surfaces malades et croûteuses peuvent occuper une étendue variable, mais toujours parfaitement délimitée par un rebord dénudé d'épiderme.

Les ganglions sous-cutanés recevant les vaisseaux lymphatiques afférents des parties galeuses sont gros, pénétrés de beaucoup de lymphe blanchâtre, mais sans dépôts purulents.

Les viscères intérieurs n'offrent aucune altération.

Aucun helminthe n'existait chez les deux sujets que nous avons ouverts, ni dans les intestins, ni dans les bronches.

99. *Moyens préservatifs.* — Isoler les porcs en bonne santé de ceux qui sont malades, brûler ou enfouir dans le sol les litières et les fumiers, flamber les toits avec de la paille et les désinfecter par un lavage à la benzine, faire suivre ce lavage d'une forte fumigation sulfureuse en projetant du soufre concassé ou de la fleur de soufre sur des charbons enflammés, tels sont les moyens de prévenir la réapparition de la psore dans les porcheries. Ces moyens sont d'un emploi facile et peu dispendieux.

100. *Moyens hygiéniques.* — Nourrir les porcs avec des aliments aussi nutritifs que possible, les loger dans des toits aérés sans être froids, mais toujours propres; nettoyer de temps en temps la peau du porc en le baignant et le savonnant au besoin avec le savon gras ou mou; faire périr les poux qui sucent la peau et affaiblissent l'organisme, avec une friction de benzine ou des lotions faites avec une décoction concentrée de tabac à fumer; enlever leurs œufs attachés aux poils ou soies en coupant celles-ci; isoler le porc en bonne santé des animaux psoreux ou des objets recélant des sarcoptes; en un mot bien nourrir les cochons, les loger convenablement et les maintenir dans un état de propreté, tels sont les moyens de les préserver de la maladie.

101. *Moyens curatifs.* — Il faut d'abord nettoyer la peau du porc à l'aide d'un ou de plusieurs savonnages pratiqués avec le savon gras ou mou, une brosse rude ou un bouchon de paille serré.

L'eau de lessive, l'eau de potasse du commerce nettoient également parfaitement bien la peau du cochon, souvent recouverte d'ordures desséchées et très-adhérentes. On doit ensuite employer les remèdes propres à guérir la psore.

Viborg a conseillé de bassiner la peau pendant plusieurs jours avec une décoction de trente grammes de tabac noir, bouillis dans deux litres d'eau et réduits à un litre et demi ; ou bien avec une décoction de soixante grammes de racine d'ellébore blanc ou de verâtre (*veratrum album*) dans deux litres d'eau réduits à un litre.

Après cet auteur, d'Arboval, Delwart et Am. Pradal ont vanté ces décoctions.

Les solutions plus ou moins concentrées de sulfure de potasse ont aussi été préconisées par ces deux derniers auteurs.

Ces remèdes peuvent être utiles dès le début de la gale et lorsqu'elle est locale, mais ils ne sont pas assez actifs lorsqu'elle est étendue et déjà ancienne. Dans cette dernière circonstance la gale sera combattue par plusieurs frictions rudes faites avec la pommade sulfuro-alcaline ou d'Helmerick, le mélange d'essence de térébenthine et de fleurs de soufre. (Voyez ces préparations pages 165 et 166.)

La pommade confectionnée avec parties égales de goudron et de savon vert, conseillée par Viborg pour guérir la gale de tous les animaux, préparation dans laquelle on peut ajouter, afin de la rendre plus active, soit la poudre de cantharides, soit celle d'acide arsénieux, doit être aussi particulièrement recommandée.

Enfin on pourrait avoir recours à des lotions abondantes de sulfure de chaux sulfuré, préparé suivant le mode indiqué page 114.

Ces lotions générales, faites pendant une demi-heure trois jours de suite à vingt-quatre heures d'intervalle, laisseraient, après évaporation, sur le tégument et les croûtes, une couche abondante de soufre, bien propre à atteindre les sarcoptes. La peau du porc serait soumise à un lavage préalable à l'eau simple avant chacune des deux dernières lotions, afin d'enlever le dépôt de soufre ancien; et vingt-quatre heures après la dernière, un bain simple opérerait un lavage général et définitif.

CHAPITRE XV.

PSORE DU CHEVAL (*EQUUS CABALLUS*).

102. S'il est un animal que l'homme devait soumettre à la domesticité, en raison des services qu'il pouvait lui rendre, c'est incontestablement le cheval : aussi tous les peuples l'ont-ils associé à leurs travaux, puis, à une période plus avancée de civilisation, à leurs combats et à leurs plaisirs.

Mais l'homme, dans son égoïsme, a dû abuser autrefois comme aujourd'hui de la docilité du noble quadrupède, épuiser ses forces par un travail exagéré, lui distribuer d'une main avare l'alimentation indispensable à ses besoins, et l'exposer ainsi à la psore.

On peut donc croire que la gale du cheval a existé de tous temps, et s'il y avait intérêt pressant à se livrer sur ce point à des recherches, il serait facile de trouver dans les auteurs anciens des passages où il est question de la gale du cheval et de sa contagion. C'est ainsi qu'on lit dans Végèce, à propos de la gale des bêtes de somme, « scabies jumentis deformem passionem et interdum periculum « generat ; contagia namque est, et transit in plures[1]. »

Les nombreuses citations que nous ferons en traitant de la gale du mouton montreront d'ailleurs que les anciens connaissaient la gale des animaux ; aussi pouvons-nous, sans que l'intérêt du sujet en souffre, négliger des recherches purement bibliographiques.

Avant nos travaux la gale du cheval était, sans contredit, la mieux connue de toutes celles des animaux ; on en peut dire autant de son acare : il ne faudrait pourtant pas croire que la science médicale vétérinaire eût dit son dernier mot au double point de vue de la pathologie et de l'entomologie, car la somme des connaissances acquises n'avait en rien élucidé la plupart des questions pratiques, celle de la contagion entre autres ; et cependant, lorsque des auteurs citaient des faits de contagion de la gale du cheval à l'homme, tout le monde les admettait comme incontestables.

Pourquoi en aurait-on douté en effet ? Les chevaux étaient atteints

[1] Ed. J. M. Gesner. Manheim, 1781 ; liv. III, ch. II, p. 163.

d'une maladie de peau, les palefreniers qui les soignaient avaient bientôt eux-mêmes des éruptions cutanées; l'effet et la cause étaient dans un rapport tellement intime, qu'on semblait se rendre à l'évidence en acceptant la transmission de la gale du cheval à l'homme comme un fait définitivement acquis. Mais si des observateurs plus curieux de connaître comment cette contagion pouvait se produire venaient, ainsi que nous l'avons fait, à examiner des chevaux galeux et couverts de nombreux acares, à les toucher de la main, à verser à profusion des parasites pris au milieu des croûtes, sur les bras et les épaules de plusieurs personnes, ils s'assuraient que la transmission ne pouvait s'opérer, et ils révoquaient logiquement en doute les exemples de contagion publiés par les auteurs. La plus grande confusion régnait donc dans les esprits, les faits empiriquement observés perdaient toute leur valeur devant une expérimentation scientifiquement instituée.

Nous avons étudié, observé, et la lumière s'est faite sur ces faits contradictoires. C'est qu'en effet la gale des chevaux n'était que très-imparfaitement connue; on ne soupçonnait point qu'ils pussent avoir deux sortes de gale: l'une due à la présence d'un parasite qui ne trace pas de sillons, qui ne peut transmettre la psore à l'homme; l'autre produite par un parasite dont nous avons fait la découverte, qui trace des sillons, peut vivre sur l'homme, et lui transmettre la contagion. Si nous n'étions parvenus à débrouiller ce chaos d'affirmations et de négations, la plus grande incertitude régnerait encore sur la possibilité de la transmission de la gale des herbivores à l'homme et aux carnivores, et le fait le plus important d'étiologie de la pathologie cutanée humaine resterait encore inconnu.

Nous pouvons dire sans exagération que les connaissances entomologiques, quant au parasite psorique du cheval, étaient au même niveau que les connaissances pathologiques. On avait assurément constaté l'existence d'un acarien vivant sur les solipèdes et occasionnant la gale, mais personne n'avait établi en quoi il ressemble aux autres parasites des herbivores, et en quoi il en diffère. On avait dessiné tantôt le mâle, tantôt la femelle, sans soupçonner l'usage de leurs principaux organes, sans avoir découvert le fait capital des métamorphoses qui leur en enlèvent ou leur en donnent de nouveaux, tels que les appendices tuberculeux de la femelle à la période de l'accouplement, les ambulacres qui apparaissent à la deuxième paire de pattes postérieures après une nouvelle mue, enfin la présence de l'oviducte à la période de la ponte.

Tous ces faits importants d'entomologie, propres aux parasites des herbivores, étaient ignorés d'une manière absolue.

Si l'on connaissait imparfaitement la gale et l'acare commun du cheval, *à fortiori* ignorait-on ce fait d'une bien autre importance par les applications pratiques qui en découlent, savoir, que le cheval, ainsi que quelques autres animaux herbivores, peut avoir deux gales; et nous considérons la constatation de ce fait comme le résultat le plus important de tous nos travaux.

Depuis notre découverte de la psore due à un sarcopte qui se transmet à l'homme, M. Gerlach, professeur à l'école vétérinaire de Berlin, a découvert une troisième espèce de gale, déterminée par un animalcule particulier que nous avions déjà reconnu exister chez la chèvre, et auquel il a donné le nom de *symbiote*. Cette gale est assez commune et ne peut se propager à l'espèce humaine.

L'étude de la psore des solipèdes, à laquelle nous allons nous livrer, comprendra donc :

1° La psore due au sarcopte;

2° La psore due au dermatodecte;

3° La psore due au sarco-dermatodecte ou symbiote.

Les auteurs d'histoire naturelle et de pathologie comparée que nous avons consultés ne mentionnent nullement l'existence de la gale chez les chevaux sauvages. Le professeur du Muséum d'histoire naturelle de Paris chargé du service des animaux, et le vétérinaire qui leur donne des soins lorsqu'ils sont malades, et auxquels nous avons demandé des renseignements, nous ont assuré n'avoir jamais vu le zèbre (*equus zèbra*), le dziggetai ou hemione (*equus hemionus*), le couagga (*equus quaccha*) ni l'âne sauvage ou onagre affectés de la gale.

Est-ce à dire que ces animaux ne sont point susceptibles de contracter cette maladie? Telle n'est pas assurément notre opinion. Nous admettons au contraire que s'ils étaient exposés à toutes les causes qui peuvent faire naître la psore, et surtout à la contagion, ils la contracteraient aussi bien que le lion, l'ours, l'hyène, le sanglier, le phascolome. Quoi qu'il en soit, toujours est-il que nous ne connaissons jusqu'à ce jour aucun exemple de la gale chez les solipèdes encore à l'état sauvage.

§ Ier. — DE LA PSORE DU CHEVAL DUE AU SARCOPTE.

103. Nous abordons, dans ce paragraphe, l'étude d'une maladie inconnue jusqu'à ce jour, et digne du plus grand intérêt, attendu qu'elle est transmissible à l'homme, et, tout porte à le croire, aux autres animaux.

Les nombreux auteurs qui ont publié des faits de contagion *authentiques* de la gale du cheval à l'homme, ont dû rencontrer cette maladie, car elle est la seule transmissible, cependant aucun d'eux n'en a soupçonné la nature; pour eux, ainsi que pour le vulgaire, les mots *gale du cheval* comprenaient, comme ceux de *gale du chien,* toutes les maladies quelque peu graves dont la peau du cheval pouvait être le siége; et certains accidents, particuliers à cette affection, quelque caractéristiques qu'ils fussent, restaient confondus dans l'ensemble des désordres observés, sans qu'ils en soupçonnassent l'importance.

L'histoire de cette maladie est donc impossible à faire, ou du moins nous n'en possédons pas d'autres éléments que les observations de contagion publiées jusqu'à ce jour, observations ne pouvant elles-mêmes être acceptées comme suffisantes, puisqu'on n'y remonte jamais du fait à la cause réelle, et que, pour une bonne raison, il n'y est point fait mention du parasite qui donne à la maladie ses caractères spéciaux.

D'ailleurs, ces faits de contagion sont nombreux, on ne peut les révoquer en doute, et ils permettent de conclure que la gale contagieuse des solipèdes à l'homme n'est pas nouvelle.

Nous croyons du reste utile, avant d'aborder l'étude de cette affection, de dire en quelques mots, par quel enchaînement de circonstances nous avons été conduits à la découvrir.

Le 3 mai 1855, un cheval galeux, de race distinguée, amené à l'école impériale d'Alfort par l'équarrisseur de Paris, et livré aux exercices de chirurgie pratique de cinq heures du matin à cinq heures du soir, avait communiqué la gale à huit élèves, et, vingt jours après cette contagion, nous avions constaté sur trois d'entre eux des sillons sous-épidermiques dont nous avions extrait des sarcoptes bien vivants, offrant tous les caractères des sarcoptes de l'homme. Par malheur la peau de ce cheval avait été enlevée aussitôt après sa mort par l'équarrisseur, transportée à la tannerie, plongée dans un bain de chaux, et nous ne pûmes relier l'effet à la cause. Toutefois l'éveil nous était donné, et nous soupçonnâmes qu'il existait sur les chevaux une variété de gale due à un sarcopte offrant les caractères du sarcopte de l'homme, et qui comme lui se creusait des galeries sous l'épiderme. Notre présomption ne fut pas longue à se convertir en certitude. Le 20 janvier 1856, M. Girondet, loueur de voitures à Bercy, amena à la consultation des hôpitaux de l'école, un cheval atteint d'une maladie de peau particulière, qui depuis longtemps résistait aux moyens de médication mis ordinairement en pratique. Cette maladie s'était communiquée à M. Girondet, à sa femme, et à une petite domestique, qui comme eux donnait des soins à l'animal malade. Cette affection fixa toute notre attention. M. Girondet fut examiné, nous constatâmes des sillons sur l'une de ses mains, et comme tout portait à croire que le cheval était réellement la cause première de sa maladie, il nous vint de suite à l'esprit que le cheval était atteint de cette gale particulière qui s'était transmise aux élèves neuf mois auparavant. Pour nous en assurer, nous grattâmes légèrement les croûtes de ce cheval dans beaucoup de parties du corps, mais sans y rencontrer d'acares; un second grattage fut alors opéré, avec un scalpel tranchant, et croûtes et épiderme furent enlevés, divisés avec deux aiguilles, exposés à une douce chaleur sur une grande et large lame de verre, puis placés sous la lentille grossissante. Nous constatons alors que parmi ces débris existent des sarcoptes semblables à ceux que nous avions retirés des sillons des élèves qui avaient contracté la psore le 3 mai, en opérant toute une journée sur un cheval psoreux, et qu'ils ressemblent à celui de l'homme. Nous examinons le cheval avec une nouvelle attention dans les régions où la gale nous paraissait récente, et nous ne tardons pas à découvrir sur la peau fine qui recouvre la face externe des oreilles des sillons parfaitement distincts, desquels nous retirons aussitôt des sarcoptes. Notre prévision s'était donc réalisée, nous avions sous les yeux une gale particulière du cheval, non décrite jusqu'alors, confondue avec la gale ordinaire, et déterminée par un acare appartenant à la même espèce que celui de l'homme, du chien et du chat, et qui, comme ces derniers, creuse des sillons sous-épidermiques.

Nous invitons alors MM. Bouley, professeur de clinique, et Reynal, chef de service à l'école d'Alfort, et un grand nombre d'élèves à venir reconnaître et constater les caractères de ce sarcopte; nous dessinons la femelle adulte et fécondée, les œufs, les larves et le mâle de ce nouveau parasite, et nous lui donnons le nom de *sarcopte du cheval* (*sarcoptes equi*).

Nous nous empressons, d'autre part, de faire une étude aussi complète que possible des lésions cutanées de cette variété de gale, nous les faisons dessiner, nous conservons des portions de peau d'un cheval mort de cette psore, et nous faisons connaître dans une communication spéciale ce fait nouveau à l'Académie des sciences et à la Société de biologie (février 1856).

Depuis cette époque, nos recherches devinrent actives, multipliées, et nous ne tardâmes pas à découvrir parmi les nombreux chevaux qui font le service des voitures publiques dans Paris, et parmi les chevaux amenés, soit à la clinique des hôpitaux d'Alfort, soit aux dissections, soit aux exercices de chirurgie pratique, des animaux affectés de la gale due au sarcopte.

Le 3 février 1856, des chevaux appartenant à M. Lory Smyth, directeur d'un cirque ambulant, alors établi à Neuilly, sont amenés à Alfort; ces chevaux avaient communiqué la gale à M. Adolphe Smyth fils, et sur cinq d'entre eux nous constatons l'existence de l'acare des carnivores, et de la gale qu'il produit.

Le 7 juillet 1856, un cheval atteint de cette gale est amené par l'équarrisseur de la capitale pour servir aux exercices de chirurgie pratique, et des huit élèves qui, pendant dix à douze heures, opèrent sur ce cheval couvert de gale, six contractent la maladie.

Dans le courant du même mois, nous apprenons que M. Gillet, vétérinaire principal attaché à l'armée, a été envoyé à Marseille pour faire l'étude et diriger le traitement d'une maladie cutanée grave et rebelle dont sont affectés 1,500 chevaux ramenés de l'armée d'Orient en France, et sur la nature de laquelle les vétérinaires sont loin d'être d'accord.

L'un de nous s'empressa d'écrire à M. Gillet, en lui signalant les moyens simples à mettre en pratique pour découvrir le sarcopte, les principaux caractères de ce nouveau parasite et les symptômes de la maladie qu'il détermine. M. Gillet ne tarda pas à nous répondre, à la date du 26 juillet 1856, qu'à l'aide du microscope et en grattant très-fortement les croûtes, il avait effectivement découvert le sarcopte dont nous lui avons décrit les caractères. Il avait pu s'assurer parfaitement que le parasite avait la plus grande ressemblance avec le sarcopte de l'homme; que la gale dont étaient atteints les chevaux revenus de Crimée offrait tous les symptômes que nous lui avions indiqués, et qu'enfin cette gale s'était transmise aux hommes qui pansaient les chevaux, aux équarrisseurs qui dépouillaient les cadavres, et que lui-même avait été également affecté de cette maladie. Les observations de ce vétérinaire très-distingué, faites alors sur une très-grande échelle, concordaient donc d'une manière précise avec les études que nous faisions à Alfort depuis six mois. A son retour de Marseille, dans le courant de septembre, même année, M. Gillet vint à Alfort. Nous lui montrâmes des portions de peau provenant de chevaux galeux, des sarcoptes à divers degrés de développement, femelles, mâles, larves et œufs, conservés entre deux lames de verre; puis des sarcoptes conservés par le même procédé, et recueillis sur des élèves d'Alfort qui avaient été atteints de la gale après avoir opéré sur des chevaux psoreux, et M. Gillet fut convaincu que ce qu'il avait observé à Marseille était exactement semblable à ce que nous étudiions à Alfort depuis le commencement de l'année 1856.

Enfin, dans le courant de janvier 1857, un petit cheval tartare venu de la Crimée, et donné à M. de Courson, commandant du château des Tuileries, fut envoyé aux hôpitaux de l'école d'Alfort pour y être traité de la gale. Ce cheval avait apporté cette maladie de la Crimée. Placé à Paris dans la même écurie que deux chevaux jusque-là parfaitement sains, il leur avait communiqué sa maladie. Ces deux chevaux accompagnaient à Alfort le petit cheval tartare. Nous examinons ces trois malades, et reconnaissons aussitôt la gale due au *sarcoptes equi.* Des croûtes furent arrachées avec l'épiderme des surfaces malades du cheval tartare, et ces croûtes, convenablement divisées et desséchées à une douce chaleur, laissèrent apercevoir des sarcoptes, mâles, femelles et larves, que l'on put recueillir et conserver.

M. Gillet fut prié de venir voir à Alfort ces trois animaux, et, à première vue, ce vétérinaire reconnut la maladie qui avait affecté les chevaux de l'armée, qu'il avait traités à Marseille après leur retour en France.

Le 30 janvier 1857, M. Gillet nous fit savoir que des chevaux revenant de Crimée, appartenant au train des équipages, et alors casernés au camp Morland, près la caserne des Célestins, à Paris, étaient atteints de la gale qu'ils avaient contractée en Crimée, et que ces chevaux avaient donné la psore aux militaires qui les pansaient. Accompagnés de MM. Gillet et Goux, vétérinaires principaux attachés à l'armée, et de MM. Martin et Taurine, vétérinaires attachés à l'escadron du train des équipages, nous avons visité les hommes et les animaux, le 10 février 1857. Sur cinq chevaux revenus de Crimée, il nous fut facile de constater l'existence de la gale due aux sarcoptes. Des croûtes grattées aussitôt et exposées à la chaleur nous firent découvrir l'animalcule particulier à cette maladie. Les militaires qui avaient pansé, soit ces chevaux, soit d'autres chevaux galeux en Crimée, depuis leur retour en France, furent ensuite visités; deux d'entre eux furent trouvés affectés de la gale, et il nous fut possible de retirer des galeries qui sillonnaient leurs mains des sarcoptes semblables à ceux que nous avions recueillis sur les chevaux. Ces militaires étaient affectés de cette maladie depuis plusieurs mois; leurs bras, leur poitrine étaient couverts de papules récentes et anciennes. Par des grattages réitérés ces papules avaient été écorchées, et sur l'un d'eux présentaient la forme lichénoïde.

Les chevaux sont donc évidemment atteints d'une psore déterminée par un sarcopte qui vit sous l'épiderme. Cette maladie a des caractères particuliers qui la distinguent de la gale ordinaire, produite par le dermatodecte; elle est contagieuse du cheval au cheval, parfois grave, difficile à guérir, et se communique à l'homme.

La découverte de cette gale et du sarcopte qui la produit nous appartient-elle? Nous pensons devoir donner une courte explication à ce sujet.

Dans le courant de l'année 1857 parut le Traité de la Gale de l'homme et des animaux, publié par M. Gerlach, professeur à l'École vétérinaire de Berlin. Dans ce travail, l'auteur relate la *découverte* qu'il a faite de la gale du cheval due au *sarcoptes equi*, il trace les caractères de ce sarcopte et en donne trois dessins exacts. M. Gerlach décrit ensuite la gale que détermine cet animalcule, et consigne des faits et des expériences démontrant la contagion de cette variété de psore du cheval au cheval et de cet animal à l'espèce humaine.

Nous rappellerons à ce sujet que nous étions sur la voie de la découverte de cet acarien le 3 mai 1855, en le rencontrant sur des élèves vétérinaires qui avaient opéré sur un cheval galeux, et que quelques mois après nous le *découvrions* tout à la fois sur le cheval et sur l'homme. Le 4 février 1856, dans une communication faite à l'Académie des sciences[1], et quelques jours après à la Société de biologie[2], nous relations notre découverte, qui fut ensuite annoncée dans plusieurs journaux de médecine.

Nous ignorions à quelle époque M. Gerlach avait rencontré sur le cheval le *sarcoptes equi*, nous ignorions également s'il avait donné communication de sa découverte à quelque société savante; mais nous déclarons que nous n'en avons eu connaissance que par la publication du Traité sur la gale. M. Gerlach n'a sans doute pas eu connaissance de notre double communication à l'Académie des sciences et à la Société de biologie et de la reproduction qui en a été faite par les journaux scientifiques, puisqu'il n'en fait nullement mention dans son livre; aussi nous trouvons-nous dans la nécessité aujourd'hui de réclamer en notre faveur la priorité de la découverte de la gale du cheval due au *sarcoptes equi* et de sa contagion positive à l'homme.

Nous devons déclarer également, dans l'intérêt de la science, que les recherches de M. Gerlach, tant sur la gale dont il s'agit que sur l'animalcule qui la détermine et sur sa contagion à l'espèce humaine, coïncident, dans l'immense majorité des cas, avec les nôtres; et nous devons en tirer cette conclusion que nos observations sont exactes, puisqu'elles ont été faites, et dans des lieux différents, et par des observateurs différents.

L'étude de la gale équine déterminée par le sarcopte est d'un grand intérêt, non-seulement au point de vue de la pathologie comparée de l'homme et des animaux, mais encore et surtout à cause de sa gravité et de sa fréquence, en raison des rapports

[1] *Comptes rendus hebdomadaires de l'Académie des sciences*, séance du 4 février 1856, p. 241.

[2] *Gazette médicale de Paris*, ann. 1856, t. XI, p. 114 et 356.

nombreux qui existent entre les chevaux et les hommes, et de la transmission de la psore des premiers aux seconds. Il nous importe donc beaucoup de faire connaître le sarcopte qui produit cette gale, les causes qui l'occasionnent, les symptômes et les lésions qui la caractérisent, et de relater les moyens de traitement qui, jusqu'à présent, ont pu en opérer une prompte et complète guérison.

104. *Entomologie.* — Le *sarcoptes equi* est en tous points semblable à celui de l'homme, du chien et du lion. Il est facile de s'en assurer en comparant les dessins de cet animalcule (pl. 3, fig. 11 et 12), où sont représentés les sarcoptes trouvés sur les chevaux galeux, à ceux de la planche 1, fig. 1, 2, 3 et 4, où sont figurés les sarcoptes de l'homme et du chien, et à ceux de la planche 2, fig. 7 et 8, où est représenté le sarcopte du lion.

Nous avons observé avec soin l'organisation extérieure et intérieure de cet animacule, soumis à un examen rigoureux la conformation des pattes, de la tête, des organes génitaux chez le mâle et chez la femelle, ainsi que les larves et les œufs, et nous n'avons trouvé aucun caractère distinctif ou différentiel à noter. Le sarcopte du chien (pl. 1, fig. 3 et 4), sauf le volume, est aussi absolument identique au parasite fouisseur du cheval. Le sarcopte des solipèdes n'est donc autre, en définitive, que le sarcopte de l'homme, du lion et du chien.

105. *Étiologie.* — La gale du cheval produite par le sarcopte est, comme la gale de tous les animaux carnassiers et herbivores, inconnue dans ses causes premières. Nous ne saurions dire à quelle source l'animal en puise le principe. Cependant nous avons tendance à croire que le foyer de la contagion se rencontre de préférence chez les animaux carnassiers, puisque le parasite transmis appartient plus spécialement à ces espèces animales. Les expériences que nous avons faites tendent du moins à justifier cette supposition; car les acares du chien, par exemple, ont pu vivre un certain temps sur le cheval. Nous allons d'ailleurs donner les résultats des recherches que nous avons entreprises sur cette matière.

Les parasites psoriques des animaux carnassiers et de l'homme, aujourd'hui connus, étant à peu de chose près identiques, les conclusions à déduire des essais de contagion, faits par le dépôt des acares appartenant à ces animaux, sont très-probablement applicables à l'ensemble de ces parasites, aussi avons-nous borné l'expérimentation à des essais de contagion par le dépôt des acares de l'homme et du chien sur le cheval, après toutefois nous être assurés que la contagion de la gale du cheval au cheval était possible.

De la contagion de la gale produite par le sarcopte du cheval psoreux au cheval bien portant. — La contagion de cette espèce de gale ne peut faire aucun doute : nous l'avons constatée de la manière la plus positive dans les écuries des sieurs Girondet, à Bercy, et du sieur Lory Smith, à Neuilly. Un premier cheval acheté, affecté d'une maladie de peau inconnue, qu'on ne croyait pas contagieuse, a transmis sa maladie aux chevaux logés sous le même toit, soit par un contact immédiat d'animal à animal, soit par l'usage commun des instruments de pansement, brosse, étrille, éponge. Nous avons une autre raison encore plus péremptoire de croire à cette contagion, car il résulte de nos expériences que des parasites, pris sur un cheval galeux et transmis à un cheval sain, ont communiqué à ce dernier une maladie identique pendant les 62 jours qu'il est resté sous nos yeux, et que les acares ont pullulé, tracé des sillons, et provoqué les éruptions spéciales à cette espèce de psore.

Nous pouvons même affirmer que cette maladie est plus contagieuse du cheval au cheval que la gale ordinaire due à l'acare qui ne trace pas de sillons. On reconnaît en effet, en lisant les observations de contagion rapportées par les auteurs, que la gale répandue sur un grand nombre de chevaux, et prenant la forme épizootique, était bien cette affection spéciale, attendu qu'elle était transmissible à l'homme. On voit surtout des exemples de cette contagion dans les armées en campagne; et la dernière guerre de Crimée a permis de constater avec quelle rapidité elle se propage; car les chevaux de plusieurs régiments ont été décimés par cette maladie. La contagion faisait surtout des progrès effrayants pendant la traversée maritime, alors que les chevaux étaient entassés dans les entreponts; ici l'on ne pouvait douter qu'elle ne fût le résultat de la transmission directe des sarcoptes, attendu que tous les chevaux étaient atteints de la maladie sur les points de contact qu'ils avaient eus entre eux.

Ainsi que nous, M. Gerlach admet la contagion immédiate par le contact, les litières, les couvertures, les instruments de pansage et les harnais recélant les sarcoptes; mais il admet que, lorsque la gale est récente, cette contagion n'est pas aussi rapide qu'on pourrait l'imaginer. Au contraire, elle est extrêmement active, suivant ce professeur, lorsque la gale est très-ancienne, que les sarcoptes sont en très-grande quantité sous les croûtes, parce qu'ici les éléments de transmission sont plus nombreux et plus certains. A cette occasion, il déclare avoir vu des chevaux en bonne santé, placés à côté de chevaux galeux recouverts de croûtes, contracter la gale après un quart d'heure de contact.

Au point de vue de la persistance de la contagion par des objets provenant des animaux galeux et recélant des sarcoptes, nous avons fait quelques expériences sur la durée de la vie du sarcopte du cheval. Nous allons les rapporter.

Première expérience. — Dix larves, dix femelles adultes et dix mâles adultes, bien vivants et récemment recueillis, ont été placés dans une petite capsule de verre recouverte de papier, et qui fut placée dans une chambre où la température a varié, pendant toute la durée de l'expérience, entre 10 et 15 degrés au-dessus de zéro.

Les larves ont été trouvées mortes du quatrième au sixième jour; les mâles, du cinquième au huitième jour, et les femelles, du sixième au neuvième jour.

Deuxième expérience. — Dix larves, dix femelles adultes et dix mâles adultes ont été placés également dans une petite capsule de verre fermée également avec du papier, et déposée dans une écurie où la température a varié entre 15 et 20 degrés au-dessus de zéro.

Les larves ont été trouvées mortes du cinquième au sixième jour; les mâles, du sixième au huitième jour, et les femelles, du neuvième au dixième jour.

Troisième expérience. — Huit larves, huit mâles adultes et huit femelles adultes ont été placés dans une petite capsule avec des poils provenant du cheval galeux, des croûtes fraîches divisées ne contenant plus d'acariens, et quelques débris de paille et de fumier pris dans la litière. Le tout fut humecté avec quelques gouttes d'eau et déposé dans une écurie où la température a varié de 15 à 18 degrés au-dessus de zéro.

Dans cette expérience, les animalcules ont vécu, savoir :

Les larves, pendant dix jours; les mâles, pendant treize à quatorze jours; et les femelles, pendant quatorze à seize jours.

M. Gerlach a fait aussi des expériences en plaçant des *sarcoptes equi* à peu près dans les conditions où nous avons mis ceux sur lesquels nous avons expérimenté, et il a obtenu des résultats peu différents des nôtres.

Ce professeur a, en outre, soumis à la dessiccation une petite portion de peau galeuse sur laquelle vivaient des sarcoptes, et après le neuvième jour, la peau étant desséchée, les parasites ont été trouvés sans vie.

Sur un autre morceau de peau semblable, placé dans une chambre, mais maintenu frais, les sarcoptes purent vivre pendant trois à quatre semaines.

Ces expériences démontrent que les sarcoptes du cheval, qui ont été séparés de la peau galeuse ou conservés à sa surface, peuvent vivre plus ou moins longtemps, selon les conditions où ils se trouvent placés; elles démontrent aussi l'indispensable nécessité de procéder à la désinfection complète des lieux qui ont été habités par des chevaux galeux.

106. *Contagion de la gale de l'homme, du chien, du chat et du lion au cheval.* — Le fait de contagion du cheval au cheval étant parfaitement démontré, nous avons fait des expériences dans le but de savoir si la gale de l'homme, du chien, du chat et du lion, produite par un acare qui trace des sillons, pouvait se transmettre au cheval et développer sur lui une gale semblable à celle qui est due au *sarcoptes equi.* Nous en donnerons les résultats.

107. A. *Tentatives de transmission de la gale de l'homme.* — *Première expérience.* Nous avons, à diverses reprises et dans l'espace de quarante jours, déposé sur la tête, à l'origine de la queue, à l'encolure, autour de l'anus d'un cheval âgé, maigre, débile et souffrant, cent soixante et seize sarcoptes pris à l'hôpital Saint-Louis sur des hommes galeux. Ces parasites ont attaqué la peau, se sont enfouis sous l'épiderme, ont tracé des sillons et fait naître une éruption papulo-vésiculaire sur les faces latérales du cou. Nous avons perdu le cheval au quarantième jour de l'expérience, et il nous a été impossible de retrouver des parasites sur sa peau, lors de l'autopsie.

La mort imprévue de l'animal ayant rendu incomplète cette première expérience, nous en avons entrepris une seconde.

Deuxième expérience. — Nous avons recueilli cent quatre-vingt-sept sarcoptes sur des hommes galeux et nous les avons déposés, en l'espace de vingt-six jours, sur la face latérale de l'encolure d'un cheval vieux, maigre, et souffrant depuis longtemps d'une exostose à la couronne près du sabot.

Ces sarcoptes ont tracé un grand nombre de sillons, fait naître une éruption de vésicules, puis les accidents se sont éteints, au point que l'animal, tondu le soixante et dix-neuvième jour de l'expérience, n'a présenté sur sa peau aucune trace, ni de gale, ni de parasites.

Il résulterait de ces deux expériences que les animalcules de la gale de l'homme, déposés sur la peau de chevaux prédisposés à contracter la gale, n'ont pu vivre sur eux et leur transmettre cette maladie. Est-ce à dire pour cela que la gale de l'homme ne pourrait se transmettre en aucun cas aux chevaux? Nous ne savons; mais nous pouvons en conclure que la transmission de la psore de l'homme au cheval doit être fort difficile; car si cent soixante et seize acares dans un cas, et cent quatre-vingt-sept dans un autre, pris sur vingt ou trente galeux, n'ont pu opérer la contagion, que serait-il advenu si un seul homme affecté de la gale avait eu des rapports avec ces chevaux? Rien d'appréciable sans doute, car un homme transmettra rarement à un cheval plus de trois ou quatre parasites. Ces essais de transmission de la gale de l'homme au cheval n'ayant pas eu un résultat aussi positif que nous l'aurions désiré, nous avons procédé à des expériences nouvelles du chien galeux au cheval bien portant.

108. B. *Tentatives de transmission de la gale du chien. Première expérience.* —Dans une première expérience, cent dix parasites du chien, dont quatre-vingt-sept femelles, dix mâles et treize larves, sont déposés en deux jours sur la peau du front et de la face latérale droite du cou d'un cheval en assez bon état, mais qui, soumis à une demi-ration, devient bientôt maigre et débile.

Les parasites attaquent vivement la peau et tracent des sillons qui atteignent trois à quatre millimètres de longueur. Il apparaît quelques papules prurigineuses sur ces régions. Mais après vingt jours les sillons restent stationnaires, se dessèchent, puis se cicatrisent. Le cheval est sacrifié, et la peau de l'encolure, râclée jusqu'à enlever l'épiderme, ne laisse apercevoir ni sarcoptes, ni œufs, ni trace d'éruptions psoriques. La contagion avorte.

Deuxième expérience. — Dans une seconde expérience, cinquante-huit sarcoptes, pris sur un chien galeux, sont mis sur la peau du front d'un cheval soumis à une demi-ration, et qui ne tarde pas à maigrir et à s'affaiblir.

Soixante-huit de ces parasites sont, en outre, déposés sur la face latérale gauche de l'encolure.

Les cinquante-huit animalcules placés sur la peau du front meurent sans donner signe de leur présence.

Les soixante-huit déposés sur l'encolure attaquent l'épiderme, se logent dessous, tracent de nombreux sillons qui ont jusqu'à deux centimètres de long. Nous retirons des parasites vivants de ces sillons le dix-septième jour de l'expérience.

Une éruption secondaire d'élevures arrondies, saillantes, lenticulaires, se fait remarquer sur les régions où les sarcoptes ont été déposés, ainsi que sur les parties voisines. Les sillons et l'éruption restent stationnaires pendant vingt-trois jours; après ce laps de temps, toutes les parties attaquées se couvrent de croûtes qui tombent et laissent la peau débarrassée des produits morbides. Enfin l'animal meurt quand la contagion paraît avortée. Et l'on ne trouve sur sa peau aucune trace de la présence des parasites.

Troisième expérience. — Dans une troisième expérience, sur la peau d'un chien affecté d'une gale très-intense sont recueillis deux cent vingt sarcoptes, dont cent soixante et douze femelles, trente larves et dix-huit mâles; ils sont déposés sur les faces latérales droite et gauche de l'encolure d'un cheval âgé de onze ans, faible et poussif. Le chien meurt, et sa peau, grattée, dépouillée de ses croûtes, et recouverte d'un nombre incalculable de parasites, est appliquée pendant trois jours et trois nuits sur la peau de la région des reins du cheval mis en expérience.

Les sarcoptes se logent en grand nombre sous l'épiderme de la peau de l'encolure et y creusent des sillons; il en est de même de ceux qui sont descendus de la peau du chien sur le dos du cheval, où ils provoquent une éruption de papules vésiculaires, puis des plaques croûteuses.

Nous retirons un grand nombre de parasites de leurs galeries sous-épidermiques le douzième jour de l'expérience; mais au bout de six semaines toute trace de contagion disparaît.

Il résulte de ces trois expériences que les sarcoptes du chien, déposés en grand nombre sur la peau de deux chevaux, ont attaqué la peau, soulevé l'épiderme, tracé des sillons, et qu'ils ont vécu de 20 à 24 jours, en faisant naître une éruption secondaire, accompagnée de la plupart des symptômes propres à la psore; mais que ces parasites sont morts, et que les symptômes développés ont disparu spontanément.

M. Gerlach a fait aussi quelques essais de transmission, en déposant des sarcoptes du chien sur la peau du cheval, et ces tentatives n'ont donné également que des résultats peu décisifs.

A la rigueur, on pourrait conclure des expériences faites jusqu'à présent que la gale du chien ne peut se transmettre au cheval, puisque la contagion opérée dans les conditions en apparence les plus favorables a échoué; nous ne tirerons pourtant pas de ces faits cette conséquence absolue, que le sarcopte du chien aussi bien que celui de l'homme ne puisse vivre, pulluler et produire la gale chez le cheval. Des expériences plus nombreuses, plus variées que celles auxquelles on a pu se livrer jusqu'à présent sont encore nécessaires pour élucider et résoudre cette importante question.

109. *Transmission de la psore du lion au cheval.* — Nous avons dit, en traitant de la psore des animaux du genre *felis*, que cinq lions affectés de cette maladie, appartenant à M. Borelli, dompteur d'animaux féroces, avaient été amenés, en 1855, au Cirque Napoléon, à Paris, et que ces animaux avaient transmis accidentellement leur gale à six chevaux destinés aux exercices équestres.

Les lions psoreux de M. Borelli avaient été logés dans une habitation séparée des écuries. Mais le garçon Cyprien, chargé de donner des soins aux lions, vint pendant quelques jours furtivement dérober au palefrenier chargé de l'hygiène des six chevaux, bien portants et très-propres, destinés aux exercices équestres, une brosse et une éponge pour nettoyer la peau des lions, objets dont le palefrenier se servit ensuite pour le pansage des chevaux. Sept à huit jours après, les six chevaux présentèrent sur la croupe, le dos, l'encolure et la poitrine une éruption papuleuse particulière occasionnant un prurit considérable.

Appelés alors pour visiter les lions, nous avions annoncé à M. le directeur du Cirque que ces animaux étaient galeux; que M. Borelli et sa fille, qui pénétraient dans la cage des bêtes féroces pendant la représentation, l'étaient aussi; et qu'on pouvait redouter que les chevaux ne fussent également atteints de la psore. M. le directeur craignit une invasion sur tous les animaux du Cirque, et les six chevaux furent vigoureusement frottés aux endroits affectés avec la benzine pure. Les sarcoptes furent détruits par cette friction, et la gale considérablement modifiée, puis guérie. Dans les croûtes recueillies aux endroits frictionnés sur les six chevaux, il nous fut possible de constater des débris de sarcoptes du lion. Notre conviction fut faite alors; il était bien certain que la gale des lions avait été transmise aux chevaux par le transport des sarcoptes retenus dans les brosses et les éponges qui avaient servi alternativement aux uns et aux autres.

Cette gale transmise aurait-elle persisté, et la peau des animaux se serait-elle couverte de gale par la pullulation des sarcoptes? ou bien cette gale n'aurait-elle été que momentanée; ou aurait-elle avorté par la disparition ou la mort des sarcoptes? Nous l'ignorons.

Nous n'avons pu, à notre grand regret, nous livrer à des expériences directes de transmission pour résoudre ces questions d'une manière satisfaisante.

Ces expériences laissent quelques points obscurs à élucider; cependant elles démontrent clairement que la gale des carnassiers ne peut se transmettre *facilement* au cheval, et que très-probablement le contact immédiat et *prolongé* entre un animal carnassier galeux et le cheval est nécessaire à la propagation de la maladie, comme tendrait à le faire croire l'observation citée par Hertwig (*Magas. de méd. vét.* 2e cahier), où il est question d'un chat qui donna la gale à un cheval en se couchant sur son dos. Les parasites, qui nous paraissent identiques anatomiquement, ont peut-être aussi des besoins physiologiques que nous ne pouvons apprécier, et qui s'opposent à ce qu'ils vivent indifféremment sur tel ou tel animal. La question est donc très-complexe, et demanderait une longue, coûteuse et difficile expérimentation. En résumé, nous déduirons de nos expériences et de nos observations les conséquences pratiques suivantes, savoir :

1° Que la contagion de la gale produite par le *sarcoptes equi* se transmet avec la plus grande facilité du cheval au cheval, et qu'il faudra séparer les animaux sains des animaux malades;

2° Que la contagion de la gale des animaux carnassiers et de l'homme ne semble pas transmissible au cheval; mais que la prudence conseille de prendre certaines précautions, attendu que le sarcopte du chien peut vivre vingt à vingt-cinq jours sur le cheval, et qu'il ne serait pas impossible qu'une contagion complète pût s'opérer dans des conditions encore inconnues;

3° Enfin, que les causes premières, essentielles, de la psore du cheval, due à la présence du sarcopte, sont, comme celles de la psore de tous les animaux, encore à découvrir.

Nous avons traité, dans un chapitre séparé, de la contagion de la gale du cheval à l'homme, qui, elle, ne saurait faire question. Nous devons ajouter que des essais de transmission de la gale du cheval au cheval, produits par l'inoculation des sécrétions psoriques, a donné comme toujours un résultat négatif.

110. *Symptômes.* — Lorsque, dans le but d'étudier les premiers symptômes de la gale due au sarcopte, on dépose de ces parasites sur la peau du cheval, après en avoir coupé les poils le plus ras possible, il est facile de constater l'origine et les progrès du mal.

Dans les endroits où les acares ont été placés, on voit se produire à la surface de la peau une petite élevure du volume d'un grain de millet ou de la tête d'une épingle, élevure qui reste à l'état d'induration, ou qui se convertit, par le fait de l'afflux de la sérosité, en une sorte de vésicule renfermant ce fluide, qui, plus tard, se concrète et forme une petite croûte. Après quatre à cinq jours, part de ce point une traînée légèrement festonnée, tortueuse, peu saillante, parfois demi-circulaire. L'élevure indique le point précis où le sarcopte s'est enfoui sous l'épiderme, la saillie linéaire élevée qui s'en détache constitue le sillon ou la galerie qui le renferme.

La présence des sarcoptes creusant leurs galeries est accompagnée d'une éruption secondaire ou consécutive et d'un prurit très-remarquable qui l'accompagne. Lorsque la peau est garnie de sa fourrure, et que le passage des parasites s'est opéré du cheval galeux au cheval bien portant, soit par le contact immédiat, soit par des corps intermédiaires, tels que les brosses, les étrilles, les bouchons, etc. l'éruption dont il s'agit et la démangeaison qui l'accompagne toujours sont constamment les premiers symptômes annonçant l'existence de la maladie.

L'éruption est alors signalée d'un jour à l'autre par l'apparition sur l'encolure, sur la poitrine, le dos, quelquefois aussi à la croupe, sur la face externe des membres, sur la tête, d'un redressement ou hérissement des poils dans l'étendue d'une très-petite lentille. Le toucher fait reconnaître à ces endroits une petite élevure circonscrite, arrondie et très-distincte, dure au toucher et noduleuse. Un prurit, qui ne tarde pas à devenir ardent, accompagne cette éruption. Les animaux se grattent alors contre les corps environnants ou se mordillent, notamment lorsqu'ils sont exposés à la chaleur solaire et, pendant la nuit, lorsqu'ils sont logés dans des écuries où la température est élevée.

Après 12, 24, 36, 48 heures, les élevures papulo-vésiculeuses se recouvrent d'un liquide jaunâtre qui bientôt prend une teinte blanchâtre. La déchirure de l'épiderme recouvrant l'élevure laisse voir sur la peau une petite surface rougeâtre, sécrétante et prurigineuse. En l'espace de trois à quatre jours, le fluide que renferme la vésicule se concrète, agglutine les poils et forme une croûte dure, non écailleuse, qui, en se desséchant, adhère à la peau.

Cette éruption est le plus souvent confluente ou groupée sur les chevaux âgés, débiles, qui ont été soumis à des fatigues et des privations; tandis qu'elle se montre disséminée sur les chevaux bien nourris, soumis à des travaux légers et dans un état d'*embonpoint remarquable.*

La tonte des poils fait reconnaître dans les parties voisines de l'éruption papulo-vésiculeuse les sillons caractéristiques de la gale. Ce sont des traînées allongées, dessinant en relief une galerie sous-épidermique droite ou tortueuse, inégalement élevée, et souvent terminée à une de ses extrémités par une petite saillie dans laquelle existe le sarcopte. C'est en raclant ces sillons avec la pointe d'un scalpel, dans toute leur étendue, en recevant les croûtes et les débris épidermiques sur une lame de verre, en divisant ces croûtes avec des aiguilles emmanchées, et en les exposant pendant dix minutes à la douce chaleur du feu ou du soleil, que l'on découvre, à l'aide du microscope, d'une bonne loupe, et même, avec de l'habitude, à l'œil nu, les acares qui s'en détachent pour marcher sur la lame de verre.

La présence de sillons contenant des acares, l'éruption papulo-vésiculeuse qui en signale la présence, les démangeaisons qui accompagnent cette éruption sont donc les trois symptômes dominants et caractéristiques de l'invasion de la gale due au sarcopte.

Lorsque la gale date de dix à quinze jours, la peau se montre dépilée en beaucoup d'endroits, notamment à l'encolure, à la poitrine, aux épaules, à la croupe, aux flancs et parfois même aux membres, sur un grand nombre de petites surfaces plus ou moins régulières sur leurs bords, dont la grandeur varie, depuis la largeur d'une petite lentille jusqu'à celle d'une pièce de deux francs, et qui donnent ainsi à la peau un aspect *tacheté ou maculé, caractéristique.*

Sur toutes ces petites surfaces, la peau est recouverte de croûtes dures plus ou moins adhérentes, mais qui ne deviennent écailleuses qu'à une époque plus avancée de la maladie. *Ces macules, très-apparentes sur les chevaux dont la robe est foncée, et peu distinctes sur ceux dont la fourrure est claire, caractérisent tout particulièrement la gale due au sarcopte, et lui donnent un cachet spécial qui, à première vue, permet de la distinguer de la gale ordinaire.*

La *crinière*, le *toupet*, la *queue, sont généralement respectés par les sarcoptes;* alors même que la peau se montre déjà envahie, *la crinière ne présente ni plis, ni croûtes, ni dépilation. Les poils du toupet restent intacts, et ceux de la queue se montrent droits, entiers et adhérents.* Ce n'est qu'exceptionnellement que l'on voit les animaux se frotter la naissance de la queue, en ébouriffer, user et arracher les crins. C'est le contraire de ce qui a lieu dans le cours de la gale due au dermatodecte.

Après un temps, variable selon la saison, la vigueur, la constitution, la nourriture des chevaux, le travail auquel ils sont soumis, les soins de propreté donnés à la peau, les sarcoptes pullulent, fouillent l'épiderme en un grand nombre de points, et l'éruption vésiculeuse se multipliant sans cesse, les surfaces disséminées d'abord se rapprochent et se confondent. La peau se montre, sur de larges surfaces, principalement sur l'encolure, les épaules, la croupe, parfois sur les membres, dépilée en grande partie, épaissie, ridée, plissée même et recouverte de croûtes d'une épaisseur variable, mais toujours dures, desséchées et très-adhérentes, croûtes qui ont remplacé, en formant une surface continue et rugueuse, les sillons et les vésicules. C'est au-dessous de ces croûtes que vivent et pullulent les acares en quantité parfois considérable. Si alors on arrache ces croûtes avec des pinces anatomiques, ou bien si on les détache de la peau, en la *raclant jusqu'au sang* avec un scalpel ou un couteau, on découvre les parasites. Quant aux sillons, aux vésicules papuleuses, ils ne sont aperçus que dans les régions que la gale commence à envahir.

Les démangeaisons qu'éprouvent alors les chevaux sont vives et ardentes. Elles se manifestent particulièrement pendant les moments où la chaleur du jour est le plus forte, et par conséquent dans le milieu de la journée, et surtout lorsque les animaux restent exposés au soleil. Elles diminuent avec la fraîcheur du soir, et reparaissent avec intensité pendant la nuit, alors que les chevaux sont rentrés à l'écurie; elles disparaissent généralement le matin. Nous avons constaté aussi que les chevaux qui, durant nos recherches, restaient exposés l'hiver à la chaleur d'un poêle, éprouvaient aussitôt un prurit intense. Pendant ces retours des démangeaisons, les chevaux se grattent et se mordent eux-mêmes, et plus souvent les uns les autres, se roulent sur le sol, et n'éprouvent pas un seul moment de tranquillité. Nous en avons vu se frotter avec tant de force et d'ardeur que leur peau en était meurtrie, déchirée, noirâtre. Nous avons vu des œdèmes, des épanchements séro-sanguinolents avec décollements considérables du tissu cellulaire, des abcès, des gangrènes de la peau, être la conséquence de frottements exercés avec violence, réitérés et prolongés.

Parvenue à cette période, la gale se répand bientôt sur toute la surface du corps, des membres, de la tête, des oreilles, du ventre, de la peau du fourreau, des testicules et des mamelles. Mais, circonstance remarquable, *elle respecte toujours la crinière, le toupet et la queue.* La peau est alors généralement dépilée, et les croûtes épaisses et dures confondues avec sa couche épidermique lui forment une espèce de revêtement ou d'écorce rugueuse. Une succession de plis de la grosseur d'une plume à écrire ou même de celle d'un doigt, et dirigés de haut en bas, se montrent à l'encolure, aux épaules et sur les parois pectorales; leur fond souvent gercé, parfois même ulcéré, sécrète une matière qui, en se desséchant, forme des croûtes plus ou moins épaisses et adhérentes au fond de chaque sillon produit par le rapprochement des plis.

M. Gillet, dans une note qu'il a bien voulu nous remettre, assure avoir observé sur les chevaux galeux revenant de Crimée et débarqués à Marseille, indépendamment des lésions que nous venons de décrire « de nombreuses et grosses pustules, de la largeur d'une pièce de cinquante centimes, discrètes, arrondies, à base peu élevée, recouvertes de croûtes jaunes, brunâtres, assez épaisses, et reposant sur une base œdémateuse rouge et sensible, qui n'étaient autre chose que *des pustules d'impétigo,* et même *d'ecthyma.* Sur d'autres malades on a constaté, dans le voisinage des surfaces très-galeuses et montrant des plis profonds et très-croûteux, des *abcès* et des *furoncles.* »

Lorsque la gale est parvenue à cette période et qu'elle a envahi une grande étendue de la surface cutanée; lorsque des milliers de sarcoptes vivent aux dépens de l'animal; lorsque les sécrétions si importantes de la peau ne s'exécutent que très-imparfaitement; lorsque les animaux tourmentés par un prurit incessant, surtout pendant la nuit, ne prennent aucun repos; lorsqu'enfin des œdèmes, des infiltrations sous-cutanées, des pustules d'ecthyma, des furoncles, des abcès viennent compliquer et aggraver le mal, ces chevaux maigrissent, bien qu'ils soient parfaitement nourris, qu'ils conservent l'appétit et que les digestions s'opèrent normalement. Bientôt les membranes muqueuses apparentes deviennent pâles et s'infiltrent; les animaux s'affaiblissent; leur sang reçu dans l'hématomètre, bien que se coagulant dans l'espace de dix-huit à vingt minutes, est riche en caillots blancs, en sérosité, et pauvre en coagulum noir ou en globules colorés.

Les chevaux traînent alors une vie chancelante et maigrissent de plus en plus; les membres s'engorgent à leurs extrémités; la marche devient pénible; et lorsqu'ils se couchent, ils ne peuvent se relever qu'avec peine; enfin des plaies d'aspect ulcéreux, des décollements de la peau, suites d'un décubitus très-prolongé, ne tardent pas à se montrer sur les parties saillantes des os. La débilité devient extrême et le marasme effrayant. Alors le cheval peut à peine marcher; debout à l'écurie, il s'éloigne de la mangeoire et tire sur les liens qui l'attachent, vousse le dos et les reins, rapproche ses membres sous le ventre, et reste immobile dans cette position pendant des heures entières. Quelques chevaux se portent tantôt sur un membre, tantôt sur un autre, pour se soulager alternativement du poids du corps; d'autres se couchent pendant longtemps, puis ne peuvent se relever qu'avec peine et semblent comme paralysés des membres postérieurs; enfin ils s'affaissent, se laissent tomber, ne peuvent plus se relever, et meurent dans l'espace de dix à vingt heures, sans se débattre, dans l'accablement le plus profond et le marasme le plus affreux.

111. *Complications.*—Si, pendant le cours prolongé de la gale, les chevaux ont été forcés de se nourrir avec des aliments avariés; s'ils ont subi l'influence de la fatigue, de la misère, de la malpropreté de la peau, ainsi que cela arrive fréquemment en temps de guerre; si leur sang est appauvri; s'ils sont faibles, maigres et anémiques, plusieurs maladies graves, concomitantes ou consécutives peuvent se déclarer. Chez les uns, des ulcérations nombreuses et de mauvaise nature se développent autour du nez; les ganglions lymphatiques sous-glossiens s'engorgent; aux ouvertures nasales apparaît un jetage jaunâtre et visqueux, parfois sanguinolent, qui succède à des pustules suivies d'ulcérations larges et profondes de la membrane de Schneider, d'engorgements des ailes du nez, et d'une respiration difficile; tous symptômes caractéristiques de la *morve aiguë*. Chez d'autres, l'engorgement des vaisseaux lymphatiques sous-cutanés, puis la tuméfaction et l'ulcération des ganglions voisins, annoncent le développement du *farcin aigu*. Ces deux maladies, soit isolées, soit réunies, marchent avec une effrayante rapidité et déterminent promptement la mort, quand toutefois l'animal, considéré comme incurable et dangereux à conserver, n'a pas été livré au couteau de l'équarrisseur.

Nous n'avons jamais observé cette complication sur les chevaux que nous avons eu à étudier et à traiter, mais M. Gillet l'a malheureusement trop souvent constatée sur les chevaux qui ont fait la guerre de Crimée et qui, au nombre de quinze cents seulement, ont été ramenés à Marseille, tous atteints de la gale à divers degrés.

112. *Marche et durée.* — La marche de la psore due au sarcopte varie selon la disposition de l'animal à la parasitogénie. Dans l'immense majorité des circonstances elle est assez lente. Après la transmission des sarcoptes de l'animal galeux au cheval en bonne santé, les parasites s'enfoncent sous l'épiderme, y creusent des sillons et y font naître la maladie, qui apparaît toute locale d'abord, puis à laquelle succède promptement l'éruption vésiculeuse.

Ces premiers symptômes annonçant la naissance du mal persistent pendant un espace de quinze à vingt jours. Mais durant ce laps de temps, les sarcoptes femelles ont pondu des œufs dans les sillons; ces œufs donnent naissance à de jeunes acariens qui bientôt, devenus parasites parfaits, donnent une nouvelle génération de sarcoptes. Pendant et après ces pontes, qui se succèdent ainsi, l'éruption cutanée continue, augmente, de nombreux sillons sont tracés, et de nouvelles portions de peau sont successivement envahies par la psore. C'est alors que la peau se montre recouverte de croûtes dans une notable étendue, qu'elle est épaissie, ridée, rugueuse et plissée. Lorsque ces symptômes existent, la gale peut dater de deux à trois mois. Après ce laps de temps, les croûtes que l'on détache de la peau montrent beaucoup d'acares et d'œufs à leur face interne. La population acarienne allant toujours ainsi en augmentant et provoquant de nouvelles éruptions et de nouvelles croûtes, propage le mal, qui ne tarde pas à envahir toute la surface cutanée. L'origine de la gale remonte alors à quatre, à six mois, quelquefois à une année.

Une bonne nourriture, un travail léger, des soins de propreté de la peau, l'emploi bien raisonné de médicaments acaricides, le changement de régime, et surtout la suppression de la transmission acarienne, sont autant de conditions défavorables à la pullulation des parasites, à l'extension et à l'aggravation de la gale. Les conditions opposées, une nourriture insuffisante ou avariée, les travaux soutenus, la malpropreté de la peau, et, surtout en temps de guerre, l'encombrement des chevaux dans des écuries ou des lieux chauds et impurs, leur séjour aux bivouacs, leur entassement dans les casemates, les navires de transport, sont autant de conditions qui, en affaiblissant l'organisme, favorisent la transmission presque constante du mal, la pullulation prodigieuse des acares, l'extension rapide de la maladie, qui conduit promptement le cheval à l'anémie, au marasme et à la mort.

M. Gillet a vu, en 1856, sur les chevaux maigres et débiles de l'armée d'Orient, embarqués à Constantinople pendant le cours de l'été et le commencement de l'automne, chevaux qui généralement avaient contracté la psore par le contact avec des sujets galeux pendant la traversée jusqu'à Marseille; M. Gillet a, disons-nous, vu la gale envahir rapidement toute la surface cutanée et s'accompagner des complications les plus graves en l'espace de dix à vingt jours.

Mais ces cas sont exceptionnels, la maladie sévissait ici sur des chevaux dont la constitution était délabrée par les privations et la misère, et qui étaient placés dans des conditions anti-hygiéniques qui ne se rencontrent que durant les guerres prolongées et lointaines.

Nous avons eu à notre disposition une jument de cabriolet, âgée de onze à douze ans, de race distinguée, énergique, bien propre et dans un état d'embonpoint assez convenable. Nous l'avons nourrie avec trois quarts de ration, et logée dans une écurie saine, mais à côté d'un cheval galeux. Cette bête a bientôt contracté la gale, que nous avons laissée marcher naturellement. En l'espace de deux à trois mois la psore avait envahi une notable partie du tégument, des milliers de sarcoptes se rencontraient sous les croûtes galeuses qui recouvraient alors l'encolure, les épaules et la poitrine. Le troisième mois la gale avait envahi presque toute la surface de la peau du corps, et la jument, quoique mangeant bien et ne travaillant point, était devenue anémique, faible et maigre. Dans le cours du quatrième mois, la tête, les oreilles, le corps, les membres, le ventre, les mamelles étaient attaqués par les sarcoptes et recouverts de croûtes dures et épaisses; la faiblesse était extrême, et le marasme effrayant.

Malgré les soins hygiéniques dont il fut fait usage et les remèdes qui furent employés dans le cours du quatrième mois, cette malheureuse bête expirait vers le commencement du cinquième.

113. *Récidives.* — Le traitement local, alors même que l'action des remèdes est efficace, ne fait souvent que retarder l'invasion de la psore. Le mal disparaît sur les surfaces médicamentées où les sarcoptes ont été détruits, mais il reparaît dans les lieux voisins ou éloignés, soit parce que les parasites n'ont pas été tous tués et parce que l'incubation de leurs œufs n'a pas été arrêtée par les remèdes employés, soit parce que des animalcules ont pu se répandre loin des surfaces malades, sur des places qui jusque-là avaient été épargnées. Aussi ces récidives de la psore produite par le sarcopte sont-elles nombreuses, et nécessitent-elles de nouvelles applications de remèdes acaricides pour être guéries sans retour, lorsque tout d'abord un traitement général étendu à toute la surface cutanée n'a pas été employé.

114. *Pronostic.* — La gale récente due au sarcopte peut être guérie d'une manière prompte et radicale lorsqu'elle attaque des animaux jeunes, vigoureux et dans un état satisfaisant d'embonpoint, lorsqu'elle est traitée dès son début, c'est-à-dire, dans la première quinzaine ou le premier mois de son existence. Elle est déjà rebelle lorsqu'elle date de quelques mois. Lorsqu'elle s'est étendue sur beaucoup d'endroits de la surface cutanée, elle est grave, et nécessite alors, pour être guérie sans possibilité de récidive, des moyens de traitement rationnellement appropriés. Enfin elle est tenace et très-difficile à guérir lorsqu'elle est ancienne et répandue sur toute la surface cutanée.

D'après les renseignements très-précis qui nous ont été donnés par M. Gillet, neuf à dix pour cent des chevaux maigres et débiles de l'armée de Crimée, ramenés de cette presqu'île déjà galeux, ou ayant été atteints de la gale par transmission dans les navires pendant la traversée de retour, seraient morts pendant le cours du traitement auquel ils ont été soumis après leur arrivée à Marseille.

Cette mortalité doit cependant être considérée comme exceptionnelle, en raison des conditions de prédisposition dans lesquelles les animaux se trouvaient placés et des complications peu ordinaires que la maladie a présentées pendant son cours.

Dans les circonstances ordinaires, nous le répétons, et surtout lorsque la gale a été transmise par contagion à un animal jeune et d'un bon tempérament, elle peut être promptement guérie, même lorsque déjà son apparition date de quelques mois et qu'elle a envahi une grande étendue de la peau. Nous considérons pourtant la psore due au sarcopte comme beaucoup plus grave que celle qui a pour cause le dermatodecte, eu égard, soit à l'animal lui-même, soit à la propagation de la maladie.

115. *Diagnostic.*— La psore due au sarcopte peut être confondue avec la gale ordinaire, et avec la maladie décrite par MM. Demilly et H. Bouley sous le nom de *phthiriase* des oiseaux de basse-cour. Nous devons donc chercher à différencier ces deux dernières maladies de celle que nous venons de décrire.

116. *1° Gale ordinaire.* — La gale ordinaire due à la présence du dermatodecte apparaît généralement, dès son début, sur la crinière, le toupet et la queue; on la voit très-rarement débuter ailleurs. Elle s'avance ensuite par une espèce de reptation sur d'autres régions du corps, et notamment sur le bord supérieur de l'encolure, sur le garrot, le dos, la croupe, la queue; partout ailleurs qu'à la crinière et à la queue elle affecte la forme de plaques plus ou moins bien circonscrites, dépilées en partie, croûteuses, plus ou moins bien arrondies ou irrégulièrement festonnées sur leurs bords. Sur ces plaques, alors qu'elles sont encore recouvertes de croûtes molles, se montrent les dermatodectes qui ont causé le mal et qui l'entretiennent.

Ces parasites, dont nous avons fait connaître les caractères entomologiques, ne peuvent jamais, même à l'œil nu, être confondus avec les sarcoptes. Il suffit de recueillir des croûtes humides, soit dans les plis de l'encolure, soit ailleurs, mais toujours dans la circonférence des surfaces galeuses, de déposer ces croûtes sur du papier, de les diviser, pour voir aussitôt le parasite sortir prestement des croûtes, courir et s'en éloigner. On le distinguera alors aisément à son volume, à la forme et à la longueur de sa tête, à l'absence d'appendices cornés sur la face dorsale, et aux caractères si tranchés du mâle et de la femelle. D'ailleurs l'existence d'accouplements parmi ces parasites, le mâle traînant la femelle à la partie postérieure de son corps, suffira toujours pour faire constater d'une manière certaine la présence des dermatodectes; les sarcoptes n'ayant pas encore été rencontrés accouplés.

La gale produite par les dermatodectes n'est d'ailleurs *jamais accompagnée d'éruptions papuleuses ou vésiculeuses secondaires*, occasionnant un violent prurit intermittent, se produisant plus particulièrement le matin, le soir, la nuit et surtout lorsque la peau est exposée à la chaleur du soleil, des corps chauds, et à la température élevée des écuries. Les dermatodectes ne déterminent du prurit qu'aux endroits où ils ponctionnent la peau avec leurs longues mandibules exsertiles, ou, en d'autres termes, aux parties où la gale existe; enfin la gale ordinaire ne se transmet jamais à l'homme.

La psore produite par le parasite qui trace des galeries a d'ailleurs un aspect tout particulier, et quand on l'a bien vue une seule fois, on ne saurait la confondre avec la psore ordinaire. Le sarcopte est essentiellement voyageur; les larves, une fois sorties de l'œuf, s'éloignent du sillon et vont attaquer la peau a des distances différentes, de là l'extension rapide que prend la maladie; de là aussi l'aspect particulier de la peau du cheval attaquée par les sarcoptes.

La gale ordinaire offre de larges plaques qui vont toujours s'élargissant; la gale transmissible à l'homme tend au contraire à se répandre sur un grand nombre de points isolés.

La gale commune, due au dermatodecte, se voit le plus communément sur de vieux chevaux usés par le travail, mal nourris, mal soignés; la gale due au sarcopte se rencontre assez souvent, au contraire, sur des chevaux jeunes, assez gras, toutes les fois qu'ils sont surmenés, fatigués outre mesure. Ainsi à Paris un grand nombre de chevaux des voitures de place ont été affectés de cette espèce de gale pendant l'exposition universelle de 1855, alors qu'un travail immodéré leur était imposé jour et nuit. Il est utile comme moyen de diagnostic de remonter à la cause première de la maladie, surtout si elle débute chez l'animal qu'on est appelé à traiter; car dans ce cas on peut trouver l'affection plus nettement accusée sur l'animal qui a été l'instrument de la contagion.

Dans le cas enfin où la gale ordinaire et la gale due au sarcopte existeraient sur le même animal, réunion que nous n'avons pas encore constatée, mais qui, pourtant, pourrait se rencontrer, les symptômes si caractéristiques de l'une et de l'autre maladie, et surtout la constatation de deux parasites si dissemblables, seraient suffisants pour faire aisément reconnaître l'une et l'autre affection.

117. 2° *Phthiriase.* — M. Demilly, vétérinaire, a constaté[1], puis M. H. Bouley, professeur à Alfort, a décrit[2] une maladie cutanée du cheval, dont ces deux observateurs font remonter l'origine au séjour des chevaux dans le voisinage des habitations des oiseaux de basse-cour. M. H. Bouley pense que cette maladie est due à un parasite ou à une larve qui abandonne les poulaillers ou les pigeonniers, vient trouver le cheval, attaque sa peau et détermine une maladie cutanée particulière, confondue avec la gale générale. Il a proposé de donner à cette maladie, en raison, dit-il, de la cause unique qui la produit, le nom de *phthiriase des oiseaux de basse-cour.*

Lorsqu'on lit la description si exacte que M. Bouley a donnée de cette maladie, on est frappé de sa ressemblance avec la gale ré-

[1] Demilly, *Compte rendu de la société d'agriculture de la Marne*, ann. 1847.
[2] H. Bouley, *Recueil de médecine vétérinaire*, ann. 1850, p. 889.

cente déterminée par les sarcoptes. Comme cette dernière, en effet, elle s'accompagne d'une éruption de *petites vésicules, discrètes* ou *confluentes*, dues à un soulèvement de l'épiderme par un peu de sérosité, vésicules qui sont suivies d'un décollement de l'épiderme, qui s'exfolie bientôt et laisse sur la peau une petite tache blanchâtre, circulaire, dépilée, du diamètre d'une lentille ou d'une pièce de vingt centimes environ, et qui donne à la peau un aspect *moucheté* ou *tacheté*. Cette éruption est très-prurigineuse, le cheval se gratte, se frotte, se mord, et manifeste par des mouvements continuels le prurit dont il est dévoré, *surtout vers le soir et pendant la nuit*.

Les parties où les vésicules ont été détruites se dépilent, se recouvrent de croûtes, qui s'exfolient bientôt, et sont remplacées par un épiderme de nouvelle formation parfaitement glabre. Ces dépilations, ces exfoliations croûteuses donnent alors naissance à des plaques généralement circulaires et dénudées, qui, disséminées sur la peau de la tête, de l'encolure, de la poitrine, de la croupe, des flancs et des membres donnent au cheval un aspect moucheté ou tigré.

« Cette affection prurigineuse, dit M. H. Bouley, est compatible dans son principe avec l'intégrité des fonctions générales. A part la très-vive excitation qu'ils éprouvent et l'irrégularité consécutive de la respiration et de la circulation qu'elle peut entraîner, les animaux présentent les caractères de la santé la plus parfaite; mais lorsque la maladie se prolonge, ils finisssent par se nourrir mal, ils maigrissent, perdent de leur aptitude au travail en raison même de l'épuisement des forces qui résulte de la privation du repos; il est même des sujets chez lesquels cette privation prolongée a déterminé un marasme complet, et une telle incapacité de travail, que leurs propriétaires se sont vus dans la nécessité de s'en défaire à vil prix. »

Ce que nous venons d'extraire de la description qui a été donnée de la phthiriase des oiseaux domestiques, par M. Bouley, démontre d'une manière évidente, nous le répétons, que cette affection a la plus grande ressemblance avec la gale du cheval due au sarcopte.

Cette maladie se manifesterait, d'après les observations de MM. Demilly, H. Bouley, Causse et Henderson, lorsque les chevaux sont logés dans le voisinage des poulaillers et des colombiers; et on pense que ce sont des parasites vivant sur les poules ou dans les fumiers des poulaillers et des pigeonniers qui iraient attaquer les chevaux.

Quinze à vingt faits publiés jusqu'à ce jour démontrent en effet que des chevaux logés dans le voisinage de poulaillers ou de colombiers ont été atteints de la phthiriase, et n'ont pu en être guéris qu'en les éloignant des oiseaux de basse-cour.

Mais à quels parasites doit-on rattacher cette maladie cutanée? Sont-ce les dermanysses (*dermanyssus avium*) nombreux et nocturnes qui habitent les poulaillers, et qui, d'après plusieurs naturalistes, et le professeur vétérinaire Gurlt, attaquent quelquefois les hommes et les animaux? Nous sommes portés à le penser; ce parasite, à l'aide de son long suçoir ponctionne la peau des chevaux pour en sucer le sang, il donne naissance à la phthiriase dont il s'agit, et l'entretient en réitérant et multipliant ses piqûres. Ce dermanysse est d'ailleurs nocturne et n'attaque les chevaux que la nuit. Aussitôt que le jour apparaît, il se retire dans le poulailler; aussi est-il rare de le rencontrer sur la peau des chevaux malades.

Ce qui est certain toutefois, et c'est là ce qui distingue la phthiriase de la gale due au sarcopte, c'est que cette maladie se déclare sur les chevaux qui habitent le voisinage des poulaillers et des pigeonniers; c'est qu'elle reste rebelle à tous les moyens mis en usage pour la combattre pendant le temps que persiste ce voisinage; ce qui paraît notoire enfin, c'est qu'elle est facilement

[1] Gurlt, *Insectes nuisibles aux animaux domestiques*. (*Magasin des vétérinaires allemands*, ann. 1843, tome IX, article *Dermanyssus avium*; et *Recueil de médecine vétérinaire*, ann. 1850, p. 865. Extrait du *Magasin des vétérinaires allemands*, et traduit en anglais par M. Ernes, ann. 1849; puis traduit en français par M. H. Bouley.)

guérie par la tonte de toute la surface du corps, le nettoyage de la peau à l'aide de solutions alcalines générales, de frictions faites avec une brosse de chiendent, et de lotions opérées avec une infusion concentrée de tabac (cinq cents grammes sur six à huit litres de liquide).

Ajoutons que l'absence du *sarcoptes equi* sous les croûtes humides ou à demi desséchées de la peau servira surtout à caractériser la phthiriase, et à la faire distinguer de la véritable gale que nous avons décrite. L'étiologie du mal, l'absence du sarcopte, la facilité et la promptitude de la guérison dès que les chevaux sont isolés des habitations des oiseaux domestiques, permettront donc toujours de distinguer cette maladie de la gale.

118. *Lésions morbides.*—Nous avons, en grande partie, fait connaître les lésions successivement offertes par la peau pendant le cours de la gale due au sarcopte du cheval; nous relaterons seulement ici les altérations que la peau a subies lorsque l'on procède à une dissection attentive des diverses parties qui entrent dans sa composition anatomique.

Pour étudier la psore du cheval, il faut procéder comme pour l'étude de la gale des autres animaux domestiques, c'est-à-dire laisser la peau du cheval à la chaleur et à l'humidité pendant trente-six à quarante-huit heures, ou mieux jusqu'à l'enlèvement facile de l'épiderme, enlèvement qui permet alors d'étudier avec fruit les lésions primitives et secondaires du tégument.

Lorsque l'on a détaché, à l'aide de pinces anatomiques et d'un fin scalpel, l'épiderme dans les régions où la gale ne fait qu'apparaître, dans celles où elle est ancienne, et enfin dans celles où elle se montre d'une date très-éloignée, les lésions que présente le tissu cutané apparaissent avec des caractères anatomo-pathologiques différents.

Dans les parties récemment atteintes, on distingue des altérations de deux sortes : les unes produites par les sarcoptes, les autres par l'éruption secondaire qui est la conséquence de la présence des parasites.

Lorsque l'on détache l'épiderme dans les lieux où séjournent les sarcoptes, on découvre, soit à l'œil nu, soit à la loupe, soit surtout au microscope mobile, l'objet étant éclairé en dessus, un sillon étroit et peu profond, mais parfaitement distinct, tracé dans la couche superficielle ou villo-papillaire sous-épidermique. Ce sillon constitue une rainure, tantôt droite, tantôt courbe, d'autres fois festonnée ou irrégulière, laissant apercevoir de temps en temps des élargissements brusques et plus profonds, formés sans doute par un temps d'arrêt ou par un séjour plus prolongé du parasite à ces endroits. Très-généralement trois ou quatre œufs sont déposés dans ces petits élargissements. Au bout de ces galeries se montre l'acare femelle adulte et fécondée. Ces galeries ont une étendue très-différente : les plus courtes ont de deux à trois millimètres, et les plus longues de trois à quatre centimètres. Leur nombre comme leur rapprochement est très-variable. Nous avons pu en compter neuf ou dix dans un espace mesurant de quatre à six centimètres carrés; mais, dans le plus grand nombre des cas, elles sont moins nombreuses, et éloignées les uns des autres, de trois, de quatre, de six et même de dix à quinze centimètres.

Sur les côtés des galeries, les villo-papilles cutanées se montrent rouges, grandes et hypertrophiées. La couche superficielle très-vasculaire de la peau, dans l'épaisseur de laquelle le sillon a été tracé, est tuméfiée et légèrement pénétrée d'une sérosité jaunâtre et morbide.

Le reste du tissu cutané ne présente aucune trace d'altération.

Dans les environs des sillons, et même dans des parties fort éloignées, se montrent les vésicules constituant l'éruption secondaire dont nous avons parlé en traitant des symptômes. Ces lésions sont toutes superficielles. Lorsque la vésicule existe encore, elle est formée, ainsi que nous l'avons déjà dit, par une couche épidermique soulevée par une petite quantité de sérosité jaunâtre de nature séro-albumineuse.

Au-dessous d'elle se montre la couche villo-papillaire cutanée, dont les papilles sont mises à nu. Là où ces vésicules sont confluentes, le tissu cutané sous-épidermique est rouge, légèrement boursouflé et infiltré par un liquide séreux.

Si, à l'aide d'un instrument bien tranchant, d'un bon rasoir, par exemple, on enlève, par une coupe mince faite à plat, et la rainure et l'épiderme détaché qui la recouvre, et si ce produit organique, convenablement maintenu entre deux lames de verre, est mis sous la lentille grossissante, on constate aisément, soit dans le sillon, soit à la surface interne de la couche épidermique qui le recouvre, qu'il existe de distance en distance des œufs déposés par paquets de trois ou quatre. Ils occupent plus particulièrement les dilatations du sillon dont il a déjà été question.

Ces œufs, retirés du sillon et examinés à l'aide d'un fort grossissement, présentent différents degrés d'incubation.

Souvent aussi, et nous avons constaté ce fait un grand nombre de fois, le parasite est sorti de l'œuf, et l'on ne rencontre plus dans ce sillon qu'une coque offrant une fente longitudinale par où la larve s'est échappée. Jamais, cependant, nous n'avons rencontré de larves dans les sillons où la ponte s'est opérée : celles-ci habitent des sillons courts, récents et toujours isolés.

Dans les régions où les altérations sont déjà anciennes, la peau se montre, ainsi que nous l'avons dit en traitant des symptômes, dépilée, recouverte de croûtes dures, assez épaisses et adhérentes. Là ne se voient que des sillons déformés et disséminés. La surface villo-papillaire offre, ainsi que nous l'avons dit en traitant de la gale du chien, des élévations et des enfoncements dus à l'hypertrophie des villo-papilles et aux canaux pileux dépourvus de poils. C'est dans ces enfoncements que se montrent et les acares et leurs œufs. Ces parasites ne sont plus logés alors dans de véritables galeries; ils habitent, en grand nombre, au-dessous de l'épiderme soulevé et détaché çà et là de la surface sécrétante. Une coupe mince de la peau faite à plat ou horizontalement dans une certaine étendue, placée sous le microscope et éclairée en dessus, fait parfaitement distinguer les acares adultes, les œufs et les larves occupant les enfoncements dont il a été question.

Une lame mince, détachée de la peau par une coupe perpendiculaire, c'est-à-dire, menée de sa face superficielle jusqu'à sa face profonde, montre que l'épaisseur du tissu cutané est due à la présence d'un liquide morbide épanché et organisé. Les glandules sébacées et sudoripares, aussi bien que les glandules pileuses et les bulbes des poils, participent à cet état pathologique, qui donne ainsi l'explication de la chute des poils, de la sécheresse des croûtes et de l'épaisseur de l'épiderme dont la sécrétion est désordonnée.

Enfin dans les parties offrant les traces les plus anciennes de la gale, la peau présente à un degré plus marqué toutes les lésions que nous venons de décrire. Elle est indurée, hypertrophiée, recouverte d'une couche épidermique desséchée et dure, au-dessous de laquelle se voient de nombreux sarcoptes.

Les gerçures, les érosions, les plaies superficielles, les furoncles, les pustules d'ecthyma, les amas de croûtes dures et adhérentes à la peau, sont autant de lésions consécutives à la gale et dues, soit aux frottements, soit à l'existence déjà ancienne du mal. Nous pensons ne pas devoir donner ici une description anatomo-pathologique détaillée de ces lésions secondaires, d'ailleurs bien connues.

Le tissu cellulaire sous-cutané n'offre jamais, même lorsque la psore est ancienne, de lésions bien notables. Nous avons seulement remarqué qu'aux extrémités inférieures des membres, lorsqu'elles se montraient le siége d'engorgements, ce tissu était pénétré d'une substance séro-albumineuse, liquide ou solidifiée. Dans les régions où les animaux se sont violemment frottés existent des épanchements séro-sanguinolents. Enfin ce tissu est plus dense et plus adhérent, soit à la peau, soit aux muscles peaussiers qui la doublent, dans les régions où la peau se montre considérablement épaissie et plissée.

Lorsque la gale est récente et se rencontre partiellement à l'encolure, à la tête, au garrot, etc. les ganglions recevant les lymphatiques de ces régions sont blanchâtres et un peu plus volumineux que dans l'état normal. Lorsque la psore est plus ancienne, ces corps sont rougeâtres et entourés d'une infiltration séreuse; leur volume ordinaire est alors doublé, quadruplé et même parfois sextuplé; leur tissu est rouge ou marbré de rouge; chez quelques sujets très-anciennement malades, le tissu ganglionnaire est jaunâtre et très-ferme.

Nous avons pu, sur un cheval que nous venions de sacrifier, lier plusieurs gros lymphatiques se rendant aux ganglions altérés, les laisser gorger de lymphe et étudier cette liqueur. Dans quelques-uns de ces vaisseaux, la lymphe avait une teinte rougeâtre due à des globules du sang qu'elle charriait. Les globules de lymphe ou leucocytes se sont toujours montrés très-nombreux, d'un diamètre plus grand que dans l'état normal, et leurs granules intérieurs plus apparents.

Chez une jument affaiblie, tombée dans le marasme par suite d'une gale générale datant de cinq mois accomplis, et dont la peau, excepté celle des extrémités des membres, était dure, épaisse, ridée, chagrinée, très-fortement plissée et recouverte de croûtes sèches, solides, adhérentes, au-dessous desquelles vivaient des milliers de sarcoptes, les ganglions lymphatiques sous-linguaux, sous-parotidiens, de l'entrée de la poitrine, des flancs, des mamelles, de l'aine, de la région sous-lombaire, étaient très-gros, rougeâtres ou jaunâtres et entourés d'une infiltration gélatineuse. Les ganglions bronchiques et mésentériques se montraient seuls à l'état normal.

Les cavités splanchniques renferment une petite quantité de liquide séreux. Mais les viscères eux-mêmes ne présentent rien à noter.

Les cavités droites du cœur, lorsque les animaux sont morts maigres, anémiques et dans le marasme, contiennent de gros caillots blanchâtres se prolongeant de l'oreillette droite dans les veines caves, et du ventricule droit dans l'artère pulmonaire. D'ailleurs le sang contenu dans les grosses veines s'y montre en petite quantité et coagulé.

Les chairs sont généralement émaciées et peu colorées.

Du reste, ces dernières lésions ne sont pas assurément particulières à la gale; elles se rattachent à l'anémie, à la maigreur, au marasme, qui peuvent être le résultat d'un grand nombre de maladies différentes.

119. *Moyens curatifs.* — Les sarcoptes étant cachés dans des sillons sous-épidermiques où ils déposent leurs œufs, ou sous des croûtes épaisses et dures qu'il faut arracher pour les découvrir; l'épiderme de la peau du cheval étant d'une épaisseur et d'une dureté remarquables, on comprendra combien il est indispensable, pour tuer les parasites et arrêter l'incubation des œufs, de faire choix de moyens capables d'attaquer l'épiderme et de pénétrer dans les sillons. On comprendra aussi que, ces sarcoptes étant disséminés et logés sous l'épiderme dans un plus ou moins grand nombre de points de la peau, il soit rigoureusement nécessaire d'agir sur toute la surface cutanée, afin de détruire tous les animalcules avec leurs œufs, et de prévenir ainsi les récidives. Telles sont les indications auxquelles le praticien doit s'efforcer de satisfaire le plus rigoureusement possible.

Une des particularités les plus fâcheuses de la maladie, c'est le prurit ardent qui tourmente le cheval pendant les temps chauds, et l'empêche de prendre aucun repos, surtout la nuit; nous avons fait remarquer que ce prurit existe non-seulement dans les parties de la peau sillonnées par les acares, mais encore et surtout dans les points nombreux où se montrent des papules vésiculeuses.

Il est donc non-seulement nécessaire d'agir en tuant les sarcoptes et en arrêtant l'incubation des œufs, mais encore de détruire et de calmer les démangeaisons et les éruptions.

120. *1° Tonte générale.* — La première condition importante à remplir pour atteindre ce double but est de s'assurer du siége, de l'étendue et de la gravité du mal. En été, les poils étant courts et peu fourrés, il est facile de bien préciser sur quelles régions

la maladie existe; mais en hiver, alors que les poils sont longs et tassés, cela n'est guère possible. L'enlèvement de la fourrure par une tonte générale est donc alors rigoureusement nécessaire.

Cette opération pratiquée, soit avec les ciseaux, soit avec le gaz, et en prenant toutes les attentions hygiéniques qu'elle réclame, fait constamment découvrir une foule de parties malades que l'on n'avait pas même soupçonnées.

121. *2° Savonnage général.* — Après la tonte, toute la surface cutanée devra être imprégnée de savon gras, mou, dit savon noir. Un ou deux kilogrammes suffisent généralement pour exécuter cette première opération. On frottera ensuite vigoureusement toutes les parties malades, soit avec la main, soit surtout avec la pierre ponce ou un tuileau, peu rugueux cependant, afin de faire pénétrer la matière grasse du savon et surtout la grande quantité de potasse qu'il renferme, dans l'épaisseur des croûtes, pour les ramollir et même les dissoudre. Cette friction étant terminée, on laissera agir le savon pendant une heure; on lotionnera ensuite avec de l'eau tiède de rivière ou de fontaine, ou toute eau dissolvant bien le savon, les parties qui en sont imprégnées; puis on procédera, à l'aide de brosses rudes, de la pierre ponce ou du bouchon de paille tressée, au savonnage général de toute la surface cutanée.

Sur les chevaux de race, dont la peau est fine et sensible, ce savonnage devra être opéré seulement avec la main, la brosse ou le bouchon; la pierre ponce ou le tuileau irriterait trop le tégument. Du reste, cette première opération devra être faite avec la plus grande attention; aucune des parties de la peau de la tête, du corps et des membres ne sera oubliée. La peau sera ensuite raclée légèrement ou rudement, selon l'indication, avec un couteau de bois.

L'eau de lessive ou la solution alcaline de cendre de bois peut, au besoin, remplacer le savon gras.

Un seul savonnage bien fait suffit ordinairement dans la gale récente, encore locale ou même déjà générale, pour nettoyer parfaitement la peau et la débarrasser d'une foule de croûtes épidermiques au-dessous desquelles vivent les sarcoptes. Pourtant, lorsque la peau est recouverte de croûtes épaisses et dures, ainsi qu'on le remarque dans les gales très-anciennes, un second et même un troisième nettoyage, faits à un jour d'intervalle, sont nécessaires. Ensuite, et dans le but de ramollir les croûtes, de faciliter le nettoyage et, plus tard, l'action des médicaments, on imprégnera les croûtes avec une couche d'huile, de graisse ou de glycérine. La graisse de cheval, par sa fluidité et la grande quantité d'élaïne qu'elle contient, est parfaite pour opérer cette imprégnation. Le lendemain, ou deux jours après, un nouveau savonnage bien fait suffira pour nettoyer la peau à fond.

Ces diverses opérations, préliminaires à l'action des remèdes, sont toujours nécessaires. Elles calment le prurit, et on ne peut s'imaginer combien de parasites et d'œufs sont écrasés et arrachés des sillons, combien de croûtes sont détachées de la peau pendant le savonnage et le grattage. Il suffit d'étaler en une couche mince l'eau savonneuse chargée de croûtes et d'impuretés sur une lame de verre et de la placer sous la lentille grossissante pour s'en assurer.

122. 3° *Remèdes.* — Depuis notre communication à l'Académie des sciences, en date du 4 février 1856, plusieurs remèdes ont été employés, soit par les vétérinaires de l'armée, soit aux hôpitaux de l'École d'Alfort, pour chercher à tuer le sarcopte du cheval et guérir la gale qu'il détermine. Nous avons nous-mêmes fait plusieurs tentatives pour atteindre ce but important.

1° *Acide chlorhydrique.* — La solution d'acide chlorhydrique, plus ou moins concentrée, selon les indications, avait été vantée comme ayant guéri beaucoup de chevaux galeux en Crimée. M. Gillet, vétérinaire principal attaché à l'armée, a essayé de ce moyen sur les chevaux psoreux revenus d'Orient et débarqués à Marseille; mais ce remède a échoué entre ses mains.

2° *Solution de Tessier.* — La solution de Tessier, qui guérit parfaitement la gale du mouton et la gale ordinaire du cheval, s'est montrée impuissante à guérir celle qui est due au *sarcoptes equi.*

3° *Mixtures goudronnées.* — Le mélange à parties égales ou inégales de goudron ou d'huile de cade et de savon noir ou savon mou; l'association à ces mixtures, et dans des proportions variables, de poudre de cantharides, de benzine, d'essence de térébenthine, de pommade mercurielle, d'acide arsénieux, de soufre, constituent autant de bonnes préparations contre la psore qui nous occupe. Employées chaudes, en frictions, à l'aide de la brosse, ou mieux d'un pinceau rude, elles s'attachent à la peau, pénètrent les croûtes, détruisent le prurit et, chose importante, tuent les sarcoptes et arrêtent l'incubation de leurs œufs. Au-dessous de la couche formée par l'application de ces préparations, une modification remarquable s'opère à la peau: la sécrétion épidermique, devenue anormale, abondante et désordonnée, reprend son état physiologique, et, lorsque les croûtes légères formées par le médicament modificateur s'enlèvent après un espace de dix à quinze jours, l'épaisseur, les plis, les rugosités de la peau ont disparu; les gerçures, les plaies commençant à devenir ulcéreuses sont cicatrisées; le tissu cutané se montre souple, propre, et les fonctions si importantes de sécrétion, d'exhalation et d'hématose dont il est chargé sont rétablies.

A côté de ces précieux avantages se trouvent cependant des inconvénients que nous devons signaler.

Toutes ces préparations salissent la peau, et, par les matières emplastiques qu'elles contiennent, elles s'attachent aux couvertures, aux harnais, les imprègnent et les rendent poisseux.

Elles ne peuvent être employées que partiellement sur une certaine étendue de la surface cutanée, un tiers, la moitié au plus. Imprégnant l'épiderme et formant avec lui une couche emplastique imperméable, si elles étaient appliquées sur une grande surface ou sur toute l'étendue de la peau, elles annuleraient la sanguification cutanée et détermineraient l'asphyxie.

4° *Sulfure de potasse.* — La solution concentrée de sulfure de potasse (125 à 150 grammes sur 500 grammes d'eau) avec addition de 15 à 20 grammes d'acide sulfurique, la solution au sulfure de chaux, conseillée dans le traitement de la psore de l'homme (page 170), agissent aussi avec efficacité. On peut les employer successivement, d'abord sur une moitié du corps, puis, trois ou quatre jours après, sur l'autre moitié. Les croûtes, l'épiderme devront être imbibés fortement de la solution; puis la peau sera vigoureusement frottée avec la brosse ou le bouchon, afin d'enlever les croûtes épidermiques, de tuer les acares, de détruire les œufs, d'en arrêter l'incubation, de modifier l'organe sécréteur de l'épiderme, et de rétablir la sécrétion normale.

Cette solution a, en outre, le très-grand avantage de calmer très-promptement le prurit.

5° *Préparations mercurielles.* — Nous n'avons essayé ni la pommade mercurielle, ni la pommade citrine contre la gale qui nous occupe. Ces préparations pourraient être assurément efficaces; mais elles auraient aussi l'inconvénient d'être chères et de déterminer parfois des accidents, lorsqu'elles sont employées sur de larges surfaces malades dont l'épiderme a été dénudé par des frottements.

6° *Essence de térébenthine.* — L'essence de térébenthine pure est, on le sait, un puissant acaricide. Les sarcoptes qu'elle touche et imprègne ne vivent ensuite que dix à quinze minutes au plus. Cette essence pénètre l'épiderme et, irritant momentanément la couche vasculo-papillaire sous-jacente, détermine la chute de l'épiderme ancien et en provoque la régénération. Durant l'action de cette substance, les acares logés dans les sillons ou sous les croûtes sont tués et l'incubation des œufs avorte. Une ou deux frictions rudes avec l'essence de térébenthine pure, pour les gros chevaux à peau dure, à épiderme épais, et avec parties égales d'essence de lavande pour les chevaux à peau fine, suffisent pour faire tomber les croûtes, régénérer l'épiderme et guérir la gale. Ces frictions doivent toujours être partielles, étendues, par exemple, au quart, au tiers ou à la moitié du corps dans les gales générales. Elles calment aussitôt le prurit et n'ont point l'inconvénient de salir la peau ni les harnais. Une ou deux frictions rudes, trois au plus, guérissent les gales les plus anciennes.

L'emploi de l'essence a cependant un inconvénient que nous devons signaler de nouveau ici, c'est qu'elle détermine à la peau, pendant la friction, une violente irritation qui se prolonge environ un quart d'heure après que celle-ci est terminée. Durant ce temps, les animaux se mordent, se frottent, frappent des pieds, se roulent et se livrent à des mouvements violents, désordonnés et quelquefois furieux. Cet inconvénient peut être grave surtout lorsque les chevaux habitent en commun la même écurie. Il est nécessaire alors de les sortir en main et de les promener, si le temps le permet.

Nous avons employé l'essence pure en frictions, ainsi que nous venons de le dire, sur six chevaux, qui ont été radicalement guéris de la psore après deux ou trois applications faites à cinq jours d'intervalle.

7° *Pommade d'Helmérich.* — La pommade d'Helmérich ou sulfuro-alcaline à la glycérine, qui réussit parfaitement pour combattre la gale de l'homme, du chien et du chat, gales qui, ainsi qu'on l'a vu, sont produites par des sarcoptes qui vivent sous l'épiderme en y creusant des galeries, guérit également bien la gale du cheval due au *sarcoptes equi.* M. Gillet, qui l'a employée en grand, sur près de trois cents chevaux ramenés de Crimée à Marseille, concurremment avec les mixtures goudronnées additionnées d'essence de térébenthine, de poudre de cantharides ou de pommade mercurielle, après avoir bien comparé, à tous les points de vue, les deux modes de traitement et leurs résultats, a fini par accorder la préférence à cette pommade, qui se prépare vite, s'emploie avec facilité, agit avec activité, salit peu la peau, les harnais, guérit promptement, et qui réunit à tous ces précieux avantages celui d'être peu chère (1).

(1) Le kilogramme de pommade d'Helmerich coûte de 2 à 3 fr.

Voici comment cette pommade doit être employée. Après un ou deux savonnages, selon l'état de la peau, une première friction énergique doit être opérée avec sept ou huit cents grammes de pommade. Cette friction devra être rude, faite avec la main et sur toute la surface de la peau, de manière qu'aucune des parties du tégument ne puisse échapper à son action. Après un laps de temps d'environ douze heures, on pratiquera une nouvelle friction en employant moins de pommade, soit une quantité de deux cent cinquante à trois cents grammes, à peu près, et enfin, douze heures encore après cette seconde friction, une troisième devra être exécutée avec environ deux cents grammes de pommade. En d'autres termes, ces trois frictions doivent être faites dans l'espace de vingt-quatre heures, c'est-à-dire, une le matin, une le soir du même jour, et la dernière le lendemain matin.

Le troisième jour après l'emploi de ces frictions, toute la surface de la peau devra être bien savonnée à l'aide du savon mou ou savon noir et d'une brosse rude. Ce savonnage sera répété le lendemain.

Le traitement dure en tout cinq ou six jours au plus, et la cure est terminée. C'est ainsi, nous assure M. Gillet dans une note qu'il a eu l'obligeance de nous remettre à son retour de Marseille, que trois cents chevaux de l'armée d'Orient, dont un grand nombre étaient galeux sur toute la surface cutanée, ont été guéris.

Nous devons ajouter ici que, dans le cas où les animaux éprouvent de nouveau, quelque temps après, du prurit, il faut s'empresser d'avoir recours à une nouvelle friction générale ou partielle, selon l'indication, afin de combattre aussitôt cette récidive du mal, qui ne tarderait pas à s'étendre par une nouvelle pullulation acarienne.

Nous avons vu aux hôpitaux de l'École d'Alfort un petit cheval cosaque venant de Crimée, qui, étant couvert de gale, a été traité sur diverses parties du corps avec différentes mixtures goudronnées fort actives, la solution concentrée de sulfure de potasse et la pommade d'Helmérich. Dans ce cas encore, l'avantage est resté à cette dernière.

La pommade que l'un de nous a conseillée, et qui jouit de toutes les propriétés de celle d'Helmérich sans en avoir les inconvénients, en ce sens que, la glycérine y remplaçant l'axonge, elle ne graisse ni les vêtements ni les harnais, cette pommade, modifiée dans la dose des essences, a pour formule :

Jaunes d'œufs	N° 3.
Essence de lavande	10 grammes.
— de citron	
— de menthe	
— de girofle	5
— de cannelle	
Gomme adragante	2
Soufre bien broyé	100
Glycérine	200

Mêlez intimement les essences avec les jaunes d'œufs, ajoutez la gomme adragante, développez le mucilage, puis versez par petites portions la glycérine et le soufre.

Cette pommade est très-efficace, très-pénétrante, et ne coûte pas plus cher que celle d'Helmérich préparée avec l'axonge.

§ II. — DE LA PSORE DU CHEVAL DUE AU DERMATODECTE.

123. La psore due au dermatodecte a été très-anciennement connue et se trouve décrite dans tous les auteurs. Elle est commune et affecte le cheval, l'âne et le mulet. Très-souvent sporadique, on la voit cependant en certaines années, et surtout sur les chevaux de troupes, se montrer enzootique et même épizootique. Nous rappellerons succinctement les caractères du parasite qui la produit, puis nous donnerons une description aussi complète que possible de la maladie elle-même. Nous nous efforcerons surtout de la distinguer des autres espèces de gale et des maladies déterminées par des parasites autres que les acariens.

Entomologie. — Lonting, il y a un siècle environ, a signalé un des premiers l'existence d'un acarien sur le cheval. La première figure qui en ait été donnée est celle que Saint-Didier et le professeur vétérinaire Gohier présentèrent à la société d'agriculture de Lyon, en 1813 [1], puis vinrent les dessins donnés par le naturaliste Bosc, en 1816 [2]; ceux faits par M. Raspail en 1833 et 1845 [3], par MM. Hertwig et Hering en 1835 [4]; par Gervais en 1841 [5], par Dujardin en 1843 [6], et enfin par M. Gerlach en 1857 [7].

Chacun de ces auteurs a dessiné au hasard l'acarien qui s'est présenté à son observation : les uns, la femelle propre à l'accouplement; les autres, la femelle propre à la ponte; d'autres enfin, le mâle, qu'ils n'ont pas toujours bien distingué de la femelle.

Nous ne ferons pas la critique facile de ces différentes figures, car il importe peu que les acares reproduits aient un article de plus ou de moins aux pattes, un ambulacre à toutes les pattes postérieures (Raspail). Le seul fait qu'il soit nécessaire de constater, c'est que l'acare du cheval était connu depuis longtemps. M. Got, dans sa thèse pour le doctorat, a décrit sommairement le dermatodecte mâle et la femelle d'après les dessins des auteurs cités, et d'après sa propre observation au microscope, mais sans soupçonner, comme nous l'avons dit, les diverses métamorphoses que subit la femelle, et sans entrer dans des détails sur l'organisation intérieure du parasite et de ses fonctions. M. Gerlach a donné dans son traité cinq figures du dermatodecte du cheval, ainsi qu'une description de ce parasite. Cette étude, faite d'ailleurs postérieurement à la nôtre, laissait encore beaucoup à désirer. Nous avons dans la première partie de ce traité,

[1] Gohier et Saint-Didier, *Mémoire sur la Médecine et la Chirurgie vétérinaires*, 1813, t. Ier; introduction, p. 9, et t. II, p. 52 et 219.

[2] Bosc, *Dictionnaire des sciences médicales*, 1816, art. *Gale* et *Acares*.

[3] Raspail, *Nouveau système de Chimie organique*, 1833, et *Traité sur la santé et la maladie*, 1845.

[4] Hering, *Nova acta medico-physica*, 1835, t. XVIII, 2e partie, pl. 53, fig. 1 et 2. —Gurlt et Hertwig, *Magasin des vétérinaires allemands*, 2e cahier, Berlin, 1835.

[5] Gervais, *Annuaire des sciences naturelles*, 2e série, 1841, t. XV, pl. 2, fig. 6.

[6] Dujardin, *Manuel de l'observateur au microscope*, pl. 16 et 17, et p. 147.

[7] Gerlach, *Traité sur la gale des animaux*, Berlin, 1857, fig. 23, 24, 25 et 26.

aux pages 58 et suivantes, longuement décrit l'organisation des dermatodectes, et nous ne pouvons nous étendre davantage ici sur ce sujet.

124. *Étiologie.* — C'est en vain, chaque fois qu'il s'agit de remonter aux causes diverses qui peuvent faire naître la psore des animaux, que nous cherchons à éluder cette question épineuse, savoir : Cette maladie peut-elle apparaître spontanément?... Nous ne le pouvons; surtout quand antérieurement un grand nombre d'auteurs ont tranché cette question par l'affirmative pour la gale ordinaire du cheval. Ainsi Chabert, Huzard, d'Arboval, Vatel et Delwart admettent dans leurs écrits, ainsi d'ailleurs qu'un bon nombre de praticiens, que la gale ordinaire du cheval peut naître spontanément; et tous sont d'accord pour en faire remonter la cause :

1° A l'usage longtemps continué d'aliments avariés, rouillés, moisis, poudreux ou recouverts de cryptogames;

2° A des travaux excessifs qui fatiguent et épuisent les chevaux;

3° Aux intempéries atmosphériques de l'automne, de l'hiver et du printemps;

4° Au séjour des animaux et surtout à leur entassement dans des écuries chaudes, humides, dans lesquelles on laisse s'accumuler le fumier;

5° A la malpropreté de la peau, causée par la poussière des fourrages, lorsque les râteliers sont placés trop obliquement au-dessus de la tête des animaux; à la négligence apportée à l'entretien et à la propreté de la peau, et particulièrement du sommet de la tête, de la crinière et de la queue;

6° Au repos prolongé des chevaux à l'écurie, et aux souffrances qu'ils éprouvent à la suite d'opérations graves auxquelles succèdent de longues suppurations;

7° A l'existence de maladies anciennes des viscères, notamment de l'inflammation chronique, soit du tube digestif, soit des organes de la respiration;

8° A l'âge, les chevaux vieux étant plus fréquemment psoreux que les jeunes et les adultes; à la conservation des organes génitaux, les chevaux entiers, et surtout les étalons, étant plus exposés à la gale *spontanée* que les chevaux hongres et les juments; au tempérament, à la race, les chevaux sanguins et de race noble résistant mieux à la maladie que ceux de race commune.

Toutes ces causes, que nous avons énumérées avec soin, parce qu'elles sont autant de prédispositions réelles à la contagion directe, suffisent-elles seules pour produire la gale?... Nous ne saurions le dire. Le développement spontané de la gale ne peut se concevoir sans la génération dite *spontanée* des parasites eux-mêmes, et, affirmer que la psore du cheval *peut naître spontanément*, serait trancher la question de physiologie la plus ardue dont puisse se préoccuper l'esprit humain. — A chaque pas nous nous heurtons contre cette difficulté, et à chaque instant aussi nous reconnaissons que d'immenses et coûteux travaux seraient nécessaires pour démontrer scientifiquement si la génération des acariens peut ou non être *primitive*, c'est-à-dire résulter du développement de germes en puissance de vie, mais inconnus, et sans la préexistence de parasites tout formés se reproduisant par accouplement.

Quand on traite de la psore des animaux qui vivent en troupeaux, on peut, jusqu'à un certain point, concevoir le développement de la maladie par la transmission des acares; mais quand il s'agit d'animaux domestiques qui, comme le cheval, deviennent souvent galeux dans un complet isolement, il faut avouer qu'il est fort embarrassant de se prononcer.

Nous traiterons d'ailleurs plus loin, lorsque nous ferons le résumé général de toutes nos recherches, cette question épineuse d'étiologie.

La part qu'on a faite aux influences générales dans la production de la gale du cheval a été si grande, que les auteurs ont admis une gale épizootique due, non à la propagation directe de la maladie d'individus malades à des individus sains, mais à des conditions dépendant de l'état des saisons, des climats, de l'air, des récoltes, etc. Ainsi des sortes d'épidémie de gale, frappant sur les solipèdes d'un département, d'une zone de la France, comme cela est arrivé en 1816 et 1817 dans la Côte-d'Or, et en 1837 dans les Hautes et les Basses-Pyrénées, ont été attribuées, non à l'extension toute naturelle de la maladie, alors que le mauvais état de santé des animaux les y prédisposait, mais à des causes générales, indépendantes en quelque sorte de la contagion directe. Il en a été de même de l'explication donnée à l'extension qu'a prise la psore sur des milliers de chevaux, en temps de guerre, pendant de longues et rudes campagnes, sous l'influence de fatigues excessives, de l'intempérie des saisons, d'une alimentation insuffisante, avariée, alors que, faute de temps et d'espace, les animaux vivaient dans une grande malpropreté, réunis en grand nombre en plein air, sous des tentes, dans des camps retranchés, ou dans les écuries, les casemates sombres, chaudes et humides des villes fortifiées et assiégées.

Mais, dans toutes ces circonstances, le développement rapide de la maladie sur un grand nombre de chevaux a donné le change, attendu qu'on ignorait l'influence de l'appauvrissement de la santé des animaux sur l'extension de la gale; et tout porte à croire qu'une observation plus scrupuleusement faite aurait révélé, dans toutes ces circonstances, la nature, non pas exceptionnelle, mais ordinaire de la maladie. Car nous ne pouvons voir dans cette gale, frappant sur toute une contrée ou sur toute une armée en campagne, que ce que l'on observe journellement sur les troupeaux de moutons que de mauvaises conditions hygiéniques ont prédisposés à recevoir puis à transmettre la contagion. — La prédisposition à la psore peut se développer dans tout un pays, si les fourrages de toute nature ont été récoltés dans de mauvaises conditions, s'il y a disette, si les animaux, quoi qu'on fasse, subissent les influences générales dues aux perturbations atmosphériques, aux climats, etc. etc. toutes causes qui portent atteinte à leur santé; car il suffira, dans ces cas, qu'un cheval galeux, et il y en a toujours plus ou moins, soit le point de départ de l'infection, pour que, de proche en proche, la maladie se transmette à tous les chevaux d'une localité, et surtout d'une armée.

En réservant la question du développement spontané de la gale, on peut très-bien concevoir comment, par le fait d'une prédisposition ainsi établie, la contagion peut s'étendre sur presque tous les chevaux d'une localité, et constituer une maladie à forme épizootique, attendu que la contagion directe du cheval galeux au cheval bien portant ne peut faire question.

Nous avons pris des acares de la gale ordinaire, nous les avons déposés sur la peau de trois chevaux dont la peau était saine, et nous avons provoqué le développement de la psore sur ces derniers.

Il nous paraît superflu de mentionner toutes les circonstances dans lesquelles la gale du cheval peut se transmettre; il est clair que tout objet qui aura servi au pansement du cheval psoreux, tout local qui l'aura abrité, et tout contact avec un sujet malade pourront être une cause de transmission de la maladie.

Il était important de rechercher si les animaux herbivores qui vivent souvent sous le même toit que le cheval pouvaient lui transmettre leur gale. Nous avons fait quelques expériences dans le but d'éclairer cette question.

Nous avons déposé un grand nombre de dermatodectes du *mouton* sur deux séries de chevaux; la première série comprenant des chevaux vigoureux et bien portants; la seconde, des chevaux vieux, épuisés et dans des conditions essentiellement propres à la pullulation des parasites. Dans l'un et l'autre cas nos tentatives ont été infructueuses, la contagion a avorté.

Ce résultat négatif nous a surpris, car le sarcopte du mouton est, en quelque sorte, le prototype du dermatodecte du cheval, et tout portait à croire *a priori* que la contagion s'opérerait.

Gohier aurait cherché, en 1815, à transmettre la gale du bœuf à des chevaux et à des ânes, sans plus de résultat que nous n'en avons obtenu en essayant d'opérer la transmission du mouton au cheval. Nous aurions voulu répéter les expériences de Gohier, mais cela nous a été impossible, attendu que la gale est difficile à rencontrer, en France, sur les bêtes bovines.

Nous aurions aussi désiré constater si la gale de l'âne, du mulet peut, comme tout porte à le croire, se transmettre au cheval; mais les occasions d'observer ces maladies nous ont manqué : nous restons donc dans le doute à cet égard.

Conclurons-nous, de ce que les acares du mouton ont été impunément transmis à des chevaux, que la gale des bêtes à laine ne saurait en aucun cas se communiquer au cheval, et qu'il en sera de même de la contagion de la gale des autres animaux herbivores?... Non, certes.

L'identité presque absolue des acares ne permet pas d'être si explicite. Nous en déduirons seulement que la gale du mouton ne paraît pas se transmettre facilement au cheval; mais, préférant pécher par excès de prudence, nous conseillerons de séparer les moutons atteints de la gale des chevaux sains qui pourraient venir dans la même habitation; car nous ne connaissons pas encore toutes les conditions qui favorisent la contagion ou qui s'y opposent, et rien ne nous garantit qu'il ne puisse pas arriver telle circonstance où la gale du mouton pourrait réellement se transmettre au cheval.

125. *Symptômes.* — La gale ordinaire du cheval, déterminée par les dermatodectes, peut apparaître sur toutes les parties du corps et des régions supérieures des membres; mais elle affecte plus particulièrement le bord supérieur de l'encolure ou la crinière, le garrot et la queue. Quel que soit le point où elle se montre, elle s'étend lentement aux diverses régions du corps et des membres; avec le temps, elle envahit la plus grande partie de la surface cutanée, et quelquefois même le tégument tout entier.

Dans cette invasion successive, la gale du cheval présente des caractères qui lui sont propres et qu'il importe de faire connaître.

La gale *ordinaire, commune,* la gale due au dermatodecte, débute le plus souvent par le bord supérieur de l'encolure ou la crinière. Le premier signe qui révèle son existence est la démangeaison qui tourmente l'animal, et le force à se gratter en se frottant contre les corps environnants. Ces frottements réitérés mélangent les crins, les ébouriffent et appellent l'attention de l'observateur; celui-ci, dans le but de découvrir la cause de ce prurit, écarte les crins et aperçoit, dans une étendue plus ou moins limitée, quelques croûtes, de la rougeur, et, au milieu de ce pêle-mêle, de petits parasites animés d'un certain mouvement : ce sont les dermatodectes. Il va sans dire que cette observation, pour être complète, réclame de bons yeux, une grande attention, et quelques connaissances préalables de la maladie.

Le cheval soumis à cet examen et que l'on gratte avec l'ongle aux endroits affectés ressent un certain plaisir, qu'il témoigne par l'allongement de son cou, les mouvements de sa tête et de ses lèvres. Très-souvent aussi il mordille les fuseaux du râtelier, le bord de la mangeoire ou les corps qui se trouvent à sa portée.

La gale ainsi constituée ne tarde pas à faire des progrès : les dermatodectes, en se multipliant, se répandent dans l'épaisseur de la crinière, l'envahissent dans toutes les directions, mais le plus souvent d'arrière en avant. Les chevaux se grattent alors avec ardeur contre les mangeoires, les stalles, les murs, les poteaux, et souvent se mordillent entre eux à l'encolure et au garrot : leurs crins se mêlent, s'entrelacent, se feutrent et commencent à s'arracher avec facilité. La peau, sous l'effet de cette irritation répétée, s'enflamme, s'épaissit et sécrète un liquide séro-purulent qui, par sa dessiccation, forme des croûtes d'un blanc jaunâtre, très-adhérentes à la base des crins.

En même temps que la peau s'épaissit, elle se ride et forme bientôt une succession de plis plus ou moins volumineux. Dans le fond de chacun de ces plis on découvre, quand on les écarte, une humeur séreuse jaunâtre, dont les parasites paraissent se nourrir, car ils semblent attirés vers le fond de ces duplicatures.

Si l'on recueille de ces croûtes et si on les déchire avec précaution sur une lame de papier ou de verre, exposée à une douce chaleur, on voit des parasites sortir de ces débris pathologiques, courir avec vitesse, et, pour peu qu'on y mette de l'attention, on distingue les mâles des femelles, et ceux mêmes qui sont accouplés. La loupe ou le microscope lèverait d'ailleurs tous les doutes, s'il y avait la moindre hésitation.

Le nombre des parasites est d'ailleurs subordonné à la durée de la maladie, à la profondeur des plis de l'encolure, à l'abondance de la sécrétion morbide, à l'âge, à la débilité de l'animal, au défaut de soin, etc. etc.

C'est à cette maladie de l'encolure qu'on a donné le nom impropre de *rouvieux*.

Du bord supérieur de l'encolure, la gale se propage en avant, gagne le sommet de la tête ou le toupet, la base des oreilles, le front, les salières, les paupières, le chanfrein et même les joues. En arrière, elle s'étend sur les parties supérieures et latérales du garrot, des épaules, et gagne plus tard le dos et les reins.

Chez les chevaux jeunes et d'une santé passable, la gale peut, pendant longtemps, rester bornée à la crinière; mais sur les animaux vieux, faibles, mal nourris, excédés de fatigues, elle envahit presque toujours les régions voisines que nous venons d'indiquer.

Sur certains chevaux, la gale se montre dès le début à la queue, et c'est toujours à sa face supérieure qu'elle apparaît. — Son existence est annoncée par le besoin irrésistible que montre le cheval de se frotter la queue contre une stalle, un poteau, un arbre, etc. et avec une telle ardeur qu'il mêle, ébouriffe et use les crins qui la garnissent. Si on le gratte à cet endroit, il redresse la queue, la porte de côté, baisse les oreilles, et fait agir ses lèvres en signe de satisfaction.

Si l'on écarte les crins, on remarque, comme à l'encolure, que la peau est rouge, recouverte de croûtes d'un blanc jaunâtre, souvent dures et adhérentes. A une époque plus avancée de la maladie, les crins s'arrachent avec facilité, tombent pendant les frottements et repoussent minces et courts. — Il va sans dire qu'on trouve au milieu des croûtes des dermatodectes à tous les degrés de développement, depuis l'état embryonnaire dans l'œuf jusqu'à l'état de parasite complet.

De la base de la queue, la gale s'étend, en bas, sur le milieu et sur les parties latérales de cet appendice, et descend même jusqu'à sa pointe; en haut, elle envahit souvent les parties postérieures de la croupe, par une espèce de reptation due à la multiplication et au déplacement des animalcules, qui abandonnent une surface galeuse pour en attaquer une autre saine plus ou moins éloignée. Parfois les parasites se disséminent sur les flancs et sur les membres postérieurs.

La gale peut apparaître primitivement ailleurs qu'à la crinière et à la queue; mais ces cas sont assez rares. — Tous les parasites, suivant l'espèce animale à laquelle ils appartiennent, se fixent ainsi sur des régions préférées, sans qu'on puisse savoir pourquoi. C'est ainsi que le sarcopte préfère, chez le chien, le chat et le lion, la tête et surtout le pourtour des yeux, du nez, etc. et chez le mouton, la tête exclusivement. — Quoi qu'il en soit, les dermatodectes des solipèdes aiment mieux la peau du cou, la base de la queue, bien que ces parties soient recouvertes d'une peau particulièrement dure.

Peut-être est-ce parce que ces régions sont fournies de crins abondants, qui offrent aux parasites un abri et une température plus chaude?

Quelquefois, mais exceptionnellement, la psore apparaît d'emblée sur les épaules, les parties latérales et supérieures des côtes; puis à la partie supérieure des membres. Elle est très-rare sous le ventre, aux aisselles, à la face interne et supérieure des cuisses, autour de l'anus, au périnée, aux oreilles, aux organes génitaux, sur les mamelles, etc. Ces lieux d'élection, où la gale *ordinaire*, la gale due aux dermatodectes, apparaît le plus communément, ont leur importance, attendu que le développement de la psore produite par le sarcopte qui trace des sillons se fait de préférence sur d'autres régions.

La propagation de la gale sur le tégument s'opère d'ailleurs, chez le cheval, comme chez le mouton, par la multiplication et le déplacement des parasites; et, comme l'irritation qu'ils déterminent n'est jamais *suivie d'éruption consécutive ou secondaire*, ainsi qu'on l'observe dans la gale de l'homme, du chien ou du chat, il en résulte que l'envahissement de la gale ordinaire sur une grande étendue de la peau se produit ou avec rapidité ou avec lenteur, suivant les soins donnés à la peau, suivant l'alimentation bonne ou mauvaise, suivant l'âge et l'état d'épuisement de l'animal affecté. Il suit de là aussi que la marche de la maladie est très-variable, qu'elle présente des temps d'arrêt pendant la belle saison, lorsque l'alimentation est suffisante et substantielle, tandis qu'elle s'aggrave, au contraire, durant l'hiver, alors que l'animal est soumis aux causes qui appauvrissent son sang et débilitent l'organisme.

Quoi qu'il en soit des modifications imprimées à la marche de la psore par ces influences diverses, dont les auteurs qui nous ont précédés n'ont pas tenu un compte suffisant, l'envahissement de la psore s'opère toujours par une sorte de reptation, ou d'extension successive du mal, due aux attaques incessantes des dermatodectes sur les parties de la peau encore saines.

Lorsque la gale s'étend des parties malades aux parties saines, elle donne aux surfaces envahies la forme de plaques plus ou moins dépilées, tantôt arrondies, comme tonsurées; d'autres fois, et ces cas sont les plus ordinaires, les bords en sont irréguliers, découpés et comme festonnés. Ces plaques psoriques s'élargissent au fur et à mesure que les parasites se multiplient, explorent et attaquent des régions encore intactes.

Indépendamment de ce mode d'envahissement, la gale du cheval affecte une autre marche qui se rattache aussi aux habitudes des dermatodectes.

Quand plusieurs d'entre eux émigrent en s'éloignant des surfaces malades pour se fixer à une certaine distance, leurs attaques constituent un nouveau centre de la maladie, offrant toujours le même aspect. Une nouvelle colonie d'animalcules devient bientôt à son tour le point de départ d'autres invasions, qui se succèdent d'autant plus rapidement que la santé de l'animal est plus altérée.

Avec le temps, les régions cutanées envahies par de nouvelles colonies de parasites jusque-là séparées se confondent, et c'est alors qu'un cinquième, un quart, un tiers, et quelquefois la plus grande partie de la surface cutanée se trouve successivement couverte de croûtes et d'animacules.

Dans les psores dites épizootiques, qui règnent sur les chevaux des armées en temps de guerre, Huzard a vu ces animaux tellement couverts de gale, et l'alopécie être si générale, qu'il n'était plus possible de signaler la couleur de la robe de l'animal[1].

Quand la psore s'est à ce point généralisée sur le tégument, il est dur, épais, ridé, quoique non douloureux, et recouvert de larges croûtes écailleuses qui tantôt s'enlèvent avec facilité, et tantôt restent adhérentes au corps villo-papillaire sous-jacent.

Il existe parfois sur les régions irritées par le frottement des plaies à fond blanchâtre, à bords renversés ou découpés, sécrétant une sanie purulente.

Pendant les beaux jours, des mouches carnassières, entre autres la *mouche dorée* (musca cæsar), la *mouche bleue* (musca vomitoria), la *mouche vivipare* (musca carnaria) viennent déposer des œufs et des larves, vulgairement nommées *asticots*, qui, déchirant le fond des plis avec les crochets écailleux dont leur bouche est armée, s'enfoncent dans l'épaisseur de la peau et même dans le tissu cellulaire sous-jacent, et donnent lieu à des plaies profondes qui, dans certains cas, occasionnent consécutivement des clapiers où le pus, en séjournant, cause plus tard, quand cela se produit à l'encolure, des caries du ligament cervical très-difficiles à guérir.

Beaucoup d'auteurs ont parlé de gales rentrées, répercutées,

[1] Chabert, *Traité sur la gale et les dartres*, 5e édition, p. 5. Note de J. B. Huzard.

déterminant la mort ou donnant naissance à des maladies consécutives, telles que la morve, le farcin, des affections de poitrine, etc. etc. On a beaucoup exagéré ces diverses terminaisons fatales de la gale. Néanmoins, lorsque la psore date de six mois, une année et plus, sur des chevaux maigres, affaiblis et âgés, qu'elle s'accompagne depuis longtemps de sécrétions morbides, abondantes, et qu'elle est devenue en quelque sorte un émonctoire cutané ou, ce que certains auteurs ont nommé avec fondement, une gale *constitutionnelle*, elle peut être suivie d'accidents consécutifs graves, tels que la morve, le farcin; lorsque surtout on a employé un traitement général répercussif, sans avoir préalablement pris les précautions nécessaires dans le but d'éviter ces complications redoutables.

La psore des solipèdes existe quelquefois et concurremment avec diverses maladies externes et internes, qui peuvent exercer sur sa marche une influence plus ou moins sensible; les plus ordinaires sont les suivantes.

126. A. *Maladies vermineuses intestinales.* — La psore qui se développe chez les chevaux, surtout quand ils sont jeunes, élevés dans des lieux humides et boisés, nourris par conséquent de fourrages de médiocre qualité, les prédispose aux vers intestinaux. On trouve dans ces conditions l'*ascaride lombricoïde*, dans l'intestin grêle; le *sclerostome majeur* et l'*oxiure courbé*, dans le gros intestin. On dirait que, dans ce cas, l'économie entière est prédisposée aux affections vermineuses, et que les germes ingérés avec les aliments ou les boissons trouvent sur la muqueuse digestive un terrain aussi favorable à leur génération que peut l'être, pour les parasites acariens, le tégument extérieur. — L'appétit excessif, le désir de frotter leurs lèvres contre les auges, les râteliers, les murs, l'agitation comme convulsive de la queue, la tendance à manger de la terre, du plâtre, à lécher les murs, des coliques passagères, avec flatuosités, et suivies de diarrhée intermittente, enfin l'expulsion de vers avec les matières excrémentitielles, tels sont en général les symptômes qui annoncent l'existence d'hel-

minthes intestinaux.—Cette complication a sa gravité, en ce sens qu'elle concourt, ainsi que l'affection psorique, à affaiblir le sujet, à le rendre anémique, à amener son amaigrissement et sa mort.

127. B. *Eaux aux jambes.* — On sait qu'on désigne sous ce nom, en médecine vétérinaire, une affection cutanée des régions inférieures des membres, dont la nature est peu connue, mais qui est spécialement caractérisée par une sécrétion séro-purulente abondante, et d'une grande fétidité. Lorsque cette maladie existe en même temps que la gale, et que l'on cherche à guérir l'une d'elles, il est assez ordinaire de voir l'affection non traitée augmenter de gravité; de là l'indication de mener de front la cure de ces deux maladies.

Beaucoup d'auteurs, et notamment Chabert[1], Huzard[2], Vatel[3], ont dit que la gale ancienne pouvait être compliquée de phlegmasies intérieures, telles que la pneumonie, la bronchite, la pleurésie, etc. Nous ne contestons pas que ces maladies coexistent souvent avec la gale, mais il n'y a aucune relation de causes à effets entre elles; ce sont des complications accidentelles dont il faut, certes, tenir compte dans le traitement, mais sans s'exagérer leur importance.

Nous ne donnerons pas, comme l'ont fait certains auteurs, une description particulière de la psore *épizootique*, attendu que cette dernière ne diffère de la gale sporadique ordinaire que par la rapidité avec laquelle les dermatodectes pullulent et envahissent une grande étendue de la surface cutanée. — La prédisposition des sujets à la génération des parasites et à l'aggravation de tous les symptômes explique la marche rapide de la maladie; nous ne pouvons donc la considérer comme différente de la psore ordinaire.

128. *Diagnostic.* — La psore ordinaire du cheval, nous enten-

[1] Chabert, *Traité sur la gale*, 5e édit. p. 13.
[2] Huzard, *Nosographie vétérinaire*, 1820, p. 106.
[3] Vatel, *Éléments de pathologie vétérinaire*, 1828, t. I, p. 113.

dons la psore due à la présence du dermatodecte, pourrait être confondue avec celle qui est produite par le sarcopte, avec la *phthyriase* et les *herpès*.

Nous avons déjà exposé les symptômes propres à la psore qui nous occupe, et ceux de la maladie due, soit au *sarcopte* commun, soit au *sarcopte mutans* ou des gallinacés. Nous n'établirons ici le diagnostic différentiel qu'entre la gale que nous venons de décrire, la phthyriase et les herpès.

129. A. *Phthyriase.* — Cette maladie est causée par deux espèces de parasites, vulgairement connus sous le nom de *poux* : l'un est le trichodecte du cheval, *trichodectes equi*, et l'autre, l'hematopine du cheval et de l'âne, *hematopinus equi et asini*. Ces deux parasites ne peuvent être confondus avec ceux de la gale, en raison de leur volume, relativement très-considérable, de leur forme, de leur nombre et des régions sur lesquelles ils vivent habituellement. — On les rencontre sur le garrot, sur les parois de la poitrine et plus rarement aux membres. Il suffit de redresser les poils pour les découvrir et constater que les palpes puissants et acérés du trichodecte, et les mandibules robustes et prolongées de l'hematopine ont irrité la peau, et provoqué la sécrétion d'une lymphe séro-albumineuse dont ces parasites se nourrissent.

Leurs attaques réitérées, quand ils sont nombreux, causent au cheval un prurit analogue à celui qui est produit par le dermatodecte, et le forcent à se gratter et à se mordiller. Les poils, chez certains chevaux, tombent, et après leur chute se montrent des plaques dénudées, rarement recouvertes de croûtes.

La présence des trichodectes, presque toujours attachés aux poils qu'ils tiennent dans leurs mandibules disposées en forme de pinces à crochets; celle des hematopines, toujours fixés à la base des poils à l'aide des gros ongles crochus qui terminent leur première paire de pattes; enfin l'absence des parasites acariens, permettront toujours de reconnaître à quelle maladie on a affaire.

Il n'est d'ailleurs pas rare de rencontrer ensemble la phthyriase et la gale due, soit au sarcopte, soit au dermatodecte; car la diathèse qui provoque la pullulation des acares est essentiellement favorable à celle des *pediculi*.

La gale ordinaire peut encore être confondue avec la phthyriase que M. Demilly a fait connaître, en 1850, dans le Compte rendu des travaux de la société de la Marne, et que M. Bouley a décrite et désignée sous le nom de *phthyriase due aux oiseaux de basse-cour*. Cette maladie ayant quelque ressemblance avec la gale du cheval produite par le sarcopte, nous en avons établi le diagnostic différentiel en traitant de cette maladie.

La gale ordinaire devra aussi être distinguée de l'*éruption vésiculeuse due aux fourrages artificiels* nouvellement récoltés, et particulièrement à la luzerne, au trèfle et au sainfoin.

Cette dernière maladie apparaît vers les mois de juillet, août et septembre, très-rarement à d'autres époques de l'année; elle se montre particulièrement à la tête, à l'encolure, sur les épaules, et rarement aux membres. Elle est caractérisée par l'apparition de petites vésicules séreuses, rapprochées les unes des autres, que l'animal écorche en se grattant; car le prurit est vif. Une nouvelle éruption succède souvent à la première, dans son voisinage; la peau enflammée s'épaissit, se plisse, se dépile dans beaucoup de points et se recouvre de croûtes plus épaisses, sous lesquelles *on ne découvre pas de parasites acariens*.

Cette maladie est généralement simple et d'une guérison facile.

130. *Pronostic.* — Le pronostic de cette gale du cheval n'est jamais grave, lorsqu'elle est récente et affecte des sujets jeunes et de bonne constitution; il ne devient sérieux que dans les cas où elle est ancienne, et lorsqu'elle se développe sur des animaux mal nourris, âgés et débiles, surtout si elle s'accompagne de sécrétions morbides abondantes, qui ne peuvent être taries chez certains sujets sans les exposer à des maladies consécutives fort graves, telles que la morve, le farcin, etc.

La complication de la gale avec les *eaux aux jambes* est sérieuse, lorsque l'une et l'autre maladie date de loin, et qu'une sorte de solidarité pathologique s'est établie entre elles.

Quant à la gale épizootique, que Huzard considère comme une affection bénigne et facile à guérir par un changement de nourriture et une diminution dans les fatigues, son pronostic est subordonné aux conditions générales dans lesquelles se trouvent les chevaux. Il est grave quand la maladie frappe les chevaux de cavalerie épuisés de fatigues et nourris insuffisamment, car, dans ce cas, c'est par centaines qu'ils succombent; il peut être moins défavorable, au contraire, quand cette maladie s'est étendue sur une contrée dont les fourrages sont *momentanément* avariés. On conçoit que, dans ce cas, suivant l'opinion de Huzard, elle guérisse spontanément avec des soins hygiéniques différents et une nourriture abondante et de bonne qualité.

131. § 6. *Lésions morbides.* — Volpy, J. B. Huzard, d'Arboval, Vatel, Delwart, H. Bouley ont exposé avec plus ou moins d'exactitude les altérations pathologiques de cette psore, mais sans insister suffisamment sur le siége spécial de ces altérations dans les divers tissus qui composent la peau, et sur les lésions des organes internes. Chabert seul, dans son Traité sur la gale et les dartres, fait connaître les altérations qu'il aurait observées dans les viscères.

132. A. *Lésions externes, peau.*—Lorsque les dermatodectes, à l'aide de leurs mandibules longues, acérées et dentées, ont ponctionné l'épiderme et attaqué la couche villo-papillaire, il se produit localement un travail fluxionnaire qui a pour résultat le soulèvement de l'épiderme, la sécrétion d'une sérosité morbide qui, en se concrétant, forme une croûte jaunâtre. Au-dessous de l'épiderme, le corps papillaire est rougeâtre, injecté, enflammé; les papilles sont elles-mêmes gonflées, turgescentes, hypertrophiées. Au-dessous de cette première altération, le derme de la peau apparaît infiltré par la sérosité, ainsi que les glandules sébacées et les follicules pileux. — Le tissu cellulaire sous-cutané ne participe à ces altérations que quand l'animal s'est écorché la

peau en se frottant trop vigoureusement. — La peau, à cette première période de la maladie, offre tous les degrés d'une phlegmasie cutanée, ou cutite, qui s'étend à toutes ses parties profondes ou constituantes.

Ces lésions sont peu graves ; et si les parasites abandonnent les régions malades, ou si le traitement s'opère en temps opportun, la peau revient à l'état normal, les poils repoussent promptement, et toute trace de la maladie disparaît. — A ces premières altérations en succèdent d'autres non moins importantes à signaler.

Lorsque la psore est plus ancienne, toutes les parties formant l'enveloppe cutanée participent au travail morbide. La peau acquiert parfois le double de son épaisseur, elle est dépilée, dépouillée de sa couche épidermique ; sa surface villo-papillaire est érodée, parfois même entièrement détruite, et le tout est recouvert de croûtes plus ou moins épaisses. Une coupe verticale faite dans l'épaisseur de la peau montre que les bulbes des poils, les glandules sébacées et les aréoles du derme sont entourés et envahis par une induration blanchâtre due à l'accumulation du fluide morbide épanché dans les tissus, et c'est à cette induration que la peau doit l'augmentation de son épaisseur. Une lamelle de la peau enlevée avec un rasoir et portée au microscope permet de constater toutes ces altérations avec la plus grande évidence.

Lorsque la gale est très-ancienne, de véritables plaies ulcéreuses entament la peau dans une plus ou moins grande profondeur. Elles sont à bord rouge, déchiqueté, à fond blanchâtre, garni de bourgeons celluło-vasculaires rares et peu élevés. Plusieurs de ces ulcères laissent, en se cicatrisant, un tissu rayonné, blanchâtre et dur. Des poils blancs recouvrent souvent ces cicatrices.

Indépendamment des lésions notées au chapitre des symptômes, l'encolure en offre à l'autopsie d'autres encore d'une nature remarquable. — Si on divise les gros plis formés par la peau, on pénètre dans des poches de grandeur variable, qui contiennent de la matière purulente. Ces foyers peuvent avoir un volume égal à celui d'un grain de millet, d'une noisette; parfois même d'un œuf; ils forment autant d'abcès ou de kystes pourvus d'une membrane intérieure, lisse, simple ou multiloculaire. A côté de ces abcès se rencontrent de petits corps arrondis, blanchâtres, de la grosseur d'un grain de millet et disséminés dans le derme, près de l'origine des follicules pileux.

Lésions sous-cutanées. — Nous n'avons jamais remarqué, même dans les gales les plus anciennes, aucune infiltration dans le tissu sous-cutané, si ce n'est dans les régions que les animaux ont violemment frottées. La peau des solipèdes est garnie, à sa face interne, d'un muscle peaussier très-épais qui y adhère fortement, et c'est sans doute à la présence de cette forte doublure qu'il faut attribuer l'isolement du mal et sa limitation à la peau.

Les ganglions lymphatiques chez les chevaux galeux, comme chez les autres animaux, sont engorgés, marquetés de taches et de zones rougeâtres dans les régions que nous avons déjà mentionnées en traitant de la gale due au sarcopte.

133. B. *Lésions internes.* — Chabert, avons-nous dit, est le seul auteur qui ait parlé des lésions intérieures de la psore du cheval.

« Les désordres que la gale porte dans les viscères des animaux, dit Chabert, sont des infiltrations, des épanchements, des flétrissures, des congestions, des engorgements, et plus particulièrement des inflammations et des indurations dans les viscères sanguins. Les poumons sont ceux des organes internes qui éprouvent le plus gravement les effets de cette maladie. On les a vus couverts de pustules semblables à celles qui caractérisent la gale à l'extérieur, et les bronches ont été trouvées farcies de matière jaunâtre et concrète. Le foie a été vu squirrheux, décomposé, également couvert de pustules, et la rate quelquefois doublée dans son volume. »

Nous avons fait, avec le plus grand soin, trente-deux autopsies de chevaux galeux. Neuf de ces animaux avaient la peau de la tête, du corps et des membres presque entièrement recouverte de gale; les ganglions lymphatiques avaient le double de leur grosseur normale; mais nous n'avons jamais rencontré aucune des lésions signalées par Chabert. — Il n'est pas rare, il est vrai, de voir chez certains vieux chevaux galeux diverses lésions intérieures, telles que des épanchements séreux dans les plèvres, le péricarde, le péritoine, des tubercules crétacés dans les poumons; mais nous n'avons jamais considéré ces lésions comme dépendantes de la gale, attendu qu'elles sont communes chez les vieux chevaux, comme l'un de nous a eu de fréquentes occasions de le constater sur les animaux sacrifiés aux exercices de médecine opératoire qu'il dirigea à l'école d'Alfort.

Quant aux pustules, *semblables à celles de la gale*, que Chabert dit avoir remarquées sur la *surface des poumons, du foie, et dont ces viscères étaient couverts,* nous pouvons affirmer que cet auteur, très-recommandable d'ailleurs, s'est complétement trompé.

Nous avons fait remarquer que la gale pouvait se compliquer, dans quelques cas, de la morve et du farcin; ces maladies, quand elles se présentent, offrent les altérations qui leur sont propres, et nous ne devons pas les mentionner ici.

134. § 7. *Traitement.*—La psore ordinaire du cheval due au dermatodecte doit être combattue, comme celle qui est due au sarcopte, par des soins hygiéniques et à l'aide de topiques.

A. *Moyens hygiéniques.* — Il ne faut jamais perdre de vue que la cause occasionnelle de la psore générale réside dans une altération de la santé des animaux, et qu'on réussirait difficilement à la guérir, si l'on ne modifiait les qualités du sang et des humeurs par un ensemble de moyens généraux appropriés.

La première condition à remplir sera donc de diminuer la somme de travail exigée des animaux malades, et de les nourrir confortablement. Au printemps, pendant toute la belle saison, on conduira les chevaux aux herbages, ou bien on leur donnera des fourrages verts à l'écurie.

On se préoccupera en même temps du local qui abrite l'animal; s'il est sombre, humide, chaud, enfin un mot malsain, on pratiquera des ouvertures de façon à permettre l'entrée facile de l'air et de la lumière.

D'autre part, les colliers, les selles, tous les harnais seront lavés, savonnés et, au besoin, purifiés avec la benzine commune. On soumettra à la même purification les râteliers, les auges; on enlèvera les fumiers; on changera la litière; en un mot, on nettoiera avec soin tous les objets et tous les lieux qui pourraient recéler des parasites.

Toutes ces précautions prises, on soumettra l'animal au traitement antipsorique, qui comprendra deux opérations principales : 1° préparation ou nettoyage de la peau; 2° application des topiques acaricides.

Pour peu que la gale se soit étendue en surface, il faut tondre l'animal; on acquiert ainsi une idée plus juste de l'importance de la maladie, et l'on peut avec plus de facilité appliquer le topique aux régions plus particulièrement affectées. Lorsque la psore est à son début, et qu'elle est encore limitée, on se borne à tondre les parties envahies par les parasites. On agit ainsi surtout quand on traite des chevaux fins, de race distinguée, ou quand le traitement a lieu après la mue du printemps.

La crinière et la queue exigent une tonte particulière. Les crins de la crinière ne seront jamais *entièrement coupés;* on enlèvera seulement, à l'aide de ciseaux courbes, ceux qui occupent le fond des plis du cou, et l'on respectera ceux du sommet. Les poils de chaque côté de la crinière et sur les deux faces supérieures de l'encolure seront ensuite coupés, jusqu'au delà des plis qui descendent de cette région; chaque pli sera gratté avec la partie plate des ciseaux, afin d'en détacher les croûtes ainsi que les dermatodectes, qui s'y trouvent en grand nombre.

Pour la tonte des crins de la queue, on fera, transversalement à la longueur caudale, des sillons ou espèces d'allées de la largeur d'un centimètre; ces sillons devront passer sur les endroits les plus gravement malades : ils permettront à l'air de circuler plus facilement entre les crins, de dessécher les croûtes, et rendront plus faciles le nettoyage des parties malades et l'application des médicaments spéciaux.

La tonte doit toujours être faite hors de l'écurie, afin d'éviter la chute des croûtes et des acares sur le sol et la litière.

Cette opération préliminaire terminée, on brossera ou bouchonnera l'animal avec soin, afin d'enlever les croûtes et tous les débris pathologiques qui couvrent la peau. Quelques praticiens emploient, dans le même but, une spatule, une pierre ponce, un tuileau; nous n'y voyons pas d'inconvénient, à la condition toutefois de ne pas pousser la friction jusqu'à irriter trop violemment la peau.

Le grattage exécuté, on doit passer au nettoyage avec l'eau de savon. Pour faciliter cette opération, on conduit en été les chevaux auprès d'un cours d'eau, on leur frictionne la peau à l'aide du savon noir ou mou, on laisse le tégument ainsi enduit de savon pendant une heure, afin que les dermatodectes et leurs œufs s'en imprègnent, puis on savonne et on lave la peau à grande eau.

Le cheval est ensuite essuyé avec soin, bien couvert, et vingt-quatre heure après, on procède au traitement acaricide. En hiver, il est prudent de faire usage d'eau chaude; car les chevaux psoreux sont plus impressionnables, et réagissent moins contre toutes les causes de maladies. Si même on redoutait le refroidissement causé par l'eau appliquée sur une large surface, on raclerait le savon avec une sorte de couteau en bois, et l'on opérerait le nettoyage avec une éponge seulement imbibée d'eau.

Il est d'ailleurs entendu qu'on subordonnera la généralisation du traitement à la gravité du mal, et que les surfaces isolées, surtout si l'animal est jeune et vigoureux, subiront seules la succession de ce traitement préparatoire. On a même quelquefois vu, dans ce cas, les lotions savonneuses amener une guérison complète, surtout lorsque le régime de l'animal concourait pour une large part à entraver la génération des parasites.

135. B. *Traitement spécial.* — *A. Remèdes externes.* — On a vanté un grand nombre de formules qui toutes, au dire des auteurs

qui les ont publiées, sont plus efficaces les unes que les autres. Nous nous garderons de mentionner tous ces traitements. Nous ne ferons connaître que ceux dont l'usage peut être dangereux, et ceux dont l'efficacité a été reconnue.

136. 1° *Remèdes dont l'emploi peut être nuisible et quelquefois mortel.*

L'acide arsénieux étant un puissant parasiticide, les vétérinaires ont employé ce violent poison contre la gale du cheval. Des essais ont été faits avec cet acide mêlé à d'autres agents médicamenteux, qui n'ont ni diminué ni empêché l'absorption, tels sont le tabac, le soufre et le sulfate de cuivre.

Ces tentatives ont été suivies d'empoisonnements graves et même mortels, ainsi que Thorel[1], Gohier[2], Drouard et Leclerc[3] en ont rapporté des exemples.

La *pommade mercurielle pure* tue rapidement les dermatodectes et tous les parasites en général. C'est un agent qu'on fait entrer dans beaucoup de topiques antipsoriques, et entre autres dans l'onguent de Lebas : il est utile et sans danger quand des mains expérimentées en font usage; mais, employé à trop fortes doses, il peut être cause d'empoisonnement, surtout lorsque les chevaux le lèchent. Chabert[4] et Godine[5] ont constaté de semblables accidents. Les topiques au mercure ne devront donc être employés qu'avec de grands ménagements.

Le *goudron*, l'*huile de cade*, l'*huile empyreumatique simple* ou *rectifiée* sont des médicaments qui, employés seuls ou associés aux huiles, aux essences, à l'alcool, constituent d'excellents remèdes contre la gale; mais leur emploi irrationnel peut être suivi de complications graves et quelquefois mortelles.

Ces accidents surviennent inévitablement lorsqu'on les applique

[1] Thorel, *Dictionnaire d'agriculture de Rosier*, 1784, art. *Gale.*
[2] Gohier, *Mémoires sur la chirurgie et la médecine vétérinaires*, t. II, p. 57.
[3] Drouard et Leclerc, *Recueil de médecine vétérinaire*, ann. 1842, t. XI, p. 579.
[4] Chabert, *Traité sur la gale et les dartres*, ann. 1801, p. 38 et 40.
[5] Godine, *Journal théorique et pratique de médecine vétérinaire*, ann. 1832, p. 77.

sur toute la peau ou sur une très-grande surface, surtout si les chevaux ont été préalablement tondus. Ces topiques forment une couche emplastique à la surface du tégument, empêchent la respiration active qui s'y opère, et déterminent une asphyxie semblable à celle que le docteur Fourcault a provoquée en appliquant une couche de vernis gras sur des chevaux [1]. Des exemples de cette asphyxie ont été observés, en 1850, par M. H. Bouley [2].

Les substances emplastiques dont il vient d'être question, quoique très-efficaces, comme nous le dirons plus loin, ne seront donc jamais employées dans le traitement de la gale générale *sur toute la surface du corps à la fois*. Les applications en devront toujours être *partielles*, de manière à permettre à l'enveloppe cutanée de continuer à exercer ses importantes fonctions.

2° *Médicaments efficaces et non dangereux.* — Les principaux médicaments qui sont employés pour guérir la gale ordinaire du cheval sont des composés de résines, de soufre, d'arsenic et d'huile essentielle de térébenthine. Tous ont l'avantage d'être d'une composition simple, peu coûteuse et d'un très-facile emploi; conditions importantes dans la médecine des animaux.

137. A. *Préparations résineuses.* — Le goudron et l'huile de cade forment la base de ces préparations. Les meilleures formules sont les suivantes :

Goudron	500 grammes.
Savon mou	250 *idem.*

Faites chauffer ensemble le goudron et le savon, triturez exactement et appliquez cette préparation encore chaude, à l'aide d'un pinceau rude, sur les parties malades, préalablement nettoyées comme il a été dit plus haut, mais en ayant bien soin de ne faire que des applications *partielles*.

Ce topique a l'inconvénient de rendre la peau sale, poisseuse, et de s'attacher aux harnais. On peut, malgré cela, en faire usage

[1] Fourcault, *Compte-rendu de l'Académie des sciences*, 1840.
[2] H. Bouley, *Recueil de médecine vétérinaire*, 1850, p. 1.

à la campagne, à l'armée et sur les gros chevaux. Pour les chevaux fins, de selle ou de cabriolet, on doit employer des agents qui n'aient pas ces inconvénients.

On peut rendre cette mixture au goudron et au savon plus active en y ajoutant de la poudre de cantharides dans les proportions suivantes :

Savon noir........................... } Goudron............................. }	30 grammes.
Poudre de cantharides..................	1 à 2 grammes.

L'un de nous a recommandé ce mélange en 1844, et, depuis cette époque, les praticiens en ont toujours fait usage avec le plus grand succès.

Lorsque la gale a pour siége la queue, l'encolure ou d'autres parties du corps, et que la peau a acquis une grande épaisseur, on se trouve bien du topique suivant :

Goudron..............................	60 grammes.
Acide arsénieux........................	1 à 5 grammes.

Ce mélange, que l'un de nous a également fait connaître en 1844, est une des meilleures préparations qui puissent être employées dans les gales anciennes et rebelles. Il a une action excitante et résolutive, l'engorgement et la suppuration se modifient, et la guérison est obtenue.

138. *Préparations d'huile de cade.* — L'huile de cade est un parasiticide puissant, connu depuis très-longtemps dans le traitement de la gale humaine et de celle des animaux.

Cette huile est généralement employée dans le Midi, où on la prépare. Il faut la distinguer de l'huile extraite du goudron, que vendent généralement les droguistes. La bonne et véritable huile de cade est brune, jaunâtre, épaisse, d'une odeur forte et résineuse. Sa consistance sirupeuse peut permettre d'y incorporer de l'alcool cantharidé, de l'huile de lin, des cantharides, de la benzine, de l'acide arsénieux, afin d'en augmenter les propriétés acaricides et fondantes.

Nous avons dit plus haut que les préparations mercurielles antipsoriques ont, chez tous les herbivores, des inconvénients, lorsqu'elles sont employées à trop fortes doses et inconsidérément, sur des surfaces dénudées de leur épiderme. Il n'en est point ainsi de la préparation suivante, que beaucoup de vétérinaires vantent avec juste raison. Elle a été formulée par le pharmacien vétérinaire Lebas.

Mercure cru........................	6 parties.
Soufre sublimé........................	6 *idem.*
Cantharides en poudre........................	2 *idem.*
Axonge........................	30 *idem.*

On éteint le mercure dans une petite quantité d'axonge et de soufre; on fait chauffer les cantharides dans une partie de la graisse, on mêle ensuite successivement ce qui reste de soufre, d'axonge et de mercure éteint, et on triture le tout exactement. On diminue l'action de cette pommade en y ajoutant de la graisse, et on l'augmente par une addition de poudre de cantharides. Lebas conseille aussi d'y ajouter de 30 à 60 grammes d'essence de térébenthine, par 500 grammes de pommade, dans le but de la rendre plus active.

La pommade Lebas est très-efficace; elle tue parfaitement les dermatodectes, résout les indurations cutanées produites par les gales anciennes, et elle n'a pas l'inconvénient de salir la peau; mais il faut ajouter qu'elle est un peu chère et qu'elle ne peut être préparée que dans une officine. Plusieurs applications de cette pommade sont d'ailleurs nécessaires pour obtenir une cure complète.

139. *Préparations sulfureuses.* — La solution suivante au sulfure de potasse est généralement employée contre la gale ordinaire du cheval :

Sulfure de potassium........................	120 grammes.
Acide sulfurique........................	10 *idem.*
Eau commune........................	1,500 *idem.*

Faites dissoudre à chaud le sulfure de potassium, et ajoutez peu à peu l'acide sulfurique. Par l'addition de ce dernier une partie du sulfure est décomposée, le soufre se précipite sous la forme de poudre blanche jaunâtre très-divisée qui reste suspendue dans la liqueur; il y a, en outre, production d'acide sulfhydrique. Cette préparation est un puissant acaricide. Le soufre, en se déposant sur la peau à l'état d'extrême division, l'acide sulfhydrique et enfin le sulfure de potassium non décomposé concourent chacun pour sa part à la destruction des parasites. Elle a encore le précieux avantage de modifier la nature de l'irritation, et de diminuer d'une façon surprenante les démangeaisons.

La proportion de sulfure de potassium et d'acide sulfurique dans la même quantité d'eau doit varier suivant l'ancienneté de la gale et les désordres qui existent à la peau. Toutefois, les solutions trop concentrées ont l'inconvénient de donner quelquefois aux poils blancs une couleur jaune qui persiste jusqu'à la mue. Nous recommandons également l'usage du soluté au sulfure de chaux, conseillé dans le traitement de la psore de l'homme, page 170.

Il ne faudrait point, d'ailleurs, se contenter de lotionner simplement les parties malades, mais bien les frictionner activement avec les mains ou avec une éponge, de façon à faire pénétrer la solution sous les croûtes et dans les plis des régions depuis longtemps affectées.

Lotion de Tessier :

Poudre pour bain de Tessier, autorisée par le Gouvernement. .	1 kilogramme.
Eau ordinaire.	10 litres.

Mettez la poudre dans une chaudière en fonte, faites bouillir 10 minutes, retirez du feu et versez dans un vase. La lotion doit être faite chaude, et accompagnée de frictions pratiquées avec une brosse rude sur toutes les surfaces malades. Une seule, ou deux, ou trois au plus de ces lotions guérissent parfaitement la gale, même lorsqu'elle est ancienne.

MM. Drouard et Leclerc ont traité et guéri, au moyen de la lotion de Tessier, une gale épizootique qui affectait, en 1816, les chevaux de l'arrondissement de Montbard et de Flavigny (Côte-d'Or), et qui jusqu'alors avait résisté aux traitements les plus rationnels.

L'acide arsénieux, qui entre dans la composition de la poudre de Tessier, tue les dermatodectes, modifie la peau en cautérisant légèrement les surfaces malades, ulcéreuses, et excite la cicatrisation rapide des plaies. Cette solution est facile à préparer, et d'un prix peu élevé.

Pommade sulfo-cantharidée de Rey :

Soufre sublimé	10 grammes.
Cantharides pulvérisées	4 à 5 *idem.*
Axonge	50 *idem.*

Mélangez exactement toutes ces substances dans un mortier.

M. Rey, professeur de clinique à l'école vétérinaire de Lyon, vante beaucoup cette pommade. Les cantharides qu'elle renferme en sont assurément la partie la plus active, et leur dose doit varier selon les indications.

Il faut étendre cette pommade en frictionnant pendant quelque temps, de manière à imprégner parfaitement les régions de la peau envahies par la psore.

140. *Huiles essentielles.* — Toutes les essences ont une action meurtrière des plus énergiques sur les parasites en général et les acares en particulier; plus elles sont fines, suaves, moins elles sont irritantes, tout en conservant leur efficacité. L'un de nous en a fait le principe actif d'une pommade, dans laquelle la glycérine remplace l'axonge, de telle sorte que ce topique n'a plus l'inconvénient de graisser les harnais, de salir la peau; aussi remplace-t-il avec avantage la pommade d'Helmerick dans le traitement de la gale de l'homme, page 165.

Les essences de lavande, de citron, de menthe, de térébenthine, la benzine, qui ont toutes une efficacité remarquable, doivent être employées en frictions rudes sur les parties malades et sur les parties saines environnantes. Une forte cuisson suit toujours leur application; elle est d'autant plus violente que l'essence est d'une odeur plus pénétrante : ainsi la benzine et la térébenthine sont plus irritantes pour la peau que les essences de choix. Nous en recommandons l'usage dans le traitement de la gale des chevaux fins.

L'emploi de ces essences, quand elles ne sont pas mêlées avec la glycérine, demande certaines précautions : il faut que l'opérateur se hâte de les faire pénétrer dans les plis de l'encolure où se cachent les parasites; car, au bout de huit à dix minutes, la douleur qu'elles causent est telle que l'animal trépigne, s'agite et s'abandonne à des mouvements qu'on ne saurait facilement maîtriser. L'essence de térébenthine attaque si vivement la peau, que l'épiderme se détache et qu'une sécrétion morbide se produit. Le bon marché de cette essence la fait entrer dans la composition de plusieurs recettes très-actives; on la mélange le plus souvent à l'huile d'olive, de noix, de chènevis, et surtout à l'huile de lin, dans le but de la rendre moins énergique, et dans celui de dessécher les surfaces qui sécrètent abondamment. — Son association avec *un tiers d'alçool cantharidé* constitue une excellente préparation que nous avons employée avec le plus grand succès, dans les cas de gale rebelle, chez les chevaux de trait déjà âgés.

Les vétérinaires avaient depuis longtemps l'habitude de joindre le soufre à l'essence de térébenthine, et ils en obtenaient les résultats les plus satisfaisants, lorsque M. Prangé a eu l'idée d'unir l'essence, le soufre et l'huile d'olive, pour en composer une mixture qu'il recommande avec juste raison.

Soufre sublimé........................	200 grammes.
Essence de térébenthine................	200 *idem.*
Huile d'olive..........................	140 *idem.*

On unit d'abord le soufre et l'huile, puis on ajoute l'essence. Ce remède doit être employé aussitôt après sa préparation, en frictions rudes; plus tard l'essence en se volatilisant laisse dans le vase une masse desséchée qui ne peut servir.

141. B. *Remèdes internes.* — La gale *récente*, quelle que soit l'étendue de la peau qu'elle occupe, ne réclame aucune médication intérieure; mais lorsque cette affection est fort ancienne et quand elle a récidivé plusieurs fois, il est nécessaire de joindre aux topiques acaricides un traitement dépuratif et dérivatif.

Chabert et, après lui, plusieurs auteurs ont recommandé les purgatifs; nous n'hésitons pas, en général, à en faire usage, et nous pouvons garantir qu'ils produisent parfois de très-bons effets. — Le sulfate de soude, à la dose de 250 à 500 grammes par jour et en une seule fois; l'aloès, pris sous la forme pilulaire, en l'associant au savon blanc et au miel, sont les purgatifs auxquels il faut avoir recours de préférence.

Ces agents, en opérant une dérivation sur le canal digestif, préviennent les effets dus à la suppression trop brusque de sécrétions galeuses établies depuis longtemps à la surface de la peau. Un séton appliqué sous la poitrine ou sous le ventre, cinq à six jours avant le traitement, rend les mêmes services.

On sait que les préparations arsénicales sont données aux animaux, en Hongrie par exemple, dans le but de leur rendre la peau et les poils plus fins et d'améliorer leur santé générale. Les jeunes veaux destinés à la boucherie en reçoivent également une petite quantité dans leur alimentation journalière. On sait, de même, que l'arsenic entre dans le traitement de certaines affections cutanées humaines, le psoriasis et certaines maladies chroniques de l'ordre des vésicules et des pustules. Ces observations ont engagé les vétérinaires à recourir aux préparations arsénicales dans le traitement des gales anciennes. Ils y ont surtout été encouragés par un fait de guérison publié par M. Berthe en 1825. Il s'agissait d'une jument atteinte d'une gale ancienne [1], reconnue comme incurable, à ce point que l'animal devait être livré à l'équarrisseur. Un traitement dont l'acide arsénieux, pris en poudre dans du son, à la dose de 8 à 12 grammes, faisait la base, amena une cure complète.

[1] Berthe, *Recueil de médecine vétérinaire*, ann. 1825, p. 415.

Nous avons, comme M. Berthe, donné l'acide arsénieux dans du son à des chevaux très-anciennement galeux; mais seulement à la dose de 1 à 2 grammes, tous les trois à quatre jours, et nous en avons obtenu des résultats très-avantageux, notamment dans les cas de gale compliquée des *eaux aux jambes*. — M. H. Bouley assure également avoir obtenu de bons effets des préparations arsénicales dans les gales anciennes et rebelles [1].

Nous croyons donc être autorisés à recommander les préparations arsénicales, soit l'acide arsénieux en poudre dans du son, à la dose indiquée, soit les sels d'arséniate de potasse ou de soude, suivant la formule de Fowler et de Pearson, à la dose de un à trois centilitres dans un à deux litres d'eau ordinaire. Il sera toujours nécessaire, après l'administration de ces remèdes actifs, de surveiller les animaux, afin de suspendre l'emploi du médicament au moindre signe d'intoxication.

§ III. — DE LA PSORE DU CHEVAL DUE AU SARCO-DERMATODECTE.

142. La psore dont nous allons nous occuper a été décrite pour la première fois par M. Gerlach, qui l'a désignée sous le nom de *gale du pied* (*fussräude*) ou *des phalanges*[2]. Elle est déterminée par le sarco-dermatodecte (*sarco-dermatodectes*), animalcule que M. Gerlach a désigné sous le nom de symbiote du cheval (*symbiotes equi*). Nous avons fait connaître les caractères généraux de la famille à laquelle appartient cet acarien, page 295, et les détails entomologiques qui lui sont propres, page 357. Enfin nous l'avons figuré, pl. 3, fig. 13 et 14.

Historique. — M. le professeur vétérinaire Hering, de l'école de Stuttgard, a le premier découvert cet acare sur un veau de race anglo-hongroise. Il l'a décrit et dessiné dans le Répertoire des vétérinaires allemands, ann. 1845, p. 175[3], Plus tard, en

[1] H. Bouley, *Nouveau Dictionnaire des sciences médicales et vétérinaires*, art. Gale, p. 538.

[2] Gerlach, *Traité sur la gale de l'homme et des animaux*, ann. 1857, p. 105.

[3] Voir aussi la traduction de l'article de M. Hering par M. Verheyen. *Recueil de médecine vétérinaire*, ann. 1846, p. 950.

1857, nous l'avons nous-mêmes trouvé sur plusieurs chèvres d'Angora. Enfin M. Gerlach en a aussi constaté l'existence en 1857, et il l'a décrit et figuré dans son Traité sur la gale de l'homme et des animaux, page 105, et pl. 7, fig. 35 à 39.

Nous avons étudié les caractères entomologiques des sarco-dermatodectes rencontrés sur le cheval, la chèvre et le bœuf, et nous n'avons constaté aucune différence d'organisation entre ces parasites. Nous ne pensons donc pas que les sarco-dermatodectes recueillis sur ces animaux constituent des espèces distinctes, ainsi que paraît l'admettre M. Gerlach, en ce qui touche le sarco-dermatodecte du bœuf et du cheval.

Le sarco-dermatodecte qui vit sur le cheval se rencontre plus particulièrement sur la peau du pli des paturons et sur celle des phalanges jusqu'aux genoux et aux jarrets; ce n'est que par exception qu'on le recueille au-dessus de ces jointures et sur le corps. Sa présence détermine dans ces régions une gale ou psore, à laquelle M. Gerlach a donné le nom de gale du pied (*fussräude*) ou des phalanges.

143. *Étiologie.* — Nous n'avons jamais rencontré la gale due au sarco-dermatodecte sur les chevaux de race distinguée, dont la peau est tenue constamment propre, et chez lesquels les poils des régions phalangiennes sont courts et fins.

Nous l'avons souvent constatée, au contraire, sur les solipèdes dont les poils des membres étaient gros, longs, épais, et la peau des jambes dans un état habituel de grande malpropreté. Aussi cette affection est-elle fort ordinaire sur les chevaux communs, maigres, épuisés par des fatigues, recevant une alimentation insuffisante ou de mauvaise qualité, et logés dans des écuries où les fumiers restent longtemps amoncelés. Les chevaux vieux, amaigris et malpropres, conduits à Alfort pour les travaux anatomiques et les exercices de chirurgie, en sont souvent atteints.

Néanmoins la *contagion* joue assurément le rôle principal dans la manifestation de la psore due au sarco-dermatodecte, aussi bien d'ailleurs que dans celle de toutes les autres psores.

La transmission a lieu d'une manière inévitable sur les chevaux vieux et maigres dont les jambes sont malpropres, lorsque l'on y dépose des sarco-dermatodectes femelles fécondées.

Dans les circonstances ordinaires, le passage des parasites s'opère par le contact du membre encore sain et du membre malade, mais cette transmission est beaucoup moins ordinaire des membres antérieurs aux membres postérieurs, et *vice versâ*, à cause d'une plus grande difficulté de contact immédiat. Ces remarques ont été faites avant nous par M. Gerlach, et nous venons en confirmer toute l'exactitude.

Les brosses, les bouchons, les éponges qui servent à nettoyer successivement les quatre membres du même cheval transportent des sarco-dermatodectes et transmettent la maladie, soit aux membres sains d'un même animal, soit aux membres des autres chevaux. Les expériences auxquelles nous nous sommes livrés nous ont démontré cette transmission d'une manière évidente.

Le séjour prolongé dans la même écurie de chevaux atteints de la psore des phalanges en compagnie de chevaux sains, alors surtout que les litières ne sont pas fréquemment renouvelées, est également une cause très-ordinaire de contagion.

Les expériences que nous allons rapporter démontrent, en effet, que, isolés des animaux, les sarco-dermatodectes peuvent vivre encore longtemps.

En effet, M. Gerlach a constaté dans une première expérience que des sarco-dermatodectes conservés avec des croûtes placées dans du papier et déposées dans un appartement chauffé, ont conservé la vie pendant plus de quinze jours; dans une autre expérience, que des sarco-dermatodectes, placés également avec des croûtes et du papier dans un appartement où régnait la température douce du printemps, ont pu vivre de trente à quarante jours; enfin que d'autres animalcules placés dans les mêmes conditions, mais déposés dans une écurie dont la température était douce, ont vécu pendant quarante et quelques jours; le cinquantième jour, ils ont été trouvés morts.

De notre côté, dans le but de constater pendant combien de temps les sarco-dermatodectes peuvent vivre dans un mélange de croûtes, de furfures épidermiques et de débris de litières souillés de matières animales, nous avons fait l'expérience suivante.

Des sarco-dermatodectes, au nombre de cinquante adultes, tant mâles que femelles fécondées, ont été déposés, avec les croûtes, les furfures épidermiques et les débris de litières dont il vient d'être question, dans une boîte en métal placée dans une écurie dont la température était de 14 à 15 degrés au-dessus de zéro, et entourée d'une litière quotidiennement renouvelée. La boîte était ouverte tous les jours pour renouveler l'air et humecter son contenu avec quelques gouttes d'eau. Ces parasites ont été conservés vivants pendant un espace de soixante à soixante-cinq jours.

Les *sarco-dermatodectes* rencontrent donc dans l'humidité des croûtes, des débris épidermiques, des litières et dans la douce température des écuries, les conditions favorables à la prolongation de leur existence pendant un temps fort long. De là, par conséquent, la nécessité d'enlever journellement la litière et le fumier, pour garantir de la contagion les animaux non encore psoreux des phalanges, et du retour du mal ceux qui en ont été guéris.

144. *Symptômes.* — Les sarco-dermatodectes se montrent, par ordre de fréquence : 1° sur la peau du pli du paturon; 2° sur la surface cutanée qui recouvre la partie postérieure du boulet et qui porte les poils assez longs qui ont reçu le nom de fanon; 3° sur celle qui enveloppe la région postérieure des tendons; 4° enfin, et exceptionnellement, sur les régions de peau occupant le dessus du genou ou des jarrets.

L'existence de ces animalcules et la maladie qu'ils déterminent à ces endroits sont décelées par les symptômes suivants.

Les chevaux éprouvent de vives démangeaisons passagères,

surtout lorsqu'ils séjournent à l'écurie, ils frappent fréquemment le sol avec les pieds, se frottent les membres l'un contre l'autre, et, portant très en avant les membres postérieurs, ils en mordillent la peau avec une sorte d'acharnement.

Lorsque l'on examine le membre ou les membres psoreux, on constate une notable quantité de poussières blanchâtres ou de furfures épidermiques dans le pli du paturon. Tantôt la peau se montre saine ou fort peu irritée au-dessous de ces furfures, d'autres fois elle apparaît douloureuse et quelquefois aussi plus ou moins profondément gercée. Sur la peau du fanon, de même que sur celle de la partie inférieure des tendons fléchisseurs se voient de nombreuses pellicules épidermiques attachées à la base des poils.

Ces furfures renferment des sarco-dermatodectes. Lorsqu'elles sont enlevées avec un grattoir, étalées et divisées avec des aiguilles sur une feuille de papier blanc ou noir, puis exposées, soit à une douce chaleur solaire, soit à celle d'un foyer, ces parasites ne tardent pas à se séparer des pellicules et à marcher sur le papier. Un œil exercé peut très-facilement les distinguer, une bonne loupe les fait aisément reconnaître; si enfin on les expose entre deux lames de verre sous la lentille grossissante du microscope, on peut facilement découvrir en quoi ils diffèrent des sarcoptes.

Lorsque, aux endroits que nous venons de signaler, les sarco-dermatodectes se trouvent très-nombreux, ils se réunissent en famille, et attaquent en commun certaines parties circonscrites de la peau, et là, par les déchirures réitérées et rapprochées qu'ils font à l'épiderme, à l'aide de leurs palpes forts et aigus et de leurs mandibules, ils irritent la peau et donnent naissance à des surfaces croûteuses le plus souvent arrondies, du diamètre d'une pièce de cinquante centimes à celui d'une pièce d'un franc, et occupant généralement la face interne des canons. Des croûtes allongées, dures, disposées transversalement aux phalanges, existent souvent au-dessus du boulet et à l'endroit des longs poils du fanon. Alors les membres sont affectés dans leur partie déclive d'un engorgement œdémateux qui augmente par le repos et diminue par le travail.

Plus tard, et par la multiplication considérable des sarco-dermatodectes, la psore se propage le long des tendons, de préférence toujours à la face interne du membre, et parvient jusqu'aux genoux ou aux jarrets.

Nous avons vu beaucoup de chevaux atteints de la psore des phalanges, et sur quelques-uns d'entre eux le nombre des sarcodermatodectes était si prodigieux dans l'épaisseur des poils et à la surface de la peau que, dans l'espace de deux centimètres carrés, on pouvait en compter des centaines. Et cependant la peau n'offrait point de lésions bien notables aux endroits où les animalcules se montraient le plus nombreux. Aussi cette particularité nous a-t-elle porté à admettre avec M. Gerlach que les sarcodermatodectes peuvent vivre des débris épidermiques et des matières animales secrétées par la peau et accumulées dans l'épaisseur des poils.

M. Gerlach assure avoir vu deux fois la psore des phalanges se propager au-dessus des genoux et envahir l'avant-bras, les épaules et même l'encolure, sur des chevaux tenus très-malproprement. Nous avons vu cette maladie dépasser les genoux et les jarrets, mais jamais s'étendre au delà.

145. *Marche et durée.* — La psore des membres déterminée par les sarco-dermatodectes marche avec une grande lenteur. Elle peut rester stationnaire pendant un, deux et même trois mois, sur les chevaux dont les membres sont tenus assez proprement. Elle fait des progrès plus rapides sur ceux dont les poils sont longs, touffus et la peau très-sale. Nous avons vu des animaux sur lesquels le mal disparaissait en grande partie pendant un ou deux mois, parce qu'alors les parasites étaient devenus fort rares, puis reparaissait avec quelque gravité par leur pullulation et leur dissémination sur une grande surface.

Après la tonte des membres, durant les beaux jours, surtout lorsque la chaleur solaire est forte, la peau sèche et couverte de poussière, on remarque que la psore suspend sa marche et s'amende considérablement. Elle reparaît au contraire et semble récidiver avec la pousse des poils, l'humidité de l'automne et de l'hiver. C'est aussi à ces époques de l'année qu'elle envahit une grande partie de la peau de la face postérieure et interne des phalanges, et qu'elle remonte jusqu'aux genoux et aux jarrets.

Si elle n'affecte qu'un seul membre, elle ne tarde pas à se propager au membre opposé. Il est moins ordinaire de la voir se communiquer des membres postérieurs aux membres antérieurs, et *vice versâ*. Enfin il est encore beaucoup plus rare de constater son développement successif sur les quatre membres.

Durée. — Sa durée est fort variable. Elle peut persister pendant plusieurs années, si les animaux ne reçoivent que des soins mal dirigés ou donnés avec négligence. La peau devient alors épaisse, infiltrée, crevassée plus ou moins profondément dans le pli du paturon et au fanon. L'irritation continuelle, déterminée par les attaques réitérées des parasites sur les villo-papilles cutanées, détermine, avec le temps, une hypertrophie de ces corps vasculo-nerveux, altération qui d'abord se traduit par la production d'élevures coniques ou arrondies, rapprochées les unes des autres et recouvertes d'une couche épidermique lisse et luisante. Plus tard, ces éminences s'allongent, grossissent, se pressent les unes contre les autres, et dans les intervalles qui les séparent apparaît une matière d'aspect séro-purulent, blanchâtre ou grisâtre, assez infecte, formée d'un liquide morbide et surtout d'une masse de cellules épithéliales. C'est dans ce produit que se montrent les sarco-dermatodectes en nombre très-considérable, beaucoup d'œufs, à divers états d'incubation, des coques d'œufs et une grande quantité d'excréments des parasites.

Cette altération remarquable n'a point échappé à l'observation de M. Gerlach, qui l'a constatée sur deux chevaux psoreux depuis deux ans.

Nous ferons remarquer ici que cette affection villo-papillaire, sur laquelle nous avons toujours pensé devoir insister à cause de son importance pathologique, ne nous semble point différer de celle que nous avons déjà signalée dans la psore très-ancienne du chat, du chien, de l'hyène et surtout du porc, due au sarcopte.

146. *Diagnostic.* — Le diagnostic de la psore phalangienne est facile. La présence d'abondantes furfures épidermiques dans les plis des paturons; l'existence de surfaces croûteuses, arrondies ou allongées et transversales, soit au fanon, soit dans le pli du paturon; enfin la constatation de sarco-dermatodectes dans les furfures et les croûtes suffisent pour établir le diagnostic.

Moyens préservatifs. — Brosser, bouchonner, éponger, en un mot tenir les extrémités des jambes des solipèdes constamment propres, en couper les poils lorsqu'ils sont longs et fourrés, afin de faciliter les soins de propreté, enlever tous les jours des écuries les litières et les fumiers; tels sont les moyens de prévenir la gale des phalanges.

Si parmi les chevaux qui habitent en commun et près les uns des autres dans la même écurie, un ou plusieurs sont affectés de la psore des membres, on fera toujours bien de les loger à part, afin d'éviter la propagation du mal aux animaux en bonne santé.

Enfin on aura le plus grand soin de procéder à la tonte des membres et au nettoyage de la peau en dehors de l'écurie et dans un endroit isolé; si ces opérations étaient faites dans les logements des animaux et surtout sur la litière, on s'exposerait à voir renaître le mal.

147. *Moyens curatifs.* — La psore phalangienne est toujours facile à guérir lorsqu'elle est traitée dès son apparition, et alors surtout que les parasites ne se voient que dans le pli du paturon.

Si les poils des phalanges sont longs et épais, il est indispensable de les couper le plus près possible de la peau. Celle-ci sera ensuite convenablement nettoyée avec la brosse et le bouchon. Ces premières opérations de propreté débarrassent la peau d'une grande quantité de parasites et d'œufs déposés dans les croûtes et parmi les furfures épidermiques répandues dans les poils.

Les membres, depuis les genoux et les jarrets jusqu'à l'avant-bras et la cuisse, si cela paraît nécessaire, seront ensuite frictionnés avec le savon vert, appelé encore savon gras ou mou. Ce savon sera laissé en contact avec la peau pendant vingt minutes, puis, à l'aide d'eau chaude, on savonnera toute l'étendue du membre. Enfin ce nettoyage sera terminé en raclant la peau, et notamment les endroits psoreux, avec la lame d'un couteau de bois.

Ces diverses opérations enlèvent une grande quantité de sarcodermatodectes et d'œufs. Elles peuvent être réitérées au besoin, et toujours avec de grands avantages.

Enfin, avant d'employer les agents parasiticides dont il va être question, nous recommandons de frictionner vigoureusement les phalanges avec la brosse ou le gant hygiénique.

La médication antipsorique proprement dite consistera en une friction faite, soit avec une décoction concentrée de tabac à fumer, soit avec la pommade d'Helmérick, soit enfin, ce qui est plus expéditif, avec la benzine ou l'essence de térébenthine. Il suffit d'une seule, de deux ou de trois frictions au plus, avec l'une ou l'autre de ces préparations, pour tuer les sarco-dermatodectes et procurer une guérison complète de la psore.

Le mélange, ou de goudron, ou d'huile de cade et de savon vert, à parties égales, appliqué chaud dans toute l'étendue des phalanges, donne aussi d'excellents résultats lorsque la gale est déjà ancienne.

Enfin, lorsque l'affection est accompagnée d'une hypertrophie villo-papillaire, il est indispensable d'appliquer dans toute l'étendue du mal et à plusieurs reprises le mélange de goudron et de savon vert, auquel on ajoutera de deux à cinq grammes d'acide arsénieux très-finement pulvérisé.

CHAPITRE XVI.

PSORE DU CHAMEAU (*CAMELUS*).

148. Le chameau et le dromadaire sont des ruminants sans cornes, formant, avec les lamas, la famille des *caméliens*. Le genre

chameau (*camelus*) renferme deux espèces, le chameau à deux bosses ou bactrien (*camelus bactrianus*), et le chameau à une seule bosse, plus connu sous le nom de dromadaire (*camelus dromedarius*).

Le premier habite le centre de l'Asie; nous n'avons pas eu occasion de l'observer atteint de la gale.

Le second, ou dromadaire, originaire du centre de l'Arabie, d'où il s'est répandu dans le nord de l'Afrique, en Égypte, en Algérie, en Syrie, en Perse, est fréquemment atteint d'une gale rebelle, dont nous allons donner une courte description.

Le dromadaire est un animal domestique précieux pour l'Algérie. Sa chair et son lait servent de nourriture aux Arabes. La matière grasse et fibreuse formant la base de la bosse, connue des Arabes sous le nom de *bifta*, est un morceau très-estimé. Les poils purs servent à faire des cordes, et pour les tentes des tissus grossiers imperméables. Associés à la laine, on en fait d'excellents burnous, des couvertures pour les chevaux, des sacs pour le transport des différents objets. La peau est précieuse pour la sellerie arabe; on en fait de bonnes chaussures, des sacs à goudron, etc.

Le dromadaire est l'animal de transport du désert; aucun autre ne peut le remplacer. Intelligent, doux, patient, agile, sobre, rustique, supportant longtemps la chaleur et la soif, et peu exposé aux maladies, telles sont les précieuses qualités du dromadaire. Les Arabes, dans leur langage expressif et pittoresque, l'ont nommé le *navire du désert*, parce qu'en effet il est le seul animal qui puisse voyager et franchir, par jour, de 100 à 140 kilomètres (25 à 30 lieues) dans cet océan de sable que l'on nomme le désert.

On connaît deux espèces de dromadaires dans l'Algérie : l'une, grande, forte, avec des formes amples, c'est la race qui habite le Tell et qui, pour cette raison, est connue sous le nom de *race du Tell;* l'autre, plus petite, plus alerte, et d'une sobriété extrême, habite le désert du Sahara, et est connue sous le nom de *race du désert;* les Arabes l'appellent *méhari*. Cette dernière est particulièrement employée pour les longs transports, les caravanes. En temps de guerre elle est utilisée par nos troupes pour le transport des bagages, des vivres, des munitions, des blessés sur les champs de bataille, des soldats fatigués ou malades. La gale affecte l'une et l'autre de ces races, fait maigrir, affaiblit les animaux qui en sont atteints, détériore leur fourrure, et peut même les faire périr. Elle se transmet à l'homme et constitue pour lui une maladie très-grave.

Envisagée sous ces divers rapports, la psore du dromadaire est donc une affection dont l'étude est digne d'un grand intérêt.

149. *Historique.* — La psore du chameau est sans doute connue des Arabes depuis un temps immémorial. Louis Franck[1], en 1812, Strauss-Durkeim[2], Hamon, vétérinaire, directeur et fondateur de l'école vétérinaire d'Abou-Zabel, près le Caire, en 1827[3], s'accordent à dire que la gale est fréquente parmi les dromadaires de l'Égypte. Depuis eux, de 1849 à 1854, les vétérinaires français attachés à l'armée française en Algérie, MM. Flaubert[4], Gourdon et Naudin[5], Chevallier[6] et Imbert[7] ont signalé également l'existence fréquente de la gale parmi les dromadaires de l'Algérie. Nous pouvons rapporter ici un fait que l'un de nous a recueilli en l'année 1826-27. A cette époque, le pacha d'Égypte ayant fait cadeau au roi de France, alors Charles X, de plusieurs dromadaires et de deux girafes, il se trouva que les caméliens, au nombre de six, parmi lesquels on comptait des mâles, des femelles et de jeunes sujets, âgés de cinq à six mois, étaient atteints de la gale.

[1] Louis Franck, *Collection d'Opuscules de médecine pratique* avec un *Mémoire sur le commerce des nègres au Caire*, Paris, 1812, p. 9.

[2] Cité par M. Héring.

[3] Hamon, *L'Égypte sous Mehemet-Ali*, t. Ier, p. 514 et 584.

[4] Flaubert, *Mémoire de la Société impériale de médecine vétérinaire*, 1849, t. III, p. 420.

[5] Gourdon, *Mémoire de la Société impériale de médecine vétérinaire*, 1849, t. III, p. 182.

[6] Chevallier, *Mémoire de la Société impériale de médecine vétérinaire*, 1849, t. III, p. 392.

[7] Imbert, *Recueil de médecine vétérinaire*, 1854, t. III, p. 411.

Après leur arrivée, tous furent envoyés d'abord au Muséum d'histoire naturelle, puis bientôt aux infirmeries de l'école d'Alfort pour être traités. L'un de nous, alors élève dans cet établissement, fut au nombre des jeunes gens désignés pour médicamenter ces animaux, confiés aux soins du professeur Vatel, qui était attaché à la chaire de clinique. Tous ces dromadaires étaient très-galeux, et ce furent eux qui, pendant leur séjour au Muséum et à Alfort, communiquèrent une gale rebelle aux hommes chargés de les soigner, gale dont le souvenir est encore présent à la mémoire des professeurs et des administrateurs du Muséum, et dont le célèbre dermatologue Biett a parlé dans son article *Gale*, du Dictionnaire de médecine[1]. Vers la fin de l'année 1852, un dromadaire, appartenant au Muséum d'histoire naturelle, fut également envoyé aux infirmeries de l'école d'Alfort pour y être traité, disait-on, d'une affection cutanée. Cet animal était maigre et atteint d'une gale générale fort ancienne, qui a été considérée comme une des causes de sa mort, survenue le 25 janvier 1853.

150. *Étiologie.* — La maigreur, la faiblesse, l'absence totale du pansage à la main, la malpropreté de la peau qui en est la conséquence, les fatigues, la misère, le défaut de soins, telles sont les causes principales que les vétérinaires de l'armée de l'Algérie accusent comme provoquant la naissance de la psore des dromadaires. Mais c'est surtout pendant l'automne et le court hiver de l'Algérie qu'elle sévit et envahit une grande partie de la surface cutanée. À cette étiologie il faut s'empresser de rattacher la contagion de la psore entre les animaux atteints de cette maladie et ceux qui sont en bonne santé, notamment lorsqu'ils sont les uns et les autres employés au service des caravanes, ou en temps de guerre, au transport des vivres, des munitions et des bagages des armées.

151. *Entomologie.* — La gale des dromadaires est-elle déterminée et transmise par un acarien particulier, appartenant, soit au genre sarcopte, soit au genre dermatodecte, soit au genre sarco-

[1] Biett, *Dictionnaire de médecine*, 2ᵉ édition, art. *Gale*.

dermatodecte? En 1853, nous avons recueilli des croûtes sur la peau du dromadaire galeux envoyé par l'administration du Muséum d'histoire naturelle aux hôpitaux de l'école d'Alfort; mais aucun acarien n'y fut découvert. C'était au début de nos recherches sur la gale, et nous n'avons examiné que des croûtes superficielles obtenues sur des surfaces galeuses par un léger grattage; nos investigations ont donc été incomplètes, et nous n'hésitons pas à dire que, si nous avions dénudé la peau malade de son épiderme dans les surfaces récemment galeuses, ainsi que nous l'avons fait quelque temps après pour découvrir le sarcopte du cheval, du chien, du porc et du lama, nous eussions certainement rencontré l'acare mâle et femelle de la gale du dromadaire, et déterminé d'une manière rigoureuse le genre auquel il appartient.

Dès l'année 1827, au rapport de Biett, un aide d'anatomie au Jardin du Roi avait découvert un acarien sur un dromadaire galeux, et avait pensé que cet animalcule était un sarcopte. D'après cet aide-naturaliste, ce sarcopte n'était pas semblable à celui de l'homme; assertion qui ne put être vérifiée par les recherches attentives de Biett et de M. Schedel fils[1].

En 1841, M. P. Gervais[2] a découvert un acarien sur un dromadaire galeux nouvellement envoyé d'Afrique au Muséum d'histoire naturelle, et cet animalcule lui a paru semblable à celui de l'homme. « La forme, dit-il, est à peu près la même; mais le sarcopte du dromadaire est un peu plus allongé que celui de l'homme. Les tubercules papilliformes du dos n'ont pas tout à fait la même disposition. Le poil bilatéral est plus grand et plus reculé dans l'espèce de l'homme, et au lieu que la paire intermédiaire des poils postérieurs soit la plus petite, elle est au contraire la plus grande. Le collier est plus nettement séparé dans le sarcopte de l'homme, et il envoie postérieurement une pointe acutiforme qui n'existe pas dans l'espèce parasite du dromadaire.

[1] Biett, *Dictionnaire de médecine*, 2e édition, art. *Gale*.

[2] P. Gervais, *Note sur quelques espèces de l'ordre des acariens*, dans les Annales des sciences naturelles, 2e série, partie zoologique, t. XV, 1841.

Il y a aussi une différence aux épines de la base des deux paires de pattes postérieures. Elles sont inégalement bifides dans la seconde espèce, et simples dans la première. »

M. Gervais a, en outre, donné la figure d'une larve de ce sarcopte vue par la face dorsale[1]. Or, en consultant ce dessin, bien qu'il soit fort mal fait, on peut cependant juger, par la forme courte de la tête de l'animalcule et les deux poils dont elle est garnie, par le peu de longueur de ses pattes antérieures, par l'extrémité postérieure de son abdomen pourvue de soies et ses pattes postérieures terminées par un seul poil, enfin et surtout par sa face dorsale parsemée de spinules, qu'il n'est autre qu'un sarcopte. Mais est-ce un sarcopte semblable à celui de l'homme? Nous ne pourrions l'assurer d'une manière positive. Et pourtant, bien que M. Gervais ait rencontré quelques différences dans la disposition des tubercules papilliformes du dos, des poils, du corps, etc. nous sommes forcés de dire que ces différences sont insignifiantes. Ajoutons que ce sarcopte vit et se reproduit sur l'homme en donnant lieu à une gale persistante et difficile à guérir. — L'acare du chameau, aussi bien que celui du lama, espèce appartenant également au genre *camelus*, nous paraît donc être un sarcopte, et devoir être classé dans le même genre que celui de l'homme, du lama, du chien, du cheval, du porc, etc. (Voyez la classification.)

La description que nous allons donner de la gale produite par cet animalcule va venir aussi fortifier l'opinion que nous venons d'énoncer.

152. *Symptômes.* — La gale chez le dromadaire apparaît plus particulièrement sur le garrot, le cou, le dos, les reins et la tête; elle est plus rare aux membres et sur les faces latérales du corps. Un prurit, qui porte l'animal à se frotter contre les corps environnants et à se mordiller, en signale le début. Le dromadaire, gratté avec l'ongle à ces endroits, témoigne la sensation agréable qu'il éprouve en allongeant le cou, la tête, et en exécutant un mouvement particulier des lèvres. Aux endroits où le

[1] *Annales des sciences naturelles*, partie zoologique, pl. 2, fig. 7.

grattage occasionne de la démangeaison, l'ongle rencontre des croûtes du volume de la tête d'une épingle à celui d'une petite lentille, tantôt isolées, tantôt rapprochées les unes des autres, parfois même réunies, et formant alors une petite surface croûteuse de la largeur d'une lentille à celle d'une pièce de 20 centimes. Les poils sont ébouriffés, parfois feutrés à ces endroits, et s'arrachent par une faible traction.

Ces surfaces galeuses ont-elles pour origine des sillons tracés par les sarcoptes? Sont-elles le résultat d'une éruption papuleuse secondaire à la présence des parasites? Nous l'ignorons. Des observations plus complètes que celles que nous avons faites serviront à élucider plus tard ces importantes questions. Toutefois il est permis de croire que, chez le dromadaire aussi bien que chez les autres animaux domestiques, la gale due aux sarcoptes doit être signalée par des sillons et une éruption papuleuse secondaire.

Quoi qu'il en soit, cette psore ne tarde pas à se propager sur les parties environnantes, et à envahir lentement les faces latérales du cou, le garrot, le dos, les reins, la croupe et la base de la queue. Les poils tombent alors ou se montrent courts et rares à ces endroits. La peau est épaissie, ridée et recouverte de croûtes épaisses, noirâtres, dures et très-adhérentes. Un grattage léger, fait avec la lame d'un couteau, par exemple, n'enlève que des débris croûteux desséchés, légers, dans lesquels se montrent des débris épidermiques, des matières morbides concrétées, des poils brisés, des corps étrangers, mais dans lesquels nous n'avons point, dans des recherches que nous n'avons faites, il est vrai, que sur un seul dromadaire galeux, constaté d'animalcules de la gale. Et pourtant, nous n'hésitons point à le déclarer de nouveau, nous sommes certains qu'en détachant les croûtes adhérentes à la peau, soit par un vigoureux grattage, soit à l'aide de pinces anatomiques, et en divisant ces croûtes sur une lame de verre maintenue à une douce température, il sera facile de découvrir les sarcoptes.

La gale, parvenue à cette période, fait des progrès très-rapides, grâce à la multiplication prodigieuse des animalcules. Les croûtes augmentent d'épaisseur et d'étendue, la peau se ride, se gerce, se couvre de gros plis, de crevasses, se dépile par gros flocons, et n'est bientôt plus abritée que par les poils nommés *jarre*. Plus tard, des ulcérations apparaissent sur le cou, le dos, la croupe et souvent dans d'autres parties du tégument. Le corps, le cou, la tête, la croupe ne constituent plus alors qu'une vaste et épaisse surface croûteuse, çà et là ulcéreuse, laissant échapper une odeur fétide et présentant un aspect repoussant.

Les ganglions lymphatiques sous-cutanés de l'aine, des flancs, de l'entrée de la poitrine, sont volumineux; les muqueuses apparentes sont pâles et infiltrées; l'amaigrissement est considérable, il augmente de jour en jour, et le dromadaire s'affaiblit; souvent même il refuse de prendre son repas, ne rumine plus et ne peut plus résister longtemps à la fatigue; il se couche alors et ne se relève que contraint par de violents châtiments. Enfin, épuisé par les sécrétions morbides dont la peau est le siége, dévoré en quelque sorte par les centaines de milliers de sarcoptes qui vivent à ses dépens, il finit par mourir; ou bien les sécrétions morbides cutanées étant frappées d'une violente métastase par les refroidissements cutanés, les fatigues, la misère, le dromadaire succombe rapidement à une phlegmasie intérieure. Nous avons vu sur un dromadaire très-galeux, mort tout à coup dans les hôpitaux de l'école d'Alfort, en 1853, un parasitisme, en quelque sorte général, exister en même temps que la gale, et des vers filaires se montrer, à l'autopsie, tout à la fois dans le sang, les vaisseaux pulmonaires, les ganglions et les vaisseaux lymphatiques.

153. *Pronostic.*— La gale du dromadaire, à son début, n'est pas une maladie grave. Elle peut être guérie avec facilité. Étendue sur beaucoup de points du corps, elle est plus grave et déjà se montre rebelle; mais très-ancienne et répandue sur presque toute la surface cutanée, elle constitue une maladie dont la guérison est très difficile. Toutes choses étant égales d'ailleurs, elle est plus à redouter

chez les jeunes et les vieux dromadaires que chez les adultes. Les dromadaires jeunes et adultes, atteints d'une gale générale ancienne, qui furent conduits aux infirmeries de l'école d'Alfort, en 1826-27, ne purent alors être guéris radicalement. Ils traînèrent une vie languissante, tombèrent dans le marasme, et furent sacrifiés pour la plupart.

Le dromadaire atteint d'une gale également générale, conduit aux infirmeries du même établissement, en 1853, était depuis longtemps en traitement, sans que la maladie présentât aucune amélioration au moment où il mourut tout à coup.

Ces insuccès peuvent-ils être rattachés à l'ignorance où l'on était alors de l'existence des nombreux sarcoptes vivant et se reproduisant sous l'épiderme, et que les moyens de traitement employés étaient impuissants à faire périr? Nous sommes en droit de le supposer.

154. *Altérations morbides.* — Nous n'avons eu occasion qu'une seule fois de faire l'autopsie d'un dromadaire mort de la gale aux hôpitaux de l'école d'Alfort, en 1853. Nos recherches n'ont pas été très-complètes. Néanmoins nous dirons ce que nous avons noté alors sur notre cahier d'observations.

La peau de ce dromadaire, dans toutes les régions galeuses, était recouverte de croûtes dures, très-épaisses et très-adhérentes. Le tissu cutané était tuméfié et induré. Dans les parties où la gale existait depuis très-longtemps, la peau était indurée et avait acquis presque le double de son épaisseur normale. Dans quelques endroits se montrait, dans les aréoles du derme, une matière purulente d'un jaune verdâtre et contenue dans une espèce de kyste muqueux. Le tissu cellulaire sous-cutané était çà et là infiltré d'un peu de sérosité jaune roussâtre. Les vétérinaires résidant en Algérie, et qui ont écrit quelques lignes seulement sur la gale du dromadaire, ont noté des ulcérations plus ou moins profondes occupant le cou, le dos et la croupe.

Les ganglions lymphatiques du dromadaire que nous avons ouvert, à Alfort, et notamment ceux de l'entrée de la poitrine et pré-scapulaires, ceux des flancs, de l'aine et de la région sous-lombaire, étaient entourés d'une infiltration séreuse. Leur volume était triplé, quelques-uns d'entre eux, et notamment ceux de l'entrée de la poitrine, étaient du volume d'une orange moyenne. Les vaisseaux lymphatiques de la tête, du cou et des épaules, se rendant à ces ganglions, étaient volumineux, gorgés d'une lymphe blanchâtre dans laquelle nous avons constaté la présence d'une grande quantité de cellules de lymphe offrant beaucoup de fines molécules dans leur intérieur. Dans les lymphatiques secondaires afférents à ces gros vaisseaux existaient des vers encore vivants, du volume d'un gros fil, d'une couleur blanchâtre, entrelacés, enchatonnés les uns dans les autres. Ces vers, de la longueur de 20 à 25 centimètres et du diamètre de 1/2 à 3/4 de millimètre, appartenaient au genre filaire. Les mâles et les femelles ont été parfaitement reconnus et étudiés[1]. Les vaisseaux artériels pulmonaires contenaient une grande quantité de ces mêmes vers dans des dilatations de leurs terminaisons; le sang des cavités du cœur, examiné au microscope, a fait voir des fœtus de ces filaires. Ce liquide était peu abondant dans le cœur et les vaisseaux. Quelques échynocoques ont été notés dans le tissu pulmonaire, dans le poumon, le foie. Les glandules des muqueuses intestinales renfermaient des dépôts pisiformes et tuberculeux.

Il existait donc chez ce dromadaire une parasitogénie générale se traduisant, à l'extérieur, par l'existence de très-nombreux sarcoptes, et, à l'intérieur, par une multitude de vers filaires dans les vaisseaux lymphatiques et artériels.

155. *Moyens préservatifs.* — Maintenir la peau des dromadaires dans un état constant de propreté; les loger dans des lieux salubres; éviter les trop longues fatigues, les privations; empêcher surtout toute espèce de contact des animaux dont la peau est propre avec les dromadaires galeux, telles seraient les conditions à remplir pour prévenir le développement de la gale et sa transmission;

[1] Les observations que nous avons faites sur ces vers seront prochainement publiées au nom de MM. Goubaux, Colin, Gruby et Delafond.

mais, hâtons-nous de le dire, ces conditions seront toujours difficilement obtenues en Algérie. Les Arabes, en temps de paix, sont généralement trop insouciants de la santé des dromadaires pour mettre en pratique les précautions hygiéniques que nous conseillons, précautions d'ailleurs difficiles à prendre durant les pérégrinations des Arabes nomades, les longues traversées des déserts, les courses lointaines et aventureuses de certaines tribus, et surtout les marches et les contre-marches nécessitées par la guerre. Néanmoins, lorsque ces soins hygiéniques et préservatifs pourront être mis en pratique, ils seront toujours suivis de résultats satisfaisants.

156. *Moyens curatifs.* — Selon les écrits des vétérinaires qui résident ou qui ont résidé en Algérie, les Arabes traitent la gale, soit récente, soit ancienne, par des applications de goudron faites, soit à froid, soit, ce qui vaut mieux, à chaud; et tous s'accordent à dire que ces applications sont toujours suivies d'excellents résultats[1].

Nous pensons que le mélange, à parties égales, de goudron et de savon vert, appliqué assez chaud, mais sans cautériser la peau, mélange dans lequel on introduit très-utilement une proportion variable, soit de benzine, soit de poudre de cantharides, soit d'acide arsénieux, seraient des préparations excellentes pour combattre les gales anciennes. L'essence de térébenthine, pure ou associée à la fleur de soufre, employée partiellement en frictions rudes; enfin les frictions vigoureuses et répétées avec la pommade d'Helmérick, seraient également des médicaments très-efficaces.

L'usage de ces remèdes, quels qu'ils soient, doit toujours être précédé : 1° de la tonte générale du dromadaire, faite dans le but de mettre à découvert toutes les surfaces galeuses, de faciliter le nettoyage de la peau, ainsi que l'application et l'efficacité des remèdes; de rappeler les fonctions cutanées, d'augmenter la force

[1] Imbert, *Recueil de médecine*, 1854, p. 411; — Gourdon et Naudin, *Mémoire de la Société vétérinaire*, 1856, p. 213; — Chevallier, *ibid.* 1856, p. 392; — Flauert, *ibid.* 1856, p. 420.

musculaire et l'énergie des fonctions intérieures; 2° de frictions rudes avec la brosse ou le bouchon pour enlever une partie des croûtes et des saletés attachées à la peau; 3° d'un ou plusieurs savonnages généraux avec la potasse et surtout avec le savon vert, nommé aussi savon gras ou mou. L'application du remède sera réitérée au besoin. Lorsque la gale est récente, une seule souvent suffit, et encore devra-t-elle être toujours locale, car si elle était générale, elle pourrait être suivie d'une perturbation considérable dans les fonctions cutanées, et même d'une mort par asphyxie.

Nous devons dire ici, en terminant, que les dromadaires envoyés aux infirmeries d'Alfort, en 1826-27, furent traités sans succès par les lotions avec le sulfure de potasse, mis alors en usage par le professeur Vatel.

157. *Contagion de la gale du dromadaire aux autres espèces domestiques.* — Nous ne connaissons aucun exemple de transmission de la gale du dromadaire au cheval, au bœuf, au mouton et autres animaux domestiques. Cependant il ne nous paraît pas impossible que cette gale, due à un sarcopte, puisse se communiquer, soit au cheval, soit au mouton, soit au chien, soit enfin au porc, animaux qui, tous, sont atteints d'une gale déterminée par des sarcoptes.

Contagion à l'homme. — La gale du dromadaire se transmet à l'homme. Louis Franck, Strauss-Durheim, d'après M. Héring, Hamon, vétérinaire, qui fut fondateur et directeur de l'école vétérinaire d'Abou-Zabel, près le Caire, et le célèbre dermatologiste Biett en ont rapporté des exemples. Nous avons traité de cette transmission avec détails, en parlant de la contagion de la gale des chameaux à l'homme, p. 122, et nous prions le lecteur de se reporter à ce passage de notre ouvrage.

CHAPITRE XVII.

PSORE DU LAMA (*CAMELUS ILLACMA*).

158. Le lama ou guanaco se rapproche du chameau et du dromadaire par ses caractères zoologiques généraux; mais il est pourvu

aux pieds de deux doigts séparés et n'a pas de houppe graisseuse sur le dos. Cet animal constitue donc un genre distinct, quoique voisin du précédent. Originaire du Pérou, le lama fournit à l'homme sa fourrure pour confectionner des tissus doux et moelleux; sa chair, dont la saveur est délicate, lorsque les animaux sont jeunes, est recherchée au Pérou; comme bête de somme il rend aussi quelques services.

Depuis plusieurs années, la société d'acclimatation a introduit à l'étranger et en France un certain nombre de guanacos dans le but de les acclimater; ces essais se continuent encore maintenant. Au Pérou, les lamas ont été remplacés, comme bêtes de transport, par les chevaux, les ânes et les mulets; comme bêtes de boucherie, par les moutons, si bien qu'aujourd'hui les lamas et les alpacas ne se rencontrent plus que dans les montagnes, où ils sont élevés en vue de la production de leur fourrure, dont le commerce pour l'exportation est assez considérable. L'Angleterre importe annuellement un grand nombre de balles de poil de lama, et confectionne avec ce produit des étoffes recherchées pour leur moelleux, leur légèreté, leur brillant et leur quasi-imperméabilité.

C'est principalement en vue de la production de la fourrure et de la chair que la société d'acclimatation fait de très-louables efforts pour l'introduction et l'acclimatation des lamas, soit en France, soit à l'étranger.

De même que le chameau et le dromadaire, le lama est atteint de la gale. Nous ignorons si cette maladie est commune sur les lamas qui vivent en grand nombre au Pérou; ce qui est certain, c'est que parmi des lamas expédiés en France, au commencement de l'année 1858, une femelle, envoyée au Muséum d'histoire naturelle, à Paris, très-belle et portant une fourrure blanchâtre d'une grande finesse, en était atteinte. Le pourtour des naseaux, des lèvres et une partie de la face étaient recouverts de croûtes épaisses grisâtres et très-adhérentes. Cette maladie se propagea bientôt sur presque toute la face en formant un masque croûteux. C'est dans cet état que M. le professeur Geoffroy Saint-Hilaire envoya l'animal aux infirmeries de l'école impériale d'Alfort pour y être traité.

Ce lama fut visité par M. Leblanc, vétérinaire à Paris, M. Devergie, médecin attaché à l'hôpital Saint-Louis, M. H. Bouley, professeur de clinique à Alfort, et M. Raynal, son adjoint. Ces messieurs ne furent nullement d'accord sur la nature de la maladie qu'ils avaient sous les yeux. M. Leblanc fit des recherches microscopiques, mais qui ne conduisirent à aucun résultat. Nous fûmes appelés, à notre tour, pour examiner le lama, et en faisant usage du microscope, nous réussîmes à découvrir, parmi les débris de croûtes récentes, arrachées de la surface du derme avec de fortes pinces anatomiques, de nombreux animalcules de la gale, qu'aussitôt nous reconnûmes pour appartenir au genre sarcopte.

Le microscope seul avait donc pu nous faire découvrir la nature de la maladie qui occupait la face de l'animal du Pérou. Un examen général des croûtes recueillies sur la peau du cou, du corps, de la queue et des quatre membres, fit constater de nouveau l'existence de nombreux sarcoptes qui avaient occasionné à peu près les mêmes lésions que celles de la face, mais plus récentes. Il nous fut donc possible d'étudier ces parasites, et de constater d'une manière définitive qu'ils appartenaient aux *sarcoptes communs*. Ce fut alors que, dans la séance de l'Académie des sciences du 26 avril 1858 et dans une courte communication, nous annonçâmes notre découverte [1].

Dans le cours de l'année 1859, quatre nouveaux lamas femelles, également affectés de la gale, furent conduits à Alfort, et, sur ces quatre animaux, de nombreux sarcoptes furent recueillis, examinés et trouvés exactement semblables à ceux du guanaco sur lequel nous les avions découverts l'année précédente.

[1] *Comptes rendus hebdomadaires de l'Académie des sciences*, ann. 1858, t. XLVI, page 814. (Séance du 26 avril.)

159. *Entomologie.* — Le sarcopte du lama offre les caractères entomologiques généraux des sarcoptes de l'homme, du chien, du cheval, etc. groupés dans le premier genre de notre classification.

La femelle adulte est longue de $0^{\text{millim.}}30$ à 35;

Le mâle adulte, de $0^{\text{millim.}}20$ à 25, et la larve, de $0^{\text{millim.}}130$ à $0^{\text{millim.}}135$. L'œuf mesure $0^{\text{millim.}}14$.

Le mâle nous a offert, comme caractère spécial, un court et petit appendice aigu occupant le côté externe de l'ambulacre à ventouse. Ces sarcoptes ont d'ailleurs, nous le répétons, tous les caractères que nous avons assignés aux *sarcoptes communs.* (Voyez la classification, page 14.)

160. *Symptômes.* — Nous n'avons observé que cinq lamas atteints de la gale, ce sont ceux qui furent confiés aux soins de M. H. Bouley, professeur de clinique à l'école d'Alfort. Nous n'avons pu savoir au juste si ces animaux étaient arrivés en France atteints de la maladie, quoique du reste l'épaisseur, la dureté des croûtes, la grande étendue de la surface cutanée que le mal occupait, le peu de longueur de la fourrure de quelques-uns des sujets, la couleur terne, l'arrachement facile des poils, et leur faible résistance à la traction, montrassent clairement que la gale datait de plusieurs mois. Il ne nous a donc pas été possible de reconnaître directement les caractères qui avaient signalé le début de la psore. Mais, portant notre attention sur les surfaces que la maladie avait récemment envahies, nous avons pu en constater l'état spécial, et de là inférer quels ont dû être les principaux symptômes du mal au premier temps de l'invasion.

Dès son origine, la gale du lama affecte-t-elle plus particulièrement la tête, et notamment le pourtour des naseaux, des lèvres et des yeux, puis la face, plutôt que d'autres surfaces cutanées du corps, du cou, du dos, des reins, de la croupe, de la queue et des membres? Nous ne pourrions le dire d'une manière positive. Cependant, sur les lamas soumis à notre observation, la gale la plus ancienne nous a paru être celle de la face, de la queue et de la région inférieure des membres; celle qui affectait les parties latérales et inférieures de la poitrine et du ventre était assurément d'une date plus récente.

Voici quels sont les caractères qui nous ont été fournis par les exemples que nous avons eus sous les yeux et les renseignements que nous avons pu recueillir.

Le début de la gale du guanaco est caractérisé par une sensation de prurit. L'animal se gratte contre les corps environnants ou avec ses pieds, et se mordille avec ses dents. Le poil se montre sali et ébouriffé à ces endroits. Les poils coupés, on constate l'existence de petites saillies allongées, droites ou courbes, souvent festonnées, recouvertes d'une croûte légère. Ce sont les sillons tracés par les sarcoptes. Ce n'est que dans quelques endroits, comme à la face externe et interne des oreilles et sur les faces latérales de la poitrine, que nous avons pu assez distinctement constater l'existence et les caractères des sillons dont il s'agit. Ces sillons détruits dans toute leur longueur avec la pointe d'une aiguille, et les débris épidermiques recueillis avec soin, laissent voir des sarcoptes, des œufs et des excréments de ces parasites. Dans les parties où la gale est d'une date plus ancienne, les poils se montrent courts, ternes, faciles à arracher et à briser, et la surface de la peau n'offre plus que des traces informes de sillons qui se sont réunis et confondus pour former une croûte blanchâtre, dure et adhérente. En arrachant ces croûtes, avec une forte pince anatomique, en raclant fortement la surface de la peau à l'aide de la lame d'un couteau ou d'un scalpel, la partie sous-épidermique se montre à nu et laisse suinter un liquide séreux ou séro-sanguinolent. Pendant cette opération, le lama témoigne la sensation agréable qu'il ressent, par l'action de trépigner sur ses quatre membres, d'allonger le cou, d'étendre la tête, d'agiter ses lèvres et de mordiller les objets qui sont à sa portée.

Les croûtes ainsi enlevées, divisées avec des aiguilles sur une plaque de verre, puis desséchées à une douce chaleur, on voit bientôt apparaître des sarcoptes qui cheminent entre les débris, où l'on peut aisément les distinguer à l'œil nu, à la loupe et surtout avec le plus faible grossissement du microscope composé.

Dans les régions de la tête, du corps, des membres, de la queue, où la gale existe depuis longtemps, les poils sont courts, usés, rares, ternes et ébouriffés; la peau est indurée, recouverte de croûtes dures, épaisses, grisâtres ou jaunâtres, adhérentes et formant une couche rugueuse, souvent divisées par des crevasses au fond desquelles le tissu cutané est entamé et gercé. Ces gerçures peuvent exister sur diverses régions de la peau; mais elles se montrent notamment dans le pli des articulations du genou, du jarret, des paturons et de la queue.

La peau de la face, des lèvres, du pourtour des ouvertures nasales, des yeux, de la base des oreilles offrait, chez deux des quatre lamas, une altération bien remarquable. Toute la face, et notamment le pourtour des lèvres et des naseaux, était boursouflée et déformée par l'existence de grosses croûtes grisâtres, dures, très-adhérentes, formant une succession de bosselures d'inégale grosseur, arrondies ou irrégulières. Ces croûtes rugueuses constituaient une espèce de masque d'un blanc sale recouvrant presque entièrement la face, et donnant ainsi à l'animal une physionomie morbide toute particulière. Il était difficile de diagnostiquer la gale en voyant l'altération singulière de la face, et comme MM. Devergie, Leblanc, H. Bouley et Raynal, nous n'aurions jamais pensé à l'existence de la psore si le microscope n'était pas venu nous éclairer sur la véritable nature du mal. Les croûtes formant ce masque, divisées dans un peu d'eau tiède, se montrèrent formées : 1° d'un très-grand nombre de lamelles et de cellules épidermiques; 2° de cellules purulentes anciennes et généralement altérées; 3° de coques d'œufs, d'excréments et de débris de sarcoptes; 4° de corps étrangers divers, composant ordinairement la poussière. Les excréments, les coques d'œufs, les débris de sarcoptes étaient d'autant plus nombreux que les croûtes étaient plus épaisses et d'une date plus ancienne. Ce produit morbide avait donc la même composition microscopique que celui de la gale très-ancienne de l'homme, décrite par le docteur Boeck, de Christiana, et que celui de la psore du chien, du chat, du lion, du cheval et du mouton, déterminée par le sarcopte commun.

Dans les régions où la gale est récente, les poils doux, moelleux et fins du lama sont ébouriffés, durs, courts et s'arrachent aisément. Dans les régions atteintes depuis très-longtemps la fourrure a en grande partie ou totalement disparu; ou bien l'œil n'aperçoit que des poils durs et gros désignés sous le nom de *jarre*. La fourrure précieuse du lama aussi bien que celle des bêtes à laine, ainsi que nous le dirons plus loin, est donc gravement altérée par la gale persistante; et nous sommes en outre très-disposés à croire que cette altération est nuisible à la teinture et à la fabrication des étoffes, ainsi qu'on l'a constaté pour la laine du mouton.

161. *Marche, durée* et *terminaison*. — Le sarcopte du lama vivant sur une peau délicate et recouverte d'une fourrure fine et tassée y pullule avec une grande rapidité. L'incubation des œufs s'y fait sans entraves, et bientôt des milliers d'animalcules sillonnent la peau et soulèvent l'épiderme. Aussi voit-on la gale du lama se propager avec activité sur beaucoup de points de la surface cutanée, et l'envahir, en grande partie, dans l'espace de trois à six mois au plus.

Le lama, dévoré alors par des myriades de sarcoptes et épuisé par les sécrétions pathologiques dont sa peau est devenue le siége, maigrit beaucoup, ses muqueuses apparentes deviennent pâles et son sang s'appauvrit. Cependant son appétit se conserve, mais en hiver, devenu très-sensible au froid par la perte d'une grande partie de sa fourrure, il ne tarde pas à être atteint d'une diarrhée qui l'épuise et hâte sa mort.

162. *Lésions cadavériques*. — Des cinq lamas envoyés aux hôpitaux de l'école d'Alfort, deux sont morts. Leur autopsie a été faite avec le plus grand soin. La peau offrait toutes les lésions que nous avons déjà signalées en traitant des symptômes. Après avoir

laissé macérer la peau pendant huit jours dans un lieu chaud, nous avons pu enlever facilement les croûtes, ainsi que l'épiderme des parties encore peu altérées, et nous assurer :

1° Que dans toutes les parties récemment malades, les sarcoptes étaient logés chacun dans une galerie sous-épidermique affectant diverses directions, et que chaque galerie renfermait des œufs à diverses périodes d'incubation et beaucoup de matières excrémentitielles, enfin que ces *cunicali* étaient semblables en tout à ceux que creusent les sarcoptes de l'homme, du chien, du lion et du cheval;

2° Que les grosses croûtes présentaient à leur face interne des cellules, des cavités aréolaires simples ou composées, isolées ou communiquant entre elles, dans lesquelles se montraient confondus un très-grand nombre de sarcoptes mâles, femelles et larves;

3° Que les villo-papilles cutanées étaient grandes, rouges, hypertrophiées et logées dans les cavités des croûtes;

4° Enfin, que la peau était épaissie, indurée par un fluide morbide organisé, contenu dans les mailles du derme, et entamée par des cavités allongées, plus ou moins profondes dans les régions où elle avait présenté, pendant la vie, des gerçures et des crevasses.

Le tissu cellulaire sous-cutané était infiltré par de la sérosité aux endroits où la peau était très-anciennement malade.

Le cœur et les gros vaisseaux veineux ne renfermaient qu'une petite quantité de sang coagulé.

Les poumons étaient pâles, mais ne présentaient aucune altération organique. Les estomacs, la caillette, les intestins grêles renfermaient quelques ténias. La muqueuse des intestins grêles était recouverte de beaucoup de mucosités. Celle des gros intestins offrait çà et là quelques traces d'inflammation. Le foie, la rate n'ont rien présenté d'anormal.

Les ganglions lymphatiques du cou, de l'entrée de la poitrine et des aines, dans lesquels se déchargent les vaisseaux lymphatiques qui charrient la lymphe revenant des parties galeuses et surtout des parties affectées de gale croûteuse ancienne, se montraient gros, jaunâtres, pénétrés d'une lymphe blanchâtre et entourés d'une infiltration notable. Nous avons signalé dans les vaisseaux lymphatiques, les ganglions, les vaisseaux pulmonaires et même dans le sang d'un dromadaire mort galeux, l'existence de vers filaires; nous n'avons point rencontré ces vers dans les vaisseaux lymphatiques, les ganglions, les vaisseaux du poumon et le sang des deux lamas dont nous venons de relater l'autopsie.

163. *Moyens préservatifs.* — Isoler les lamas galeux de ceux qui ne le sont pas encore; enlever les fumiers et les litières et les enterrer dans le sol cultivable; balayer, nettoyer à fond les lieux qui ont été habités; les laver à l'eau bouillante, les badigeonner avec la benzine, puis enfin tuer les sarcoptes qui auraient pu être épargnés en pratiquant une fumigation sulfureuse; tels sont les moyens de prévenir l'invasion de la gale sur les lamas sains qui doivent continuer à habiter les lieux dans lesquels ont vécu des lamas psoreux.

Nous conseillons, et nous ne saurions trop revenir et insister sur ce point, qui nous paraît capital, de nourrir avec de très-bons aliments, distribués en quantité suffisante, les lamas encore bien portants, afin que si, malgré toutes les attentions que nous venons de recommander, ils étaient atteints de la gale, cette maladie fût chez eux moins grave et plus facile à guérir.

Moyens curatifs. — On doit, avant de procéder à la guérison de la psore, débarrasser le lama de sa longue et fine fourrure, dans le but de reconnaître toutes les surfaces attaquées. Cette tonte ne sera faite que pendant la belle saison, afin d'éviter les refroidissements qui, trop souvent, sont suivis d'accidents mortels. S'il fallait l'opérer exceptionnellement pendant l'hiver ou par une température froide et humide, on aurait soin de n'enlever la fourrure que partiellement, de loger les animaux dans un lieu chauffé, et, au besoin, de les envelopper de couvertures. Divers remèdes ont été essayés d'une manière comparative aux infirmeries de l'école d'Alfort par MM. Bouley et Reynal pour guérir le plus promptement possible la psore du lama. Le mélange de goudron et de savon vert, l'huile de cade, les solutions de sulfure de potasse concentrées, la pommade d'Helmérich ont été employés simultanément sur diverses surfaces galeuses, et tous ces remèdes ont produit des résultats satisfaisants.

164. *Contagion à l'homme.*—La gale du lama se transmet aisément à l'homme. Nous avons observé deux exemples remarquables de cette transmission à l'école impériale vétérinaire d'Alfort sur deux élèves chargés du soin d'un lama galeux appartenant au Muséum d'histoire naturelle de Paris. Nous avons relaté, à la page 124, ces deux faits de contagion en traitant de la transmission de la gale du lama à l'espèce humaine et nous y renvoyons.

Contagion aux animaux. — Nous n'avons fait aucune expérience pour nous assurer si cette gale pouvait se transmettre du lama, soit au cheval, soit aux autres animaux domestiques.

CHAPITRE XVIII.

PSORE DU CHAMOIS (*ANTILOPE RUPICAPRA*).

165. Le chamois, nommé *isard* dans les Pyrénées, est atteint de cette maladie. Nous ignorons si les chamois à l'état sauvage sont affectés de la psore, ainsi que peut l'être le sanglier; mais les chamois réduits, en quelque sorte, à l'état de domesticité, habitant des parcs ou des ménageries, peuvent en être atteints.

M. Hering, professeur à l'école vétérinaire de Stuttgard, a décrit et figuré le sarcopte de l'isard et fait connaître la maladie qu'il occasionne. Nous lui emprunterons tout ce qu'il importe de faire connaître au double point de vue de l'entomologie et de la pathologie, attendu que nous n'avons jamais observé de chamois psoreux.

166. *Entomologie.* — Le sarcopte du chamois appartient à la famille des sarcoptes notoèdres, dont nous avons donné les caractères généraux, page 15.

Sa longueur est de $0^{\text{millim.}}017$, et sa largeur de $0^{\text{millim.}}015$. Le corps est ovoïde, mais un peu rentré postérieurement. Le dos est hérissé de papilles peu nombreuses, formant deux rangées étendues d'un côté à l'autre du corps. L'ouverture anale se montre au tiers inférieur du dos, ainsi qu'on le constate chez le sarcopte du chat.

Le *mâle* offre les organes de la génération des sarcoptes ordinaires, plus *deux ventouses de coaptation* situées à la base de chacune des deux dernières paires de pattes.

La *femelle* qui est propre à être fécondée présenterait au bord postérieur de l'abdomen deux petits renflements arrondis qui devraient être considérés comme des tubercules d'accouplement.

Tels seraient, d'après M. Hering, les caractères propres au sarcopte du chamois.

167. *Pathologie.* — En l'année 1830, dit M. Hering, arrivaient à Stuttgard des chamois mâle et femelle. Le mâle, âgé de 9 mois, fut envoyé à l'école vétérinaire, le 6 août, pour y être traité de la gale. Cet animal, qui était maigre, avait eu le canon de la jambe postérieure gauche fracturé. Il avait séjourné tantôt dans une écurie, tantôt dans un parc.

La gale occupait l'épaule et l'extrémité inférieure du membre droit, le cou et le côté droit de la poitrine. Dans ces régions la peau était dépilée en grande partie et recouverte d'une croûte de 1/2 à 1 centimètre et même 1 centimètre 1/2 d'épaisseur dans quelques endroits. La peau était plissée, et, dans certaines régions, elle offrait de profondes crevasses laissant échapper un pus fétide.

Ce chamois mourut, et M. Hering en fit l'autopsie.

Aux endroits affectés de gale la peau était épaissie, sèche et dure, et au-dessous des croûtes se montrait une injection veineuse remarquable. A la base des poils au-dessous et dans l'épaisseur des croûtes, on remarquait un très-grand nombre de sarcoptes, mais blancs et sans vigueur. On constata que quelque temps après la mort du chamois ces sarcoptes s'étaient avancés jusqu'à la surface des croûtes galeuses.

La maigreur était extrême. Des hydatides (sans doute des échinocoques) existaient en grand nombre dans la plèvre et le péritoine. Les ganglions lymphatiques étaient très-tuméfiés et indurés.

Cette description de la psore du chamois et des lésions laisse assurément beaucoup à désirer. Néanmoins on voit qu'elle offre beaucoup d'analogie avec la psore du chat, du lion, du chameau, du lama et même avec celle du chien.

CHAPITRE XIX.

PSORE DE LA CHÈVRE.

168. La chèvre, qui mange les herbes séchées sur pied, les pousses des broussailles qu'elle rencontre sur les terres vagues, les landes, les montagnes, les rochers, de préférence souvent à l'herbe tendre et succulente des meilleures prairies; la chèvre, qui vit pendant toute la mauvaise saison du fourrage dédaigné par les chevaux, les bœufs et les moutons; qui donne sa fourrure, sa peau, sa graisse au commerce et à l'industrie; sa chair et son lait, souvent abondant, à la nourriture de l'homme, mérite bien, en raison de ses nombreuses et précieuses qualités, le titre de *vache du pauvre* qui lui a été donné.

Nous possédons aujourd'hui en France au moins 1,000,000 de chèvres, représentant une valeur de 10,000,000 de francs, et dont le revenu moyen et annuel peut être estimé à 6,000,000 de fr. Ce revenu total donne pour chaque chèvre un produit de 6 francs, chiffre bien au-dessous de la vérité dans les localités où ce ruminant donne son lait pour la fabrication de fromages très-recherchés.

La chèvre, comme on le voit, peut donc être classée parmi l'un de nos animaux domestiques les plus précieux.

Les chèvres abondent dans les Alpes, les Pyrénées, les Cévennes, l'Ardèche, le Jura, le Dauphiné et le Lyonnais. Les douze communes situées au nord-ouest de Lyon, dans les petites montagnes appelées *Monts d'Or lyonnais*, occupant à peine une surface de 8 kilomètres de longueur, en possèdent 12,000, au témoignage du professeur vétérinaire Grognier.

Depuis longtemps on a cherché à introduire en France la

chèvre à poils longs, doux et soyeux, originaire de l'Asie Mineure, mais communément connue sous le nom de *chèvre du Thibet et d'Angora.*

La société d'acclimatation fait aujourd'hui de grands efforts pour la naturaliser en France et en Algérie. Cette chèvre, en effet, donne un très-bon lait, une chair excellente, des chevreaux qui se développent rapidement, et produit une fourrure longue, tassée et soyeuse, très-estimée. On doit donc espérer que cette espèce se propagera de plus en plus, lorsque ses nombreuses qualités seront mieux appréciées, et que sa fourrure, plus utilisée qu'elle ne l'est encore aujourd'hui, atteindra un prix plus élevé.

Parmi les maladies qui affectent les chèvres, la gale est une des plus communes, et sans contredit une des plus rebelles. Cette maladie altère et détruit la toison des chèvres d'Angora, détériore considérablement et réduit à un quart de sa valeur la peau des chevreaux, très-estimée pour la fabrication des chaussures et des gants, diminue la production du lait, retarde l'engraissement, et enfin peut amener l'amaigrissement, le marasme et la mort.

Quelques auteurs ont dit que la chèvre était exposée à la gale, mais aucun d'eux n'a décrit d'une manière complète la psore de cet animal : nous avons eu plusieurs fois occasion d'en faire l'étude, soit sur la chèvre ordinaire de notre pays, soit sur la chèvre d'Angora et du Thibet, et c'est cette étude qui va nous permettre d'en faire la description.

169. *Étiologie.* — Les chèvres qui vivent en troupeaux sur les montagnes, exposées aux pluies froides du printemps et de l'automne, celles qui séjournent constamment, ou qui sont accumulées en trop grand nombre dans des logements mal aérés pendant des hivers longs et rigoureux, sont principalement prédisposées à la contagion de la psore, et cette maladie devient pour elles mortelle, si à ces causes s'ajoutent une alimentation insuffisante, le défaut de soins, la malpropreté de la peau et l'accumulation des fumiers dans les chèvreries.

Pendant le cours des années 1851, 1852 et 1853, les chèvres

de la vallée de Prattigaü, canton des Grisons (Suisse), furent affectées d'une gale épizootique. Dans dix communes, possédant 2,596 chèvres, 1,015 furent atteintes de cette maladie, et plus de 500 périrent. M. Walbraff, vétérinaire, fut commissionné par le conseil de santé pour chercher à prévenir et à combattre le mal. Cette gale épizootique avait déjà détruit, il y avait une quarantaine d'années, dans cette même vallée, presque toutes les chèvres.

La psore fut attribuée, dans cette circonstance, à une alimentation insuffisante et de mauvaise nature donnée aux chèvres, ainsi qu'aux chèvreries étroites, malpropres, sombres et peu aérées dans lesquelles étaient logés ces animaux; mais la contagion a joué le principal rôle dans la propagation et l'extension de cette maladie. La transmission s'effectuait, non-seulement de la chèvre à la chèvre, mais encore aux chevaux, aux bêtes bovines et même aux hommes, particularité fort remarquable sur laquelle nous reviendrons plus loin.

Les chèvres du Thibet et d'Angora, dont la peau est mince et la fourrure longue, soyeuse et tassée, sont surtout exposées à être affectées de la gale.

Parmi les chèvres du Thibet importées en France en 1818, par les soins de M. Huzard, et en 1819 par ceux de MM. Ternaux et A. Jaubert, un grand nombre ont été affectées de la gale et beaucoup en sont mortes.

L'un de nous, en 1827 et 1828, a eu l'occasion de traiter plusieurs de ces chèvres, aux infirmeries de l'école d'Alfort. Toutes étaient couvertes d'une gale ancienne qui avait détruit entièrement la toison.

Parmi les chèvres qui ont figuré au concours universel des animaux reproducteurs de Paris, en 1855 et 1856, plusieurs sujets appartenant à l'espèce angora étaient atteints de la gale. Enfin, dans le courant de janvier 1856, M. Geoffroy-Saint-Hilaire, professeur au Muséum d'histoire naturelle, a envoyé aux hôpitaux de l'école d'Alfort, pour y être traités, un bouc, trois chèvres et une jeune chèvre d'Angora. M. Bouley, professeur de clinique, a bien voulu confier ces animaux à nos soins, et, après avoir fait sur eux une sérieuse étude de leur maladie, nous avons eu la satisfaction de les en guérir.

Aussi bien dans les troupeaux de chèvres que parmi les troupeaux de moutons, et, en général, parmi tous les animaux qui vivent et habitent en commun, la transmission de la gale s'accomplit de la manière la plus active et la plus étendue.

Cette transmission s'opère comme dans les troupeaux de moutons, soit par le contact des animaux entre eux, soit par le séjour sur les mêmes litières infectées par les croûtes détachées par des frottements. Cette transmission ne peut être l'objet d'un doute, surtout après toutes les preuves que nous avons données de la contagion de la gale entre animaux de même espèce.

Dans un grand nombre d'exploitations agricoles où l'on ne possède point de chèvreries spéciales, le bouc qui, par la mauvaise odeur qu'il répand, doit préserver, dit-on, les moutons d'une foule de maladies, la chèvre nourrice de la famille du berger, sont logés dans les bergeries, et très-fréquemment en contact plus ou moins immédiat avec les moutons. Or, dans ces rapports constants, les bêtes à laine atteintes de la gale pourraient-elles transmettre cette maladie à la chèvre? Telle était la question que nous avions à cœur d'élucider.

Dans cette intention, nous nous sommes livrés aux expériences suivantes :

Le 18 juillet, nous avons déposé sur un chevreau âgé de cinq mois, d'un embonpoint satisfaisant, dans les plis de l'ars droit, et sur les parties latérales du garrot, un certain nombre de dermatodectes du mouton, savoir :

Dermatodectes mâles	6
——— femelles non fécondées	7
——— femelles fécondées	13
——— accouplés	6
Total	32

Sur un deuxième chevreau, le 20 juillet 1852, nous avons déposé à la partie supérieure du cou et à la base de la queue, savoir, au cou :

Dermatodectes mâles	3
——— femelles non fécondées	4
——— femelles fécondées	6
——— accouplés	4
Total	17

Le même nombre est déposé à la base de la queue, sur le même animal; total, 34.

Ces dermatodectes n'ont pas même attaqué la peau; tous sont morts après une durée de huit à dix jours, soit sur les endroits où ils avaient été déposés, soit dans le voisinage.

Les chevreaux ont été conservés pendant cinq mois, et ils n'ont point été affectés de la gale.

La chèvre ne serait donc pas susceptible de recevoir la gale du mouton.

Les chèvres n'ayant que fort peu de rapports et surtout de contact immédiat avec les chevaux et le gros bétail, nous avons pensé qu'il était inutile de poursuivre nos expériences par le dépôt de dermatodectes du cheval et du bœuf sur la peau de la chèvre.

La gale de la chèvre n'est pas aussi commune que celle du mouton. Les chèvres résistent, en raison de leur organisation et de leurs besoins, bien autrement que les bêtes à laine, à toutes les influences qui altèrent la santé de ces dernières. Les changements brusques de température, les pluies prolongées, les pâturages humides, une alimentation insuffisante qui donnent facilement aux moutons une cachexie aqueuse, favorable au développement de la gale, sont loin d'agir aussi brusquement sur la chèvre que sur le mouton. Autant le mouton réclame de soins de toute nature pour résister à la prédisposition à la gale, autant la chèvre, frugale et robuste, lutte contre l'invasion des parasites. Cependant, lorsque les chèvres sont soumises longtemps à l'influence de causes débilitantes, la psore, nous l'avons dit plus haut, les affecte en grand nombre.

Ajoutons que le pelage dur et clair-semé de la chèvre de nos pays est relativement peu favorable à la multiplication des animalcules, qui demandent une fourrure chaude, bien fournie, et propre à les abriter contre le froid.

Nous n'avons pas eu l'occasion, pendant nos recherches, de trouver les acariens qui vivent sur la chèvre commune de nos pays; mais, comme tout porte à croire que le sarcopte de la chèvre d'Angora est le même que celui qui produit la gale sur les chèvres en général, nous n'avons pas trop à le regretter.

170. *Entomologie.* — L'acarien qui détermine la gale de la chèvre est le sarco-dermatodecte ou symbiote de M. Gerlach. Nous l'avons découvert en 1854 sur les chèvres d'Angora dont il a été question. Nous avons fait connaître les caractères de cet animalcule à la page 81, et nous y renvoyons le lecteur. Nous avons représenté cet acarien, pl. 3, fig. 13 et 14. La figure 13 représente une femelle propre à l'accouplement; la figure 14 est celle du mâle.

Existe-t-il chez la chèvre un autre acarien que le sarco-dermatodecte? et cet animal est-il affecté, ainsi que l'est le cheval et le mouton d'une gale due au sarcopte commun? Nous l'ignorons encore; mais nous pensons que sur les chèvres qui transmettent leur gale à l'homme, au cheval, au bœuf, au mouton et même au porc, ainsi que paraît l'avoir constaté M. Wallbraff, cette psore ne peut être due qu'à un sarcopte. Nous sommes d'autant plus fondés à admettre cette opinion, que la gale des chèvres de la vallée de Prattigaü se manifestait par des croûtes épaisses et dures sur les lèvres, les naseaux, les paupières, les oreilles; et que la gale transmise par ces chèvres aux bêtes à laine se déclarait aux mêmes endroits et affectait les mêmes caractères morbides. Or ces symptômes sont tous ceux qui appartiennent à la gale du mouton due au sarcopte commun, psore qui, comme celle des chèvres, se transmet à l'homme; notre conviction est donc, nous le répétons, que la chèvre est atteinte d'une gale due à un sarcopte.

171. *Symptômes.* — La gale de la chèvre, transmise par contagion, peut apparaître dans les diverses régions du corps où des

acares ont été déposés par le contact. Cependant on la voit particulièrement débuter sur les parties latérales du cou, derrière les oreilles, sur le garrot, le dos et les reins, quelquefois à la base de la queue, plus rarement sur les parties latérales de la poitrine et des flancs.

Elle s'annonce par de petites plaques de la largeur de la tête d'une épingle ou d'une petite lentille, d'abord prurigineuses et dues aux attaques des parasites qui ont creusé l'épiderme à l'aide de leurs fortes mandibules. Ces petites surfaces laissent suinter un liquide séro-albumineux qui, en se concrétant, forme bientôt une couche épaisse, dure et adhérente au corps vasculaire de la peau; en même temps, un prurit vif se produit à cet endroit, et l'animal se gratte, se mordille, et se frotte avec ardeur contre les corps environnants. Après ce frottement, la petite surface galeuse se montre rouge, écorchée, et laisse suinter un liquide séro-sanguinolent; la peau s'enflamme dans toute son épaisseur, et bientôt les poils se détachent des parties malades.

Plusieurs points du tissu cutané, éloignés ou rapprochés, peuvent être envahis à la fois, mais la psore s'y présente toujours avec les mêmes caractères.

En raclant très-fortement avec un scalpel les croûtes qui se forment sur ces surfaces, ou bien en les détachant avec des pinces anatomiques, puis les déposant sur une lame de verre, et les divisant avec une aiguille, on peut facilement, soit à l'œil nu, soit avec une loupe, soit surtout avec le microscope, apercevoir les parasites qui marchent dans les intervalles des croûtes.

Par la pullulation des parasites, la petite surface galeuse s'agrandit, gagne de proche en proche par une espèce de reptation, et envahit ainsi successivement les parties voisines; souvent les premières surfaces galeuses se réunissent, se confondent avec d'autres pour constituer des plaques psoriques plus ou moins étendues; ces plaques, s'agrandissant à leur tour, se confondent avec d'autres plaques voisines. La gale envahit ainsi la totalité des deux faces de l'encolure, le sommet de la tête, le garrot, les épaules, les reins, la croupe et les fesses. Ce n'est que beaucoup plus tard qu'elle descend sur les membres antérieurs et postérieurs, mais nous ne l'avons jamais vue dépasser les genoux et les jarrets.

Lorsque la psore a envahi une plus ou moins grande surface de la peau, tous les endroits galeux se montrent recouverts de croûtes dures, épaisses, rudes, jaunâtres ou blanchâtres, et toujours très-adhérentes aux parties sous-jacentes, dont on ne peut les détacher qu'à l'aide d'un frottement exercé avec la lame d'un instrument tranchant, ou les arracher qu'avec de fortes pinces anatomiques.

Sous ces croûtes, la peau est épaissie, plissée, ridée, dure et difficile à détacher des tissus sous-jacents.

Les poils gros et courts sur les chèvres ordinaires, les brins longs et soyeux des chèvres d'Angora, le duvet doux des chèvres du Thibet ou de Cachemire, n'existent plus à la surface des parties galeuses; les poils roides, durs et grossiers, qui constituent le *jarre*, s'y montrent seulement. Cependant, là où les surfaces ne sont pas encore entièrement dénudées, des poils fins s'y aperçoivent encore, mais ils sont usés par le frottement ou avortés dans leur développement.

Avec le temps et la persistance de la gale, les croûtes s'épaississent de plus en plus, mais restent toujours adhérentes et dures; elles constituent alors de grosses lamelles juxtaposées les unes sur les autres, comme les écailles des poissons.

La peau se plisse de plus en plus, et sur certaines surfaces, comme à l'encolure, aux épaules, sur la poitrine, les croûtes épaisses se crevassent en sens différents, et donnent ainsi lieu à une foule de petits compartiments irréguliers, isolés par des fentes qui pénètrent jusqu'à la peau. Parvenue à ce degré d'altération, la gale pourrait être confondue avec une ichthyose, si sous ces croûtes ne vivaient point les parasites caractérisant la nature du mal.

Ces croûtes, ramollies avec un peu d'eau tiède, absorbent le liquide avec une extrême rapidité, et forment bientôt une épaisse bouillie blanchâtre. Une petite portion de cette bouillie, délayée de nouveau sur une lame de verre et mise sous le microscope, se montre composée d'une foule de fines molécules, de cellules purulentes en grande partie déformées, mais presque entièrement de cellules épidermiques. Une sécrétion abondante de l'épiderme provoque donc tout autant que celle du pus la formation de ces croûtes; ainsi s'expliquent leur dureté, leur épaisseur, leur adhérence à la peau, et la forme ichthyosique qu'elles affectent.

Les acares qui provoquent ces lésions ne sont visibles ni à la surface de ces croûtes, ni dans le fond des plis ou des crevasses; ils résident constamment au-dessous des croûtes; ils n'habitent pas non plus sous toutes les surfaces croûteuses : les plus épaisses, les plus anciennes n'en contiennent au-dessous d'elles que très-rarement.

Ces parasites vivent particulièrement au-dessous des croûtes peu anciennes ou de récente formation, qui se montrent dans la circonférence des plaques galeuses, ou bien sous celles de formation récente disséminées dans les diverses parties du corps. Toutefois, nous le répétons, ce n'est qu'en raclant fortement ces croûtes, jusqu'à dénudation de la peau, ou bien en les arrachant avec de fortes pinces anatomiques, que les parasites peuvent être retirés de leurs gîtes profonds.

Dans la première période de la psore, alors même que les surfaces galeuses sont déjà larges, les ganglions lymphatiques des régions environnantes sont peu engorgés; mais lorsque la psore est déjà ancienne, la peau, qui est dure, épaissie, plissée, gercée devient le siége d'une sécrétion morbide abondante, les ganglions de l'entrée de la poitrine, des flancs, des reins, sont gros, mais pourtant non douloureux.

172. *Altérations de la fourrure.* — Les altérations que peut subir la fourrure de la chèvre ont fixé toute notre attention. L'étude de ces altérations n'a qu'une médiocre importance pour la toison de la chèvre commune, en raison de son peu de valeur; mais elle a

un intérêt majeur pour la fourrure de la chèvre d'Angora et de Cachemire, qui est d'un prix fort élevé. Dans le début de la gale, les poils soyeux et fins de la chèvre d'Angora et de la chèvre du Thibet s'arrachent avec assez de facilité; mais les brins n'ont point encore subi d'altération appréciable, leur base est seulement imprégnée de croûtes jaunâtres peu adhérentes, dont il est possible de les débarrasser par l'opération du peignage.

Lorsque la gale est plus ancienne, l'altération de la peau étant plus profonde, le duvet commence à se feutrer et à s'arracher par mèches, par suite des grattages et des mordillements réitérés auxquels se livre la chèvre; les poils se montrent, en outre, salis à leur base par une grande quantité de croûtes, et ils ont perdu leur souplesse, leur moelleux et leur brillant. Alors le peignage est difficile, donne beaucoup de bourre, et le déchet ou la perte est considérable. Ces poils ainsi altérés prennent-ils moins bien la teinture, ainsi qu'on l'a constaté pour la laine provenant de moutons galeux? Nous l'ignorons. Enfin lorsque la gale est très-ancienne, lorsque la peau est dure, épaissie et recouverte de croûtes, les poils qui constituent le duvet sont courts, fins, atrophiés, très-amincis à leur extrémité et entremêlés d'une grande quantité de jarre. La toison alors n'est plus utilisable dans l'industrie de la fabrication des étoffes, ce qui constitue une perte considérable.

173. *Marche.* — La marche plus ou moins rapide de la gale chez la chèvre est subordonnée, ainsi que nous l'avons déjà dit à l'égard des autres espèces domestiques, à l'âge, au tempérament, à l'état de maigreur ou d'embonpoint des animaux, à la nourriture mauvaise, médiocre ou bonne qui leur est donnée, et à la salubrité ou à l'insalubrité des chèvreries.

Cette gale n'étant point accompagnée d'éruption papulaire prurigineuse secondaire, et les surfaces galeuses ne s'étendant aux parties voisines que par une espèce de reptation, on ne voit point la gale de la chèvre se répandre rapidement sur une grande surface de la peau.

Elle reste assez longtemps cantonnée sur le cou, le dos, le garrot et les reins, et ce n'est qu'après deux à trois mois qu'elle a envahi la poitrine, les flancs et les membres; nous ne l'avons jamais vue s'étendre sur les testicules, la face, les mamelles, les oreilles, la queue, ni sur les membres, au-dessous du genou et du jarret.

174. *Durée et terminaison.* — La durée du mal est fort variable; elle dépend des soins donnés aux animaux et des conditions dans lesquelles ils sont placés.

Lorsque la psore est répandue sur une grande surface de la peau, la chèvre et surtout les jeunes chevreaux maigrissent; les muqueuses apparentes deviennent pâles; les animaux à longue fourrure, comme les chèvres d'Angora et du Thibet, souffrent du froid, et les sécrétions, les exhalaisons dont la peau est le siége ne s'exécutent qu'imparfaitement; les fonctions intérieures se troublent; des météorisations suivent les repas; des diarrhées intermittentes surviennent, affaiblissent les sujets déjà débiles; enfin, après un temps plus ou moins long, trois mois, six mois, une année, les animaux tombent dans le marasme, traînent une vie languissante et expirent.

175. *Diagnostic.* — La gale de la chèvre ne peut être confondue avec aucune autre maladie cutanée de cet animal. Les croûtes épaisses blanchâtres ou grisâtres qui recouvrent les plaques galeuses de l'encolure, du garrot, du dos; la dépilation, l'épaisseur considérable de la peau, les plis et les gerçures qui en sont les conséquences, enfin l'existence de l'acare tout particulier qui vit sous les croûtes, la feront aisément reconnaître.

La psore qui a affecté les chèvres de la vallée de Prattigaü n'a pas offert les caractères généraux de la psore que nous venons de décrire.

Cette psore débutait par une éruption papuleuse et très-prurigineuse aux lèvres, aux naseaux, à la face, aux paupières et aux oreilles, à laquelle succédaient des croûtes épaisses et dures. La peau tuméfiée se gerçait et se crevassait. De ces endroits, la gale se propageait sur le cou, le tronc, le ventre, les mamelles, et se répandait même jusque sur les membres. Dans toutes ces parties, aussi bien qu'à la tête, la peau se couvrait de croûtes dures, très-épaisses, et se dépilait presque entièrement. Le prurit était considérable et les chèvres se frottaient avec fureur. Les animalcules produisant cette gale n'ont pu être découverts.

La maladie continuait à se développer et à s'étendre pendant un espace de deux à six mois. Lorsqu'elle avait envahi tout le corps et les membres, les chèvres maigrissaient beaucoup, voussaient la colonne vertébrale et marchaient avec difficulté; les mamelles se flétrissaient, les muqueuses devenaient pâles, le marasme survenait, et les animaux ne tardaient pas à succomber.

Cette gale était difficile à guérir. Sur 1,015 chèvres qui en furent atteintes, 500 en périrent.

A l'autopsie, M. Walbraff et M. le docteur Engel ont constaté que les chairs étaient pâles, le sang peu abondant et aqueux, que le foie était friable, et que le tissu des poumons était parsemé de tubercules, les uns durs et enkystés, et les autres ramollis. Cette description des lésions laisse, comme on le voit, beaucoup à désirer.

Cette gale épizootique se communiquait aux chevaux, aux bœufs, aux moutons, aux porcs et surtout aux hommes qui touchaient et médicamentaient les animaux; elle se transmettait ensuite de l'homme à l'homme.

Les symptômes qu'ont offerts les chèvres atteintes de cette gale se sont donc montrés bien différents de ceux que nous avons constatés sur les chèvres d'Angora. C'est une preuve de plus à ajouter aux raisons qui nous ont fait admettre que cette maladie ne pouvait être due qu'à un *sarcopte* vivant sous l'épiderme et sous les croûtes, bien que le vétérinaire Walbraff n'ait pu le voir ni sur le tégument malade ni dans les écailles superficielles qu'il a examinées.

176. La *phtyriase* de la chèvre ne peut être confondue avec la psore; la première est occasionnée par deux parasites : l'un est le *tri-*

chodecte de la chèvre (*trichodectes capræ*), et l'autre *le pou sténops* (*hematopinus stenopsis*). Ces parasites vivent souvent en très-grand nombre, et notamment pendant l'hiver, sur la peau de la chèvre qu'ils irritent en la suçant; bientôt les poils s'arrachent avec facilité, et finissent par tomber d'eux-mêmes; alors la peau, plus ou moins dépilée, présente une surface recouverte de croûtes lamelleuses parfois épaisses, au-dessous desquelles le tissu de la peau se montre rouge et quelquefois ulcéré. Un examen peu attentif pourrait faire confondre cette lésion avec celle de la gale; mais si l'on visite la fourrure, on ne tarde pas à constater dans l'épaisseur des poils de très-nombreuses furfures, au milieu desquelles se voient les parasites qui, les uns, comme les *hématopines*, sont attachés à la peau et ne l'abandonnent presque jamais; les autres, comme les *trichodectes*, se tiennent suspendus aux poils à l'aide de leurs griffes et de leurs mandibules; enfin, aux poils sont attachés des œufs en quantité parfois très-considérable.

Il n'est donc pas possible de confondre la phtyriase de la chèvre avec la gale; ces deux maladies peuvent se montrer réunies sur un grand nombre de sujets galeux, mais il sera toujours facile de reconnaître leur existence simultanée.

177. *Lésions morbides.* — Les lésions que présente la peau galeuse de la chèvre ne diffèrent pas beaucoup de celles de la gale du cheval due au sarcopte et de toutes les lésions galeuses en général.

Lorsque l'on a laissé la peau s'altérer, par un commencement de putréfaction, qui permet de détacher facilement l'épiderme par la dissection, le tissu villo-papillaire se montre hypertrophié au-dessous des croûtes épaisses qui le recouvrent. Les papilles sont grosses, longues, et s'enfoncent dans l'épaisseur des croûtes albumino-épidermiques, qui leur forment ainsi une espèce de gaîne ou de fourreau. C'est au-dessous de ces croûtes et sur la surface papillaire que se montrent les parasites mâles et femelles, les larves et les œufs.

Lorsque la gale est très-ancienne, le corps de la peau est

épaissi, infiltré et induré; des plaies allongées, superficielles, longitudinales, parallèles les unes aux autres, et parfois entre-croisées, affectant la partie superficielle du corps de la peau, se voient dans les régions où la gale, datant de très-loin, a déterminé une grande épaisseur et une induration particulière du derme.

Les glandules sébacées et pileuses, aussi bien que les glandules sudoripares et les bulbes des poils, participent aux altérations de la peau; elles sont généralement hypertrophiées et confondues avec l'induration cutanée.

Ganglions lymphatiques. — Les ganglions lymphatiques sous-cutanés de l'entrée de la poitrine, plus rarement ceux de l'aine, sont plus ou moins volumineux, selon l'ancienneté de la gale. Parfois ils ont acquis le double et même le triple de leur volume normal; leur tissu est ferme et contient une notable quantité de lymphe blanchâtre se coagulant avec rapidité.

Altérations intérieures.—Lorsqu'on sacrifie des animaux atteints d'une gale récente, les viscères n'offrent rien qui soit digne de remarque. Et chez ceux mêmes que la gale a fait périr, aucune lésion caractéristique des poumons, du cœur, des organes de la digestion ne vient signaler spécialement les traces de son existence.

La petite quantité de sang existant dans le cœur et les gros vaisseaux, la présence d'un léger épanchement séreux dans le péricarde, les plèvres et le péritoine, la couleur rose pâle qu'affectent les poumons, la teinte jaunâtre du foie, la pâleur des intestins, la couleur rouge lavée et l'émaciation des muscles, sont autant de lésions déterminées évidemment par l'existence de la gale, mais qui ne peuvent lui être rattachées comme caractéristiques.

178. *Traitement.* — La gale de la chèvre est facile à guérir, lorsqu'on l'attaque dès son début; mais lorsqu'elle est ancienne, elle se montre rebelle, et la cure radicale en est parfois longue et difficile.

Nous rappellerons ici que l'animalcule de la gale de la chèvre attaque vigoureusement l'épiderme avec ses palpes aigus et tranchants, qu'il détermine une vive irritation de la couche cutanée destinée à la sécrétion de l'épiderme, que l'épanchement abondant de liquide séreux qui s'établit alors, s'emparant des débris de l'épiderme, forme avec eux des croûtes dures, plus ou moins épaisses, et que c'est au-dessous de ces croûtes que le parasite vit, dépose ses œufs et pullule pour entretenir et étendre la gale. Pour guérir radicalement la psore caprine, il est donc indispensable, à l'aide de moyens médicamenteux, d'aller atteindre les parasites sous les croûtes, afin de les tuer et d'arrêter l'incubation des œufs.

179. A. *Tonte.* — Aussi bien pour la chèvre que pour tous les autres animaux domestiques atteints de la gale, lorsque cette affection date de quelque temps, la première condition à remplir est de tondre le sujet. Cette opération est surtout rigoureusement nécessaire pour les chèvres d'Angora et du Thibet dont la fourrure est longue et fournie. Si la tonte est faite en hiver, les animaux devront être placés dans un lieu chaud pendant et après l'opération.

La peau des animaux précieux devra, en outre, être abritée du froid par un surtout en laine ou une couverture doublée d'une toile.

La tonte a pour principal avantage de mettre la gale à découvert dans toutes les régions qui en sont atteintes, de diminuer le prurit, de faciliter l'application des remèdes, et, dans le cas fort ordinaire où la gale est réunie à la phtyriase, de débarrasser la peau des hématopines et des trichodectes qui viennent l'irriter et la sucer.

180. B. *Nettoyage de la peau.* — Le nettoyage de la peau, qui a pour but d'enlever une partie des croûtes et de rendre celles qui restent encore plus souples et plus accessibles à l'action des remèdes, est ici une opération indispensable.

Cette opération sera faite suivant le mode que nous avons décrit en traitant de la gale du cheval due au sarcopte (voyez p. 332);

elle sera répétée deux ou trois fois, jusqu'à ce que la peau soit parfaitement propre et les croûtes imprégnées d'humidité ou assouplies.

Dans les intervalles de temps laissés entre chaque nettoyage, les croûtes seront enduites d'une couche d'huile chaude ou de graisse de cheval. La glycérine peut aussi être employée pour le même but.

181. C. *Remèdes.*—Lorsque les croûtes ont été ainsi assouplies par deux ou trois embrocations bien faites, il faut faire usage des remèdes propres à tuer les sarcoptes et à opérer la guérison de la psore.

Voici ceux que nous avons employés et dont l'expérience nous a fait reconnaître toute l'efficacité. Ce sont ces mêmes remèdes dont nous avons usé pour guérir trois chèvres, un bouc et une jeune chèvre d'Angora atteints d'une gale ancienne et appartenant au Jardin des plantes.

182. 1° *Bains alcalins et frictions alcalines.*— Si une grande partie de la peau est recouverte de gale, l'emploi d'un ou deux bains alcalins sera nécessaire; ces bains seront composés de carbonate de potasse, ou potasse du commerce, 500 grammes par vingt litres d'eau commune.

Pour les chèvres précieuses, dont la peau est fine et irritable, le carbonate de soude, ou soude du commerce, devra être préféré à la potasse comme étant moins caustique. Lorsque les croûtes sont très-épaisses, on peut, ainsi que nous l'avons fait, porter la dose de l'alcali jusqu'à 700 et même 1000 grammes par vingt litres d'eau.

Le même bain peut servir pour plusieurs animaux, ou être employé plusieurs fois.

La chèvre devra être plongée dans ce bain pendant un quart d'heure; puis elle sera vigoureusement frottée, soit avec la main munie d'un tampon fait avec un morceau de laine, soit avec une pierre ponce ou un tuileau. On maintiendra ensuite l'animal dans le liquide pendant un espace de dix à douze minutes.

Lorsque la gale est locale, le bain peut être remplacé par une friction alcaline (on opère avec le liquide dont il vient d'être question), friction qui sera faite d'abord vigoureusement sur toutes les régions galeuses, puis plus légèrement sur tout le reste du corps.

Ces bains, ces frictions alcalines attaquant les croûtes, les pénètrent, les ramollissent, les dissolvent et les détachent des surfaces malades. Les animalcules et leurs œufs sont emportés avec la liqueur ou écrasés par les frottements; la peau est modifiée par l'action de l'alcali, et bientôt la guérison est opérée.

Deux ou trois bains, quatre ou cinq frictions rudes, à quatre ou cinq jours d'intervalle, suffisent pour opérer la guérison.

183. 2° *Pommade d'Helmerich.* — La pommade d'Helmerich, formulée pour le chien (page 221), employée en frictions rudes et générales, puis suivie de lavages avec le savon noir ou mou, ainsi que nous l'avons dit (page 217) en parlant du traitement de la gale du cheval, manque rarement de procurer la guérison; cette pommade a, en outre, le précieux avantage de calmer rapidement le prurit.

184. 3° *Essence de térébenthine.* — L'essence de térébenthine pure, employée en frictions sur les surfaces galeuses, pénètre l'épiderme avec rapidité, irrite les parties sous-jacentes, imprègne les acares, les fait périr, et arrête l'incubation de leurs œufs: c'est un remède actif et toujours efficace contre la gale caprine. Communément une seule friction, et, dans des cas exceptionnels, deux, trois frictions au plus, suffisent pour opérer la guérison.

Lorsque la psore est étendue, ces frictions doivent toujours être partielles et faites les chèvres étant à jeun, ou cinq heures après qu'elles ont mangé.

L'irritation que l'essence de térébenthine détermine en imprégnant la peau est vive et douloureuse. La chèvre fait entendre de longs bêlements répétés, se tourmente, se mordille les parties frottées, se roule, et ne reste pas un instant en repos. Cette vive cuisson trouble les fonctions intérieures, suspend la rumination lorsque les animaux viennent de manger, et peut provoquer la manifestation d'une rapide météorisation, fort heureusement d'une courte durée.

Ce sont là les inconvénients de l'emploi de l'essence pure; mais on peut en diminuer les effets irritants, en la mélangeant avec de l'eau-de-vie camphrée à parties égales, dans le traitement de la gale des chèvres dont la peau est fine et irritable, comme les chèvres d'Angora ou du Thibet.

L'irritation dont il s'agit dure de dix à quinze minutes.

Vingt-quatre heures après la friction, les croûtes se montrent d'une dureté remarquable, la peau est tendue et douloureuse; mais après les sixième, septième et huitième jours, les croûtes se dessèchent, forment de grosses écailles adhérentes aux poils, puis se détachent; au-dessous d'elles la peau est blanche, rosée, souple et guérie.

Il est nécessaire alors, pour la débarrasser des croûtes, de la nettoyer avec une brosse peu rude ou un bouchon de paille.

185. 4° *Autres remèdes.* — Le mélange de goudron, d'huile de cade avec le savon mou ou savon noir, dans lequel on fait entrer l'essence de térébenthine, la benzine, les cantharides dans des proportions variables, les bains de sulfure de potasse, sont autant de bonnes préparations pour guérir la gale de la chèvre; mais ces remèdes ont l'inconvénient, ainsi que nous l'avons déjà dit, de salir la peau, d'y rester longtemps attachés, et de répandre dans les chèvreries une très-mauvaise odeur. Il y aurait d'ailleurs tout avantage à remplacer l'axonge, qui forme l'excipient de la plupart des pommades antipsoriques, par la glycérine, qui n'est pas grasse, ne tache pas les toisons, et n'exige pas un dernier savonnage, attendu qu'elle forme elle-même savon, et qu'il suffit de laver l'animal à grande eau pour compléter le traitement.

La pommade mercurielle employée en frictions guérit promptement la psore caprine; mais elle a le grave inconvénient de déterminer fréquemment l'empoisonnement. Lors même que l'empoisonnement n'a pas été mortel, le mercure qui s'est absorbé agit sur la sécrétion laiteuse qu'il diminue, qu'il arrête même, pendant longtemps ou jusqu'à la première mise bas. Cette pommade doit donc être rejetée.

La gale des chèvres de la vallée de Prattigaü fut traitée par le bain de Walz (voyez *Traitement de la psore du mouton*), et les frictions pratiquées au moyen de la préparation suivante :

Savon vert..............................	30 parties.
Fleur de soufre.........................	15
Essence de térébenthine.................	1

Ces moyens de traitement ont été suivis de résultats satisfaisants. Une bonne nourriture, à laquelle on associait de la fleur de soufre, de la poudre de gentiane, des baies de genièvre pulvérisées, a contribué beaucoup, en restaurant les animaux et augmentant leur vigueur et leur énergie, à amener la guérison.

CHAPITRE XX.

DE LA PSORE DU MOUTON.

186. Le mouton, ainsi qu'un grand nombre d'animaux herbivores, peut être affecté de deux maladies de peau psoriques : l'une, plus commune, due, comme chez les herbivores en général, au dermatodecte, et qui peut envahir toute la toison; l'autre, plus rare, due au sarcopte, et qui a la peau de la tête pour siége presque exclusif.

La psore commune, la seule qui ait été considérée jusqu'à ce jour comme une maladie parasitaire, doit, en raison de son importance, fixer tout d'abord notre attention, puis nous aborderons, dans une seconde section, l'étude de la psore due au sarcopte.

SECTION PREMIÈRE.

PSORE DU MOUTON DUE À LA PRÉSENCE DU DERMATODECTE.

187. On peut estimer que la France possède aujourd'hui de 35 à 36 millions de moutons, et pourtant la quantité de laine et de

chair que produit ce nombre considérable de bêtes ovines est loin de suffire à la consommation de la boucherie et des industries pour lesquelles la laine est une matière première.

En effet, d'après les documents officiels, la France importe annuellement et en moyenne, pour entretenir le mouvement de ses manufactures, 22 millions de kilogrammes de laine, dont la valeur est estimée 46 millions de francs; et, pour subvenir aux besoins de la consommation alimentaire, plus de 100,000 moutons, dont la valeur est portée à 1,600,000 francs.

C'est donc plus de 47 millions de francs que la France paye annuellement à l'étranger pour fournir aux besoins de son industrie, de son commerce d'étoffes de laine et à la subsistance de ses habitants.

Ces chiffres parlent assez haut pour démontrer toute l'importance que l'on doit attacher à tout ce qui peut nuire à la prospérité de cette branche de l'économie rurale qui s'occupe de la production des bêtes à laine.

Or, parmi les maladies qui sévissent sur les moutons, la psore est une des plus graves, en ce sens qu'elle altère la laine, cause de fréquents avortements, entrave l'accroissement des jeunes animaux et l'engraissement des adultes, diminue la quantité des engrais, enfin amène souvent des mortalités considérables.

Nous croyons que la psore attaque annuellement un *trente-cinquième des moutons* qui existent en France, et nous pensons pouvoir estimer que la mortalité qu'elle occasionne et les autres dommages qu'elle cause s'élèvent en moyenne à 5 francs par tête. Ce serait donc une perte de 5 millions de francs que la gale ferait éprouver annuellement à l'agriculture; et certes dans cette appréciation nous sommes plutôt au-dessous qu'au-dessus de la réalité.

L'étude de la psore du mouton envisagée au point de vue de l'élevage des troupeaux, et de la production de la laine, de la chair et des engrais pour les terres, est donc d'un grand intérêt pour l'économie rurale, pour l'industrie manufacturière qui utilise les produits des moutons, et pour la subsistance des populations. Pénétrés de toute son importance, nous y avons consacré un grand d'années, aussi nous étendrons-nous plus longuement que nous ne l'avons fait, en traitant jusqu'ici de la gale des animaux domestiques, sur l'historique, l'étiologie, les symptômes et le traitement de cette maladie chez les bêtes à laine.

188. HISTORIQUE. — Dans l'historique que nous allons faire de la psore des bêtes à laine et du parasite qui la fait naître, nous remonterons le cours des siècles, et chercherons à découvrir à quelle époque ont été données les premières notions sur cette maladie du mouton, par les agriculteurs, les naturalistes, les médecins et les vétérinaires. Cette revue nous permettra de signaler les progrès de la science, et de mettre en parallèle les travaux des naturalistes et des médecins sur la psore de l'homme, avec ceux des agriculteurs, des naturalistes et des vétérinaires sur la psore des bêtes à laine.

La domestication du mouton remonte à la plus haute antiquité. Moïse, qui dans la Genèse nous a conservé les plus anciennes traditions de l'Orient, nous montre les habitants primitifs de la terre partagés en deux castes : celle des laboureurs et celle des bergers ou pasteurs. Son témoignage nous apprend que l'exploitation des troupeaux remonte à la même antiquité que la culture des céréales[1]. Les Pharaons possédaient d'immenses troupeaux de moutons, et, il y a quarante siècles, des tribus se disputaient les rives du Jourdain pour y faire paître les brebis et les bœufs, qui alors étaient en si grand nombre, qu'ils rendaient très-riches Abraham et son frère.

Lorsque Moïse envahit le pays de Madian, il partagea entre les vainqueurs près de 700,000 moutons.

Job, si connu par ses poétiques lamentations, possédait seul 7,000 moutons. 36,500 moutons servaient à approvisionner annuellement le palais du grand roi Salomon.

La nécessité de conserver des animaux si précieux pour nourrir et vêtir les hommes a nécessairement conduit à la recherche des moyens d'améliorer les troupeaux, de les maintenir en santé, et de les guérir des maladies qui les attaquent. Il est plus que probable que dans les temps anciens, aussi bien que de nos jours, les moutons ont été atteints de la maladie connue sous le nom de gale : et pourtant, dans aucun des anciens livres se rattachant à l'histoire des peuples pasteurs et à leurs troupeaux nous n'avons rien lu qui ait trait à cette maladie. Il faut arriver aux agriculteurs latins pour trouver les premières notions sur la gale du mouton.

[1] Moïse, *Genèse*, chap. IV, vers. 2, 3, 4.

Les Romains avaient en Italie de nombreux et très-beaux troupeaux. Portant des vêtements blancs de laine, ils prenaient les soins les plus minutieux pour obtenir les toisons les plus blanches, les plus fines et les plus soyeuses. L'attention fut poussée si loin à cet égard, que, dans le but de prévenir les altérations de blancheur de la laine causées par l'air, l'humidité, la poussière, les excréments et les urines, les agriculteurs latins en vinrent à recouvrir les moutons d'un surtout de toile.

Caton l'Ancien ou le Censeur, qui écrivait à peu près cent soixante ans avant l'ère chrétienne, paraît être un des premiers auteurs qui aient parlé de la psore du mouton, indiqué les causes qui la déterminent et les moyens de la guérir.

« Soyez en garde contre la gale des moutons, dit Caton aux cultivateurs latins; elle provient de la faim ou de la pluie continue. Pour la guérir, frottez les bêtes malades avec le marc d'huile d'olive. Pour la prévenir, répandez cette substance sur les pâturages [1]. »

Le célèbre poëte Virgile, qui écrivait ses Géorgiques quarante ans avant l'ère chrétienne, s'occupe avec une tendre sollicitude des soins à donner aux bêtes à laine [2]. Il range au nombre des causes de la gale, *les pluies froides, les gelées blanches, une sueur sale qu'on laisse sur la peau après la tonte.* Pour la guérir, il conseille de baigner les bêtes à laine dans le courant d'une rivière, ou bien, après la tonte, de les frotter avec un onguent fait d'un mélange de marc d'huile d'olive, de litharge, de soufre, de racine de scille, d'ellébore, de cire grasse et de bitume.

Un autre poëte, Juvénal (sat. II, v. 78, 80), nous disait, soixante ans après l'ère chrétienne, que la gale des moutons est une maladie semblable à la gale de l'homme et contagieuse comme elle.

Celse écrivait également, soixante et quinze ans après Jésus-Christ, que la gale existe chez le mouton comme chez l'homme, et qu'elle se guérit par le même remède. *Sulphur pice liquida mixtum, sicut in pecoribus proposui, hominibus quoque scabie laborantibus opitulatur.*

Columelle, qui écrivait dans le cours du 1er siècle (cinquante ans après Jésus-Christ), place la gale au nombre des graves maladies qui affectent les troupeaux. « Les bêtes à laine attaquées de la gale, dit Columelle, mordent les endroits galeux, se grattent avec les pieds et se frottent contre les arbres et les murs. La peau a un aspect rude; il se montre à la peau de la bête malade une espèce d'éruption, éruption qu'il est urgent de combattre sur-le-champ, de peur qu'elle ne gagne tout le troupeau. » Pour ce célèbre agro-

[1] Caton, *De re rustica*, cap. v.
[2] Virgile, *Géorgiques*, lib. III, v. 440.

nome de l'antiquité, la gale est la conséquence d'une *mauvaise nourriture donnée aux moutons.*

Columelle prescrit ensuite divers ingrédiens pour prévenir et guérir la gale [1].

Enfin Pline [2] et Végèce [3] (cinquante ans après Jésus-Christ), qui comptent la gale du mouton au nombre des maladies transmissibles par contagion, pourraient encore nous fournir des témoignages, si les passages cités n'étaient pas suffisants pour démontrer que les agriculteurs latins s'étaient attachés à reconnaître les causes, les symptômes, le traitement de la gale des bêtes à laine, et qu'ils nous ont transmis des notions assez précises sur cette maladie.

Les auteurs du moyen âge, qui ont laissé quelques rares écrits sur l'agriculture et l'art vétérinaire, n'ont fait que répéter ce que les Romains avaient dit, touchant la gale des bêtes à laine.

Cependant un médecin nommé Belon, qui écrivait au commencement du XVIe siècle [4], parle, dans un de ses écrits, de la gale du mouton dont il indique le remède, qu'il désigne sous le nom de *tac.* « C'est un mal, dit-il, qui s'attache aux brebis et les tue. Les paysans de la Gaule celtique viennent chez les apothicaires demander du *tac*, qui est une huile empyreumatique tirée du bois de genièvre, appelé dans la partie méridionale de la France *cade serbin.* »

L'huile de tac dont parle Belon n'est autre chose que l'huile de cade provenant de la combustion lente et étouffée d'une espèce de genévrier (le *juniperus oxicedrus*), huile recommandée encore aujourd'hui dans tout le midi de la France pour la guérison de la gale des moutons.

Tels sont les principaux documents que la science possède sur la gale des animaux, depuis les temps les plus reculés jusqu'au commencement du XVIIIe siècle.

On voit avec surprise que les travaux des médecins sur la gale de l'homme [5] n'ont point éclairé les agriculteurs sur la nature de celle du mouton et sur l'animalcule qui la produit, pendant les deux derniers siècles de cette longue période.

189. En effet, bien qu'Avenzoar ait, vers le milieu du XIIIe siècle (1230), signalé l'existence de l'acarus de l'homme et ouvert une voie inconnue jusqu'alors à l'étude de la psore; bien que Rabelais, le célèbre chirurgien

[1] *De re rustica*, lib. VIII, cap. IV.
[2] Pline, lib. XXVI, cap. XV, *Quadrupedum.*
[3] Végèce, lib. III, cap. II. Manheim, édition de Gessner, 1781.
[4] Belon, *De medicamentis servandi cadaveris vim obtinentibus*, lib. III, cap. I.
[5] Voyez pour plus de détails l'Historique de la gale de l'homme.

Ambroise Paré (1520), le médecin Scaliger (1557), le grand naturaliste Aldrovande (1599) aient dit que cette maladie était produite par un parasite vivant entre la peau et l'épiderme, surtout aux pieds et aux mains; bien que Mouffet ait décrit ce parasite (1654), que Haupmann en ait donné une figure très-incomplète (1657), et Muller une ébauche (1682); bien que Cestoni, sous le faux nom de Giovani Casimir Bonuomo, l'ait signalé, on ne trouve pourtant pendant le cours des XVIe et XVIIe siècles dans les ouvrages des naturalistes, des médecins et des vétérinaires français, aucun document sur l'existence d'un animalcule pouvant déterminer la psore des bêtes à laine.

L'analogie, il est vrai, faisait bien soupçonner que la psore des bêtes à laine pourrait être due à un parasite, mais aucun auteur ne le constate expérimentalement. C'est ainsi que Morgagni[1] nous dit, en 1760, dans sa 55me lettre : « Mais que sera-ce, dites-vous, si la gale même des brebis était produite par des animalcules qui passeraient aux hommes par l'intermédiaire des laines? Je ne veux pas chercher si ces animalcules peuvent vivre après tant de purifications que les teinturiers font subir aux laines, quand il est certain que ceux de l'homme meurent dans les linges des galeux purifiés par des blanchissages. » Morgagni, consulté un jour par le conseil suprême de Venise, en 1724, sur l'usage qu'il fallait faire de la laine et des cadavres des brebis mortes de la gale, répondit, au nom des médecins composant le célèbre gymnase dont il faisait partie, qu'*il fallait les enterrer avec la laine et la peau*, selon le conseil donné par Virgile[2].

Werlhof, cité par Morgagni (1765), dit qu'il a été conduit par différentes observations à écrire qu'il croirait volontiers que la gale humaine vient primitivement de la laine des brebis galeuses[3].

Michel-Ernest Ettmuller[4], dans une dissertation sur la gale, en date de 1754, et qui a pour titre, *De scabie pustulosa per paroxysmos affligente a contagio lanæ impuræ*, nous dit : « La laine des brebis retiendrait-elle des poux (*pediculos*) qui, par leurs morsures, provoqueraient du prurit et des pustules? Mais les auteurs refusent des poux aux brebis et aux chèvres, reconnaissant qu'elles ne sont tourmentées que par des tiques. » Ettmuller parle de *poux*, mais comme il examine si la gale dont est atteinte une jeune fille ne lui aurait pas été transmise par la laine impure dont elle s'est couverte au lit dans une maladie, il est probable qu'il entend par *pediculos* des parasites semblables à ceux qui causent la gale de l'homme.

[1] *De sedibus et causis morborum per anatomas indagatis*, 1760.
[2] *Géorgiques*, lib. III, in fine.
[3] *Disquis. de variol.* 6, 4, adnot. 54, in fine.
[4] *Acta academiæ naturæ curiosorum*. Observ. 50, pag. 154, ann. 1754.

Ce que nous venons de dire de Morgagni et d'Ettmuller s'applique à Sigwart (1764) ainsi qu'à Schreiber [1]. Ces divers auteurs, fort au courant des travaux publiés de leur temps, n'osent pas attribuer la gale du mouton à un animalcule. La découverte de l'acare de l'homme ne devait pas de sitôt amener celle de l'acare du mouton.

Le grand naturaliste Linnée, qui chercha, en 1735, dans son grand ouvrage, *Systema naturæ* [2], à classer l'animalcule de la gale de l'homme, qu'il confondit avec la mite de la farine, paraît avoir, le premier parmi les naturalistes, et vers le milieu du XVIIIe siècle, soupçonné l'existence de l'acarus de la gale du mouton [3].

Le Suédois Hastfer [4], dans son Instruction sur la manière d'élever et de perfectionner les bêtes à laine, publiée en 1750, traduite en allemand en 1754, ne traite à l'article *Gale* que des moyens de guérir cette maladie. Il n'en fait connaître ni les causes, ni les symptômes.

Th. Reuss, dans sa Dissertation inaugurale sur la gale du mouton, décrit les symptômes de la gale sèche et de la gale humide, distinction qui était adoptée pour la psore de l'homme à cette époque : il fait connaître les causes qui l'occasionnent, les remèdes pour la guérir; mais il n'est nullement question de l'acare de la gale, soit de l'homme, soit du mouton. Reuss [5] était médecin et il écrivait son traité sur la gale en 1763, et tout nous porte à croire qu'il ignorait les travaux déjà publiés sur l'acarus de la gale de l'homme par Aldrovande, Mouffet, Haupmann et Cestoni.

Cartier, en 1770, Paulet, en 1755 [6], Dydimus, en 1781 [7], le naturaliste Daubenton, en 1782 [8], Rosier, en 1784 [9], Montes, en 1789 [10], se taisent à l'égard de l'acarus de la gale de l'homme et de celle du mouton.

[1] *Dissert. de scabie ovina*, Tub., 1763.

[2] *Samml.* 1 B., pag. 121, *ad scabiem ovium.*

[3] Linnée, *Systema naturæ*. Leyde, 1735.

[4] Hastfer, traduct. française, 1750, p. 174, 2e partie.

[5] Reuss, *Dissert. inauguralis economico-medica de scabie ovium.* Tubinga, 1763, et *Instruction vétér.* t. V, p. 85.

[6] Paulet, *Recherches historiques et physiques sur les maladies épizootiques*, 1775, t. II, p. 293.

[7] *Dydimus Geoponicorum ex recens.* Lipsiæ, 1781, t. IV, lib. XVIII, cap. VIII, p. 1181.

[8] *Instruction sur les bergers*, et éditions postérieures jusqu'en 1820.

[9] Rosier, *Cours complet*, en 1784, art. *Gale.* Cet article, signé Thorel, n'est qu'une compilation du traité de Chabert sur la gale et les dartres, publié en 1783.

[10] Montes, *Tratado sobre las enfermedades de los ganados.* Madrid, 1789, t. II, p. 61.

Dans la 2me édition de son traité sur les causes de la gale, publiée en 1791, le docteur Wichmann [1] assure que : « de bonnes raisons le portent à penser que la gale des moutons est de la même nature que celle des hommes, et que l'une et l'autre sont produites par *le même acare.* »

Le docteur hanovrien va même plus loin, en disant que, si les ouvriers qui s'occupent du travail de la laine sont souvent affectés de la gale, il faut chercher la cause de ce fait dans une *transmission opérée par l'acare du mouton.*

Ces idées de Wichmann furent partagées par Abilgaard, vétérinaire d'un grand mérite et directeur de l'école vétérinaire de Copenhague, qui, en 1787, écrivait : « que les idées du docteur Wichmann se confirmaient sur la présence de l'acarus comme cause déterminante de la gale du mouton, et que l'on guérissait cette maladie par de simples remèdes externes, sans jamais avoir recours à des remèdes internes. »

Chabert, directeur d'Alfort, dans la dernière édition (1803) de son Traité sur la gale et les dartres, édition à laquelle J. B. Huzard [2], inspecteur des écoles vétérinaires, a ajouté des notes, ne mentionne nulle part les acares comme cause de la gale. Cette maladie est pour Chabert une *affection pustuleuse* déterminée par les temps humides, les pluies froides, les aliments avariés, la malpropreté et la contagion.

L'altération des humeurs, selon Chabert, fait naître la gale, et la répercussion de la gale peut occasionner des accidents graves, tels que des fluxions de poitrine, le marasme et la mort.

Chabert et Huzard, ces deux maîtres de l'art vétérinaire en France, au commencement de notre siècle, considéraient donc la gale comme une altération des humeurs, et il nous est permis de supposer que, aussi bien que le naturaliste Daubenton, tous deux ignoraient la découverte de l'acare de l'homme et du mouton, dont avaient parlé Linnée, le docteur Wichmann et Abilgaard, douze ans avant la dernière édition du traité de Chabert.

L'agriculteur Lullin, dans ses Observations sur les bêtes à laine, publiées en 1804, n'ajoute rien aux idées d'alors sur les causes et la nature de la gale, qui est toujours considérée comme une maladie des humeurs; et ici encore il n'est pas fait mention des animalcules psoriques.

190. Walz, vétérinaire allemand, peut être placé en première ligne parmi les hommes qui ont fait connaître les causes, la nature, le siége et le traitement

[1] Wichmann, *Etiologie der Krætze*, 1re édition, 1786, et 2me édition, 1791, p. 94.

[2] Le traité de Chabert a eu quatre éditions, datées de 1783, 1785, 1787 et 1803.

rationnel de la psore du mouton. Dans son mémoire sur cette maladie, publié en Allemagne en 1809[1], et traduit en français en 1811, Walz, après avoir reproduit les observations d'Avenzoar, de Mouffet, d'Haupmann, de Cestoni, de de Geer, et plus particulièrement de Wichmann, sur l'acare de l'homme, expose le résultat de ses propres recherches sur la gale du mouton et sur le parasite qui la fait naître. Mais il est patent qu'il a appliqué à l'acare du mouton les notions empruntées à ces auteurs à propos du parasite de l'homme; de là quelques erreurs qu'il aurait pu éviter en se livrant lui-même à des recherches plus sérieuses.

D'ailleurs, pour rendre hommage à la vérité et dans le but de fixer l'état de la science après la publication de Walz, nous allons donner un extrait des passages les plus importants de son mémoire, et, pour plus de clarté, nous soulignerons toutes les assertions inexactes que nous pourrions réfuter.

Le mémoire de Walz est divisé en deux parties principales : l'une traite de tout ce qui a rapport à la maladie elle-même, quant à ses causes, ses symptômes, sa durée, sa propagation; l'autre a pour objet le traitement.

Suivant Walz : « Les moutons sont sujets à plusieurs espèces d'éruptions de la peau, qui ont quelque ressemblance avec la véritable gale, mais cette dernière, *qui est sèche ou humide,* se distingue particulièrement par la présence d'un insecte qui ne peut vivre que *dans* la peau du mouton, *où* il se propage.

« Souvent un troupeau est attaqué de la gale, *sans avoir eu aucune communication avec d'autres troupeaux galeux.* Cela arrive toujours lorsqu'un pareil troupeau a été longtemps exposé à des pluies qui durent plusieurs semaines, dans une saison où ordinairement il ne pleut pas. Il arrive souvent que des béliers qui n'ont pas suffisamment exercé l'acte de la génération, des moutons qui n'ont été châtrés qu'après avoir servi quelques années à la monte, enfin les brebis stériles, *sont affectés de gale.*

« Si la maladie est déclarée, on observe en plusieurs endroits de la peau un changement organique qui s'étend principalement depuis le garrot jusqu'à l'extrémité de la queue et le long des flancs. D'abord l'épiderme se détache, la peau se montre molle et flasque, et à l'endroit malade elle devient très-douloureuse. Il s'y forme peu à peu une inflammation. L'humeur qu'elle jette se dessèche et forme une croûte; bientôt après la peau crève; quand on la presse fortement, elle saigne, et l'animal malade donne des signes de douleur sur lesquels on ne peut se méprendre. Si les moutons psoreux sont tenus à l'abri, les croûtes se collent à la laine et se détachent peu à peu de

[1] H. Walz, *Natur und Behandlung der Schaaf-Raude-Stuttgard.* Steinkopf, 1809.

la peau malade. La peau, après s'être légèrement écaillée, rentre insensiblement dans son état naturel. Si la pluie continue, *la tumeur* augmente, surtout aux bords des endroits malades, la peau y prend successivement une couleur blafarde et œdémateuse qui, peu après, se change en bleu verdâtre.

« Aussitôt que la peau a contracté la couleur verdâtre dont nous venons de parler, les moutons se frottent en marquant du plaisir, et peu de jours après les insectes commencent à se montrer sur la peau aux endroits décolorés, d'où continue à suinter une humeur aqueuse. Les acares éclos irritent ces endroits, *tant que dure la température moyenne;* peu à peu ils se retirent des endroits desséchés, se portent plus loin, et propagent ainsi l'éruption. Lorsque ces parasites sont parvenus à leur grandeur naturelle, ce qui arrive promptement quand la température est chaude et humide, et plus tard, quand il fait froid, ils s'accouplent. Le rapprochement sexuel dure quelques jours. Dix ou douze jours après, on remarque, en examinant soigneusement la peau, de petits boutons dont le siége est dans l'intérieur du tégument. Bientôt la couleur de cette peau change, devient d'un bleu verdâtre, et il en sort une humeur séreuse; il naît de nouveaux acares, et tout se comporte de nouveau comme nous venons de le dire.

« Il est généralement connu que la gale des moutons est contagieuse, et c'est au point que cela est passé en proverbe. Voici comment cette communication a lieu. Si l'on pose plusieurs acares femelles fécondées sur un mouton parfaitement sain, et à l'extrémité d'un brin de laine, on observera d'abord que ces femelles se porteront sur une partie saine de la peau, *où bientôt elles s'introduiront. L'endroit par où elles ont pénétré dans la peau est à peine visible, et ne se distingue que par un petit point rouge.* Du dixième au douzième jour, on constate avec le doigt l'existence d'une petite enflure; immédiatement après, la peau change de couleur et prend une teinte bleu verdâtre, il s'y établit une suppuration, *et le seizième jour les mères se montrent avec leurs petits, qu'elles traînent après elles, attachés à leurs pattes et couverts encore d'une portion de la coque de l'œuf. Il arrive souvent que des femelles, sans avoir été fécondées une seconde fois, rentrent de nouveau dans une partie saine de la peau, le second jour, pour y déposer une nouvelle ponte. Dans l'intervalle, les petits s'introduisent dans la peau du voisinage de l'endroit où ils ont pris naissance, s'y nourrissent, s'y développent et s'accouplent.*

« On peut, en ôtant avec soin tous les acares d'un mouton galeux, guérir la maladie, sans employer aucun remède. Si on transporte sur des moutons sains des acares mâles, *ils s'introduisent dans la peau comme les femelles, et produisent les mêmes symptômes; mais ces symptômes disparaissent bientôt, sans qu'il soit nécessaire pour cela d'employer des remèdes ou d'autres moyens pour éloigner les acares.*

« Il est donc évident que la communication de la gale des moutons n'a lieu que par un contact médiat ou immédiat des moutons sains avec des moutons galeux, et par la transmission des femelles fécondées; plus l'atmosphère est sèche, moins les progrès de la gale sont sensibles, surtout si les moutons paissent dans un pays élevé.

« L'acare du mouton se distingue de celui de l'homme par sa couleur plus blanche, sa forme moins ronde; par les deux tarses des pieds antérieurs et des pieds de derrière du côté intérieur qui sont fournis d'un prolongement en forme de trompette.

« En examinant avec soin des moutons très-galeux, on rencontrera bientôt des acares dans l'acte de l'accouplement, réunis par les deux extrémités du bas-ventre. La femelle est plus grande que le mâle, d'une forme ovale et pourvue de huit pattes. Le mâle, sensiblement plus petit que la femelle, et paraissant d'une couleur plus foncée et d'une forme plus arrondie, N'A QUE SIX PIEDS, dont les postérieurs se trouvent fournis non-seulement des prolongements en forme de trompette, mais de soies longues, et de deux appendices séparés (*rudimenta pedum*). Les mâles se trouvent en plus petit nombre que les femelles.

« *De l'œuf, qui souvent tient encore à la patte velue de la mère qui vient de se montrer sur la peau du mouton,* sort le petit acare, qui ne tarde pas à se débarrasser de sa coque. Chaque ponte d'acare, qui dure de quatorze à quinze jours, produit de huit à quinze petits. Je me suis convaincu par expérience que l'acare du mouton ne peut se nourrir, se développer et se propager que sur la peau laineuse du mouton. Cette propagation se fait plus rapidement sur des agneaux, pendant une saison chaude, que sur de vieux moutons, et par un temps humide et froid.

« Les acares adultes conservés dans du papier ne restent en vie pendant l'été que de trois à quatre jours; tandis que conservés de la même manière, depuis l'équinoxe d'automne jusqu'à celui du printemps, c'est-à-dire pendant tout l'hiver, ils peuvent revivre. *Il est vrai qu'ils s'engourdissent pendant ce temps; mais, placés sur la peau d'un mouton ou d'un homme, ils se raniment peu à peu et recommencent leurs fonctions naturelles. Tout ce qui les fait périr dans la première période de leur vie ne produit pas le même effet dans la suite.* La durée de leur existence est prolongée par leur séjour *sur la peau humaine, cependant ils ne peuvent ni l'entamer, ni en changer l'apparence.*

« L'acare du mouton ne peut vivre longtemps hors du contact de la peau de la brebis, et ne peut se propager nulle autre part. »

Walz a donné plusieurs dessins de l'acare du mouton :

1° De la femelle vue par la face dorsale et par la face abdominale; 2° du mâle; 3° du mâle et de la femelle accouplés; 4° d'une jeune larve; 5° d'un œuf.

Ces différentes figures ne donnent aucune idée de l'organisation de l'acare. La femelle, qui porte des ambulacres à la dernière paire de pattes postérieures, est représentée après la métamorphose qui lui enlève les organes propres à l'accouplement. Si Walz avait examiné avec soin la femelle qu'il a dessinée pendant l'accouplement, et dont il n'a pas mis en évidence les pattes postérieures, il aurait vu que les femelles n'ont pas toujours la même conformation.

La jeune larve représentée fig. 14, p. 6, n'a bien que six pattes.

Ces dessins de Walz, malgré leurs imperfections, sont encore les plus fidèles qu'on ait gravés jusqu'à ce jour.

Quant au traitement, Walz nous dit quels sont les ingrédients qui entrent dans la composition de ses remèdes et comment il faut procéder à leur emploi; nous nous étendrons plus longuement sur ce sujet quand il sera question de la médication antipsorique.

Disons, pour ne rien omettre d'important, que Walz cherche à découvrir quelle est la cause première de la gale; il se demande si l'insecte est le produit *spontané* d'un état morbide, dû lui-même à des influences générales extérieures, ou si la maladie et la contagion ne sont qu'une conséquence de la transmission du parasite. Il semble conclure (car on voudrait le voir plus explicite), après une longue dissertation, que l'acare et la gale peuvent naître *spontanément* dans un troupeau, par le seul fait de causes générales; c'est-à-dire qu'il semblerait admettre la génération *spontanée* de l'animalcule.

Comme on le voit par ces citations, le mémoire de Walz sur la gale du mouton est remarquable à plus d'un titre. Tout ce qui a rapport à la maladie, à sa marche, à sa durée, aux altérations qu'elle détermine, voire même à ses causes réelles ou présumées, est d'une exactitude relative qui l'emporte de beaucoup sur tout ce qu'on avait écrit jusque-là. Mais autant Walz est resté bon observateur quand il s'est agi de pathologie proprement dite, autant il a commis d'erreurs quand il est entré dans la voie des interprétations, en ce qui concerne les habitudes des acares. On devine parfaitement qu'il a déduit *à priori*, des fonctions physiologiques mal connues du parasite, certaines altérations pathologiques qui lui semblaient en être la conséquence; de même qu'il a subordonné aux lésions anatomiques de la peau, le genre de vie, de repullulation de l'acare. De là des erreurs nombreuses et inévitables. Mais ce que dit Walz de la transmission de la gale par les femelles fécondées déposées sur des animaux en bonne santé, de la génération de nouveaux acares produisant l'extension de la gale, de la non-transmission de cette affection par des acares mâles, et de l'impossibilité de faire vivre et pulluler l'animalcule de la gale du mouton, ni sur la peau de l'homme, ni sur celle de tout autre animal que le mouton, est d'une parfaite exactitude. Les expériences ingénieuses qui ont conduit Walz à ce résultat, du plus grand intérêt, ont été répétées par MM. Hertwig et Hering, par nous, par M. Gerlach, et les résultats qu'elles ont donnés ont été exactement semblables à ceux qu'avait obtenus le professeur émérite de l'école vétérinaire de Stuttgard.

Ce que l'on peut reprocher à Walz, c'est de croire à l'introduction des acares sous l'épiderme, où ils causeraient de notables altérations, où ils s'accoupleraient, pondraient et naîtraient; d'avoir prêté aux femelles des sentiments maternels qui leur sont complétement inconnus, attendu qu'elles ne traînent pas leurs petits nouvellement éclos à l'extrémité de leurs pattes, comme pour guider leurs premiers pas, et les déposer sur une région de la peau plus favorable à leur alimentation. Nous reprocherons encore à Walz d'avoir trop superficiellement étudié l'organisation des acares; au point de ne donner que six pattes au mâle, etc. etc. etc.

Nous pourrions, s'il y avait utilité réelle à le faire, remonter aux causes de ces erreurs, apprécier quelle influence ont eue sur les idées de Walz les opinions alors à l'ordre du jour, au sujet des habitudes de l'acare de l'homme qui, lui, vit bien sous l'épiderme. Mais comme cette critique rétrospective n'aurait ici qu'un intérêt bien secondaire, nous passerons outre.

191. L'agronome Tessier, dans son Instruction sur les bêtes à laine, publiée en 1810, traite des causes, des symptômes et du traitement de la gale. Pour Tessier, la gale attaque les bêtes à laine dans toutes les saisons de l'année, et plus particulièrement en automne. La chaleur des bergeries la développe; les intempéries et surtout les pluies, le coucher sur un sol frais, le défaut de litière, la mauvaise nourriture en sont les principales causes déterminantes.

La cause qui la propage est la contagion; un animal la donne à un autre, en sorte que d'un seul sujet atteint elle peut gagner tout un troupeau. Les animaux psoreux infecteront à leur tour toutes les bêtes à laine *qui approcheront ou qui toucheront des objets contre lesquels ils se seront frottés.* C'est la contagion qui propage surtout et promptement la gale.

Quelques naturalistes, dit Tessier, *ont regardé la gale comme l'ouvrage d'un insecte, espèce de mite* (acarus scabiei), *qui ressemble à celle du fromage; elle est seulement un peu plus petite.*

Tessier passe ensuite aux moyens préservatifs et curatifs de la gale.

Il nous paraît évident que Tessier, à l'époque de la publication de son livre, en 1810, ne connaissait point l'ouvrage de Walz, imprimé à Stuttgard en 1809, et dont la traduction française porte la date de 1811, car Tessier n'aurait pas manqué de citer ce vétérinaire, et de consigner dans son livre les résultats de ses remarquables recherches sur l'acare du mouton.

Tessier n'a donc fait que signaler l'existence de l'acare, d'après les naturalistes qui en avaient parlé. Aussi voyons-nous ce célèbre agronome considérer la psore comme contagieuse par le contact des animaux entre eux, et par celui des objets contre lesquels ils se sont frottés. Nous chercherons à démontrer que la contagion médiate n'a pas l'importance qu'on lui accorde généralement.

Bosc, naturaliste et agronome, qui a donné un extrait du mémoire de Walz[1], a reproduit les vérités et les erreurs de ce vétérinaire. Nous en dirons autant de l'analyse qui a été donnée de ce Mémoire, à la même époque, par le médecin Bouvier[2].

Le professeur vétérinaire Gohier dit avoir observé l'acare du mouton en 1814, mais il ne donne aucun détail, ni sur les caractères de cet animalcule, ni sur la maladie qu'il détermine[3]. Gohier dit seulement qu'il n'a pas vu de différence entre l'acare du mouton et celui du cheval, et Gohier a dit vrai.

192. Pour M. de Gasparin[4], qui écrivait en 1821 son Traité sur les maladies contagieuses des bêtes à laine, la gale est une éruption cutanée contagieuse. Ce célèbre agronome accuse toutes les causes que nous avons déjà signalées comme déterminantes de la psore. « Cette maladie est contagieuse, dit M. Gasparin, mais on ne rencontre point la matière virulente dans l'humeur morbide sécrétée par les altérations cutanées, quand on l'isole d'un animalcule qui accompagne les pustules de la gale et qui s'y nourrit. Cet animalcule est l'*acarus scabiei* de Linnée ou le sarcopte de Latreille, qui a été décrit et figuré par le vétérinaire Walz; c'est cet insecte qui produit les pustules et par conséquent la gale. »

M. de Gasparin répète les erreurs de Walz sur l'introduction de l'acare femelle dans l'épaisseur de la peau, sur la ponte des œufs et sur sa réapparition à la surface du tissu cutané, où elle se montre traînant après elle ses petits attachés à ses pattes.

« *La présence de l'acare dans le tissu cutané déterminant les pustules galeuses*, dit M. de Gasparin, *c'est donc dans ces pustules récentes qu'il faut aller le chercher*. Il les quitte lorsqu'elles s'ouvrent et se dessèchent, pour aller faire une nouvelle piqûre et *produire une nouvelle pustule*.

[1] Bosc, *Annales de l'agriculture française*, 1811, t. XLVI, p. 227.

[2] Bouvier, *Journal général de médecine, de chirurgie et de pharmacie*, 1811, t. XLII, p. 115.

[3] Gohier.

[4] De Gasparin, *Des maladies contagieuses des bêtes à laine*, 1821, p. 163.

« D'après tous ces faits, *il paraît difficile de ne pas croire que la gale est causée par l'acare propre à chaque espèce d'animal domestique, et, dès lors, il est impossible de penser que cette maladie n'est pas toujours un effet de la contagion plus ou moins marquée, et que, dans le cas où elle paraît avoir été spontanée, les circonstances ont été seulement favorables au développement des acares.* »

Quoi qu'il en soit, après Walz, le savant académicien dont nous venons de reproduire les opinions a fait justice des anciennes idées sur la contagion de la gale par un virus psorique, et la science vétérinaire agricole, à laquelle il a donné une si puissante impulsion, doit lui en tenir compte. Nous verrons aussi, lorsque nous traiterons de la gale, combien M. de Gasparin s'est montré judicieux dans le choix des moyens capables de préserver les moutons de cette maladie et de les en guérir.

« La gale du mouton, a dit Huzard fils, en 1820 [1], est une gale déterminée par l'acare [2]. » Mais M. Huzard ne donne aucun détail sur le parasite de la gale et ne mentionne nullement le travail de Walz. Quelques symptômes de la psore sont énumérés, puis viennent quelques indications curatives rationnelles. Les meilleurs remèdes pour prévenir et guérir la gale sont, pour Huzard, *un bon berger, un bon grattoir* pour frotter les endroits galeux et un topique irritant, quel qu'il soit. M. Huzard a raison pour le berger, mais nous pensons qu'un choix doit être fait dans l'emploi des divers topiques irritants qui ont été conseillés pour la guérison prompte et certaine de la gale.

Bosc fils a adopté, en 1822, la distinction de la gale faite par M. Huzard, en gale produite par les acares et en gale organique. La première est peu dangereuse, la seconde est plus rebelle, parce qu'elle tient à l'*âcreté des humeurs* [3].

Bosc assure que les acares de l'homme, du cheval, du bœuf, du mouton et du chien sont des espèces différentes. L'auteur, après avoir émis une telle assertion, aurait dû signaler les caractères appartenant à chacune de ces espèces; en le faisant il eût rendu un éminent service à la science, et aurait ainsi aplani bien des difficultés.

Vatel [4], dans ses Éléments de pathologie vétérinaire, publiés en 1828, dé-

[1] *Nosographie vétérinaire*, 1820, p. 107.

[2] M. Huzard fils distingue dans le cheval :

1° Une gale par acares;
2° Une gale organique;
3° Une gale symptômatique.

Si aujourd'hui M. Huzard publiait une nouvelle édition de son livre, il ne laisserait assurément pas subsister cette division.

[3] Bosc, *Nouveau cours complet d'agriculture*, publié par Deterville, 1822, art. *Gale*.

[4] Vatel, *Éléments de pathologie vétérinaire*, 1828, t. Ier, p. 112-114.

finit la gale, une phlegmasie cutanée, consistant en des vésicules légèrement élevées au-dessus du niveau de la peau, accompagnées de prurit, et transparentes à leur sommet. L'auteur décrit ensuite la gale du mouton d'une manière succincte, exacte, et indique les remèdes capables de la combattre. Vatel ne fait nullement mention des acares, soit du mouton, soit des autres animaux.

193. M. Hering[1], en 1835, a publié, sur la psore du mouton, un article plutôt d'entomologie que de pathologie, dans lequel la description de l'acare est plus complète que celle qui avait été donnée par Walz, bien qu'elle laisse encore beaucoup à désirer. Ainsi Hering n'a donné que deux figures de la femelle de l'acare, vue par les faces dorsale et abdominale; ni le mâle, ni la larve n'ont été représentés. La femelle est manifestement figurée, dans l'un des dessins, à la période de la ponte, sans qu'Hering en ait eu connaissance, car pour lui comme pour tous ceux qui nous ont précédés, la femelle, une fois sortie de son état de larve, conserverait toujours la même organisation, sans subir de métamorphoses subordonnées à de nouvelles fonctions.

Il entre ensuite dans des détails minutieux sur la forme extérieure du parasite, en donne les dimensions en longueur et en largeur, décrit l'aspect des pattes, signale la présence des ambulacres qui terminent celles de devant et la deuxième paire postérieure. L'auteur parle vaguement des tubercules saillants que certaines femelles portent à la face supérieure et postérieure, sans comprendre quels peuvent être leurs usages, et comme la femelle qu'il a dessinée n'avait pas ces appendices, on se demande pourquoi il n'a pas cherché à se rendre compte de cette modification; ce qui l'aurait infailliblement conduit à constater les métamorphoses que subit la femelle. Quant au mâle, Hering rapporte avec quelques variantes ce que Walz en a dit, sans parler des organes génitaux et des appendices qui, dans la lutte de l'accouplement, lui servent à soumettre la femelle.

Il n'est rien dit de l'organisation intérieure du dermatodecte, pas même des mandibules. La position des acares pendant l'accouplement a été bien observée.

Hering prétend, à l'exemple de Walz, que la *femelle fécondée s'enfonce dans la peau*, où elle dépose jusqu'à dix œufs; que le nid est remarqué à la superficie du tégument du troisième au quatrième jour, mais souvent seulement du septième au neuvième jour; il se présente sous la forme d'un petit nœud de la grosseur d'une tête d'épingle, etc.

Hering nous dit encore : « Un acare femelle déposé sur une brebis saine est

[1] *Die Krætzmilben der Thiere und einige verwandte Arten*, nach eigenen Untersuchungen beschrieben. Bei der Academie eingegangen, den 30 September 1835. — Stuttgart. *Sarcoptes ovis*. — *Die Krætzmilbe der Raupe*, table XLIV, fig. 3, art. 4.

en état de produire les symptômes de la gale, comme le montrent les recherches de Walz, et les essais répétés par Hertwig [1].

« Les acares mâles, dit Hering, produisent à la vérité sur une brebis saine les mêmes altérations que les femelles, mais leur mort amène la guérison naturelle de la maladie. L'inoculation des humeurs morbides ne transmet pas la gale. Les symptômes précurseurs du *développement spontané* de la gale du mouton consistent en un ramollissement de l'épiderme, etc. et l'on trouve dans ce cas, comme cela a lieu *dans le développement de la gale par contagion, des acares isolés* sous les croûtes ou dans les crevasses de la peau. L'acare de la gale de la brebis peut vivre en dehors de la peau, pendant plusieurs jours et même pendant des semaines : un degré modéré d'humidité et de froid est favorable à sa conservation, tandis que, au contraire, les acares placés dans un air sec et chaud sont desséchés dans l'espace de quelques jours, et ne peuvent être ensuite rappelés à la vie qu'à l'aide de l'arrosement. En hiver, sur des toisons de brebis galeuses, qui, *pour les sécher, avaient été étendues dans une écurie, j'ai rencontré, au bout de quatre semaines, des acares à la vérité engourdis, mais encore capables de vivre.*

« L'acare du mouton, d'après les essais de Walz et les miens, ne vit ni sur la peau de l'homme ni sur celle des animaux, pas même sur la chèvre, quoi qu'en ait dit Viborg. »

Enfin, Hering a soumis les acares à l'action toxique de différentes préparations pharmaceutiques, dans le but de trouver un remède antipsorique efficace, mais sans en avoir déduit un traitement général applicable. Tel est en somme l'exposé du mémoire de Hering sur la gale du mouton ; nous en avons fait une longue analyse, parce qu'il résume en quelque sorte les travaux des Allemands, jusqu'à nos jours, sur ce sujet.

Hering admet, comme Walz, une sorte de gale sans contagion directe, et qui donnerait postérieurement naissance à des acares. Nous regrettons que cette importante question de la contagion n'ait pas fixé davantage l'attention du savant professeur de Stuttgard.

Vers la même époque (1835), Hertwig a tenté des inoculations avec la lancette chargée de sécrétions morbides psoriques. La première inoculation faite sous l'épiderme de la peau du dos d'un mouton ne donna aucun résultat. Le vingt-sixième jour, toute trace de piqûre avait disparu, et la laine repoussait au point où on l'avait arrachée. Mais une autre inoculation faite avec les mêmes sécrétions aurait donné à Hertwig d'autres résultats, et développé la contagion de la gale.

[1] *Journal de médecine vétérinaire,* publié par Gurlt et Hertwig. Berlin, 1835, 1er cahier, p. 104.

Le treizième jour après l'inoculation, bien que le liquide inoculé, examiné au microscope, ne contînt aucun acare, on découvrit, au lieu même de l'introduction de l'humeur morbide, plusieurs acares de différentes grandeurs et parfaitement vivants. Du dix-septième au vingtième jour, les symptômes de la gale étaient déclarés, et la surface de la peau envahie avait la largeur de la main. Cette gale fut traitée par les frictions mercurielles, et guérit parfaitement bien.

Le résultat obtenu par M. Hertwig, à la suite de l'inoculation de la matière morbide de la gale, nous surprend beaucoup. En effet jusqu'à ce jour cet expérimentateur a seul obtenu, par de semblables tentatives, la transmission d'une véritable gale; et seul aussi il a vu naître, après l'inoculation d'une sérosité pure, un parasite psorique. Nous avons aussi inoculé, un grand nombre de fois, les humeurs morbides, non-seulement de la gale du mouton, mais encore de celles de l'homme, du chien, du cheval, humeurs que nous avions examinées avec le plus grand soin au microscope; et nous n'avons jamais transmis la gale. Il n'en a point été ainsi lorsque nous avons inoculé des sécrétions morbides contenant des œufs fécondés et avancés dans l'évolution embryonnaire; ici nous avons toujours vu naître la maladie, et l'éclosion des œufs en a rendu compte. Nous pensons donc que M. Hertwig a, dans ses expériences, inoculé à son insu des œufs avec les humeurs morbides, ou qu'il a opéré la contagion par le transport des parasites eux-mêmes.

194. D'Arboval, dans la seconde édition de son Dictionnaire de médecine et de chirurgie vétérinaires, publiée en 1838, consacre un article spécial aux acares des animaux domestiques et à la gale des bêtes à laine[1].

A l'article *Acare du mouton*, d'Arboval répète l'erreur de Walz qui a trait à l'introduction des acares dans l'intérieur du tissu cutané, et à la sortie des mères traînant leurs petits attachés à leurs pattes, ainsi qu'à l'introduction nouvelle de ceux-ci dans une portion de tégument pour s'y nourrir, s'y développer et s'y perpétuer. C'est là tout ce que d'Arboval cite de l'ouvrage de Walz, ouvrage qui, si l'on se reporte à l'époque où il a été publié, est pourtant si riche en faits nouveaux et importants.

D'Arboval répète ce que les auteurs ont dit sur les causes de la gale, qui, pour lui, est une *phlegmasie cutanée vésiculeuse et essentiellement contagieuse.* La contagion d'individu à individu par contact médiat et immédiat est si peu douteuse pour d'Arboval, qu'il répète, avec tous les auteurs qui l'ont précédé, qu'*il suffit d'une bête galeuse pour infecter tout un troupeau.* Mais quel est l'agent de la contagion? Quant à la transmission par les acares, il n'hésite

[1] D'Arboval, *Dictionnaire de médecine et de chirurgie vétérinaires*, 1838; 2ᵉ édition, t. Iᵉʳ, art. *Acare*, p. 9, et t. II, art. *Gale du mouton*, p. 630.

point à dire que ces « parasites, transportés d'une manière quelconque sur des bêtes réunies, ouvrent une voie nouvelle et certaine à la transmission de la maladie. »

D'Arboval traite ensuite des symptômes, de la marche, de la durée de la gale dans les troupeaux, et de ses moyens de traitement, mais en empruntant aux auteurs qui l'ont précédé, tout ce qu'il fait connaître à cet égard. Il dit de plus, quant à la contagion, que la gale ne se transmet que d'animal à animal de la même espèce, du moins c'est ce qui résulte, ajoute-t-il, des expériences du savant inspecteur des écoles vétérinaires de France [1], qui les a répétées, si nous sommes bien informés, sur des moutons, des chiens et des chats; c'est aussi l'opinion de Volpi, Toggia et Leroy.

En 1844, M. le docteur Got a analysé, dans un mémoire qui a fait le sujet de sa thèse inaugurale, tout ce qu'on avait écrit avant lui sur la *gale de l'homme et des animaux*, et *sur la transmission de cette maladie à l'homme par diverses espèces d'animaux vertébrés.*

Cet excellent recueil des travaux les plus importants faits sur la gale ne fournit malheureusement pas de nombreux documents sur la gale du mouton. La psore de l'homme et celle du cheval ont surtout attiré l'attention de l'auteur, et seulement au point de vue historique; car M. Got ne s'est point livré à des études spéciales sur la gale des animaux. Il a seulement compulsé les auteurs et résumé leurs opinions.

M. Got dit dans sa thèse :

« Quelques sarcoptes, celui du mouton par exemple, se creusent sous l'épiderme, non pas un terrier (*cuniculus*), comme l'espèce de l'homme, mais, s'il m'est permis de m'exprimer ainsi, un simple gîte. »

Plus loin, M. Got ajoute : « L'accouplement des acares du mouton dure plusieurs jours, pendant lesquels la femelle est sans mouvement et comme assoupie; *ensuite, elle s'enfouit sous la peau* et y dépose jusqu'à dix œufs. On peut apercevoir le nid du troisième au quatrième jour, mais quelquefois seulement du septième au neuvième. C'est un petit nœud de la grosseur d'une tête d'épingle, dont le pourtour est un peu dur; la peau, en cet endroit, rougit d'abord, plus tard elle devient jaunâtre et se recouvre d'une croûte molle de sérum exsudé le quinzième jour environ. »

M. Got s'inspire ici des idées de Walz, qu'il reproduit avec des variantes. Nous ne reviendrons pas sur les observations critiques dont elles ont été l'objet.

195. M. Delwart, professeur à l'école vétérinaire de Bruxelles, dans son

[1] Nous ne connaissons rien qui ait rapport à ces expériences dans les travaux de J. B. Huzart, qui fut inspecteur des écoles vétérinaires.

ouvrage intitulé *Traité de médecine vétérinaire pratique*, publié en 1850[1], considère la gale comme *une inflammation cutanée apyrétique, contagieuse, caractérisée par des vésicules pointues, élevées légèrement au-dessus du niveau de la peau, contenant un liquide visqueux, séreux, et constamment prurigineuses*. On constate *dans ces vésicules*, ajoute M. Delwart, un *insecte aptère*, presque invisible à l'œil nu, qui a été décrit et figuré par Walz. Delwart décrit la gale du mouton d'après d'Arboval, et n'ajoute rien à l'article *Gale* du Dictionnaire de médecine et de chirurgie vétérinaires.

MM. Lecoq, directeur professeur à l'École impériale vétérinaire de Lyon; Rey, Tisserand et Tabourin, professeurs à la même école, ont consacré, dans le Dictionnaire général de médecine et de chirurgie vétérinaires qu'ils ont publié en 1850[2], un article aux acares et à la gale. Au mot *Acare* ou *Acares*, les auteurs indiquent l'existence de l'animalcule de la gale du mouton décrit par Walz, et se demandent si l'on doit regarder les acares comme la cause prochaine de la gale, et si leur présence est constante dans cette maladie.

La gale est définie par eux, d'une manière générale, *une éruption contagieuse caractérisée par des vésicules transparentes au sommet, renfermant un fluide séreux et accompagnées de démangeaisons*. Après avoir énuméré les différentes causes de la gale, les auteurs ajoutent : « La cause principale de la gale est l'acare ou sarcopte; c'est là, du moins, l'opinion de la plupart des auteurs qui ont écrit sur la gale de l'homme. » Puis on lit plus loin : « On a regardé comme l'agent principal de la contagion le virus psorique qui existe dans la sérosité des vésicules. »

La gale du mouton est décrite ensuite d'une manière très-succincte. Les auteurs admettent que, sur cet animal, les vésicules sont plus petites que celles du cheval. Ils exposent que Walz a parlé de l'acare du mouton, mais ils ne font pas connaître ce parasite. Quelques symptômes de la gale sont énoncés, puis vient une énumération des principaux moyens curatifs de la maladie.

Les professeurs de Lyon n'ont donc fait que rapporter ce qui était connu alors sur la gale des animaux.

L'un des auteurs du Nouveau Dictionnaire lexicographique et descriptif des sciences médicales et vétérinaires, publié en 1854[3], M. H. Bouley, traite, à l'article *Gale*, de la gale du mouton.

[1] Delwart, *Traité de médecine vétérinaire pratique*, 1850, p. 548 et 555.

[2] *Dictionnaire général de médecine et de chirurgie vétérinaires*, p. 7 et 551.

[3] *Dictionnaire lexicographique et descriptif des sciences médicales et vétérinaires*, par MM. Raige, Delorme, H. Bouley, Ch. Daremberg et J. Mignon; 2e livraison, 1854, p. 536.

L'acare du mouton, dit M. Bouley, *a une tête allongée en cône, pourvue de chaque côté de la bouche de deux mandibules très-acérées, mues par des muscles spéciaux, qui lui servent à traverser l'épiderme, et à creuser à la surface de la peau des rainures découvertes, dans lesquelles il se loge et où la femelle dépose ses œufs.* M. Bouley se trompe, quant à la place qu'occupent les mandibules : elles sont au milieu de la bouche et non sur les côtés. Ce sont les palpes qui forment les faces latérales de la bouche, mais ils sont adhérents, peu propres à inciser et à détacher l'épiderme, et si des muscles les mettent en mouvement, on ne saurait les dessiner, car ils sont invisibles; les muscles des mandibules sont, au contraire, comme le dit M. Bouley, très-volumineux.

« La transmission de cette gale, dit M. H. Bouley, ne peut s'opérer, comme celle de l'homme, que par l'intermédiaire des acares femelles. » Le savant professeur aurait pu ajouter, et *fécondées*. « L'inoculation du liquide simple puisé dans les vésicules ne donne naissance qu'à une irritation éphémère de la peau au point de la piqûre, irritation qui n'est pas susceptible de s'étendre ni de s'aggraver.

« L'acare femelle seule, par les œufs qu'elle pond, peut transmettre la maladie, et encore faut-il que l'organisme de l'animal sur lequel on transporte le parasite soit dans certaines conditions d'épuisement par le fait des mauvaises conditions hygiéniques auxquelles il a été exposé. » Ici M. Bouley rapporte les expériences, très-intéressantes, dit-il, de son collègue O. Delafond, et du docteur Bourguignon, qui démontrent que les animaux de races d'élite, nourris avec des aliments très-substantiels, pourraient rester réfractaires à l'inoculation réitérée de la gale par le dépôt d'acares femelles sur leur peau. Ces acares y périraient sans se reproduire. Par contre, les mauvaises conditions hygiéniques peuvent donner naissance au développement de la *gale spontanée.* M. Bouley décrit ensuite les symptômes de la maladie.

« Le point de la piqûre des acares, dit-il, est marqué au début par une petite tache blanche saillante, plus ou moins large, suivant le nombre des sarcoptes, et entourée d'une aréole rouge. C'est ce que l'on appelle le bouton de la gale. De ce *nid* primitif, les acares se répandent dans tous les sens, *en creusant* leurs sillons *à ciel ouvert, et laissant sur leur passage des œufs d'où sortent les nouveaux sujets qui deviennent les instruments de la propagation de la maladie et de sa diffusion.* » Pour M. Bouley, le *nid* des acares et le bouton sont encore une seule et même chose, on voit qu'il abandonne avec peine les idées de Walz, et que d'autre part il emprunte des hypothèses hasardées aux travaux modernes sur la gale, telle est par exemple celle des galeries découvertes dans lesquelles il place les œufs. La plupart des auteurs qui nous ont précédés ont attribué en effet le développement du *bouton* à la présence des acares ou des œufs; ils n'auraient point commis cette erreur, s'ils avaient connu l'organisation des acariens, qui mourraient bientôt asphyxiés dans un bouton recouvert d'épiderme, et où afflue la sérosité. Les œufs ont également besoin du contact direct de l'air pour s'organiser et éclore. L'acare de l'homme vit sous un sillon, il y dépose ses œufs, mais il a soin de pratiquer des ouvertures à la paroi supérieure de sa galerie, afin que l'air y pénètre facilement, et si, par aventure, les humeurs envahissent son gîte, il l'abandonne au plus vite. Si l'acare de l'homme n'avait pas creusé de galeries, pour s'y cacher, il n'aurait pu vivre, parce que notre peau est glabre, et que le moindre frottement l'aurait enlevé. Les animaux pourvus de poils, de fourrures et surtout de toisons, offrent au contraire aux acares un abri suffisant, de telle sorte qu'ils n'ont pas besoin de s'enfouir sous l'épiderme. M. H. Bouley expose ensuite les principaux symptômes de la gale, les dommages qu'elle occasionne à la laine et les moyens capables de la combattre.

La description de la gale du mouton faite par M. H. Bouley, quoique courte, est assurément beaucoup plus exacte que toutes celles qui avaient été données jusqu'alors. M. Bouley a cité l'un de nous à propos de la transmission de la gale, mais il aurait pu ajouter, pour nous rendre pleine et entière justice, qu'il a été plusieurs fois témoin des recherches que nous faisions sur les altérations produites par les piqûres des acares.

M. Bouley n'ajoute rien à ce qui avait été dit avant lui en ce qui concerne le traitement.

196. Nous avons cité et quelquefois longuement analysé les travaux de tous ceux qui nous ont précédés dans l'étude de la gale du mouton ; il ne nous reste plus, pour compléter notre tâche, qu'à envisager cette bibliographie à un point de vue synthétique.

Nous avons vainement cherché dans la Bible une preuve établissant que les Hébreux connaissaient la gale du mouton ; nous en avons été surpris, car les lois concernant les sacrifices s'appliquent souvent aux bêtes à laine dont l'offrande était agréable à Dieu, et toute bête malade de telle ou telle affection était impropre à fournir son sang.

Les auteurs latins parlent fréquemment de la gale, et la description qu'ils en donnent, les causes qu'ils lui attribuent, le traitement qu'ils conseillent pour la guérir, ne laissent aucun doute dans l'esprit, quant à la signification qu'ils attachent au mot *scabies*. En effet, ils veulent manifestement désigner une maladie contagieuse, envahissant progressivement toute la peau des bêtes à laine, se propageant rapidement dans un troupeau prédisposé à être contaminé, et sûrement curable par les préparations sulfureuses.

Ce qui frappe encore dans leurs écrits, au sujet de la psore, c'est qu'ils en font invariablement remonter la cause, à défaut de l'acare, dont ils ignoraient l'existence, aux mauvais pâturages, aux pluies, au défaut de soins hygiéniques. On ne saurait lire sans un vif intérêt les conseils que Virgile, dans le 3e livre de ses Géorgiques, donne aux agriculteurs au sujet de la gale des moutons; ces beaux vers ne seraient point déplacés à l'article du traitement prophylactique. Il nous dit :

Incipiens stabulis edico in mollibus herbam
Carpere oves, dum mox frondosa reducitur æstas;
Et multa duram stipula filicumque maniplis
Sternere subter humum, glacies ne frigida lædat
Molle pecus, scabiemque ferat turpesque podagras.

Je veux d'abord que les brebis, renfermées l'hiver dans des bergeries commodes, y soient nourries d'herbe jusqu'au retour du printemps et de la verdure; que l'on étende sous elles beaucoup de paille et de fougère, de peur que, couchant sur la dure, le froid ne saisisse ces animaux délicats et ne leur cause de tristes maladies telles que la gale *ou la goutte.*

Juvénal, Celse, vont jusqu'à trouver la plus grande analogie entre la gale du mouton et celle de l'homme; Columelle, surtout, décrit la maladie et en indique le traitement avec une précision remarquable. La médecine vétérinaire s'en est tenue à ces données générales pendant quinze à dix-huit cents ans, c'est-à-dire jusqu'à la fin du XVIIe siècle, époque à laquelle Wichmann et Abilgaard attribuèrent enfin positivement la gale du mouton, comme celle de l'homme, à la présence d'un animalcule; car c'est en vain que nous avons compulsé les écrits des auteurs en position de se préoccuper de l'existence de l'acare du mouton, même de ceux qui existaient à l'époque où la découverte de celui de l'homme faisait tant de bruit dans le monde savant; nous n'avons rien trouvé, si ce n'est des doutes, des aperçus, tels que ceux qui sont exposés par Ettmüller et Morgagni, à propos de la laine impure, à laquelle on attribuait quelquefois la gale de l'homme. De telle sorte que c'est seulement au commencement du XIXe siècle qu'on a clairement compris l'importance de l'animalcule comme cause de la maladie et de la contagion, c'est-à-dire cinq ou six cents ans après la découverte de l'*acarus scabiei* de l'homme, faite probablement par Avenzoar en 1230. Walz, en effet, est le premier qui, en 1809, ait décrit, dessiné le sarcopte du mouton, et rapporté les phénomènes pathologiques à l'irritation qu'il détermine sur la peau, c'est-à-dire qu'il est le premier qui ait donné de la psore une description, il est vrai incomplète, mais néanmoins scientifique, et faisant la part des causes générales et locales. A partir de cette époque, le mémoire de Walz sert de guide à presque tous les auteurs, tels que Tessier, Bosc, de Gasparin, qui ajoutent quelques aperçus nouveaux, tantôt sur les symptômes, tantôt sur le traitement, à ce que le professeur de Stuttgard a laissé par trop incomplet. Ils admettent avec lui la contagion de la gale par les acares, et l'impossibilité de transmettre la maladie par l'inoculation des sécrétions psoriques. Ce n'est qu'en 1835 que Hering fait faire un pas nouveau à la question, en donnant de l'animalcule une description plus complète, bien que très-insuffisante comme on l'a vu. Vers la même époque, Hertwig a également établi par des expériences l'inefficacité des inoculations comme moyen de contagion. Dans un cas seulement, l'absorption des humeurs morbides, qui contenaient sans doute des œufs à l'insu de l'expérimentateur, donna lieu à la gale.

Enfin c'est à la même époque, c'est-à-dire vers l'année 1835, que MM. Hering et Hertwig, répétant les expériences intéressantes de Walz, démontrent que l'acare femelle fécondée peut transmettre la gale et la propager par des pontes et par la production de nouveaux acares, et que ces animalcules ne peuvent vivre que sur la peau du mouton.

Tels sont les principaux ouvrages spéciaux qui avaient paru sur la psore des bêtes à laine, lorsque nous nous sommes mis à l'œuvre.

Vers la fin de l'année 1849, et dans le cours des années 1851 et 1852, nous avons publié, dans les Comptes rendus de l'École impériale vétérinaire d'Alfort, les résumés des recherches sur la gale du mouton que nous avions faites jusqu'alors [1].

197. Le 29 mars 1854, nous avons déposé à l'Académie des sciences deux gros volumes manuscrits, un atlas et des échantillons de laine altérée par la gale [2]. L'Académie, après avoir jugé notre travail, a accordé un premier encouragement au grand ouvrage, disait-elle, de MM. Delafond et Bourguignon sur la gale du mouton [3]. Enfin, en 1856, nous avons publié, dans le Recueil de médecine vétérinaire, un résumé succinct de notre mémoire offert à l'Académie [4].

Le chapitre sur la gale, qui fait aujourd'hui partie de notre Traité, n'est donc autre, ainsi que l'a dit M. le professeur Velpeau dans son rapport à l'Académie des sciences, que « notre grand ouvrage sur la gale du mouton. » Il importe de bien remarquer que le mémoire dont nous venons de parler est antérieur de trois années au Traité sur la gale de l'homme et des animaux, publié, en 1857, par M. Gerlach, ancien professeur à l'école vétérinaire de Berlin, aujourd'hui directeur de l'école vétérinaire de Hanovre, ouvrage dont, pour terminer notre étude, nous allons donner une courte analyse.

Dans ce travail, M. Gerlach fait une revue fort incomplète des travaux des auteurs français et autres sur la gale des bêtes à laine; mais il cite avec de

[1] *Recueil de médecine vétérinaire*, ann. 1851, p. 617; et 1852, p. 715.

[2] *Compte rendu hebdomadaire de l'Académie des sciences*, ann. 1854, t. XXXVIII, n° 621, séance du 29 mars.

[3] *Idem*, ann. 1855, t. XL, p. 58, séance du 8 janvier.

[4] *Recueil de médecine vétérinaire*, ann. 1856, p. 98, 171 et 321.

grands éloges surtout les mémoires, du reste fort remarquables, de ses compatriotes, MM. Walz, Hering et Hertwig; puis il fait de notre résumé, publié dans le Recueil de médecine vétérinaire, une analyse fort peu courtoise. Nous ne pouvons suivre M. Gerlach dans cette voie peu scientifique, d'autant que nous avons déjà répondu à ses attaques dans un article inséré au Recueil de médecine vétérinaire, p. 159, année 1861. Nous devons, dans cet historique, ne tenir compte que du Traité de M. Gerlach, et, sans nous préoccuper de la personnalité de l'auteur, nous louerons ce qui est à louer, et nous blâmerons ce qui est à blâmer.

M. Gerlach admet que l'acare qui détermine la gale des bêtes à laine est le dermatodecte du mouton (*dermat. ovis*). Il fait connaître les caractères entomologiques de cet animalcule, il en étudie la multiplication, le développement et la résistance vitale; puis il traite de la gale, dont il étudie, dans autant de paragraphes séparés, l'apparition, la marche, la durée, la contagion, la prophylaxie et les moyens curatifs.

Nous le suivrons dans la division qu'il a adoptée.

L'auteur admet, et avec juste raison, que l'acare qui occasionne la gale du mouton appartient au genre dermatodecte. Il en fait une espèce toute particulière, à laquelle il donne le nom de dermatodecte du mouton (*dermat. ovis*), et qu'il s'efforce de distinguer du dermatodecte du cheval (*dermat. equi*). Il trouve des caractères différentiels dans la longueur, la largeur du corps de l'animalcule, la voussure de son dos, les plis plus fins de sa peau, etc. caractères complétement insignifiants au point de vue zoologique; mais en voici d'autres plus importants, qui, s'ils existaient, seraient certes plus significatifs.

« Dans le dermatodecte du mouton, dit l'auteur, les appendices en forme de lyre qui soutiennent les membres antérieurs (M. Gerlach veut parler des épimères) sont réunis et constituent un arc complet (tab. 5, fig. 29) chez les femelles dont le développement est achevé. » Nous avons examiné un grand nombre de femelles portant des œufs dans l'oviducte, et par conséquent arrivées à leur dernier degré de développement, et nous n'avons jamais remarqué ce caractère; nous nous croyons donc autorisés à dire que cette réunion complète des épimères des membres antérieurs est tout à fait imaginaire.

Nous en dirons autant des différences que M. Gerlach a cru trouver dans ce qu'il appelle les *grands crochets* ou les *dards* (table VI, figure 33, B et C.) qui, suivant l'auteur, sont plus longs que chez le *dermat. equi*.

Ces *dards* ne sont évidemment que les mandibules exsertiles de tous les dermatodectes, organes qui, chez l'animalcule du mouton et du cheval, n'offrent absolument aucune différence.

Enfin, pour l'auteur, les tiges des ambulacres à ventouses du *dermat. ovis* sont composées de *quatre articles*, tandis que celles du *dermat. equi* n'en auraient que trois : c'est une erreur complète. chez l'un comme chez l'autre parasite, les tiges des ambulacres ne sont formées que de *trois articles* séparés par deux traces d'articulations, le dernier de ces trois articles portant la ventouse. M. Gerlach a donc mal vu, ou bien on a mal étudié et mal dessiné pour lui, comme tendraient à le faire croire d'autres erreurs non moins capitales, que nous avons déjà signalées en passant, lorsque nous avons traité d'une manière générale de l'entomologie des dermatodectes, mais sur lesquelles nous ne pouvons nous dispenser de revenir ici.

M. Gerlach a figuré chez la femelle les tubercules copulateurs (Table VI, fig. 30, A), et chez le mâle les ventouses copulatrices (Table VI, fig. 34, B). Or M. Gerlach admet, 1° que, chez la femelle, les tubercules d'accouplement situés de chaque côté de la partie postérieure de l'abdomen *sont creux et présentent une ouverture extérieure et un canal central;* 2° que, chez le mâle, *les deux ventouses occupant la partie inférieure et postérieure de la face ventrale sont pourvues dans leur centre d'une petite ouverture donnant passage au pénis pendant l'accouplement*, et M. Gerlach a figuré (Table VI, figure 34, A) ces deux ventouses pourvues DU PÉNIS.

Nous déclarons d'une manière formelle que M. le directeur de l'école de Hanovre n'a pu rien voir de semblable, et que son imagination seule a créé ce qu'il a figuré. Les tubercules de la femelle, comme les ventouses du mâle chez les dermatodectes, les symbiotes, aussi bien que chez beaucoup d'autres acariens du même genre, ne sont que des organes de coaptation, exclusivement destinés à rapprocher et à maintenir les deux sexes pendant l'accouplement. Le conduit de la génération de la femelle s'ouvre, nous le répétons, dans le cloaque, où vient aboutir avec lui la portion d'intestin rudimentaire qui expulse les matières excrémentitielles. Nous l'avons figuré, planche 7, figures 29 et 30.

Chez le mâle, l'appareil génital, l'organe séminifère, occupe la face inférieure de l'abdomen. Le pénis est situé plus bas vers le bord postérieur de la cavité abdominale, entre les deux dernières paires de pattes, et est logé entièrement, durant son état d'érection, dans un fourreau qui s'ouvre dans une cavité où se termine l'intestin.

Le pénis constitue un organe simple allongé, effilé à son extrémité libre et légèrement renflé à sa base. Pour l'apercevoir, il faut éclairer fortement le tégument de l'animalcule, et rendre son enveloppe transparente, en faisant pénétrer entre les lames du compresseur quelques gouttes d'acide sulfurique étendu d'eau ; il faut, pour cette étude, choisir de préférence des acares accouplés, et l'on voit distictement, en faisant varier le degré de compression, le pénis entrer dans le cloaque de la femelle et en sortir.

Telles sont la situation et les dispositions qu'affectent les organes de coaptation et de fécondation du dermatodecte du mouton, organes dont M. Gerlach a fort mal compris la conformation et les usages.

Nous ajouterons que si cet auteur se fût donné la peine de faire l'étude des caractères zoologiques de la grande classe des acariens ; que si, surtout, il avait consulté le travail de M. Nicolet sur les acariens terrestres [1], et jeté les yeux sur les belles planches qui l'accompagnent, il n'eût pas commis des erreurs dignes d'un débutant en entomologie.

La durée de l'acte de la copulation du dermatodecte du mouton est, pour M. Gerlach comme pour nous, de plusieurs jours. Quant au temps d'incubation de l'œuf, l'auteur le fixe à trois ou quatre jours.

Nous avions d'abord apprécié la durée de l'incubation, en nous fondant sur des expériences d'incubation artificielle. De nouvelles études, faites dans des conditions analogues à celles où s'est placé M. Gerlach, nous ont appris que l'incubation naturelle était moins longue que l'artificielle; mais que cependant elle ne durait jamais moins de sept à huit jours.

Quant au développement complet de la larve pour se transformer en acare parfait mâle ou femelle, M. Gerlach admet que cet accroissement s'opère en l'espace de sept à huit jours, quand nous avons porté ce laps de temps à huit à dix jours. En somme, le résultat de nos expériences, comparé au chiffre donné par M. Gerlach, diffère de quatre à cinq jours.

Si l'on admet maintenant que les variations de température de l'atmosphère, l'épaisseur plus ou moins grande des croûtes sous lesquelles s'opère l'incubation, la présence ou l'absence de la toison, sont autant de conditions qui augmentent ou diminuent la durée de l'incubation, on conviendra avec nous que cette différence de temps est insignifiante.

M. Gerlach n'admet pas que le dermatodecte et le sarcopte, à chaque période de leur accroissement, éprouvent une métamorphose pendant laquelle l'épiderme subit une véritable mue. Cet auteur n'a sans doute pas voulu vérifier ces remarquables métamorphoses, communes d'ailleurs à un très-grand nombre de larves d'insectes, que les entomologistes ont constatées dans le cours de leur évolution, et que M. Nicolet a figurées et décrites chez les acariens terrestres et aquatiques, dans l'ouvrage que nous avons déjà cité.

Ainsi que Walz, Gobier, M. Hertwig, M. Mathieu, Krogman et nous [2], M. Gerlach a cherché à s'assurer de la durée de la vie des dermatodectes

[1] Nicolet, *Histoire naturelle des acariens*, Paris, 1855, et *Archives du Muséum d'histoire naturelle*, 1855, p. 381, planche XXIV, figures de 11 à 14.

[2] *Bulletin de l'Académie de médecine*, t. XXIII, p. 165. Lecture du 24 novembre 1857.

lorsqu'ils sont isolés des surfaces galeuses ou placés diversement, à l'air sec ou humide, dans du papier renfermant de la laine, au milieu de croûtes de gale humides ou desséchées, ou abandonnés sur des peaux psoreuses déposées dans des bergeries. Il résulte de toutes ces expériences que la vie des dermatodectes placés dans ces diverses conditions se prolonge pendant un temps plus ou moins long. Nous reviendrons sur ce point en traitant de l'étiologie.

La description que M. Gerlach donne de l'invasion, de la marche, de la durée, des terminaisons et de la gravité de la gale, ne laisse que fort peu à désirer.

Walz avait dit, en 1809, dans son remarquable travail sur la gale ovine, que l'acare du mouton *s'enfonçait sous l'épiderme pour y vivre, et que la femelle s'y creusait une cavité, une espèce de gîte ou de nid où elle déposait ses œufs*. Bosc, MM. de Gasparin, Hering, le docteur Got et autres avaient accepté et reproduit ce que Walz disait avoir observé. Nous avons, les premiers, fait justice de cette erreur, nos observations répétées nous ayant démontré, d'une manière indéniable, que les dermatodectes du mouton ne vivent pas sous l'épiderme comme les sarcoptes; qu'ils ne font que le ponctionner à l'aide de leurs longues mandibules exertiles, et que la femelle pond ses œufs à la surface de la peau et particulièrement sous les croûtes [1]. M. Gerlach, dans le traité que nous analysons, est venu confirmer le résultat de nos observations.

A l'occasion de la propagation de la psore dans les troupeaux, M. Gerlach relate les expériences d'Hertwig, consistant dans le dépôt de dermatodectes mâles et de dermatodectes femelles fécondées sur des moutons en bonne santé, puis il expose celles qu'il a faites lui-même. Nous en avons également tenté de nombreuses de notre côté, et en Allemagne comme en France les résultats ont été semblables. Les femelles fécondées sont seules aptes à faire naître, à entretenir et à propager la psore en pondant, en reproduisant et en multipliant les animalcules. Nous sommes donc parfaitement d'accord avec les expérimentateurs allemands sur ce point.

Mais nous ne partageons nullement l'opinion de M. Gerlach lorsqu'il affirme que l'état de santé, d'embonpoint et de vigueur des animaux n'influe que peu sur la propagation plus ou moins rapide de la gale dans les troupeaux. Nous avons dit et nous soutenons de nouveau que l'embonpoint, la vigueur, la bonne santé des troupeaux sont des conditions défavorables à la transmission et à la repullulation des parasites, tandis que la maigreur et la débilité des sujets les favorisent d'une manière prodigieuse. N'est-ce pas,

[1] *Recueil de médecine vétérinaire*, ann. 1856, p. 173.

en effet, ce que l'observation a démontré jusqu'à présent et ce qu'elle démontre encore tous les jours? N'est-ce pas enfin l'opinion de l'auteur lui-même lorsque, se ravisant, il dit, en traitant de l'utilité d'une bonne alimentation : « Les animaux qui sont bien nourris résistent plus longtemps que ceux qui le sont mal aux effets morbides de la gale. »

Or, nous le demandons, est-ce que les bêtes d'un troupeau alimenté dans de bons pâturages ne sont pas plus fortes, plus vigoureuses, plus sanguines, n'ont pas plus d'embonpoint et une résistance vitale plus grande que celles qui sont mal ou incomplétement nourries, maigres et débiles? Or, si chez les premiers la gale ne fait que peu de progrès, si elle n'occasionne que peu de ravages, et si elle guérit facilement, tandis que chez les seconds elle envahit rapidement le troupeau entier, se montre rebelle et difficile à guérir; nous le demandons à tous, à M. Gerlach lui-même, dans l'un et l'autre cas, l'état de santé ne contribue-t-il pas d'une manière positive, soit à entraver, soit à faciliter la repullulation des parasites?

Ainsi que Hertwig et Walz, M. Gerlach s'est livré à des inoculations faites avec la sérosité psorique, et il est arrivé aux mêmes conclusions que ces deux expérimentateurs, savoir : que cette sérosité n'est point virulente, ou n'est point apte à transmettre la psore, et que les femelles fécondées des dermatodectes peuvent seules la faire naître et l'entretenir dans les troupeaux.

Comme tous les auteurs, M. Gerlach conseille, pour la guérison de la gale, des moyens de traitement, soit locaux, soit généraux, et, parmi les nombreux remèdes qui ont été indiqués, il préfère les solutions plus ou moins concentrées de tabac, en lotions ou en bains. Il repousse d'une manière absolue les préparations arsenicales quelles qu'elles soient; « ces préparations, dit-il, sont dangereuses comme remèdes et non moins redoutables pour les personnes qui les emploient: conseillées en France contre la gale du mouton, et surtout préconisées par l'un de nous, ces préparations, ajoute M. Gerlach, n'ont été et ne seront jamais utilisées en Allemagne. »

Les solutions concentrées de tabac sont assurément efficaces par la nicotine qu'elles renferment, mais elles sont pourtant loin, ainsi que nous le dirons à l'occasion du traitement, de pouvoir remplacer avantageusement la solution arsenicale, surtout quand la psore est ancienne et compliquée d'altérations étendues et profondes de la peau. Nous ajouterons que dans le nord de l'Europe et en Allemagne, où le tabac est vendu à bas prix, ce moyen est économique, tandis qu'il est loin d'en être ainsi en France, où le tabac est six ou sept fois plus cher. Indépendamment donc des meilleurs résultats curatifs obtenus par les solutions arsenicales, en France un puissant motif d'économie les fera toujours préférer aux décoctions de tabac.

Les dessins de l'atlas de M. Gerlach sont certes au-dessus de ceux qui ont été donnés jusqu'à ce jour, mais ils laissent cependant beaucoup à désirer, nous l'avons démontré dans plusieurs occasions.

Ici se termine la revue analytique que nous devions faire en traçant l'historique de la gale ovine.

Avant nos travaux cette maladie avait été incontestablement décrite; on la guérissait plus ou moins facilement, mais tout était plutôt ébauché que terminé. Ainsi son historique complet était à faire, ses causes réelles, générales et locales étaient mal appréciées quant à leur importance relative; ses symptômes étaient très-incomplétement exposés, son traitement laissait à désirer, enfin l'entomologie du dermatodecte n'avait été qu'imparfaitement étudiée; de telle sorte que, tout en rendant justice aux auteurs qui nous ont précédés, nous avons été amenés à conclure qu'il y avait réellement nécessité, pour l'art vétérinaire et l'économie rurale, de posséder un traité complet, scientifique et pratique sur la psore des bêtes à laine. Nous nous sommes efforcés dans ce travail de satisfaire à ce besoin.

198. *Entomologie.* — Le dermatodecte du mouton possède tous les grands caractères entomologiques de celui du cheval. Nous avions dit, dans un extrait de notre Traité sur la psore adressé à l'Académie, et inséré dans le Recueil de médecine vétérinaire, année 1856, que le dermatodecte mâle du cheval portait, à l'extrémité de ses longues pattes postérieures, à côté de la tige de l'ambulacre à ventouse, deux prolongements : l'un assez court et terminé par un crochet aigu, l'autre plus long et mince terminé par une courte bifurcation, et que ce dernier prolongement, n'étant pas bifide chez l'acare du mouton, était un caractère entomologique différentiel qui permettait de distinguer le dermatodecte du cheval de celui du mouton. Aussi avions-nous fait deux genres distincts de ces deux animalcules. Depuis notre publication, nous avons reconnu que ce prolongement, quoique moins facile à distinguer, existe également chez le mâle adulte du dermatodecte du mouton et même chez les sarco-dermatodectes.

Quant à présent, nous le répétons, nous ne connaissons aucun caractère entomologique d'une valeur importante capable de faire distinguer le dermatodecte du cheval de ceux du bœuf et du mouton.

M. Gerlach a cependant cherché à établir cette distinction. Pour ce professeur, le dermatodecte du mouton est plus arrondi, plus voussé, plus finement plissé, plus blanc, plus tendre et plus luisant que celui du cheval ; l'arc en forme de lyre existant sous le ventre de la femelle (M. Gerlach veut parler de l'ouverture de l'oviducte) se réunit chez les femelles adultes avec les ligaments latéraux, ce qui n'existe pas chez la femelle du dermatodecte du cheval; les membres antérieurs sont plus faibles et les membres postérieurs plus forts chez le dermatodecte du mouton que chez celui du cheval; enfin les tiges des ambulacres à ventouse auraient un article de plus chez le dermatodecte du mouton. Toutes ces différences, qui se rattachent à l'âge des dermatodectes et aux milieux où ils vivent, ne sont que d'une très-minime valeur, ne peuvent être considérées comme suffisantes pour convaincre les entomologistes sérieux que le dermatodecte du mouton est une espèce différente de celui du cheval, et nous pouvons ajouter ici de celui du bœuf.

Nous renvoyons donc, pour les caractères entomologiques du dermatodecte du mouton, au chapitre où nous donnons les caractères des dermatodectes en général, pages 58 et suivantes.

199. *Étiologie.* — Une des questions les plus importantes à traiter, au sujet de la psore ovine, était incontestablement son étiologie, et, subsidiairement, celle de la contagion, attendu qu'aucun animal plus que le mouton ne se trouve dans des conditions favorables à la propagation de cette maladie : aussi avons-nous étudié avec soin tout ce qui se rattache à ce sujet.

La psore des bêtes à laine, de l'avis des auteurs, pourrait être produite par des causes, soit générales, soit particulières : générales, telles que l'influence des lieux, des saisons, de l'alimentation; particulières, telles que le contact plus ou moins direct des moutons entre eux. De là la nécessité d'apprécier la part de chacune de ces causes éloignées ou prochaines, et de vérifier expérimentalement dans quelle mesure la contagion est ou n'est pas possible.

Nous allons énumérer les causes générales de la gale du mouton, et, relativement aux causes particulières, relater les expériences à l'aide desquelles nous avons cherché à les mieux connaître, mais, comme le récit détaillé de toutes nos recherches expérimentales n'aurait que fort peu d'attrait, nous n'en donnerons que l'analyse. Ce n'est qu'après avoir ainsi mis sous les yeux du lecteur les éléments de la discussion, que nous nous efforcerons de découvrir quelle est la cause réelle de la gale.

200. A. *Influence des lieux.* — Les études qui ont été faites sur la psore tendent à démontrer *qu'en Europe* les bêtes à laine qui habitent les contrées froides et humides sont beaucoup plus fréquemment atteintes de cette maladie que celles des contrées tempérées et surtout chaudes et sèches. On a fait aussi cette autre remarque, que les troupeaux qui paissent sur les montagnes y sont beaucoup moins exposés que ceux qui pacagent dans les plaines, et surtout dans les localités généralement fraîches et boisées.

L'observation a également appris que dans toutes les contrées où le sol est fertile, les cultures améliorées depuis longtemps, où les troupeaux sont composés de races précieuses, gouvernés par des agriculteurs éclairés et surtout par des bergers intelligents et expérimentés, la gale était une maladie rare; tandis que dans les contrées où le sol est ingrat, couvert de friches et de landes, où la culture est pastorale ou semi-pastorale, où les troupeaux de bêtes à laine sont nombreux, mais généralement négligés, confiés à la garde de mauvais bergers, et surtout à celle des enfants, la gale est une maladie qui sévit presque constamment parmi les troupeaux, s'y montre souvent enzootique, annuelle, et y occasionne des pertes considérables.

En France, la psore est une maladie malheureusement très-commune dans les troupeaux du centre, de l'ouest et du nord-ouest, surtout pendant les années chaudes et humides. Elle est fort ordinaire parmi les grands troupeaux transhumants des provinces du Midi, qui du Languedoc et de la Provence émigrent pendant les beaux jours pour se rendre dans les pâturages des montagnes du Dauphiné, des Cévennes et des Alpes.

Elle est en quelque sorte enzootique dans la Sologne, le Berry, le Bourbonnais, le Limousin, la Vendée, et les parties mal cultivées de la Bretagne et de la Champagne. Au contraire, dans les bons pays de culture des départements du Nord, de la Normandie, du Soissonnais, de la Brie, de la Beauce, etc. etc. où le sol est fertile, la culture avancée, où les bêtes à laine de races précieuses sont bien nourries et bien gouvernées, la gale ne fait invasion que d'une manière accidentelle dans les troupeaux.

201. B. *Influence des saisons.* — Depuis bien longtemps on a remarqué que la psore sévit plus particulièrement pendant certaines saisons de l'année. Durant les beaux jours, et surtout à compter du moment de la tonte, c'est-à-dire depuis le mois de juin jusqu'au mois de septembre, cette maladie ne se montre que très-rarement parmi les troupeaux. Chez ceux qui en sont atteints pendant l'hiver ou au printemps elle semble disparaître pendant l'été; mais elle reparaît à l'automne et surtout pendant l'hiver. Pourtant, lorsque des animaux encore peu galeux *paissent constamment dans de bons pâturages, ne séjournent plus à la bergerie et sont soumis à quelques soins de propreté, on voit, dans certains cas exceptionnels, la gale disparaître entièrement et sans médication aucune.*

L'automne, l'hiver et le printemps sont les saisons où la gale envahit plus particulièrement les troupeaux et occasionne des mortalités parfois considérables.

Certaines conditions atmosphériques favorisent ordinairement l'apparition et les progrès du mal. Les meilleurs auteurs, parmi lesquels nous citerons Th. Reuss, Carlier, Daubenton, Chabert, Walz, Tessier, Lullin, de Gasparin, d'Arboval, Hering, etc. les agriculteurs expérimentés et les vétérinaires observateurs, s'accordent à dire que les pluies froides et longtemps prolongées de l'automne et du printemps sont des conditions atmosphériques qui coïncident avec l'apparition de la psore, en favorisent la propagation et en augmentent la gravité; nous avons maintes fois constaté toute l'exactitude de ces assertions. On a observé également que c'était notamment pendant les hivers pluvieux ou les froids prolongés, durant lesquels les animaux sont forcés de rester constamment à la bergerie, que la psore apparaissait et faisait les plus cruels ravages. C'est encore un fait d'observation que nous avons également vérifié.

Comme on le voit, c'est donc surtout pendant l'automne, l'hiver et le printemps que la gale apparaît parmi les troupeaux, qu'elle s'y propage et y fait le plus grand nombre de victimes. En traitant des causes de la pullulation des acares et de leur transmission, nous chercherons à expliquer pourquoi il en est ainsi.

202. C. *Influence de l'alimentation.* — Les agriculteurs et les auteurs, tant anciens que modernes, s'accordent à dire que l'alimentation insuffisante, l'usage de fourrages peu alibiles, et surtout de mauvaise qualité, tels que les foins naturels et artificiels lavés, rouillés, moisis et poudreux, distribués pendant longtemps aux troupeaux, et notamment pendant les hivers longs et pluvieux, sont autant de conditions favorisant l'apparition et la propagation de la gale parmi les bêtes à laine. Nous partageons entièrement cette opinion.

L'influence de l'alimentation est puissante dans le développement de la psore; aussi est-ce surtout dans les années pendant lesquelles les fourrages sont rouillés sur pied, versés, récoltés encore humides et moisis dans les meules et les greniers, que cette maladie se montre enzootique ou épizootique dans un grand nombre de troupeaux, et même dans les troupeaux précieux qui sont l'objet de soins bien entendus. Il n'est pas rare même de voir, sous l'influence de ces causes générales, se manifester sur les bêtes à laine, et simultanément avec la gale, une maladie beaucoup plus redoutable qu'elle : nous voulons parler de la pourriture ou cachexie aqueuse.

203. D. *Influence des bergeries.* — Le séjour prolongé et surtout l'accumulation des moutons dans des bergeries étroites, basses, peu aérées, où les fumiers restent pendant six mois et quelquefois toute l'année, sont aussi au nombre des causes actives et puissantes de l'apparition et de la propagation de la gale parmi les bêtes à laine qui stabulent dans ces lieux chauds et infects.

La chaleur humide, le séjour constant des animaux sur un fumier en fermentation excitent la transpiration cutanée, favorisent la sécrétion de la matière grasse, sébacée, et, ces deux causes, réunies au contact incessant des animaux entre eux, donnent une raison suffisante de l'apparition de la psore et de l'extension rapide qu'on lui voit prendre sous l'influence de ces circonstances.

204. E. *Influence des soins donnés aux troupeaux.* — Les agriculteurs répètent souvent ce vieux proverbe, que *tant vaut l'homme, tant vaut la terre.* On peut dire aussi, avec le célèbre agronome Tessier, *tant vaut le berger, tant vaut le troupeau.*

En effet, nous avons vu des bergers instruits gouvernant bien leur troupeau, et sachant combattre la psore aussitôt qu'elle apparaissait sur quelques bêtes, arrêter son envahissement; tandis que dans les conditions opposées, c'est-à-dire lorsque le berger était paresseux, insouciant et surtout ignorant; lorsque, ainsi que cela a lieu dans beaucoup de parties de la France, la garde et le gouvernement des bêtes à laine étaient confiés à des femmes ou à des enfants, la gale existait d'une manière permanente dans le troupeau, ou bien s'y déclarait accidentellemnnt et s'y propageait avec une grande rapidité.

L'intelligence que mettent les bergers dans les soins hygiéniques donnés aux moutons, soit aux pâturages, soit à la bergerie; l'empressement qu'ils apportent à reconnaître l'existence de la gale, contribuent donc beaucoup à préserver les troupeaux de cette maladie et à les en débarrasser lorsqu'ils viennent à en être atteints.

205. F. *Influence des marches longues et pénibles.* — Lorsque les troupeaux sont transportés à des distances éloignées, la fatigue, l'abondance de la transpiration cutanée et de la sécrétion sébacée, la poussière qui pénètre dans la toison sont autant de causes favorables à l'apparition de la psore.

Daubenton, Tessier et Gilbert ont constaté l'action des causes dont il s'agit sur les troupeaux mérinos importés d'Espagne en France, à diverses époques, et notamment lors de la grande importation du célèbre troupeau de Rambouillet.

206. G. *Influence de la race, de la constitution, de l'état d'embonpoint ou de maigreur, de l'âge, du sexe, etc.* — Les bêtes à laine de tous les pays et de toutes les races sont aptes à contracter la psore. On a remarqué cependant que les moutons de la race mérinos et les métis de cette race, dont la peau est fine, la toison épaisse et fournie, y sont plus exposés que toutes les autres races européennes, et surtout que celles de ces races dont la laine est grosse et la toison peu fournie.

Lorsque, par suite de l'influence des causes que nous venons de passer en revue ou par l'effet de la contagion, la gale se déclare dans un troupeau composé de bêtes bien nourries, jeunes, vigoureuses et en bon état, la psore ne s'y montre généralement que d'une manière bénigne; aussi est-il facile d'en borner les progrès et les ravages. Lorsqu'au contraire cette maladie envahit des troupeaux dont les bêtes sont vieilles, débiles et maigres, et dont les jeunes agneaux à la mamelle sont nourris de mauvais lait, la maladie se manifeste bientôt sur un grand nombre de ces animaux et s'étend rapidement sur une grande surface de la peau.

Beaucoup d'auteurs ont dit et répété que les béliers en bon état qui ne sont point employés à la lutte, ou qui n'ont pas assez satisfait les désirs vénériens, sont exposés à contracter la gale. Nous avons eu effectivement plusieurs fois occasion de constater, notamment sur des béliers de la race dishley, jouissant d'ailleurs d'une santé parfaite, une éruption de petites pustules prurigineuses sur le dos et la croupe, avec beaucoup de rougeur, mais dans ces cas nous n'avons jamais rencontré d'acares; cette affection non psorique disparaissait d'ailleurs sans aucun soin, pendant et après la lutte. Nous sommes loin cependant d'affirmer qu'il en soit ainsi sur tous les béliers qui se grattent et se frottent le dos et la croupe dans les intervalles des amours et surtout peu de temps avant le rut. Ces animaux peuvent bien être atteints dans certains cas de la psore véritable.

On a accusé aussi les brebis stériles d'être fréquemment exposées à la maladie qui nous occupe ; mais nous n'avons fait aucune observation à cet égard.

Quelques auteurs, certains cultivateurs, beaucoup de bergers, tant en France qu'en Allemagne et dans d'autres pays, accusent encore aujourd'hui comme pouvant faire naître la gale, les piqûres faites par les épines, les plaies que font les tondeurs en dépouillant les bêtes à laine de leur fourrure, les piqûres prurigineuses que déterminent les tiques, les mélophages et les trichodectes; le séjour des animaux dans le voisinage des toits à porcs, l'introduction des oiseaux de basse-cour dans les bergeries, etc. Th. Reuss, Walz ont déjà cherché à détruire ces idées, en disant, avec raison, qu'elles ne reposent sur aucun fait d'observation. Les poules et les coqs sont, il est vrai, quelquefois atteints d'une gale aux pattes et à la crête, due au sarcopte anachante ou *mutans;* mais on ignore jusqu'à présent si cette gale peut se communiquer aux bêtes à laine.

207. H. *Contagion.* — La contagion de la gale des bêtes à laine entre elles n'a jamais été mise en doute jusqu'à ce jour. Auteurs, agriculteurs et vétérinaires sont tous d'accord à cet égard.

Tous en effet ont dit et répété qu'il suffit de la présence d'une brebis galeuse dans un troupeau prédisposé à contracter la psore pour l'infecter tout entier[1].

Mais quels sont les agents de cette contagion ? Cette question demandait à être élucidée aussi bien à l'occasion de la psore du mouton qu'à l'occasion de celle des autres animaux. Les sécrétions morbides de la gale avaient-elles la propriété de transmettre la maladie; les dermatodectes étaient-ils ou n'étaient-ils pas les véritables agents de cette transmission ? Telles étaient les questions à élucider.

Théod. Reuss, Chabert, Flandrin, J. B. Huzard ont affirmé que les humeurs provenant des sécrétions morbides de la gale du

[1] Voyez Tessier, *Instruction sur les bêtes à laine*, p. 210 ; de Gasparin, *Maladies contagieuses des bêtes à laine*, p. 171, 172, 175, 176 ; d'Arboval, *Dictionnaire de médecine et de chirurgie vétérinaires*, tome II, article *Gale*, p. 631 ; Hering, *Traité de pathologie et de thérapeutique*, article *Gale du mouton*.

mouton étaient le véhicule de la contagion. Cette opinion était-elle fondée? Déjà Walz, en 1809, puis plus récemment MM. Hering et Hertwig avaient cherché à donner la solution de cette question par l'expérimentation; mais, malgré les travaux de ces savants vétérinaires, les opinions n'étaient pas fixées sur ce point capital. En effet, Walz et Hering avaient conclu de leurs recherches que l'inoculation des sécrétions pathologiques pures ne transmettait jamais la psore; tandis que M. Hertwig concluait également de ses expériences que cette inoculation pouvait la faire naître. Ces résultats opposés, obtenus par des expérimentateurs dont on ne peut contester ni le mérite ni l'habileté, devaient nous engager à nous livrer à de nouvelles investigations ayant pour but de faire cesser toute espèce d'incertitude sur une question d'une aussi grande importance, au double point de vue de la théorie et de la pratique.

Nous devons, avant d'exposer les détails et les résultats de nos recherches, déclarer que nos tentatives ont été faites, 1° sur des bêtes à laine placées dans toutes les conditions physiologico-pathologiques pouvant faciliter la communication de la psore; 2° que tous les liquides que nous avons inoculés ont été préalablement examinés au microscope, afin de nous assurer d'une manière rigoureuse et positive que ces produits ne renfermaient ni dermatodectes, ni œufs provenant de ces parasites.

PREMIÈRE SÉRIE D'EXPÉRIENCES.

Inoculation des produits morbides de la psore du mouton.

208. A. *Inoculations sus-épidermiques par simple dépôt sur la peau.* — Sur trois sujets, deux vieilles brebis et un jeune agneau, tous trois maigres et affaiblis par une alimentation insuffisante, mais ayant la peau très-propre, la matière séro-purulente pure, sécrétée par des surfaces récemment psoreuses, a été simplement déposée en *treize* endroits différents du corps et des membres, tant aux parties où la peau est fine et très-absorbante, telles que les bords de la vulve, la face interne des cuisses et des avant-bras, que dans celles où la gale se montre le plus ordinairement, comme sur le cou, le garrot, le dos

et les reins. Après ces dépôts, les animaux ont été conservés pendant deux mois. *Aucun d'eux n'a contracté la gale.*

B. *Inoculations sous-épidermiques.* — Deux brebis et un agneau, faibles et amaigris par une alimentation peu réparatrice, sont inoculés dans *vingt-trois endroits différents* avec la sérosité claire ou séro-purulente de la psore. Ces produits, ne renfermant ni dermatodectes, ni œufs de ces parasites, sont déposés avec le plus grand soin sous l'épiderme avec la pointe d'une lancette. Ces trois animaux sont conservés trois mois; mais ils ne contractent pas la gale; les phénomènes inflammatoires particuliers aux plaies simples sont seuls observés aux endroits inoculés.

Ces expériences démontrent donc d'une manière évidente, ainsi que Walz et Hering l'avaient déjà dit : *que les humeurs morbides de la gale du mouton* NE CONTENANT NI DERMATODECTES, NI ŒUFS DE CES PARASITES, *ne peuvent transmettre la psore.*

DEUXIÈME SÉRIE D'EXPÉRIENCES.

209. A. *Inoculation des matières morbides de la gale renfermant des œufs de dermatodectes.*—Le 23 février 1851, nous faisons choix de trois vieilles brebis maigres et faibles, soumises depuis deux mois à une nourriture insuffisante et de mauvaise qualité. Nous déposons sur ces trois animaux, à la surface de la peau de la partie supérieure de l'encolure, du garrot, des reins et de la croupe, endroits où se manifeste ordinairement la gale, *un liquide séro-purulent contenant des œufs de dermatodectes à divers degrés d'évolution embryonnaire.* Nous rapprochons les mèches de laine des parties environnantes, et nous les attachons à leur extrémité, de manière à abriter l'endroit inoculé contre l'action de l'air, et afin de ne point retarder l'incubation des œufs. Enfin, nous plaçons ces trois brebis dans un lieu n'ayant jamais été habité par des animaux galeux.

De quatre à huit jours après ce dépôt, l'éclosion des œufs s'était opérée et des larves étaient aperçues sur les parties inoculées. La gale commença à se manifester d'abord sur les endroits où le dépôt avait eu lieu; après dix à quinze jours elle se répandait sur les parties environnantes, et au bout de deux mois elle occupait une grande partie de la surface du corps, sur laquelle il était facile de constater la présence d'un grand nombre de dermatodectes mâles et femelles.

Nos trois brebis avaient donc positivement contracté la psore par l'inoculation de liquides morbides contenant des œufs de dermatodectes.

210. B. *Inoculation avec la lancette des sécrétions morbides renfermant des œufs de dermatodectes.*—Sur deux moutons âgés de six mois, mais maigres et appauvris, nous inoculons, au moyen de la lancette introduite sous l'épiderme

qu'elle soulève et détache, à la partie supérieure de l'encolure, au garrot, sur le dos et les reins, et en dix endroits différents sur chaque animal, des produits de sécrétion morbide contenant des œufs de dermatodectes à divers degrés d'incubation. Nous rapprochons les mèches de laine des parties environnantes, et nous les attachons à leur extrémité pour éviter toute espèce de contact ou de frottement, et favoriser ainsi l'éclosion des œufs. Le nombre des piqûres, des inoculations réunies sur les trois brebis était de *trente*. Sur ces *trente* inoculations, *douze* donnent un résultat négatif. — A l'égard des *dix-huit autres*, des larves de dermatodectes se montrent, et les premiers symptômes de la gale se manifestent dans les endroits inoculés du sixième au douzième jour. Plus tard des parasites parfaits, mâles et femelles, sont découverts, et la maladie se propage rapidement, par une espèce de reptation, aux parties environnantes. Deux mois après, les deux moutons montraient une gale très-étendue et très-croûteuse. Ils furent traités et guéris.

Ces deux séries d'expériences ne nous autorisent-elles pas à dire que si Hertwig a transmis la gale en inoculant les sécrétions morbides, c'est que les liquides dont il s'est servi renfermaient des œufs de dermatodectes qui avaient échappé à ses moyens d'investigation?

Les expériences qui viennent d'être rapportées démontrent donc que *les humeurs sécrétées de la psore ne sont point virulentes*. Nous devons chercher à prouver maintenant que les dermatodectes sont les agents essentiels de la transmission.

TROISIÈME SÉRIE D'EXPÉRIENCES.

211. *Transmission de la gale par le dépôt de dermatodectes sur la peau de bêtes à laine maigres et débiles.* — Le 10 février 1853, nous déposons :

A. Sur le cou d'une première brebis, 10 dermatodectes mâles, 4 dermatodectes femelles non fécondées, 6 femelles fécondées et propres à la ponte, 4 mâles et 4 femelles accouplés, total 28 parasites;

B. Sur le garrot d'une deuxième brebis, 5 dermatodectes mâles, 5 femelles non fécondées, 6 femelles fécondées, et 8 mâles et femelles accouplés, total 32 parasites;

C. Sur la partie supérieure du cou d'un agneau de six mois, 3 dermatodectes mâles, 2 femelles non fécondées, 3 femelles fécondées, 4 femelles et 4 mâles accouplés, total 16 animalcules;

D. Sur les reins d'un jeune bélier mérinos, âgé également de six mois, 8 dermatodectes mâles, 4 femelles non fécondées, 6 femelles fécondées, et 4 femelles et 4 mâles accouplés, total 26 parasites.

Voici le résultat de ces quatre expériences.

Du deuxième au troisième jour, les dermatodectes attaquent violemment la peau en y pratiquant des ponctions avec leurs longues mandibules : ces ponctions sont bientôt suivies d'une sécrétion séreuse abondante, baignant tout à la fois la surface du dépôt, les parties environnantes et les parasites.

Du troisième au huitième jour, les surfaces du dépôt se montrent recouvertes d'une matière séro-purulente légèrement verdâtre, semi-concrétée, et les acares sont aperçus bien vivants sur les parties voisines du siége de cette sécrétion.

Du dixième au vingtième jour, les parties primitivement attaquées sont recouvertes de croûtes humides, et les parasites se montrent toujours répandus sur les parties environnantes, qu'ils continuent à ponctionner.

Du vingtième au quarantième jour, les quatre bêtes à laine sont atteintes d'une gale très-manifeste répandue sur le cou, le garrot, les épaules, la croupe, et les parties latérales de la poitrine, gale qui a occasionné la chute de la laine et produit des surfaces croûteuses. Un grand nombre de dermatodectes, larves, mâles, femelles, mâles et femelles accouplés, se montrent sur les parties psoreuses. La gale étant bien évidente, ces quatre animaux sont traités et guéris.

Des résultats obtenus dans ces expériences nous concluons *que les dermatodectes déposés sur des bêtes à laine maigres et débiles,* TRANSMETTENT LA PSORE, *et qu'ils la déterminent par leurs piqûres réitérées.*

On a dû remarquer dans les expériences que nous venons de rapporter que nous avions déposé, sur la peau de chacune des quatre bêtes à laine, des dermatodectes mâles, des femelles non fécondées, des femelles propres à la ponte et des accouplements, dans le but de communiquer sûrement la gale; mais parmi ces parasites, étaient-ce les mâles, les femelles non fécondées ou les femelles fécondées ayant des œufs dans l'oviducte et propres à la ponte qui avaient transmis la psore? Les femelles fécondées déposées sur la peau pouvaient-elles *seules* opérer cette transmission, ainsi que Walz, dans ses intéressantes expériences, l'avait constaté? Il nous a paru curieux de répéter les expériences de cet habile professeur.

QUATRIÈME SÉRIE D'EXPÉRIENCES.

212. *Dépôt sur la peau de moutons maigres et débiles de larves, de mâles et de femelles non fécondées de dermatodectes.* — Nous choisissons trois moutons, maigres et affaiblis par une nourriture insuffisante, nous déposons :

A. Sur le premier, 10 larves au cou;

B. Sur le deuxième, 10 dermatodectes mâles adultes au garrot;

C. Sur le troisième, 10 dermatodectes femelles non fécondées et présentant les deux tubercules propres à l'accouplement.

Aux endroits de tous ces dépôts, les parasites ont ponctionné la peau, déterminé un suintement séreux, puis séro-purulent qui, par sa dessiccation, a donné lieu, en l'espace de douze à vingt jours, à des croûtes galeuses sur une surface assez étendue. Mais après ce laps de temps la gale s'était circonscrite, les parasites étaient trouvés morts et desséchés ou avaient disparu, et avec eux s'était dissipée la gale éphémère qu'ils avaient occasionnée et entretenue.

Comme on le voit, *les larves, les mâles, les femelles non fécondées des dermatodectes peuvent transmettre la psore;* MAIS UNE PSORE CIRCONSCRITE ET MOMENTANÉE, QUI CESSE BIENTÔT D'EXISTER APRÈS LA MORT OU LA DISPARITION DES PARASITES.

Ces tentatives ayant produit un résultat négatif, il importait de nous convaincre si véritablement les femelles fécondées, ayant des œufs dans l'oviducte et offrant l'ouverture propre à la ponte, pouvaient seules déterminer, entretenir et aggraver la gale, ainsi que Walz le premier l'a observé. Voici les expériences que nous avons faites dans ce but.

Nous avons choisi deux agneaux solognots, maigres, affaiblis, et dont la laine s'arrachait facilement, mais qui ne présentaient aucune trace de gale; nous avons déposé au cou, au garrot et aux reins, sur l'un, *neuf*, sur l'autre, *douze* dermatodectes femelles ayant des œufs dans l'oviducte, présentant l'appareil propre à la ponte, et conservées depuis deux jours entre deux lames de verre, dont l'une présentait une petite cavité dans son épaisseur.

Le *deuxième jour,* les parasites ont très-vivement ponctionné la peau, qui s'est montrée rouge et recouverte des éruptions que les auteurs ont désignées sous les noms de *vésicules* et de *boutons* de gale.

Le *sixième jour,* la gale est bien caractérisée et occupe la largeur d'une pièce de cinq francs. Les parasites se montrent sur cette surface et sur les parties galeuses qui l'avoisinent.

Le *vingtième jour,* des croûtes recouvrent ces espaces, et dans leurs environs se voient des attaques partielles. Une matière séro-purulente légèrement verdâtre baigne ces surfaces malades. Les dermatodectes femelles sont toujours aperçues dans le voisinage des croûtes à demi desséchées, et l'on trouve également des larves, des femelles non fécondées et des mâles sous ces croûtes.

Au *cinquantième jour,* la gale est étendue, croûteuse et disséminée çà et là, dans le voisinage des lieux de dépôt des parasites. Quelques-unes de ces surfaces égalent la largeur d'une pièce de cinq francs, et, sur ces dernières, on recueille des dermatodectes mâles et femelles accouplés.

Dans le cours du *troisième mois,* la gale se montre répandue sur le cou, les épaules, le dos et les reins, et il est facile de recueillir un très-grand nombre de parasites à la circonférence des croûtes molles. L'expérience paraissant très-positivement concluante, les deux animaux galeux sont tondus, plongés dans le bain de Tessier et guéris.

Ces expériences démontrent donc d'une manière positive, comme Walz l'a dit, que *les femelles fécondées des dermatodectes, en déposant des œufs dans les produits morbides sécrétés, donnent naissance à une nouvelle génération de parasites, qui, pullulant à leur tour, augmentent le nombre des animalcules et conséquemment l'extension et la persistance du mal.*

Ces faits de contagion étant bien prouvés, nous avons voulu multiplier et varier nos expériences de transmission de la gale sur des animaux vigoureux et dans un état d'embonpoint notable. Il nous importait, en effet, de nous assurer si un bon régime et des soins hygiéniques bien entendus, si la vigueur, l'embonpoint, l'énergie de la résistance vitale, si la richesse du suc nourricier ou du sang, la nature plastique et promptement organisable des sécrétions pathologiques ne seraient pas, de même que chez les autres animaux, autant de conditions propres à faire avorter la psore, à la rendre bénigne et facile à guérir, et si, d'autre part, la maigreur, la débilité, l'appauvrissement du sang, et la tendance des sécrétions à devenir purulentes, ne rendraient pas cette maladie plus grave et plus difficile à combattre.

Nous avons, dans le but d'élucider entièrement ces importantes questions, institué une nouvelle série d'expériences, dont nous allons maintenant relater les résultats.

213. A. *Dépôt de dermatodectes sur des bêtes à laine bien portantes, vigoureuses et d'un embonpoint notable.* — Dans le cours des mois de mars et d'avril 1852, nous faisons choix de deux brebis adultes et de deux jeunes béliers âgés de six mois, animaux tous très-bien portants, d'un remarquable embonpoint, vigoureux, ayant les muqueuses et la peau d'un beau rose, la laine souple et difficile à arracher. Nous plaçons ces quatre bêtes à laine dans une habitation isolée, tenue proprement, et nous leur faisons servir quotidiennement une bonne ration alimentaire, composée d'excellent regain de luzerne, de farine d'orge et d'avoine. Après avoir constaté, pendant un mois, l'état de santé parfait de chacun de ces animaux et surtout la propreté de leur peau, nous déposons :

1° Sur le cou de chaque brebis, 5 dermatodectes femelles présentant des œufs dans l'oviducte; nous en plaçons le même nombre sur les reins et sur la croupe, en y ajoutant 5 dermatodectes femelles propres à l'accouplement, et 5 femelles et 5 mâles accouplés; au total, 10 femelles fécondées, 5 femelles propres à l'accouplement, 5 femelles et 5 mâles accouplés, ou 25 parasites ;

2° Sur les jeunes béliers, nous déposons, au cou de chacun d'eux, 8 dermatodectes femelles fécondées, et autant au garrot; nous plaçons, en outre, sur la région des reins, 6 femelles fécondées, 6 femelles propres à l'accouplement, 8 mâles, 4 femelles, et 4 mâles accouplés, total, 14 femelles fécondées, 6 femelles propres à l'accouplement, 4 femelles et 4 mâles accouplés, et 8 mâles libres, soit 44 acariens.

Semaine par semaine, nous avons observé les effets produits par les ponctions des mandibules des parasites, et voici, en résumé, ce que nous avons constaté.

Les dermatodectes ont vigoureusement attaqué la peau, et déterminé par leurs piqûres une vive irritation cutanée, rougeâtre, prurigineuse, surmontée de vésicules renfermant une sérosité jaunâtre et visqueuse qui, se desséchant rapidement, a formé une croûte assez dure. Les parasites se sont alors éloignés de cette surface, et ont ponctionné la peau du voisinage d'une manière également vigoureuse, en donnant lieu aux mêmes sécrétions, suivies aussi d'une prompte dessiccation. De nouvelles ponctions ont été aperçues, çà et là, dans les surfaces voisines des lieux primitivement attaqués, et ces parties, ainsi que les précédentes, ont été bientôt recouvertes de croûtes.

Du vingtième au trentième jour, les croûtes de gale se sont détachées, emportant avec elles les cadavres desséchés des acares, et laissant la peau parfaitement saine. Ces quatre bêtes à laine sont restées en observation pendant un mois, et aucune d'elles n'a présenté la plus petite trace de gale.

Il résultait de l'expérience que des dermatodectes, même en grand nombre, et dans toutes les conditions voulues pour vivre, pulluler et déterminer la gale, déposés sur la peau des bêtes à laine *bien portantes et vigoureuses*, n'avaient pu occasionner qu'une maladie éphémère, dont la guérison s'était opérée naturellement. Ce résultat nous a engagés à répéter la même expérience sur les même animaux, mais avec un nombre plus grand de parasites.

Nous avons continué à bien nourrir ces sujets, afin de les maintenir dans les même conditions d'embonpoint, de vigueur et de résistance vitale. Puis nous avons déposé successivement sur la peau du cou, du garrot, du dos, des reins et des parois de la poitrine, en l'espace de vingt jours, savoir : 99 dermatodectes mâles, 100 femelles fécondées propres à la ponte, 102 femelles non fécondées, 82 femelles et 82 mâles accouplés, en tout, pour les 4 animaux, 465 parasites.

Ces nombreux acares ont attaqué la peau; ils ont déterminé une psore qui s'est élargie et disséminée au delà des lieux de dépôt, en s'accompagnant toujours, ainsi que dans les observations précédentes de prurit, de sécrétions séro-albumineuses, se desséchant et se concrétant rapidement pour former des croûtes, sous lesquelles les piqûres faites par les parasites se sont cicatrisées dans l'espace de vingt à trente jours. Ici encore nous avons constaté que les dermatodectes mouraient successivement après chaque nouveau dépôt. La psore, dans cette deuxième tentative, a donc de nouveau été produite; mais elle a aussi également disparu sans aucun traitement.

Ces expériences démontrent que les moutons en très-bonne santé, d'un embonpoint notable, vigoureux, bien nourris, bien logés, dont le sang est riche en matériaux réparateurs, et sur la peau desquels on dépose de nombreux dermatodectes ayant toutes les conditions voulues pour vivre et pulluler, résistent à la contagion, malgré les ponctions réitérées que ces parasites font à la peau : elles démontrent, d'une manière évidente, que l'organisme placé dans de telles conditions physiologiques n'est point un terrain propice à leur vie et à leur pullulation.

Ces résultats obtenus sur les bêtes à laine viennent ainsi confirmer d'une manière remarquable ceux que nous avons déjà obtenus sur le chien, le chat, etc. etc.

Voulant nous assurer si sur des bêtes à laine placées sous l'influence de conditions opposées, c'est-à-dire soumises à un régime insuffisant, avarié ou peu réparateur, maigres, débiles, ayant les muqueuses et la peau pâles, la laine aisée à arracher, le sang appauvri ou peu riche en globules et abondant en eau, les sécrétions morbides faciles, abondantes et peu organisables, les dépôts de dermatodectes détermineraient une gale persistante due à la pullulation de ces parasites; et si cette gale prendrait une extension et une gravité capables de compromettre la vie des animaux; nous avons, pour rendre l'expérience positive et partant convaincante, soumis les deux brebis et les deux jeunes béliers, âgés de six mois, ayant servi aux expériences négatives dont nous venons de rendre compte, à une alimentation insuffisante et avariée, et, après deux mois de ce régime, alors que ces quatre animaux étaient devenus maigres, faibles, que les muqueuses et la peau étaient pâles, et que la laine s'arrachait facilement, nous avons déposé sur le cou, le garrot, le dos et les reins de chacun d'eux des dermatodectes femelles fécondées, des mâles et des femelles accouplés, mais en nombre bien moins considérable que dans les deux expériences précédentes. Ces parasites ont attaqué la peau, déterminé une irritation notable avec présence de vésicules contenant un fluide d'abord séreux, bientôt séro-purulent, abondant et légèrement verdâtre, puis des croûtes molles et nombreuses se sont formées, croûtes sous lesquelles vivaient les parasites. Plus tard, les animalcules, en très-grand nombre, se sont répandus en colonies sur les surfaces voisines, et par leur pullulation ont déterminé chez les quatre sujets soumis à l'expérience une gale étendue, persistante et grave, qui aurait fait périr les moutons, si une guérison rapide n'avait été obtenue à l'aide de moyens appropriés, et en remettant les animaux à un régime alimentaire réparateur.

214. Ces expériences comparatives faites sur les mêmes sujets, placés successivement dans des conditions hygiéniques oppo-

sées, nous paraissent démontrer d'une manière péremptoire que l'embonpoint, l'énergie, l'alimentation succulente et abondante, la force de résistance vitale, la richesse du sang, constituent réellement un état physiologique contraire à l'existence et à la pullulation des acares, puisqu'on les voit attaquer d'abord vigoureusement l'animal, puis languir et périr, et qu'enfin on voit la maladie qu'ils avaient déterminée guérir naturellement. Elles démontrent également que la maigreur, l'appauvrissement du sang des moutons, l'abondance, la persistance et la nature séro-purulente des sécrétions conviennent mieux à la nourriture de ces animalcules, à l'incubation des œufs, à l'alimentation des larves, à la pullulation de la colonie acarienne, et par conséquent contribuent à l'extension, à la persistance et à l'aggravation du mal. Or, nous le demandons maintenant, les bêtes à laine mal nourries ou ne recevant qu'une alimentation insuffisante, maigres et faibles, ne se trouvent-elles pas dans toutes les conditions diathésiques dont il vient d'être question? Dès lors les mêmes effets ne doivent-ils pas se produire en ce qui concerne l'influence des sécrétions psoriques sur l'alimentation, la vie et la pullulation des parasites, l'apparition, l'extension et la gravité de la gale? Cela nous paraît incontestable. Cet état des animaux ne donne-t-il pas aussi une explication satisfaisante de la facilité de propagation par contagion de la psore parmi les troupeaux mal entretenus, alimentés avec des fourrages distribués avec parcimonie ou de mauvaise qualité, comme aussi de la rapidité, de l'invasion et de la gravité de la gale que l'on n'y constate que trop souvent? Comme on le voit, nos expériences ont un grand intérêt, lorsqu'on les envisage au point de vue de l'étiologie de la psore et des moyens hygiéniques à mettre en pratique pour en préserver les troupeaux, moyens sur lesquels nous reviendrons plus loin avec détail.

Mais est-ce à dire que tous les moutons bien nourris, parfaitement logés, dans un état d'embonpoint plus ou moins notable, et ayant en apparence un sang riche dans leurs vaisseaux ne contracteront jamais qu'une gale bénigne, facile à guérir ou disparaissant sans emploi de remèdes? Telle n'est pas notre pensée. Dans les expériences que nous venons de rapporter, nos observations ont été faites dans deux conditions étiologiques extrêmes et opposées. Nous reconnaissons qu'entre ces deux limites existent certains états physiologiques de l'organisme, qui pourront rendre le terrain plus ou moins propice à la vie, à la pullulation des animalcules, et par conséquent apporter des prédispositions variables dans l'apparition, l'extension, la persistance et la gravité de la psore; prédispositions que les agriculteurs et les vétérinaires devront toujours s'efforcer de constater, attendu qu'elles seront d'une grande valeur pour établir le jugement à porter sur la bénignité ou la malignité de la gale, sa disparition prompte ou lente, sa guérison facile ou difficile.

M. Gerlach assure, dans son Traité sur la gale, publié en 1857, que « dans ses observations et expériences il a vu la gale attaquer des animaux bien gras, robustes, aussi bien que des sujets mal nourris et faibles; » il assure « avoir échoué dans ses essais de contagion aussi souvent sur des animaux malades et chlorotiques que sur des moutons sains et bien nourris. » Il admet que « la *sensibilité* du mouton joue un grand rôle dans la transmission de la gale, et que tel animal qui résiste aujourd'hui à la contagion peut perdre cette immunité plus tard. » Enfin, pour ce professeur, « la question de la cause de l'immunité et de l'aptitude n'a pas encore reçu une suffisante démonstration. »

Nous admettons avec M. Gerlach que la gale peut naître et sévir pendant un certain temps sur des animaux robustes et parfaitement nourris, aussi bien que sur des bêtes maigres, chétives et chlorotiques; mais le point sur lequel nous insistons avec énergie, c'est que chez les premiers la psore guérira seule ou guérira facilement par l'usage d'une bonne alimentation, uni à l'emploi de soins de propreté et de quelques remèdes antipsoriques; tandis qu'elle persistera et deviendra tenace, difficile à guérir chez les seconds, si l'organisme n'est pas convenablement restauré par l'usage de bons, de succulents aliments, si l'on n'apporte pas une attention particulière aux soins de propreté, et si l'on n'emploie pas une médication parasiticide énergique. Voilà ce dont il faut convenir.

M. Gerlach d'ailleurs ne semble-t-il pas vouloir accréditer cette manière de voir, lorsqu'il rapporte que M. Hering a vu guérir sans traitement tout un troupeau atteint de la gale, alors qu'il avait été soumis seulement à une bonne nourriture[1]? Nous pourrions ajouter que Théophile Reuss[2] rapporte également des exemples de guérisons de troupeaux entiers atteints de la gale, par ce seul fait qu'on les avait retirés de mauvais pâturages pour les conduire dans de bons. Enfin M. Gerlach n'adopte-t-il pas lui-même notre opinion, lorsqu'il dit que « ce sont les animaux les plus forts et les mieux nourris qui résistent le plus longtemps à la gale? » Nous démontrerons au surplus, en traitant des moyens préservatifs, combien il est utile, nous dirons plus, nécessaire, de recommander une nourriture abondante et surtout succulente, ainsi que des soins hygiéniques bien entendus, pour faciliter et rendre rapide la cure de la gale. Nous regrettons donc vivement, disons-le en terminant, que les opinions de M. Gerlach soient différentes des nôtres dans une question de cette importance, et sur laquelle les naturalistes, les agriculteurs et les vétérinaires sont d'accord. Nous espérons que ce professeur reviendra sur ses idées, si peu en harmonie avec les faits.

Nous reprenons notre sujet.

215. Les résultats des expériences dont nous avons rendu compte nous ont appris que la contagion de la gale du mouton s'opère par le dépôt de dermatodectes femelles propres à la ponte, lorsque l'animal est prédisposé à contracter la maladie ; elles permettent donc de croire que dans les circonstances ordinaires la transmission de la gale se produit par le contact immédiat ou médiat des animaux galeux avec ceux qui sont bien portants, dans les bergeries, les parcs, les pâturages, par la réunion des troupeaux dans

[1] Hering, *Répertoire des vétérinaires allemands*, tome XVII, p. 216.
[2] Théophile Reuss, *Instruction vétérinaire*, tome V, p. 221.

les foires, marchés et abreuvoirs communs. Ainsi on sait pertinemment que l'introduction de quelques moutons psoreux parmi des moutons en bonne santé suffit parfois pour communiquer le mal à tout le troupeau. Or cette transmission s'opère dans les bergeries, les parcs, par le contact immédiat des bêtes malades avec les bêtes saines, lorsque les animaux se touchent pendant un certain temps, notamment durant la nuit. Cette communication est surtout facile de la mère à l'agneau qu'elle allaite; elle s'opère aussi plus facilement lorsque les animaux sont tondus que lorsqu'ils sont pourvus de leur fourrure; elle est en quelque sorte certaine lorsque les étables sont petites, malsaines, surtout chaudes et humides, et que les moutons y sont rassemblés en très-grand nombre. Le séjour au pâturage rend au contraire la transmission moins facile, surtout pendant les temps secs et froids. Elle s'opère encore lorsque des animaux sains se trouvent en contact immédiat avec les objets sur lesquels les galeux se sont frottés récemment et ont laissé des croûtes, des mèches de laine recélant des parasites. Mais était-il aussi bien démontré que les bergeries dans lesquelles avaient habité des bêtes galeuses recélassent encore après un temps plus ou moins long les agents de la contagion? Nous n'ignorions pas que les agriculteurs et les vétérinaires attribuaient aux bergeries des logeurs de troupeaux la transmission de la psore aux troupeaux qui y séjournaient pendant le jour ou pendant la nuit. Mais ces assertions étaient-elles fondées? Des doutes sérieux s'élevaient dans notre esprit à cet égard, et c'est dans le but de les dissiper que nous avons fait l'expérience suivante.

216. Le 28 mai 1851, nous avons fait choix d'un bélier métis mérinos maigre, âgé de 4 ans, encore pourvu de sa fourrure et ayant été soumis à une nourriture insuffisante depuis un mois. Après nous être assuré que cet animal était très-propre, nous l'avons introduit dans une bergerie jonchée d'une litière sur laquelle des moutons galeux avaient séjourné *pendant 4 à 5 mois, mais qui était inhabitée depuis 4 jours.*

Dix-sept jours après cette introduction la gale s'est montrée sur ce bélier à la région inférieure de l'encolure, près du sternum, endroit où la toison repose sur la litière lorsque l'animal est couché. Des dermatodectes ont été aperçus sur la région contaminée. Ces parasites n'ont pas tardé à se répandre sur les régions voisines, et après quarante jours la gale de ce bélier était devenue générale.

Nous avons alors retiré le mouton psoreux de cette bergerie, et, après l'avoir laissée inhabitée pendant vingt-cinq jours, nous y avons introduit un autre mouton âgé de deux ans, maigre et affaibli par une nourriture donnée avec parcimonie. Cet animal a séjourné pendant deux mois dans cette bergerie, mais il n'a pas contracté la maladie.

Cette dernière expérience négative ne peut être opposée à la première, qui est positive. Dans la première, le bélier avait été introduit dans la bergerie quatre jours seulement après la sortie des moutons psoreux, tandis que, dans la seconde, l'étable était restée inhabitée pendant vingt-cinq jours avant l'introduction de l'animal soumis à l'expérimentation. Or il faut faire la part de la durée de la vie des parasites dans ces deux circonstances. Dans le premier, en effet, les dermatodectes pouvaient encore vivre dans les litières, dans les mèches de laine arrachées, et attachées aux objets contre lesquels les moutons psoreux s'étaient grattés, tandis que, dans le second cas, le temps étant plus prolongé, les animalcules pouvaient avoir cessé de vivre. Toutefois ces résultats opposés nous ont engagés à rechercher pendant combien de temps les dermatodectes du mouton pouvaient vivre isolés des animaux.

Walz avait dit, dans son remarquable Traité sur la gale, publié en 1809 : « L'acare nouvellement éclos, éloigné du mouton et conservé dans un endroit sec, meurt en peu de jours, puis se dessèche et tombe en poussière. Il est impossible de le rappeler à la vie par des moyens artificiels. Les acares adultes supportent cet éloignement plus longtemps. Ils se racornissent, se dessèchent et périssent plus ou moins vite, selon la saison et le temps sec ou humide.

« Conservés dans du papier, ils meurent pendant l'été au bout de trois ou quatre jours ; tandis qu'ils restent en vie conservés de la même manière depuis l'équinoxe d'automne jusqu'à celui du printemps, c'est-à-dire pendant tout l'hiver. Il est vrai qu'ils s'engourdissent pendant ce temps ; mais, placés sur la peau d'un mouton ou d'un homme, ils se raniment peu à peu et recommencent leurs fonctions naturelles. Ils se conservent dans l'eau assez longtemps ; mais ce liquide ne rappelle pas à la vie ceux qui sont déjà desséchés. »

MM. Hertwig et Gerlach se sont également livrés à des expériences sur la vie des dermatodectes : nous les résumerons ici.

Les animalcules acariens placés dans du papier, des flacons ou des boîtes, meurent plus vite que ceux qui, étant d'ailleurs dans les mêmes conditions, sont conservés dans la laine ou les croûtes psoriques.

Déposés sur la peau fraîche d'un mouton mort de la gale, ils vivent beaucoup plus longtemps.

Placés dans l'air sec d'une chambre chauffée, ils meurent plus vite que dans une atmosphère humide. Dans cette dernière condition ils accusent bientôt une mort apparente; mais, réchauffés et humectés, ils se raniment après un certain temps. Dans cet état, si on les place sur la peau d'un mouton vivant, la transmission de la gale ne s'opère que très-rarement, même après un temps très-prolongé.

Déposés sur une peau de mouton fraîche, qui fut ensuite suspendue dans une atmosphère humide, les animalcules s'engourdirent et purent être ranimés après quatorze jours, quelques-uns même après vingt et un jours, mais ils étaient si faibles qu'ils pouvaient à peine marcher. Après vingt-huit jours tous étaient morts.

Placés sur une peau fraîche exposée à une température de + 20° Réaumur, et dont la dessiccation aurait été opérée en l'espace de huit jours, les dermatodectes furent retrouvés sans vie le seizième jour.

Mis dans des croûtes et de la laine, puis enfermés dans du papier et exposés à une température de + 30° Réaumur, les animalcules ont perdu la vie après douze jours.

Placés dans les mêmes conditions, mais exposés à l'air, les animalcules sont morts en l'espace de seize à vingt jours.

Renfermés seulement dans du papier, ils sont morts quelques jours plus tôt.

Soumis à un froid de — 7° Réaumur, ils ont perdu la vie en l'espace de deux heures.

Placés dans de l'eau froide ils ont conservé la vie pendant six heures; plongés dans de l'eau tiède, ils ne sont morts qu'après dix jours[1].

M. Mathieu, vétérinaire distingué, a fait aussi des expériences sur la durée de la vie des dermatodectes, à l'aide d'un appareil très-simple, réunissant toutes les conditions désirables pour leur existence; mais les parasites n'ont pu prolonger leur vie au delà de trente-six à soixante et douze heures.

217. De toutes ces expériences il résulte : 1° que les dermatodectes qui vivent sur les moutons, conservés dans des matières animales telles que des croûtes, de la laine, des portions de peau fraîche, et soumis à une température moyenne, peuvent trouver à se nourrir dans ces débris et y vivre pendant un espace de dix à vingt jours;

[1] Gerlach, *Traité sur la gale*, article *Gale du mouton*.

2° Qu'ils peuvent rester engourdis dans ces mêmes matières lorsqu'elles sont soumises à un froid peu intense, mais qu'ils se raniment lorsqu'on les expose à une chaleur douce et humide;

3° Qu'ils meurent plus rapidement lorsqu'ils restent en contact avec des matières animales maintenues à une température de zéro;

4° Que, s'ils restent exposés, soit à une haute, soit à une basse température, ils meurent promptement.

Désirant étudier nous-mêmes la question de la durée de la vie des dermatodectes dans les bergeries, nous en avons placé dans des conditions aussi semblables que possible à celles dans lesquelles ils peuvent se trouver accidentellement dans ces locaux. Nous avons, dans ce but, déposé dans des vases en verre bouchés, mais dont l'air était renouvelé tous les jours, des dermatodectes, larves, mâles, femelles non fécondées et femelles fécondées, savoir : 1° sur une portion de peau galeuse offrant des animalcules au-dessous et autour des croûtes; 2° parmi des mèches de laine et des croûtes que nous venions d'arracher à un mouton galeux; 3° dans des débris de litières; 4° dans du fumier. Ces vases ont été placés dans une bergerie habitée par des moutons galeux, afin que les parasites fussent soumis à une température uniforme pendant toute la durée de l'expérience. Cette température s'est tenue constamment entre + 12 et 15° centigrades.

Dans ces conditions, les dermatodectes nous ont paru avoir perdu complétement la vie, savoir : les larves et les femelles non fécondées, du septième au dixième jour; les mâles, du dixième au douzième jour; et les femelles propres à la ponte, du treizième au seizième jour.

Ces expériences démontrent donc que les dermatodectes peuvent persister à vivre dans les bergeries, bien que détachés du corps des animaux, pendant un espace de douze à quinze jours au moins; elles démontrent aussi combien il est nécessaire d'enlever les litières, les débris des toisons, les peaux des animaux morts ou sacrifiés, de l'intérieur des bergeries, et de désinfecter les lieux qui ont été habités par des moutons galeux.

Quant à la contagion produite par le contact des troupeaux sains avec les malades dans les mêmes pâturages et aux mêmes abreuvoirs, tous les auteurs l'admettent, M. de Gasparin, entre autres, ne doute nullement de celle qui peut s'opérer dans les pâturages, et voici comment s'exprime à cet égard ce célèbre agronome.

« Il importe surtout, dit-il, d'éviter les troupeaux galeux dans les pâturages. J'ai *l'expérience positive* d'une contrée où la gale est ignorée parce que les troupeaux vivent isolés, à côté d'une contrée où elle est endémique, parce que les troupeaux sains sont toujours mêlés à des troupeaux atteints de la gale [1]. » Tessier, d'Arboval, Hering et autres auteurs partagent cet avis, qui est aussi le nôtre.

Telles nous paraissent être les diverses conditions dans lesquelles la contagion de la gale peut se produire, contagion qu'il faut d'ailleurs bien se garder d'exagérer, comme l'ont fait plusieurs auteurs contemporains.

218. *Symptômes.* — L'étude que nous venons de faire des causes qui donnent lieu à la psore du mouton fait facilement prévoir que les symptômes de cette maladie doivent être différents, suivant qu'elle se développe dans un troupeau qui est sous l'influence de la prédisposition psorique, ou qui se trouve dans de bonnes conditions de santé. Dans ces deux cas, en effet, la marche et la gravité de la maladie ne sauraient être les mêmes.

Lorsque la gale frappe un troupeau en état de résister à ses envahissements, c'est-à-dire nourri dans d'excellents pâturages, les dermatodectes, transmis par le fait d'une contagion plus ou moins directe, peuvent attaquer vigoureusement la peau, provoquer des démangeaisons, qui excitent la bête à se gratter, à mordiller sa laine, à se frotter contre les claies, les arbres, etc. Ce prurit pourra avoir la plus grande analogie avec celui que détermine la présence du *trichodecte du mouton*, du *mélophage commun*, des différentes espèces d'*ixodes* ou *tiques*, et notamment de

[1] De Gasparin, *Traité des maladies contagieuses des bêtes à laine*, p. 176.

l'*ixode sanguin.* Mais si le berger, voulant découvrir quelle peut être la cause de ces démangeaisons, écarte avec soin les mèches de laine, il constatera sur une petite élevure, de la largeur d'une lentille, un acare dont l'aspect globuleux et blanchâtre tranchera sur la teinte de la peau. Cette élevure sera quelquefois surmontée d'une vésicule, remplie d'un fluide séro-albumineux, jaunâtre, et composé en grande partie de globules purulents.

Dans quelques cas, cependant, l'acare ne sera pas aperçu, parce qu'il aura déjà abandonné ce point limité qui porte les traces de son passage et de ses piqûres. Il faut alors le chercher dans le voisinage et dans un rayon de quelques centimètres. C'est à cette petite inflammation isolée et circonscrite de la peau, avec sécrétion sous-épidermique, et évidemment produite par la blessure des dermatodectes, que Paulet, Chabert et Fromage, Tessier, de Gasparin et d'Arboval ont donné le nom de *vésicule* et de *pustule* de gale.

Dans quelques cas, la petite blessure faite à la peau n'est point fermée par la coagulation du liquide morbide sécrété, et ce liquide s'étale à la surface de l'élevure, sous la forme d'une petite croûte, plus ou moins dure, jaunâtre, dans une partie de laquelle l'acare se trouve parfois emprisonné.

Quand plusieurs parasites ont été transmis, le prurit est plus général, et l'animal cherche nécessairement à le faire cesser par tous les moyens que lui prêtent ses pieds, ses dents, etc. etc. et si le berger, comme cela arrive trop souvent, ne se donne pas la peine de vérifier quelle peut être la cause de ces démangeaisons, les élevures deviendront plus nombreuses, leur contenu se desséchera, formera de légères croûtes écailleuses, sous lesquelles on rencontrera souvent les animalcules. Au-dessous de ces croûtes récentes la peau présente un petit enfoncement superficiel parfaitement visible à la loupe, enfoncement dans lequel la sérosité morbide sous-épidermique s'accumule. Ce sont, probablement, ces petites cavités que Walz et Hering disent avoir été creusées par les femelles des acares pour y séjourner de quinze à seize jours et y déposer leurs œufs, et que M. le docteur Got a nommées *gîtes des acares*. La peau comprimée et plissée à ces endroits, entre le pouce et l'index, se montre légèrement épaissie, dure et sensible dans toute la partie circonscrite par l'élevure, et c'est à cette induration que plusieurs auteurs ont donné plus particulièrement le nom de *bouton*, de *grain de gale*. Si on gratte cette élevure avec l'ongle, pour en détacher les croûtes qui la recouvrent, l'animal manifeste un bien-être accusé par l'allongement de la tête, le mouvement des mâchoires, la rentrée et la sortie de la langue de la cavité buccale, et par le mordillement des habits de l'explorateur.

L'inflammation cutanée due aux piqûres irritantes du dermatodecte et son exacerbation déterminée par les frottements se propagent bientôt jusqu'aux bulbes des poils, et provoquent l'arrachement facile de plusieurs brins de laine. Ce sont ces brins réunis par mèches que les animaux arrachent et détachent en partie de la toison, avec leurs dents et leurs ongles, ou en se frottant avec ardeur contre les corps étrangers.

A part ces symptômes, la bête à laine ne présente aucune altération dans sa santé; *elle mange, rumine et conserve son embonpoint.*

Tels sont les premiers symptômes qui signalent en général d'une manière positive l'invasion ou le début de la gale des bêtes à laine. Si, comme nous l'avons supposé, les moutons sont dans les conditions propres à résister à la marche ultérieure de la maladie, l'affection cutanée pourra durer de dix à vingt jours, pendant lesquels il y aura en quelque sorte lutte entre la force de résistance de l'organisme menacé d'être troublé pathologiquement et les attaques irritantes et sans doute venimeuses des parasites. Mais à la longue l'organisme triomphera, les dermatodectes dépériront, succomberont les uns après les autres, et la gale, en tant que maladie, avortera complétement, c'est-à-dire qu'il y aura guérison véritable.

Ces psores passagères, localisées sur quelques points limités de la peau du mouton, doivent être fréquentes, car dans un troupeau nombreux certaines bêtes sont plus ou moins sous le coup d'une maladie cachectique résultant d'une fatigue accidentelle; les béliers épuisés à l'époque de la monte, par exemple, peuvent se trouver dans ce cas : mais dans ces circonstances l'éleveur n'a point à redouter les effets d'une contagion générale.

Lorsque la psore apparaît, au contraire, dans un troupeau composé de moutons dont la toison est fine et tassée, tels que les mérinos et les métis de cette race, et qui sont soumis depuis quelque temps à une alimentation insuffisante ou peu alibile; si ce troupeau pâture sur un sol humide, et si surtout il reste exposé aux pluies froides de l'automne, elle y fait des progrès rapides et peut donner lieu aux accidents les plus graves.

Dans ce cas, en effet, le parasite se trouve sur un terrain fertile, les humeurs qu'il absorbe sont essentiellement favorables à sa nutrition, à ses accouplements, à l'incubation des œufs, en un mot à sa pullulation, et au bout de quelques semaines c'est par centaines qu'on le compte sur les différentes régions du corps; mais principalement, comme l'ont indiqué Reuss, Walz, Tessier, Huzard, de Gasparin et M. Hering, à l'origine de la queue, sur la croupe, les reins, le dos, le cou, les flancs, où la laine est abondante, fine, tassée, et la peau très-vasculaire. C'est par exception que les dermatodectes se répandent sur la tête, les jambes, les testicules et la queue. Nous ne les avons jamais vus attaquer les portions de peau dépourvues de laine des ars ou aisselles, de la face interne des cuisses et de l'aine, des mamelles et de la face inférieure de la queue, ainsi que le dit d'Arboval [1].

Quels que soient les lieux où les dermatodectes ont fait naître primitivement la gale, ces animalcules se répandent toujours dans les régions saines environnantes qu'ils attaquent. Là, des accouplements suivis de ponte produisent de nouveaux parasites. Les femelles fécondées se dispersent sur la surface cutanée environ-

[1] *Dictionnaire de médecine et de chirurgie vétérinaires*, 2ᵉ édition, article *Gale*, t. II, p. 632.

nante, attaquent la peau pour se nourrir des fluides morbides provenant de l'inflammation déterminée par leurs piqûres, se livrent à de nouvelles pontes, et propagent ainsi la gale sur une étendue de la peau toujours de plus en plus considérable.

La démangeaison, qui jusqu'alors était isolée et circonscrite, s'étend sur plusieurs régions du corps. La bête à laine se montre tourmentée et presque continuellement occupée à se mordiller, à se gratter et à se frotter. La toison, dans beaucoup de points, est mouillée, salie, ébouriffée, feutrée, et rendue inégale dans sa surface par un grand nombre de grosses mèches faciles à arracher et qui en dépassent le niveau. Si on écarte la laine à ces endroits, on constate dans l'épaisseur de la peau des tuméfactions ou élevures blanchâtres, ou légèrement verdâtres, dont le diamètre varie de celui d'une lentille à celui d'une pièce d'un franc, tantôt isolées et disséminées çà et là, d'autres fois rapprochées les unes des autres, quelquefois réunies, et dont les bords arrondis ou festonnés sont parfois seulement encadrés par un cercle rougeâtre.

A la surface ou dans le voisinage de ces élevures se montrent ordinairement trois, quatre, cinq, six et quelquefois un plus grand nombre de dermatodectes mâles et femelles, et ce sont évidemment ces animalcules qui, par leurs piqûres irritantes et multipliées, ont provoqué le développement de ces grosses élevures. Cependant les acares peuvent avoir abandonné ces régions malades; mais il est fort rare de ne point en rencontrer plusieurs sur les parties saines environnantes.

Les acares sont très-visibles à l'œil nu. Ce sont autant de petits points blancs offrant une extrémité brunâtre. On les voit facilement s'éloigner et se rapprocher les uns des autres sur la surface malade, de laquelle on peut les enlever à l'aide de la pointe d'une grosse aiguille, d'une épingle ou d'un instrument pointu, tel qu'un bistouri, par exemple. Si alors on les dépose sur la peau de la main ou sur la surface de l'ongle, ils restent d'abord engourdis; mais si on les réchauffe avec l'haleine ou si l'on attend quelque temps, ils ne tardent pas à développer leurs membres et à marcher. Quand ils sont placés sur une feuille de papier noir et à une douce température, on peut fort bien les voir circuler et, avec un peu d'habitude, il est même facile de distinguer les mâles, les femelles et les accouplements, soit à l'œil nu, soit surtout à l'aide d'une loupe.

Lorsque, par l'effet de la persistance de l'irritation produite par les blessures des animalcules, l'épiderme des parties malades s'est détaché, ces surfaces se montrent recouvertes d'une couche de matière séro-albumineuse ou séro-purulente, plus ou moins concrétée et attachée à la base des mèches de laine. C'est sous ces croûtes que se rencontrent généralement les parasites adultes, mâles et femelles, les œufs et les larves.

Par suite de la pullulation des dermatodectes, les surfaces galeuses s'étendent et atteignent rapidement la largeur d'une pièce de cinq francs et plus. De grosses mèches de laine s'en détachent alors, et bientôt les surfaces altérées se voient à découvert. Aussitôt qu'il en est ainsi, et notamment lorsque le temps est sec et chaud, et dans le cas aussi où les animaux séjournent à la bergerie, le liquide morbide exposé au contact de l'air se concrète, se dessèche et forme des croûtes jaunâtres plus ou moins épaisses, sous lesquelles la peau se montre épaissie, dure, ridée, gercée ou crevassée. Les animalcules abandonnent alors ces surfaces croûteuses, et se tiennent, soit à leur circonférence, soit au-dessous des croûtes encore molles, soit dans les gerçures dont le fond sécrète encore un liquide séro-albumineux.

Lorsque les parasites sont nombreux autour des surfaces galeuses, leurs piqûres réitérées dans les parties saines environnantes provoquent, par continuité de tissu, une inflammation cutanée, caractérisée par une teinte rosée ou blanchâtre, s'étendant souvent à trois, quatre, cinq, dix et quelquefois quinze centimètres et plus au delà des régions croûteuses et des surfaces très-sensiblement attaquées par les dermatodectes et où se montrent ces petits animalcules.

Les bords de ces surfaces enflammées sont le plus ordinairement irréguliers, ondulés ou festonnés, et forment une saillie d'un rouge blanchâtre, limitant les parties malades. Cette phlegmasie toute spéciale ne tarde pas à envahir les bulbes des poils, et à provoquer la chute de la laine autour des surfaces croûteuses.

La maladie peut ainsi, soit par la dissémination de petites régions galeuses d'abord isolées, puis réunies, soit par l'extension d'une ou de plusieurs grandes surfaces, envahir avec plus ou moins de rapidité le quart, le tiers, la moitié et parfois le corps presque tout entier.

Les moutons, en se frottant à la bergerie contre les râteliers et les murs, en se grattant aux pâturages contre les arbres, en passant dans les broussailles, les bruyères, enlèvent journellement des lambeaux de toison détachés des régions malades, qui ainsi sont mises à découvert.

Lorsque la gale est ancienne, la peau peut laisser apercevoir de véritables ulcérations plus ou moins étendues et profondes, sécrétant une matière purulente, qui souvent se concrète au contact de l'air et forme de grosses et épaisses croûtes. Des gerçures profondes à bords durs et lisses se montrent parfois transversalement à la direction du jeu des articulations du genou et du jarret, et rendent la marche difficile et pénible. Dans quelques cas plus rares des abcès circonscrits, isolés, du volume d'une noisette et renfermant un pus d'un blanc verdâtre, très-épais, s'établissent, soit à l'endroit même des parties psoreuses, soit dans leur voisinage.

Dans cette période avancée de la psore, les bêtes à laine, qui jusqu'alors avaient conservé un reste de vigueur et d'embonpoint, maigrissent rapidement. Les membranes muqueuses deviennent pâles, les ganglions lymphatiques sous-cutanés de l'entrée de la poitrine, de la partie antérieure des épaules, des flancs, des aines, s'engorgent, et acquièrent le double et même le triple de leur volume normal. Les animaux continuent généralement à manger avec appétit, mais souvent la rumination ne s'exécute plus d'une manière régulière, et le repas est parfois suivi d'une météorisation du rumen, lente à se dissiper.

Bientôt, et par l'effet de l'existence prolongée de la gale et surtout des lésions cutanées qu'elle a déterminées, se déclare une diarrhée grisâtre, d'abord intermittente, puis continue, qui accélère l'amaigrissement et épuise promptement l'animal.

Lorsque la peau est dépouillée de sa fourrure et que les ganglions lymphatiques sont tuméfiés, bon nombre d'animaux font entendre une toux petite et sèche, qui augmente de fréquence avec les progrès du mal et quand les animaux viennent à être exposés au froid et surtout au froid humide. Plus tard la respiration acquiert de la vitesse, de l'irrégularité, et la faiblesse du murmure respiratoire dans bon nombre de points du poumon, indique que l'air ne pénètre plus dans certains lobules pulmonaires. L'absence de ce murmure, remplacé par un bruit de souffle léger, et une matité d'un seul ou des deux côtés de la région inférieure droite ou gauche de la poitrine, annoncent une hépatisation du bord inférieur des poumons et un épanchement pleural; complication grave qui provoque un amaigrissement considérable et parfois une mort rapide.

Enfin dans les localités marécageuses, fraîches, où le sol est argileux et les pâturages humides, dans les années pluvieuses où les plantes des pâturages sont très-aqueuses et les fourrages avariés, la gale est fréquemment compliquée de la *pourriture* ou *cachexie aqueuse*.

Ces deux maladies réunies ne pardonnent point aux animaux et déterminent rapidement la mort, alors même que la gale n'a pas fait de grands ravages sur la peau.

La psore n'offre cependant pas chez toutes les bêtes à laine qu'elle attaque la marche que nous venons de lui assigner : l'âge, le tempérament des animaux, la longueur, la finesse et le tassé de leur fourrure, leur état de maigreur ou d'embonpoint, d'énergie ou de débilité, leur race, les conditions hygiéniques et alimentaires auxquelles ils sont soumis, influent d'une manière remarquable sur la marche, les progrès et les terminaisons promptes ou lentes, heureuses ou funestes de cette maladie.

Sur certains moutons les dermatodectes, après avoir attaqué la peau, l'abandonnent ou meurent au bout d'un certain temps à la surface ou dans le voisinage des parties malades, et le tégument reprend alors peu à peu ses conditions normales. Cette guérison partielle a lieu du vingtième au trentième jour après l'invasion de la maladie; l'inflammation de la peau, primitivement déterminée par les piqûres irritantes et réitérées des animalcules, disparaît naturellement, l'épiderme se régénère, les croûtes se détachent sous la forme d'écailles, le tissu cutané reprend peu à peu son épaisseur, sa couleur normale, et bientôt la laine repousse fine, douce et résistante sur ces surfaces. Walz avait noté la plupart de ces phénomènes dès l'année 1809; il les a consignés dans son Traité.

La psore qui attaque les béliers auxquels on n'accorde pas un assez grand nombre de femelles, et les brebis stériles, fait toujours des progrès rapides; sa gravité est plus grande et sa terminaison parfois fatale.

Les animaux adultes d'une excellente constitution se défendent très-longtemps contre les attaques réitérées des parasites.

Les jeunes agneaux, les vieilles brebis, les sujets maigres et surtout débiles, de même que ceux qui sont déjà atteints de quelques maladies chroniques, ne résistent que peu de temps aux efforts des acares, à l'extension de la gale et aux désordres qu'elle occasionne. Ces animaux succombent au bout de deux, trois, six mois au plus.

Enfin il est digne de remarque que les individus appartenant à la race mérinos, pure ou métis, luttent généralement moins longtemps contre la maladie que les bêtes à laine indigènes.

L'existence de la psore, indépendamment de la prédisposition des animaux à la contracter, est donc soumise à certaines conditions individuelles, qui favorisent ou retardent la marche plus ou moins rapide du mal et les conséquences heureuses ou funestes qui peuvent en résulter.

La durée et la gravité de cette maladie, envisagées au point de vue du dommage qu'elle produit, doit maintenant fixer notre attention.

Lorsque la gale persiste pendant longtemps dans un troupeau, elle peut nécessiter la vente à très-bas prix, pour la boucherie, d'un grand nombre d'animaux encore peu malades, et faire périr ceux chez lesquels la maladie est invétérée. Nous pourrions citer un grand nombre de propriétaires de troupeaux de race précieuse qui ont été ainsi forcés de renouveler une grande partie et même la totalité de leurs troupeaux. On préviendra toujours des pertes aussi considérables en améliorant sans retard le régime alimentaire des moutons, en les traitant, dès le début de l'apparition de la maladie, par les lotions et le bain que nous ferons connaître plus loin.

La mortalité que la psore ovine occasionne, peu considérable d'abord, augmente de plus en plus avec le temps et la persistance du mal; elle devient souvent désastreuse à l'automne, pendant l'hiver et le printemps, saisons où la psore offre une recrudescence remarquable, et peut se compliquer d'autres maladies, telles que la pourriture, le piétin, la clavelée, etc.

Les pertes annuelles, dans les circonstances ordinaires, peuvent s'élever à 10 et 20 p. 0/0; dans le cas de gale invétérée la mortalité peut aller jusqu'à 40 et 50 p. 0/0; et dans les cas où la gale est compliquée d'une autre maladie grave, et notamment de la cachexie aqueuse, elle peut atteindre le chiffre de 70 à 80 p. 0/0.

A ces pertes, déjà fort grandes, viennent s'en joindre d'autres non moins préjudiciables à l'économie des troupeaux.

Le prurit intolérable qui est la conséquence des attaques continuelles des acares, excitant très-fréquemment les animaux à se mordiller, à se gratter et à se frotter, nuit à leur accroissement et surtout à leur engraissement.

Quand l'affection a une marche rapide, et lorsqu'elle a occasionné d'assez graves désordres à la peau, il arrive qu'un grand nombre de brebis ne sont point fécondées après l'approche du mâle ; et dans le cas où elles deviennent pleines, un grand nombre d'entre elles avortent ou ne donnent que des agneaux souvent petits et faibles. Ces jeunes animaux, en contact avec leurs mères, ne tardent pas à contracter eux-mêmes la maladie, et à périr pour la plupart. Indépendamment des mortalités que la gale peut occasionner, l'existence de cette maladie dans les troupeaux, eu égard à l'élevage et à l'économie des bêtes à laine, constitue donc une nouvelle source de pertes pour les agriculteurs.

Ce n'est pas tout, à ces pertes déjà considérables et souvent difficiles à réparer vient s'ajouter celle qui résulte de l'altération de la laine et de la peau, produits dont la valeur commerciale est souvent élevée. Nous traiterons plus loin de ces altérations.

Comme on le voit, la psore est autrement grave chez le mouton que chez l'homme, le cheval, le bœuf et les autres grands herbivores : ceux-ci, en effet, ne meurent pas des suites de la psore, tandis que les bêtes à laine, enzootiquement soumises aux influences d'une cachexie psorique et de la pullulation des acares, succombent infailliblement si l'on n'apporte un remède, à la fois général et local, aux altérations constitutionnelles et cutanées qui menacent leur vie. On comprend, d'ailleurs, sans qu'il soit nécessaire d'entrer dans de minutieux détails, quelle répercussion doit avoir sur les organes profonds une maladie qui envahit tout le tégument, qui supprime en quelque sorte les fonctions si importantes de l'exhalation et de l'absorption cutanées, qui doit augmenter l'altération du sang et des humeurs, déjà manifestée par la cachexie parasitaire, provoquer une fièvre hectique, et troubler profondément les fonctions de la nutrition et de l'innervation. La gale du mouton quand elle surprend un troupeau sous le coup d'une prédisposition cachectique, est dès le début une maladie, non pas seulement locale, parasitique, mais générale, et le vétérinaire appelé à la traiter doit porter son attention sur l'ensemble des causes qui l'ont produite, en même temps qu'il se préoccupe de la médication acaricide, et ne pas négliger celle qu'il convient d'opposer à la *parasitogénie*, ou mieux à la cachexie psorique.

219. *Lésions morbides.* — Parmi les auteurs qui ont traité de la psore des bêtes à laine, un assez grand nombre ont plus ou moins bien fait connaître les lésions de la peau qui sont le résultat de cette maladie pendant la vie des animaux. Reuss, Chabert et Fromage de Feugré, et M. de Gasparin, ont seuls décrit quelques-unes des principales lésions qui s'observent après la mort.

Désirant combler cette lacune, nous avons étudié les altérations successives qui se manifestent à la peau et dans les viscères. Nos recherches ont été faites, soit sur des moutons que nous avons sacrifiés pendant le cours de la gale, soit sur ceux dont la mort a été déterminée par l'étendue et la gravité des complications.

220. *Altérations de la peau.*— Si on dissèque une portion de peau récemment attaquée par les acares, on trouve l'épiderme détaché de la partie vasculo-nerveuse superficielle du tissu cutané, par un liquide séreux ou séro-purulent. Ce fluide morbide, vu au microscope, se montre composé d'un liquide légèrement opalin, dans lequel on distingue :

1° Un grand nombre de granules opaques;

2° Quelques corpuscules du sang, dont le cercle coloré nous a paru rétréci;

3° Des globules récents d'inflammation ou des globules purulents;

4° Une grande quantite de cellules épidermiques de différents diamètres;

5° Des globules de graisse.

La couche cutanée superficielle qui donne naissance à cette sécrétion pathologique est d'un rouge pâle. Une coupe pratiquée dans toute l'épaisseur de la peau montre que son tissu est pénétré par un liquide séro-sanguinolent. Cette infiltration, qui varie en étendue selon le nombre des piqûres faites par les parasites, est généralement de deux à trois centimètres de diamètre. Les bulbes des poils, les glandules sudorifères et sébacées sont entourées de cette infiltration qui, dans une période plus avancée de la gale, se montre dure et organisée avec les parties constituantes de la peau.

Lorsque les piqûres des acares ont été multipliées, le tissu cutané est rouge, injecté, et pénétré dans des espaces dont la grandeur varie du diamètre d'une pièce d'un franc à celui d'une pièce de cinq francs, par un liquide de la même nature, mais parfois séro-sanguinolent. Le tissu cellulaire sous-jacent participe aussi à cet état morbide, et renferme dans ses mailles un liquide séreux. Ces traces évidentes d'inflammation des parties qui entrent dans la composition de la peau rendent suffisamment raison de la petite induration cutanée connue sous le nom de *grain*, de *bouton* de gale, et de la chute de la laine qui succède à la piqûre des dermatodectes.

Bien que la maladie cutanée soit disséminée sur beaucoup de points, et qu'elle ait même envahi de larges surfaces, les ganglions lymphatiques voisins des parties altérées ne présentent qu'une légère tuméfaction rougeâtre, et sans lésion matérielle de leur tissu.

A une période plus avancée de la maladie, la peau, dépourvue depuis longtemps de sa fourrure, acquiert le double et souvent le triple de son épaisseur normale. Dans beaucoup de points elle est dure, ridée, fendillée, crevassée même.

Les parties voisines, qui n'ont point subi ce genre d'altération, sont recouvertes de croûtes jaunâtres, épaisses et dures. Ces croûtes, recueillies au moyen du grattage et délayées dans un peu d'eau, se gonflent beaucoup, se ramollissent et donnent au liquide une couleur blanchâtre.

Ce sont ces croûtes qui, très-hygrométriques, absorbent l'humidité, forment à la surface cutanée un liquide épais, blanchâtre, d'aspect purulent (gale humide des anciens auteurs), et qui, pendant les temps secs et chauds surtout, constituent cette sorte d'écorce épaisse, dure, jaunâtre, qui recouvre la peau et la rend sèche et très-écailleuse (gale sèche).

Désirant étudier à fond les lésions de la couche cutanée, nous avons fait macérer des portions de peau offrant l'altération épidermique dont il s'agit. Ces recherches nous ont démontré que la couche villo-papilleuse, située au-dessous de l'épiderme, présente une multitude d'élévations et d'enfoncements très-visibles à la loupe. En observant avec toute l'attention possible, on peut s'assurer que ces saillies et ces cavités sont le résultat d'une hypertrophie des villo-papilles cutanées, sous-jacentes à l'épiderme.

Le tissu cellulaire sous-cutané, continuant la peau, est lui-même altéré, infiltré par une sérosité roussâtre déjà concrétée dans les mailles voisines du derme.

Dans cette seconde phase d'altérations morbides, les ganglions lymphatiques situés dans le voisinage des surfaces galeuses, dans le cas surtout où ces surfaces sont étendues, se montrent gros, rougeâtres, entourés d'infiltrations, et renferment une lymphe abondante et légèrement opaline. Les viscères intérieurs, tels que les poumons, les muqueuses intestinales, le foie, la rate, ne présentent encore dans cette période de la psore aucune lésion consécutive.

Lorsque la maladie est très-ancienne, les altérations cutanées se montrent plus multipliées et plus profondes. La peau est considérablement épaissie, indurée, ainsi que le tissu cellulaire sous-jacent. Sa surface non-seulement est ridée et crevassée çà et là, mais encore elle forme à certains endroits, et notamment à la partie supérieure de l'encolure, de gros plis dans le fond desquels existe une matière purulente.

Dans l'épaisseur de la peau se découvrent dispersés sur divers points de petits abcès dont le volume varie depuis la grosseur d'une graine de chanvre jusqu'à celle d'un pois. Ils renferment une matière purulente rougeâtre.

D'autres abcès, mais beaucoup plus rares, de la grosseur d'une noisette ou même d'une petite noix, occupent l'épaisseur de la peau et du tissu cellulaire sous-jacent.

Lorsque la peau est ainsi altérée et surtout ulcérée, les ganglions lymphatiques dont nous avons déjà parlé, ayant acquis le double et le triple de leur état normal, forment une saillie à la surface de la peau. Tous sont rougeâtres et entourés d'infiltrations. Leur tissu est maculé de petits points rouges ou grisâtres formés par une matière épaisse, comme caséeuse, qui, délayée dans un peu d'eau, rend le liquide trouble et légèrement laiteux. Une petite quantité de cette matière morbide, étendue sur une lame de verre avec un peu d'eau et placée sous le miscroscope, laisse voir des globules purulents.

Dans le cas où les animaux ont été atteints quelque temps avant la mort de météorisations passagères et de diarrhée grisâtre, la muqueuse intestinale et surtout celle du gros intestin sont çà et là pointillées en rouge, infiltrées et très-faciles à déchirer.

Lorsqu'ils ont offert les symptômes d'une affection pectorale, diverses lésions se montrent dans les poumons. Tantôt ce sont des pneumonies lobulaires, avec engorgement, hépatisation rouge ou grise, disséminées dans divers points du poumon. Chez quelques animaux nous avons noté une hépatisation ancienne du bord inférieur, d'un seul ou des deux poumons, coïncidant avec un épanchement pleural constitué par une sérosité jaunâtre séro-albumineuse.

Ces lésions du canal intestinal et des poumons consécutives à la psore sont rares. Elles ne se rencontrent que chez les moutons depuis longtemps malades, et qui, surtout, ont été traités par divers moyens curatifs qui n'ont eu pour effet que de ralentir la marche du mal.

Dans le cas enfin où, pendant le cours de la psore, cette maladie s'est compliquée de la pourriture ou cachexie aqueuse, le tissu cellulaire sous-cutané et intermusculaire est infiltré par une grande quantité de sérosité, notamment autour de la gorge. Les muscles sont pâles et décolorés; de petits caillots sanguins existent dans le cœur et les gros vaisseaux veineux. Les canaux biliaires renferment des douves hépatiques; les poumons, le foie, des échinocoques, et les bronches, des strongles filaires.

Quant à l'état *squirreux* du foie, de l'estomac et du cœur, lésions signalées par quelques auteurs comme des complications de la gale, nous ne l'avons jamais observé.

221. *Altérations de la laine.* — Les altérations de la laine, déterminées par l'existence de la gale, ont fixé l'attention de tous les auteurs qui se sont occupés de cette maladie, et notamment de Chabert et Fromage, de Tessier, de M. de Gasparin et de d'Arboval; mais aucun d'eux ne s'est attaché à faire connaître avec détail ni les changements que les brins et les mèches de laine éprouvent pendant les divers troubles fonctionnels dont la peau est le siége dans le cours de la maladie, ni le dommage qui en résulte, au point de vue de la vente des laines et de leur emploi dans la fabrication des étoffes.

Lorsque la gale est récente, et qu'elle n'affecte que quelques régions circonscrites et peu étendues de la peau, elle n'exerce aucune altération sensible sur les portions de la toison des surfaces non malades. La laine y conserve sa souplesse, son nerf, sa blancheur et sa longueur habituelle. La toison n'est véritablement altérée que là où la peau est attaquée par les acares. L'inflammation du tissu cutané s'étendant en ces endroits jusqu'aux bulbes des poils, pervertit la sécrétion pileuse, et bientôt la laine devient blanche, dure, sèche, terne, peu résistante, et ne tarde pas à s'arracher facilement. A ces détériorations déjà notables de la toison viennent s'en joindre d'autres non moins graves; la bête galeuse en se mordant avec les dents, en se grattant avec les pattes, en se frottant contre les corps étrangers, mouille, salit les mèches de laine, les tiraille, les arrache, et bientôt un plus ou moins grand nombre de ces mèches pendent et se détachent de la toison. Ces portions de toison sont piétinées et détruites dans les bergeries, ou bien, lorsque les troupeaux sont conduits aux pâturages, elles restent accrochées aux arbres, aux claies des parcs, aux bruyères, aux ronces, aux buissons et aux haies formant les clôtures. Le poids de la fourrure est donc diminué, et son prix réduit d'une somme d'autant plus forte que la laine est plus précieuse. Mais ce n'est pas tout, aux endroits où les animaux se sont mordus, grattés et frottés, la toison est mêlée, feutrée, salie, jaunâtre, imprégnée d'un suint épais, de croûtes épidermiques, et la laine en est terne et cassante. Ainsi altérées, ces toisons ne donnent qu'un produit d'une faible valeur pour la vente et d'une mince utilité pour la fabrication. Enfin, s'il est vrai, ainsi que l'ont remarqué les vétérinaires Chabert, Fromage[1] et d'Arboval[2], que la laine provenant de ces toisons est particulièrement attaquée par les *mites*, la fourrure des moutons psoreux aura subi dès ce moment une dépréciation considérable.

Lorsque la gale s'est étendue sur de larges surfaces, des plaques de laine se détachent de la toison, et la peau, altérée par la maladie, se montre à découvert. La laine, ainsi détachée par plaques, est toujours chargée d'un suint jaunâtre, et imprégnée à sa base de croûtes dures et épaisses. Les mèches sont composées de brins de laine de diverses longueurs, et le plus souvent imprégnées de fumier ou de boue sur un bon tiers de leur étendue. Les marchands de laine reconnaissent aisément les toisons ainsi avariées, et n'en offrent qu'un très-faible prix.

Chez beaucoup de bêtes, et après la dépilation dont il s'agit, sous les portions de toison qui restent adhérentes à la surface de la peau malade il se développe une nouvelle sécrétion laineuse. Bientôt les brins de laine provenant de cette sécrétion s'engagent dans les brins détachés, s'y accrochent, et viennent avec eux constituer une mèche de laine composée d'anciens et de nouveaux brins. Cette altération, que les cultivateurs, les bergers, les marchands de laine et les fabricants désignent sous le nom de *laine à deux bouts* (parce qu'en effet chaque mèche de laine est composée de deux couches d'inégale longueur), peut se montrer non-seulement dans la laine recouvrant les surfaces galeuses, mais encore dans les parties saines, lorsque le animaux ont souffert longtemps des attaques réitérées des parasites.

On reconnaît cette altération lorsque plaçant les mèches entre l'œil et la lumière on voit une zone claire à l'endroit où les nou-

[1] Chabert et Fromage, *Supplément au cours d'agriculture de Rosier*, art. *Gale du mouton.*

[2] D'Arboval, *Dictionnaire de Médecine et de Chirurgie vétérinaires*, tom. II, p. 632, 2e édition, 1838.

veaux brins de laine viennent s'enchevêtrer avec les anciens, et lorsqu'en tirant la mèche de laine par les deux bouts, les deux pousses se désunissent pour former deux mèches isolées. Si, d'ailleurs, on examine au microscope les brins de laine, tant de l'ancienne pousse que de la nouvelle, on voit que le diamètre de chaque brin est alternativement rétréci et renflé; condition qui donne encore une inégalité de résistance à la laine, et qui nuit essentiellement à son emploi.

Cette altération est très-préjudiciable pour la fabrication des étoffes, en ce sens que la laine est plus courte, que les fils qu'elle donne se désunissent ou se rompent quand on les étire, et que l'étoffe fabriquée est terne, sèche et de mauvaise qualité. Il est, en outre, probable que les laines ainsi avariées, et imprégnées d'un suint qui a lui-même subi des altérations, ne prennent pas aussi bien la teinture que celles des moutons en bonne santé. Nous avons quelque droit d'émettre cette opinion, d'après les expériences qui ont été faites par M. Roard, directeur des teintures de la manufacture des Gobelins, en 1803[1], sur des laines provenant de bêtes bien portantes et de bêtes malades.

Dans certaines gales dont les progrès sont rapides, et notamment dans celles qui se manifestent pendant l'automne et pendant l'hiver, quelquefois aussi au printemps, surtout lorsque ces saisons sont pluvieuses, les animaux perdent promptement le quart, le tiers, la moitié et même les trois quarts de leur toison. Dans ces circonstances le dommage est considérable, et les sommes que les cultivateurs étaient en droit d'espérer de la vente de la laine deviennent très-minimes. Ces pertes ajoutées à celles des animaux, lorsque les troupeaux sont composés d'un très-grand nombre de bêtes précieuses, deviennent donc désastreuses, et sont parfois une cause de ruine pour certains agriculteurs, dont la principale richesse consiste dans l'élevage des moutons pour la production de la chair et de la laine.

[1] *Annales de l'Agriculture française*, an XII, 1803, 1re série, t. XXII, p. 200.

Lorsque les dermatodectes abandonnent les surfaces malades, sur lesquelles ils ont provoqué la naissance de la gale, pour s'établir ailleurs, la peau tend à revenir à l'état normal; mais la laine qui repousse sur ces régions est toujours courte, souvent crépue, et composée de brins inégaux en diamètre et en longueur; cette laine est en outre blanche, sèche, sans élasticité et sans résistance. Cette altération, qui vient s'ajouter à celles que nous avons déjà signalées, contribue encore à la dépréciation commerciale de la toison, non-seulement de l'année où l'animal a contracté la maladie, mais encore de l'année suivante.

Comme on le voit, l'existence de la psore dans un troupeau peut occasionner un déficit important dans la production et la valeur de la laine, et ces dommages éprouvés par chaque troupeau isolé, réunis et additionnés, s'élèvent annuellement, pour certaines contrées de la France, à des sommes considérables, et pour le pays tout entier, à plusieurs millions.

222. *Diagnostic.* — La gale du mouton ne doit point être confondue avec une inflammation des glandes sudoripares ni avec trois autres affections parasitaires de la peau. Pour prévenir les erreurs de diagnostic qui pourraient être commises à cet égard, il nous paraît maintenant nécessaire de résumer les caractères essentiels de cette maladie, puis d'exposer brièvement les symptômes pathognomoniques de l'inflammation cutanée et des affections pédiculaires dont il importe de la distinguer.

223. *Gale ovine.* — La gale des bêtes à laine est essentiellement caractérisée par la présence du dermatodecte sur ou dans le voisinage de petites élevures circonscrites, arrondies, d'un blanc rougeâtre ou verdâtre, sensibles et surtout prurigineuses, souvent surmontées d'une vésicule renfermant un fluide séro-albumineux ou séro-purulent, puis bientôt recouvertes de croûtes jaunâtres et dures; élevures se manifestant dans différentes parties du corps, mais notamment sur la croupe, les reins, le dos, le cou, et provoquant bientôt la chute partielle de mèches de laine.

A ces caractères essentiels appartenant à la gale récente, succède une dépilation des places malades et la peau apparaît épaissie, dure, ridée ou plissée, et recouverte d'un épiderme épais et de croûtes abondantes.

La gale a généralement une marche lente; elle se répand successivement, tout en conservant constamment les caractères qui lui sont propres, sur la plus grande partie du tégument, et occasionne par sa persistance l'amaigrissement, le marasme et la mort.

Ces caractères essentiels distinguent la psore :

A *D'une inflammation des glandules sébacées;*

B *De trois maladies parasitaires déterminées par les ixodes, les mélophages* et le *trichodecte du mouton.*

224. A. *Inflammation des glandules sébacées*[1]. — Cette inflammation se montre parmi les troupeaux dans toutes les saisons de l'année, mais particulièrement à l'automne, lorsque les animaux ont souffert au parc en couchant sur un sol frais, et perdu une partie de leur embonpoint. Elle s'annonce par des démangeaisons assez vives suivies de l'arrachement et de la chute de plusieurs mèches de laine. En écartant la toison, on constate aux endroits où l'animal s'est mordu, gratté et frotté, que la peau est rouge, sensible, douloureuse, prurigineuse et recouverte d'un suint jaunâtre, épais, très-odorant et acide, adhérant à la peau, et agglomérant par leur base un assez grand nombre de brins de laine dont l'arrachement est facile.

Cette petite inflammation est d'ordinaire circonscrite et disséminée çà et là sur diverses régions du corps. Les parties de la peau qui en sont le siége se recouvrent plus tard de petites écailles minces, qui en se détachant laissent voir la peau rosée et déjà abritée par une nouvelle pousse de laine.

Cette maladie n'offre pourtant pas toujours ces caractères; elle peut, dans quelques cas, occuper une grande étendue de la surface cutanée. Nous l'avons vue se manifester ainsi chez des béliers en bon état qui s'étaient beaucoup échauffés pendant la lutte.

[1] Aucun auteur vétérinaire, que nous sachions du moins, n'a fait connaître jusqu'à ce jour l'affection dont il s'agit.

La maladie commence d'abord par attaquer la croupe, les reins et le dos; elle se propage ensuite aux flancs, aux parois pectorales, aux épaules, au cou et même aux membres. La peau devient rouge, épaissie, sensible, et sécrète une matière sébacée très-abondante, jaunâtre, très-grasse, poissant les mains, rougissant le papier de tournesol, et répandant une odeur forte, désagréable, qui rappelle celle des graisses rances. Cette matière s'attache à la peau et surtout à la base de la toison sur une hauteur d'un à deux centimètres et plus. Les bulbes des poils ne tardent pas à participer à l'inflammation des glandules sudoripares, et bientôt la laine se détache par grosses mèches, çà et là d'abord, puis successivement sur de très-larges surfaces. La peau ainsi dénudée apparaît d'un rouge vif, sensible, épaissie et toujours recouverte de la matière grasse, rance, acide et puante dont nous avons parlé.

Cette inflammation disparaît facilement après la tonte quand on fait sur les parties malades quelques lotions amylacées.

La rougeur, l'épaississement et la sensibilité de la peau, l'*absence des dermatodectes*, la *grande quantité* de *matière grasse, jaunâtre, rance, poisseuse, acide* et *fortement odorante* qu'elle sécrète, la *facilité de la guérison* de cette maladie sont autant de caractères qui la distinguent de la gale.

225. B. *Affections parasitaires.* — Trois maladies parasitaires, déterminées par les ixodes, le mélophage commun et le trichodecte, peuvent être confondues avec la gale.

1° *Ixodes* ou *tiques.* — Les ixodes sont des animalcules suceurs qui se tiennent généralement sur les végétaux, et qui n'attaquent les bêtes à laine que lorsqu'elles sont conduites aux pâturages. Les bêtes composant les troupeaux qui pacagent dans les landes, les bruyères, les lieux broussailleux et le voisinage des bois sont fréquemment attaquées par les tiques. On en rencontre rarement sur les animaux qui pâturent dans les champs cultivés.

Nous ne décrirons pas isolément chaque espèce de tiques, nous ne ferons connaître que leurs caractères généraux qui, d'ailleurs, ont été donnés souvent par les naturalistes et les vétérinaires [1].

Les ixodes sont pourvus d'un suçoir portant des crochets aigus recourbés en dehors qu'ils enfoncent jusqu'à la tête dans l'épaisseur de la peau. L'implantation de cet organe n'est pas douloureuse, mais bientôt sa présence détermine une inflammation locale, caractérisée par une petite tuméfaction accompagnée d'un prurit plus ou moins considérable, et surtout intolérable lorsqu'il est déterminé par l'ixode sanguin [2]. L'insecte suce le sang, les liquides qui affluent autour du suçoir, et s'en gorge. Son abdomen, formant une espèce d'outre ou de sac très-extensible, se gonfle, devient ardoisé ou grisâtre par la couleur du liquide qu'il renferme. Si l'on incise ou écrase le ventre, il en sort une liqueur noirâtre formée de sang et qui rougit au contact de l'air.

Les bêtes à laine qui ont des tiques se mordillent, se grattent et se frottent contre les objets qui sont à leur portée. Si l'on écarte les mèches de laine aux endroits où la toison est mouillée, tiraillée, salie et légèrement ébouriffée, et où pendent aussi quelques mèches arrachées, on aperçoit la tique attachée à la peau, d'où on ne peut la retirer qu'en exerçant une assez forte traction. La forme de la tique, son volume, sa couleur, ne permettent pas de la confondre un instant avec l'animalcule de la gale. La partie où l'ixode a enfoncé son suçoir est le siége d'une petite tuméfaction rougeâtre, douloureuse, et surtout prurigineuse, qui, lors même que l'insecte en a été détaché, persiste encore pendant plusieurs jours; la laine s'arrache d'ailleurs avec facilité de cette surface tuméfiée.

Les tiques attaquent toutes les parties du corps lorsque les moutons sont pourvus de leur toison. Après la tonte, on les rencontre généralement autour des oreilles, au cou, et très-rarement dans les régions accessibles aux dents des animaux.

[1] Grognier, *Précis d'un cours de zoologie vétérinaire*, 1833, p. 138; Gurlt, professeur vétérinaire, *Magasin des vétérinaires allemands*, 1843, t. IX, p. 1, pl. 128.

[2] Il est très-probable que les ixodes versent dans la plaie une liqueur irritante qui détermine le prurit.

Il n'est donc pas possible de confondre les démangeaisons dues à la présence des tiques, la petite inflammation locale qu'elles provoquent, et la chute d'une ou de plusieurs mèches de laine, qui est la conséquence de leur piqûre, avec la gale produite par la blessure des dermatodectes.

2° *Mélophage commun* ou *du mouton*[1]. — Ce parasite, connu des agriculteurs et des bergers sous le nom de *pou du mouton*, se montre toute l'année sur les bêtes à laine. Il est plus rare lorsque la fourrure a été enlevée et lorsqu'elle est courte; il est très-commun et répandu parfois en très-grand nombre sur la peau lorsque la toison est longue. On le rencontre aussi bien sur les bêtes ovines en bonne santé que sur les animaux malades. Il préfère pourtant la peau de certaines bêtes, où on le trouve toujours en grande quantité.

Le mélophage est un gros insecte de quatre à cinq millimètres de long et de couleur de rouille. La tête est plate et presque aussi large que le thorax; le ventre est d'un blanc sale ou grisâtre et irrégulièrement tacheté; les pattes sont fortes, au nombre de six, et terminées chacune par deux crochets entre lesquels se montre un prolongement allongé et très-velu. La femelle, plus grosse que le mâle, pond de gros œufs, blancs d'abord, puis d'un rouge cuivré, ovales et un peu aplatis. Ils portent à une de leurs extrémités deux taches brunes triangulaires.

Le mélophage est un parasite suceur; il attaque la peau du mouton et se gorge de sang. Sa tête est pourvue d'un organe de succion formant un prolongement en avant, et composé de deux valves renfermant un suçoir deux fois aussi long que le fourreau dans lequel il est contenu. L'animalcule enfonce ce long suçoir dans l'épaisseur de la peau pour en tirer le sang. L'estomac est volumineux et rouge lorsqu'il en est rempli. Les excréments du mélophage sont de petits résidus noirs, moulés, formés du détritus des globules sanguins.

[1] *Hippobosque du mouton; hip. ovina* (Linnée); *mélophage commun* ou *du mouton*, *m. ovinus* (Latreille); *mélobosque*, Dumeril, *Zoologie analytique*, p. 88; *melophilus* (Nitzsch); *mélophage du mouton* (Gurlt).

Le mélophage vit en très-grand nombre sur les moutons. Il émigre souvent de la toison des brebis mères pour aller habiter celle des jeunes agneaux, qu'il tourmente parfois cruellement, et qu'il fait maigrir en vivant aux dépens de leur sang.

Lorsque la laine est longue, ce parasite habite toutes les parties de la toison. Lorsqu'elle est courte, il se réfugie, pour éviter les dents des animaux, en avant des épaules, au cou, et surtout dans le voisinage des oreilles et des cornes.

Le mélophage, en enfonçant son suçoir dans la peau, détermine une vive démangeaison qui porte les animaux à se mordiller, à se gratter avec leurs ongles, et à se frotter contre les râteliers, les arbres, les murs, etc.

En écartant les mèches de laine aux endroits où les bêtes accusent du prurit, on y rencontre aussitôt un ou plusieurs de ces gros parasites. La peau à ces endroits présente une petite tache rouge de la largeur d'une lentille, au centre de laquelle on découvre un petit point d'un rouge plus foncé indiquant l'endroit où l'insecte a enfoncé son suçoir. Cette surface est sensible et prurigineuse; mais cette irritation superficielle disparaît promptement et n'occasionne jamais la chute de la laine[1].

La forme, le volume, la couleur, l'organisation du mélophage le distinguent d'une manière bien tranchée des acares, et, d'autre part, la légère irritation prurigineuse produite par sa piqûre ne peut point assurément faire confondre avec la gale les démangeaisons qu'il occasionne.

3° *Trichodecte du mouton* (*trich. sphærocephalus, trich. ovium*). — Ce parasite a reçu pendant longtemps des naturalistes le nom de *pou du mouton* (*pediculus ovis*). Nitzsch l'a rangé parmi les trichodectes, et à cause de la forme globuleuse de sa tête, il l'a distingué par le nom de *trichodectes sphærocephalus*, nom que lui ont conservé Denny et le professeur vétérinaire Gurlt, de Berlin. Redi, planche XXII, Schrand, table I, fig. 8, 9, ont figuré cet in-

[1] Il est plus que probable que le mélophage ne verse aucune liqueur irritante dans la petite piqûre qu'il fait à la peau avec son suçoir.

secte. Linnée, Burmeister, Nitzsch l'ont décrit. Denny l'a figuré de nouveau, et Gurlt a reproduit le dessin de Denny. Enfin une planche très-incorrecte a été donnée de cet animalcule dans la Collection des ordonnances concernant la police sanitaire du Wurtemberg, publiée en 1847. Nous avons étudié de nouveau ce parasite.

Le trichodecte *sphærocephalus* a de deux à trois millimètres de long; sa largeur est d'un demi à un millimètre; sa tête est brune, globuleuse ou sphéroïde, ses antennes sont courtes, et le dernier article est en forme de massue. La bouche, située à la partie inférieure de la tête, porte deux palpes dentées, s'écartant et se rapprochant transversalement, et deux mandibules qui peuvent prendre une direction verticale.

Le thorax est brun et porte trois paires de pattes terminées par un onglet recourbé assez mince, et opposé à un appendice corné qui fait fonction de pouce.

Le ventre est blanchâtre ou rougeâtre, ovoïde et divisé en neuf segments, pourvu de stigmates et de trachées. Le mâle porte des organes génitaux très-apparents.

Toutes les parties du corps, de la tête, des membres, sont légèrement velues.

Ce parasite habite toutes les parties de la toison. Tantôt il est fixé sur la peau, d'autres fois errant dans l'épaisseur de la laine. Dans quelques cas on le rencontre isolé çà et là; dans d'autres, deux, trois, quatre individus vivent en famille au même endroit. Il est beaucoup *plus commun sur les bêtes à laine maigres, débiles et mal nourries, que sur les bêtes vigoureuses et bien alimentées.* Nous l'avons cependant trouvé plusieurs fois sur des béliers adultes très-robustes, en bon état et parfaitement sustentés[1].

Le trichodecte attaque la peau avec ses mandibules ou crochets et en divise l'épiderme, peut-être aussi le déchire-t-il avec les ongles aigus dont l'extrémité de chaque phalange est pourvue.

[1] Ces observations ont été faites à l'école d'Alfort sur des béliers de race anglo-mérinos.

Pendant ces attaques, la bête à laine éprouve une vive démangeaison qui la porte irrésistiblement à se mordiller, à se gratter avec les ongles et à se frotter contre les râteliers ou les arbres. De même que dans la gale récente, quelques mèches de laine s'échappent de la toison, et lorsque l'on gratte les animaux avec les ongles, ils agitent leurs mâchoires et mordent les vêtements de l'explorateur. Ces symptômes peuvent faire croire à l'existence de la psore.

En écartant les mèches de laine aux endroits où les animaux éprouvent du prurit, on constate à la peau l'existence de petites surfaces de la largeur d'une pièce de 20 ou de 50 centimes, d'un rouge assez vif, et recouvertes de légères écailles furfuracées, formées de lamelles épidermiques et d'un produit de sécrétion morbide à l'état de dessiccation. Quelques brins de laine formant de légers flocons s'arrachent facilement de ces parties malades, et à ces mêmes endroits on aperçoit un ou plusieurs trichodectes. Cependant ils ne s'y rencontrent pas toujours; c'est qu'ils sont alors attachés aux mèches de laine voisines, dont ils tiennent les brins entre leurs ongles ou entre leurs mâchoires dentées.

Ces rougeurs disséminées se montrent en grand nombre lorsque la toison a été enlevée, et il est facile de constater alors qu'elles sont le siége du prurit que ressent l'animal.

La présence des trichodectes, l'existence de petites plaques érythémateuses recouvertes de légères écailles furfuracées, disséminées sur la surface cutanée, sont les caractères qui différencient cette affection pédiculaire de la gale due aux dermatodectes.

Les conditions hygiéniques dans lesquelles vivent les troupeaux doivent aussi être prises en considération dans le diagnostic, car les parasites que nous venons de signaler se trouvent souvent sur les bêtes à laine les mieux portantes, tandis qu'il n'en est pas ainsi pour la psore, du moins en tant que maladie généralisée.

226. *Traitement.* — Lorsque nous nous sommes occupés de l'étiologie de la psore du mouton, nous avons beaucoup insisté sur les

modifications profondes qu'éprouve l'organisme sous l'influence d'une constitution atmosphérique humide, d'un régime alimentaire peu réparateur, du séjour des animaux dans des habitations insalubres, et du peu de soin qu'ont certains cultivateurs de leur troupeau. Nous avons surtout fait ressortir ce fait capital, déduit de nos expériences sur la transmission des acares à des moutons bien nourris et vigoureux, ou mal nourris et débiles, savoir que la psore ne peut devenir pour les bêtes à laine une maladie sérieuse qu'autant que leur santé est altérée d'une manière spéciale, et favorable à la vie et à la pullulation des parasites acariens.

Nous attachons une grande importance aux moyens propres à faire périr les dermatodectes, à arrêter le développement de leurs œufs, et à guérir les altérations de la peau qu'ils ont déterminées; mais nous pensons que les moyens hygiéniques ne sont pas moins nécessaires. De là deux indications principales à remplir dans cette médication antipsorique, qui doit être à la fois prophylactique et parasiticide.

227. *Traitement prophylactique.* — Nous avons dit que les pluies prolongées, en maintenant constamment la toison et la peau des moutons dans un état de chaleur humide, favorisent l'extension de la psore par la reproduction facile des acares. Il importe donc pendant le traitement, soit local, soit général, de préserver autant que possible les animaux de l'humidité, en les retenant dans la bergerie, ou en les plaçant sous des abris pendant le temps nécessaire à leur guérison. Cette condition ne peut être toujours rigoureusement remplie à l'égard des bêtes à laine qui séjournent dans les pâturages des montagnes ou au parc pendant toute la belle saison; mais autant que cette précaution sera possible il ne faudra point la négliger.

Nous avons dit que la chaleur douce, humide et grasse entretenue par la toison à la surface de la peau est une des conditions favorables à l'existence et à la reproduction des parasites. Il importera donc de tondre les animaux aussitôt que le temps pourra le permettre. L'expérience a d'ailleurs démontré qu'après la tonte et pendant les beaux jours la gale ralentit considérablement ses progrès, et même semble disparaître complétement pour ne reparaître qu'à l'automne ou pendant l'hiver, alors que la toison a acquis assez de longueur pour abriter les animalcules.

Lorsqu'il s'agira de soumettre les troupeaux au traitement parasiticide, il importera, autant qu'on le pourra, de choisir le moment où les animaux seront dépouillés de leur toison, un temps sec, une température chaude, afin que ces conditions hygiéniques, dans lesquelles les animaux se trouveront placés, concourent puissamment à la destruction entière des dermatodectes.

228. *Alimentation.* — Nous considérons le régime alimentaire des troupeaux comme chose importante dans la guérison prompte et radicale de la psore, et c'est un moyen hygiénique sur lequel nous ne saurions trop insister. En effet, bien sustenter les moutons à la bergerie avec des aliments nourrissants et stimulants, les conduire dans des pâturages sains, où ils trouveront des herbes abondantes et succulentes, n'est-ce pas augmenter la richesse de leur sang, fournir des éléments réparateurs à l'organisme, favoriser la nutrition, régulariser les sécrétions diverses, et notamment les fonctions de la peau, augmenter l'embonpoint, donner de la vigueur et de l'énergie; n'est-ce pas enfin placer ces animaux dans un des états opposés à la prédisposition psorique, et dans des circonstances favorables à l'action des remèdes parasiticides, et par conséquent dans des conditions qui contribueront au plein et entier succès d'une guérison rapide et complète ?

Th. Reuss disait, dès l'année 1763 : « Il y a quelques années 70 moutons, appartenant à un charbonnier de la Forêt-Noire, furent attaqués, durant l'hiver, d'une gale dont les croûtes formaient sur leur corps comme une espèce d'écorce. Ne connaissant alors personne qu'il pût consulter, cet homme ne donna aucun remède à ces moutons. Au printemps il mit les psoreux dans un pacage isolé après les avoir fait tondre. Il s'aperçut quelques mois après, avec une joie mêlée de surprise, qu'ils étaient parfaitement guéris. Nous avons entendu dire à un homme de bonne foi, ajoute Reuss, que trois autres propriétaires, dans le Brisgaw, avaient vu ce moyen si simple et si naturel produire le même effet sur leurs moutons[1]. »

Tels sont les faits importants recueillis par Reuss. Quant à leur explication, l'auteur ajoute : « Nous pensons que la nature, toujours prévoyante, avait jonché pour ainsi dire les pâturages où ces moutons furent placés d'herbes propres à leur guérison, et nous regrettons de ne connaître ni ces plantes, ni la terre qui les produit. Il faudrait donc s'attacher à chercher ces sortes de pâturages, et s'occuper du soin d'y découvrir ces herbes salutaires. »

M. Hering, dans ces derniers temps, a rapporté que la guérison spontanée de la gale dans tout un troupeau s'était opérée sous ses yeux par l'usage seul d'une bonne nourriture et de quelques autres soins hygiéniques[2].

Le célèbre naturaliste Daubenton disait : « L'insuffisance de la nourriture et sa mauvaise qualité produisent la gale, et il est nécessaire de faire cesser ces causes du mal, parce qu'elles s'opposeraient aux bons effets des remèdes[3]. »

L'agronome Lullin répétait, en 1804 : « Pendant le traitement de la gale, on conduira les malades dans les meilleurs pâturages et les plus secs ; on leur destinera pendant l'hiver les meilleurs fourrages[4]. »

On voit avec regret que tous les auteurs récents qui ont traité de la psore du mouton n'ont pas assez insisté sur ces précautions hygiéniques, que nous considérons, nous le répétons encore, comme capitales.

Du reste les remarquables effets produits par une alimentation abondante et alibile, et surtout le pâturage en plein air après la

[1] Th. Reuss, *Instructions vétérinaires*, tome V, p. 121.
[2] Hering, *Répertoire des vétérinaires allemands*, tome XVII, p. 1216.
[3] Daubenton, *Instruction sur les bergers*, p. 196-197, édition de 1820.
[4] Lullin, *Observations sur les bêtes à laine*, 1804, p. 174.

tonte et pendant les beaux jours, ne sont pas ignorés de bon nombre de cultivateurs, de marchands de moutons et de certains bergers. Les pasteurs espagnols savent fort bien que les troupeaux qui ont contracté la psore pendant l'hiver, dans les provinces chaudes de l'Estramadure, deviennent très-facilement guérissables par l'emploi des remèdes les plus simples dans les pâturages succulents des montagnes de la Sierra-Morena, de la Vieille-Castille, de la Navarre et des Asturies. Les bergers auxquels sont confiés les troupeaux transhumants, qui, des provinces méridionales de la France, sont conduits dans les pâturages des montagnes des Cévennes, du Dauphiné et des Alpes, font annuellement des observations semblables. En Suisse ces faits sont vulgaires et connus de tous les cultivateurs et de tous les marchands de moutons.

Les animaux adultes, dit M. Gerlach, résistent d'autant plus longtemps à la gale, qu'ils sont mieux nourris, de telle sorte qu'ils peuvent ainsi conserver cette maladie des années entières.

Faut-il attribuer cette atténuation considérable de la gale, et peut-être même des guérisons, à une vertu antipsorique des plantes dont se nourrissent les moutons? Nous ne le pensons pas; il faut rationnellement rattacher ces heureux effets à la tonte, à l'abondance des pâturages, à la qualité des plantes succulentes qui y végètent, au meilleur état des animaux, à l'embonpoint et à l'énergie qui ont succédé à la maigreur, à la débilité et à la prédisposition psorique; embonpoint et énergie qui ont placé les moutons dans des conditions de santé complétement défavorables à la vie et à la reproduction des animalcules.

Ce qui démontre, d'ailleurs, que c'est bien à une alimentation réparatrice et à la vigueur des animaux qu'il faut rattacher ces effets, et non à certains pâturages, c'est que partout et toujours, dans les pâturages des plaines aussi bien que dans ceux des montagnes, et même pendant le séjour à la bergerie, ainsi que le constatent nos expériences, les mêmes résultats sont produits par l'abondance et la succulence des aliments, l'embonpoint et l'énergie des animaux.

Avant de terminer ce sujet, nous devons cependant bien faire observer qu'il ne faut point se méprendre sur la grande importance que nous donnons au régime et à l'état de bonne santé des bêtes à laine, et en conclure qu'il suffirait de bien nourrir un troupeau atteint de la gale pour guérir cette maladie; ce serait outre-passer notre pensée; nous disons seulement, avec insistance, que le régime alimentaire succulent est indispensable à la guérison radicale du mal.

229. *Habitations.* — L'état des habitations influe également sur les succès qu'on peut attendre du traitement. Il est évident que la maladie reparaîtra sur les bêtes traitées, même par les remèdes les plus efficaces, si elles continuent à habiter en trop grand nombre les bergeries chaudes et humides, encombrées de fumiers, où elles ont contracté la maladie. Il en sera de même si, avant le traitement, les habitations n'ont pas été convenablement curées et désinfectées, et, *à fortiori*, si elles renferment des moutons incomplétement guéris. Il est donc important, pendant le traitement de la psore, et lorsque cette maladie paraît être due à l'influence des habitations, de remédier à ces causes occasionnelles du mal, si on veut en obtenir la guérison complète.

Lorsque la maladie apparaît accidentellement dans des troupeaux en bon état, nourris de bons aliments, bien logés, bien gouvernés, et confiés à des bergers actifs, intelligents et soigneux, lorsqu'en un mot elle a eu pour cause unique la contagion apportée, soit par des animaux étrangers psoreux et introduits dans les habitations des bêtes bien portantes, soit par leur contact dans les pâturages, les abreuvoirs communs, les foires, les marchés, ou dans toute autre circonstance favorisant la transmission des dermatodectes, la psore est généralement facile à guérir, surtout si elle est récente. Les bêtes à laine résistent d'ordinaire aux attaques impuissantes des parasites acariens et, s'il arrive que les animalcules provoquent la manifestation de cette maladie, on la verra rapidement disparaître sous l'action des médicaments antipsoriques employés pour la guérir.

Si cependant la maladie persiste et s'étend des lieux où elle est née sur beaucoup de points du tissu cutané; si elle se propage, par contagion, à un grand nombre d'animaux du même troupeau, ainsi qu'on le constate fréquemment parmi les mérinos et les métis de cette race, chez lesquels la peau est très-fine, sensible et abritée par une toison épaisse, chaude et humide, il importe de redoubler de soins hygiéniques, alimentaires et autres, pour maintenir les moutons dans un état de santé et de vigueur capable de les faire résister le mieux possible aux attaques des dermatodectes.

Nous ne saurions donc trop engager les possesseurs de moutons, et notamment de troupeaux précieux, lorsque accidentellement et par contagion la gale apparaît sur quelques bêtes, à chercher, non-seulement à les guérir le plus rapidement possible, mais encore à veiller avec une constante sollicitude à ce que toute la troupe soit maintenue en bon état de santé et d'énergie.

Enfin, dans les cas de gale due à une cachexie psorique générale, plus encore que dans ceux où l'apparition de cette affection est accidentelle, les soins donnés aux bêtes à laine ont une influence considérable sur sa disparition plus ou moins rapide. C'est alors surtout que la sollicitude du berger dans tout ce qui concerne la conduite des troupeaux aux pâturages, leur rentrée à la bergerie, le bon emploi des aliments, la distribution journalière des rations selon les saisons; son attention à tenir compte des conditions atmosphériques, de l'âge, du sexe, de l'état des femelles pleines ou nourrices; sa vigilance à constater le début de la gale; son intelligence dans le choix des remèdes destinés à la combattre, et les soins qu'il apportera dans leur emploi, auront une importance capitale.

230. *Traitement parasiticide.* — Un grand nombre de remèdes ont été conseillés pour opérer la guérison de la gale du mouton; mais la plupart d'entre eux, ayant été formulés par des personnes étrangères à la science, ne sont plus employés aujourd'hui que par des agriculteurs arriérés et des bergers ignorants. Nous ne ferons pas connaître ces remèdes, dignes d'un éternel oubli.

Nous arrêterons notre attention, à l'exemple de M. de Gasparin, sur,

1° Les remèdes externes dont l'expérience a démontré l'inefficacité;

2° Les remèdes efficaces, mais souvent dangereux;

3° Les remèdes efficaces non dangereux, mais altérant la laine et lui faisant perdre une partie de sa valeur commerciale;

4° Les remèdes internes dont l'efficacité n'est pas positivement démontrée;

5° Enfin, les remèdes externes n'altérant que fort peu la laine, et dont l'efficacité a été constatée.

231. A. *Remèdes externes inefficaces.*— 1° *Sel marin ou sel de cuisine.* Columelle avait conseillé, pour guérir la gale, de baigner les moutons dans l'eau de mer ou dans l'eau de pluie chargée de sel. Depuis lui, Hastfer a prescrit ce remède, puis plus tard, Carlier et Paulet ont recommandé la saumure. Enfin, à une époque moins éloignée de nous, l'agronome Tessier, en 1810, a conseillé de gratter les boutons récents de la gale avec le grattoir, dont nous parlerons plus loin, de faire fondre du sel dans la bouche, d'appliquer la salive ainsi rendue salée sur la partie galeuse, et de répéter ce remède deux à trois fois, s'il le faut. Ce traitement, que M. de Gasparin a considéré, avec raison, en 1821, comme insuffisant et propre à inspirer une confiance trompeuse, a cependant été depuis cette époque recommandé par Vatel, en 1828, d'Arboval, en 1838, et Delwart, en 1850. Nous répéterons avec M. de Gasparin que ce moyen est complétement inefficace.

2° *Substances grasses : saindoux, beurre, huile de noix et de chènevis, marc d'huile.* Ces substances, que Carlier, Paulet, Lullin ont recommandées, ne doivent inspirer aucune confiance. On a dit, que les matières grasses, en bouchant les stigmates ou ouvertures des trachées des insectes, les faisaient périr promptement par asphyxie. Ceci est exact à l'égard des insectes à trachées, mais complétement erroné à l'égard des acariens, qui, ainsi que l'un de nous l'a démontré, déglutissent l'air atmosphérique qui sert à leur respiration.

Les graisses et les huiles ne peuvent donc faire mourir les acares. Nous avons acquis, d'ailleurs, la preuve qu'il en était ainsi en plaçant ces parasites dans l'huile d'amande douce, l'huile de chènevis, l'huile d'olive, et le marc d'huile d'olive, où nous les avons vus vivre plus de vingt-quatre heures; et, sans doute, ils y auraient vécu beaucoup plus de temps encore, si nous avions cru nécessaire de poursuivre l'expérience. Les corps gras ne sont cependant pas sans utilité dans le traitement de la gale; ils imprègnent les croûtes dures, les ramollissent et rendent la peau plus souple. Ils peuvent ainsi, unis à certaines préparations parasiticides, concourir à faciliter l'action du remède; mais employés seuls ils ne sauraient guérir la psore.

232. B. *Moyens efficaces, mais souvent dangereux.* — 1° *Pommade mercurielle.* — La pommade mercurielle, encore nommée *onguent mercuriel, onguent gris,* a été conseillée contre la gale du mouton par Walz[1], Daubenton[2], et, depuis eux, par beaucoup d'autres auteurs.

L'onguent gris est un remède reconnu comme efficace pour guérir la psore des bêtes à laine, lorsqu'elle est *récente* et *disséminée* çà et là dans quelques parties du corps, alors que la toison est grande, et que le médicament emprisonné dans la laine est inaccessible à la langue, soit des psoreux, soit d'autres animaux et surtout des agneaux. Dans ces conditions, il suffit de gratter avec le grattoir l'endroit affecté circonscrit, et de faire sur toute la surface une friction d'onguent mercuriel, pour voir la maladie disparaître rapidement. Quelques vétérinaires délayent l'onguent mercuriel dans un peu d'essence de térébenthine, jusqu'à ce qu'ils aient obtenu une bouillie peu épaisse, et en frictionnent les endroits qui recèlent des parasites. Il est rare que les acares ne soient

[1] Walz, ouvrage cité, page 47.

[2] Daubenton, *Remèdes les plus nécessaires aux troupeaux*, page 277. Édition de 1820.

pas tués, et que la gale *récente* et *disséminée* ne soit pas promptement guérie par cette application, qui, en outre, possède l'avantage de ne pas altérer la laine.

Malheureusement ce remède n'est pas sans danger, lorsqu'il est employé sur des surfaces assez étendues ou sur des points à découvert. On sait que les animaux de l'espèce ovine, et surtout les jeunes agneaux, recherchent les corps gras, les lèchent avec plaisir et les avalent. Or, si l'onguent mercuriel était léché, soit par le malade, soit par les psoreux entre eux, soit même par les animaux bien portants, il en résulterait des empoisonnements mortels. Il n'est pas douteux non plus que le mercure contenu dans la pommade mercurielle, absorbé par de très-larges surfaces dépourvues de leur épiderme, passerait dans le sang, où il produirait des accidents fort graves et quelquefois mortels.

M. de Gasparin, dans son remarquable Traité sur les maladies contagieuses des bêtes à laine, rapporte deux faits bien circonstanciés d'empoisonnement mortel, l'un recueilli en Angleterre par M. Morel, pasteur de l'église réformée de Corgemont[1], l'autre qui lui appartient, et qu'il a observé dans son troupeau sur vingt-cinq agneaux qui avaient teté leurs mères galeuses frictionnées avec l'onguent mercuriel, et qui avaient léché cette préparation toxique[2].

Jauze[3], MM. Tessier père et fils[4], Numan, ancien directeur de l'école vétérinaire d'Utrecht[5] et les vétérinaires suisses[6], ont rapporté des exemples non moins concluants que ceux de M. de Gasparin.

Ces faits démontrent donc que la pommade mercurielle simple, seule ou associée à l'essence de térébenthine, et surtout la pom-

[1] *Bibliothèque agricole britannique*, t. XVI, p. 451 et suivantes.
[2] De Gasparin, *Des maladies contagieuses des bêtes à laine*, p. 183, 184 et suivantes.
[3] Jauze, *Mémoire de la Société d'agriculture de Paris*, 1809, p. 105.
[4] Tessier, *Journal la Clinique vétérinaire*, t. 1, p. 464.
[5] Numan, *Over de Schurft der schapen en van under vée*, 1846; et analyse de ce travail, par M. Verheyn, *Recueil de Médecine vétérinaire*, 1850, p. 932.
[6] *Archives des vétérinaires suisses*, 1842.

made mercurielle double, ne doivent point être employées, ou ne peuvent être utilisées qu'avec la plus grande circonspection dans le traitement de la gale récente disséminée et circonscrite.

233. C. *Remèdes efficaces non dangereux, mais altérant la laine.*

1° *Huile empyreumatique.* — L'huile empyreumatique pure; le mélange de deux parties de cette huile, d'une partie d'huile à brûler et d'une partie d'essence de térébenthine; le liniment du vétérinaire allemand Hayne, composé d'huile de corne de cerf, 30 grammes, de poudre de cantharides, 7 grammes, et d'essence de térébenthine, 70 grammes; le goudron de bois, le goudron de pierre ou de houille, sont des insecticides énergiques qui font très-rapidement périr les dermatodectes, mais qui ont les graves inconvénients d'irriter fortement la peau, de la gercer, et en outre de répandre dans les bergeries une odeur détestable qui, selon Walz, nuit à la santé des bêtes à laine; de tacher la laine d'un noir mat (goudron de houille), ou d'un noir de suie (huile empyreumatique) ou d'un jaune bistre foncé (goudron), taches qui ne s'enlèvent qu'avec difficulté par les lavages à l'eau froide ou chaude, et même, les lavages alcalins prolongés. Ces substances devront donc être repoussées du traitement de la gale du mouton.

2° *Huile de cade.* — Cette huile, seule ou mélangée à d'autres drogues, conseillée par l'espagnol Montes et l'agronome français Carlier, est, au dire de M. de Gasparin, très-usitée contre la gale des bêtes ovines dans toutes les provinces méridionales de la France, où elle est fabriquée et vendue au prix de 80 centimes à 1 franc le kilogramme. L'huile de cade tue rapidement les acares, tarit les sécrétions morbides dont les parties malades sont le siége, et guérit promptement la gale; mais cette substance pyrogénée tache la laine en jaune bistre, inconvénient que lui ont reproché Daubenton, Chabert, et après eux tous les auteurs vétérinaires contemporains. Nous laissons parler à cet égard M. de Gasparin, qui a bien étudié les effets produits sur la laine par cette substance.

« Les pertes que l'huile de cade occasionne aux fabricants, dit ce savant agriculteur, sont de deux espèces : 1° chaque quintal de laine salie par l'huile de cade coûte de 15 à 20 centimes de plus au lavage que la laine ordinaire;

« 2° On perd de 4 à 5 p. o/o de plus que sur les autres laines, plus ou moins, selon la quantité d'onguent qui l'a salie;

« Malgré tous les soins que l'on prend pour rendre cette laine propre, les parties qui ont été touchées par l'huile de cade refusent la teinture et font des taches sur la pièce [1]. »

L'huile de cade, à cause de son bas prix et de son efficacité reconnue, sera longtemps encore employée dans le midi de la France pour le traitement de la gale des animaux de race indigène; mais à l'égard des troupeaux dont la laine est précieuse, nous ne saurions trop engager les agriculteurs à rejeter ce médicament.

3° *Solution de sulfure de potassium.* — La solution de sulfure de potassium, dans la proportion d'*un à vingt*, a été essayée, avant l'année 1810, par Walz, puis par Vatel, Barthélemy [2], Huzard [3], Delwart et Roche-Lubin, d'après une formule qu'ils n'ont pas fait connaître.

Lorsque la solution de sulfure de potassium est faible et employée en lotions elle n'a pas l'inconvénient de tacher la laine, mais elle ne guérit pas la gale. Pour qu'elle puisse combattre cette affection avec succès, il est utile de la concentrer davantage, et d'y ajouter une certaine quantité d'acide sulfurique, mais alors elle jaunit parfois la laine, et, ainsi que l'a remarqué Walz, elle la rend dure et cassante.

234. D. *Remèdes internes dont l'efficacité n'est pas positivement démontrée.* — 1° Le *sublimé corrosif*, donné à la dose de 2 à 3 centigrammes à l'intérieur, ainsi que l'a conseillé Th. Reuss, est un remède dangereux qui doit être rejeté.

2° *Soufre sublimé.* — Carlier nous paraît être le premier auteur qui ait prescrit la fleur de soufre, à la dose d'une cuillerée dans un litre d'avoine, comme remède interne.

[1] De Gasparin, *loc. cit.* p. 193.

[2] Barthélemy, *Recueil de Médecine vétérinaire*, année 1845, p. 307.

[3] Huzard, *Recueil de Médecine vétérinaire*, année 1845, p. 311.

Depuis Carlier, Bourgeois, Montes, Gilbert, Tessier, Roche-Lubin ont préconisé la fleur de soufre à l'intérieur, soit en suspension dans l'eau, soit associée à l'avoine ou au son. La dose proposée par Bourgeois est de 250 grammes tenus en suspension dans 60 litres d'eau, que l'on agite au moment où les animaux vont se désaltérer.

Tessier recommande d'associer la fleur de soufre, soit à l'azotate de potasse, soit au chlorure de sodium, et de mélanger la préparation à l'avoine ou au son que l'on sert aux animaux.

La dose par jour et par bête est de 15 grammes de soufre, et de 60 grammes, soit d'azotate de potasse, soit de chlorure de sodium.

Le soufre administré à l'intérieur est-il donc doué de la vertu de tuer les animalcules et partant de guérir la gale? Les agronomes Lullin, Tessier, de Gasparin émettent des doutes sur l'efficacité de cette médication. Walz la nie complétement, et nous partageons entièrement son opinion.

4° *Remèdes externes n'altérant que fort peu la laine et dont l'efficacité a été constatée.* — Ces remèdes sont nombreux, et dans le but de les exposer avec méthode et précision, nous distinguerons les remèdes propres à combattre la gale récente et locale, les bêtes à laine étant recouvertes de leur toison, et les remèdes qui doivent être employés lorsque la gale est ancienne et générale, et que les moutons sont dépouillés de leur fourrure.

Columelle prescrit, avant d'employer les remèdes qu'il préconise pour guérir la psore, de racler l'endroit malade avec un tesson ou une pierre ponce. Ce précepte du célèbre agronome de l'antiquité a été répété par Th. Reuss, Carlier et Daubenton. Il ne faut pas cependant, dit Daubenton, frotter la peau des moutons galeux avec un tesson, un morceau de brique ou tout autre corps très-dur, jusqu'au point de la faire saigner, car on fait une plaie qui est un mal de plus. Aussi ce célèbre naturaliste propose-t-il, pour remplacer ce frottage, un petit instrument qu'il nomme *grattoir*, et qu'il a fait figurer dans son remarquable Mémoire sur les remèdes les plus nécessaires aux troupeaux. Ce grattoir est formé d'une lame assez mince d'os ou d'ivoire, de quatre à cinq centimètres de largeur, de deux centimètres de longueur et de l'épaisseur d'un à deux millimètres; son extrémité libre est arrondie, tandis que l'autre extrémité est fixée à un manche solide, long de huit à dix centimètres, manche qui peut loger en outre la lame d'un bistouri.

Pour se servir de cet instrument, l'opérateur place le cou du mouton entre ses jambes, afin de le retenir en le serrant. Si l'animal s'agite, il faut l'appuyer contre un mur ou contre un arbre pour l'empêcher de reculer; alors on écarte avec les deux mains les mèches de laine qui recouvrent la partie malade, on gratte cette partie avec le dos du grattoir pour la débarrasser des croûtes, puis on la frotte avec le plat de la lame. Le remède est ensuite appliqué sur le mal, ainsi convenablement débarrassé des croûtes qui le recouvraient.

Tessier, Lullin, Huzard, Vatel, H. Bouley ont conseillé le grattage opéré avec l'instrument recommandé par Daubenton[1]; Chabert et Fromage ont cherché à le remplacer par un autre petit instrument en fer, qu'ils ont nommé *onglée*.

L'onglée consiste en une tige en fer de dix à douze centimètres de longueur, de quinze à vingt millimètres de largeur et de un à deux millimètres d'épaisseur. Une des extrémités de cette tige est recourbée à angle droit et porte une série de très-petites dents semblables à celles de la scie. C'est de cette extrémité dentée qu'on se sert pour racler doucement la peau recouverte de croûtes galeuses. D'Arboval, puis M. Delwart ont adopté l'onglée comme étant un instrument préférable au grattoir de Daubenton. L'onglée est cependant un instrument très-défectueux, qui déchire la peau et la fait saigner, inconvénient qu'il faut éviter autant qu'on le peut.

Beaucoup de bergers se servent de leur ongle pour remplacer le grattoir et l'onglée. L'ongle, il est vrai, peut servir tout à la

[1] Daubenton, *Sur les remèdes les plus nécessaires aux troupeaux*, 27 janvier 1778, dans son Instruction aux bergers, édit. de 1820, p. 279.

fois d'instrument de grattage et de frottage, mais, autant qu'on le pourra, il faudra se servir d'un grattoir, non pas formé d'une lame d'ivoire ou d'os, ce qui constituerait un instrument de luxe, mais d'une simple lame de bois dur et flexible.

Tous les auteurs qui, depuis Columelle jusqu'à ce jour, ont conseillé le frottage ou le grattage des parties de la peau atteintes de la gale, n'ont envisagé cette opération qu'au point de vue de l'enlèvement des croûtes galeuses et de l'appropriation de la peau malade à l'action du remède. Pour nous, le grattage puis le frottage des parties galeuses ont une bien plus grande importance, et voici pourquoi.

Nous avons dit que, dans la gale récente et disséminée, les acares se montraient, soit sur les élevures simples ou confluentes déterminées par leurs blessures, soit à côté, soit sous les croûtes qui recouvrent ces élevures; or le grattage avec le dos du grattoir détache les croûtes, nettoie la peau, enlève la plus grande partie des acares et des œufs de ces parasites; puis le frottage qui consiste, ainsi que nous l'avons dit, dans l'action de passer plusieurs fois à plat la lame du grattoir sur les parties galeuses et les surfaces environnantes, écrase les acares, leurs larves et leurs œufs, déposés parfois sous les minces pellicules épidermiques, ou les légères croûtes adhérentes à la peau. Nous considérons donc ces deux opérations comme indispensables avant l'emploi local des préparations antipsoriques que nous allons faire connaître.

235. *Décoction de racines d'ellébore.* — Les racines de l'*ellébore noir* (*helleborus niger*), nommé encore *rose de Noël, herbe de feu;* de l'*ellébore blanc* ou mieux *vératre, varaire* (*veratrum album*); de l'*ellébore fétide* (*helleborus fetidus*), *pied de griffon;* de l'*ellébore vert* (*helleborus viridis*), traitées par décoction, soit sèches, soit surtout vertes, sont employées dans le traitement de la psore. Ces décoctions ont été vantées par Columelle, par les vétérinaires et les bergers espagnols, par Tessier, par l'agriculteur Goudalie[1] et

[1] Goudalie, *De l'Agriculture française*, t. XXVIII, p. 394.

par tous les auteurs contemporains, tels que d'Arboval, Roche-Lubin, Delwart, H. Bouley, Tabourin et l'un de nous [1].

On doit faire choix de la racine de l'ellébore noir autant que possible ; voici la formule recommandée.

Racine fraîche d'ellébore noir.	125 grammes.
Ou racine desséchée	62 *idem.*
Eau	1 litre.

Faites bouillir dans l'eau la racine coupée et divisée, et réduisez aux deux tiers. Cette décoction concentrée sert à lotionner les régions malades. Les lotions doivent être réitérées deux ou trois fois tous les quatre jours. Souvent une seule lotion suffit.

L'ellébore noir croît abondamment dans les Pyrénées, les Alpes, les Cévennes, le Jura, le Dauphiné, les Vosges, etc. et les bergers auxquels sont confiés les nombreux troupeaux de moutons qui sont conduits en été dans ces montagnes emploient ce remède contre la gale. Nous avons essayé ces décoctions, et nous pouvons assurer qu'elles sont très-efficaces.

L'ellébore fétide, si abondamment répandu dans le centre de la France, employé à la même dose, remplit les mêmes indications.

Les décoctions concentrées d'ellébore noir, lorsque l'écorce rougeâtre de la racine n'a pas été enlevée, ont l'inconvénient de donner à la laine une teinte rosée, qui, du reste, disparaît facilement par le lavage. Il est donc utile d'enlever cette écorce en raclant la racine, si l'on veut éviter ce petit inconvénient. Les lotions, même réitérées, faites avec cette décoction n'irritent nullement la peau.

La pommade d'ellébore et celle de staphysaigre peuvent aussi être utilisées, mais les décoctions concentrées de ces deux plantes sont plus efficaces.

236. *Décoction concentrée de tabac, et jus concentré de tabac des manufactures.* — Le Suédois Hastfer, l'Allemand Reuss, le Danois

[1] *Bulletin de la société de médecine vétérinaire*, recueil, 1846, p. 217.

Abilgaard, puis en France, Carlier, Paulet, Daubenton, Tessier, Lullin, et tous les auteurs contemporains, de Gasparin, d'Arboval, Vatel, Hertwig, Moiroud, Numan, Delwart, Roche-Lubin, H. Bouley, Gerlach, et l'un de nous, ont conseillé contre la gale des bêtes à laine les feuilles préparées du tabac des manufactures (*nicotiana tabacum*), traitées par décoction. Voici la formule de la décoction que nous avons adoptée.

Tabac à fumer des manufactures	600 grammes.
Eau	4 litres.

Faire bouillir et réduire à trois litres. C'est avec cette décoction que les parties galeuses doivent être lotionnées.

L'agronome Tessier puis le professeur Gerlach ont conseillé le soluté concentré de tabac ci-après, qui est aussi très-efficace.

Tabac	1 kilogramme.
Eau ordinaire	5 litres.

M. Numan, directeur de l'école vétérinaire d'Utrecht, recommande beaucoup le jus sirupeux de tabac des manufactures étendu d'*un quart d'eau* ou d'*urine*. Ce jus de tabac des manufactures, vendu dans le commerce, doit être étendu d'une plus ou moins grande quantité d'eau, selon l'état de concentration sous lequel on l'achète. Dans beaucoup de cas il peut être employé pur. Lorsqu'il est très-concentré, et comme sirupeux, il doit, ainsi que l'indique M. Numan, être étendu d'eau dans la proportion suivante :

Jus de tabac sirupeux des manufactures	4 parties.
Eau ou urine	1 partie.

Les trois préparations de tabac dont il s'agit doivent, lorsqu'elles ont été récemment confectionnées, être employées en lotions après le grattage et le frottage des parties galeuses, ainsi que nous l'avons recommandé plus haut. Un grand nombre de bergers mâchent pendant quelques instants une petite quantité de tabac à fumer, l'imprégnent de salive, et c'est cette salive rendue jaunâtre et médicamenteuse qu'ils appliquent sur les parties galeuses. Cette préparation simple est utile, mais elle est très-souvent d'une efficacité trompeuse. Elle ne se répand jamais assez loin autour des surfaces malades sur lesquelles elle est appliquée pour faire périr les dermatodectes existant dans les parties environnantes. La décoction, s'étendant davantage, doit donc être préférée.

La nicotine qui existe dans les préparations que nous venons d'indiquer est le principe narcotique qui fait périr les dermatodectes. Ces parasites, placés par M. Mathieu et par nous dans une décoction préparée selon les formules ci-dessus prescrites, y moururent après un espace de dix à vingt minutes. Plus la décoction est concentrée, plus vite aussi elle fait périr les animalcules. Ces expériences démontrent donc qu'il y a un avantage réel à employer des décoctions concentrées. Nous recommandons aussi d'inspecter plusieurs fois les parties galeuses, et de répéter les lotions jusqu'à ce que la gale ait entièrement disparu.

Les décoctions de tabac n'irritent pas ou n'irritent que très-légèrement la peau; elles donnent à la laine une teinte plus ou moins rousse en s'y attachant; mais elles ne l'altèrent pas. Cette teinte rousse s'enlève facilement par le lavage.

237. *Bain de Gerlach.* — Cet auteur vante beaucoup dans son Traité les bains de décoction de tabac.

Lorsque la gale, dit-il, existe dans un troupeau, si la saison ne permet pas de tondre les moutons sans de sérieux inconvénients, il faut traiter chaque bête par des remèdes parasiticides locaux, tels que le liniment à la créosote (créosote, 1 partie, huile, de 35 à 40 parties); à l'essence de térébenthine; à l'huile de corne de cerf; ou bien avoir recours à la décoction concentrée de tabac (1 partie de tabac sur 5 parties d'eau). Si ces moyens sont inefficaces, on peut plonger les animaux, encore pourvus de leur toison, dans le bain de tabac dont nous donnerons plus loin la formule.

Pour faire prendre ce bain, un homme tient réunis les membres antérieurs et les membres postérieurs du mouton; un second lui tient la tête, et, ainsi maintenu, on le plonge dans le bain pendant cinq ou six minutes, en ayant la précaution de lui abaisser les paupières sur les yeux et de les maintenir ainsi avec les mains. Après le bain, on doit placer le mouton dans un baquet plat, et l'égoutter en lui passant les mains sur le corps et sur les membres, et en pressant la toison.

Ce bain, en faisant périr beaucoup de parasites, diminue l'intensité de la gale, permet d'attendre la tonte, et d'employer un bain plus efficace. Mais aussitôt que les animaux peuvent être tondus sans inconvénient pour leur santé, on doit les baigner dans un bain alcalin, puis dans un bain de tabac.

Le bain alcalin est employé particulièrement pour nettoyer la peau et la débarrasser des nombreuses croûtes dures qui la recouvrent.

M. Gerlach conseille de le préparer avec une lessive formée d'une partie de chaux dans 50 parties d'eau ordinaire (1 kilogramme de chaux, 50 litres d'eau), ou bien en faisant une solution de 3 kilogrammes de potasse du commerce et 1 kilogramme de chaux dans 100 litres d'eau ordinaire.

Chaque bête, placée et maintenue pendant quatre ou cinq minutes dans ce bain, doit y être soigneusement brossée et nettoyée.

Vingt-quatre heures après, elle doit être plongée dans un bain de tabac préparé dans les proportions suivantes :

Tabac à fumer	5 kilogrammes.
Eau ordinaire	100 litres.

Faites une décoction.

Ce bain peut servir à baigner 70 à 80 moutons.

On doit plonger chaque bête dans le bain en prenant les précautions ci-dessus indiquées, et l'y frictionner attentivement partout le corps avec les mains. Quatre ou cinq jours après, un second bain peut être donné au besoin. Lorsque l'animal est pourvu de sa fourrure, il retient en moyenne un demi-litre d'eau dans sa toison; s'il est tondu, il ne retient qu'un quart ou un tiers de litre au plus.

Le kilogramme de tabac étant au delà du Rhin cinq et même six fois moins cher qu'en France, ces bains peuvent être donnés avec économie dans toute l'Allemagne.

Ils doivent être préférés, dit M. Gerlach, aux bains arsenicaux qui peuvent occasionner des accidents, soit aux hommes qui font prendre le bain, soit aux animaux que l'on y plonge.

Nous ne contestons nullement au bain de tabac, dans la gale récente, l'effet parasiticide que lui attribue M. Gerlach; mais nous lui contestons formellement une efficacité aussi puissante que celle du bain arsenical, contre les gales déjà anciennes, alors que la peau est épaissie, dure, sèche, gercée, crevassée même, et recouverte de croûtes desséchées adhérentes, alors surtout que les ganglions lymphatiques sous-cutanés sont gros et engorgés d'une lymphe assurément altérée. En effet, les bains arsenicaux, dans ces conditions pathologiques, agissent non-seulement comme acaricides, mais encore comme résolutifs et caustiques légers. Ils arrêtent aussitôt le prurit, provoquent une résorption active des humeurs morbides, et rendent plus prompte la cicatrisation des plaies, des gerçures et des crevasses. Agissant aussi sur tout l'organisme par l'absorption d'une très-minime quantité d'arsenic, ils activent les sécrétions diverses, favorisent la nutrition et rétablissent promptement la santé. Or ces effets locaux et généraux ne peuvent être obtenus par les solutions de tabac, qui ne doivent, nous le répétons, leur vertu curative qu'à la nicotine qu'ils renferment et qui tue les parasites.

Quant aux accidents qui peuvent survenir, soit aux hommes qui plongent leurs bras dans la liqueur du bain arsenical, soit aux animaux qui doivent y séjourner pendant une durée de trois à cinq minutes au plus, M. Gerlach les a prodigieusement exagérés, ainsi que nous le démontrerons plus loin en traitant de ce bain.

Nous ajouterons enfin, considération importante dans la médecine des animaux d'une faible valeur, que le tabac étant vendu en France 10 francs le kilogramme, l'emploi de cette substance ne peut être chez nous économique.

Au point de vue curatif aussi bien qu'au point de vue économique, les bains de décoction de tabac ne peuvent donc point, en France, être préférés aux bains arsenicaux, dont nous allons nous occuper dans un moment.

238. *Le liniment goudronné,* conseillé par Viborg (savon, 250 grammes, goudron, 500 grammes), est une bonne préparation, mais qui a l'inconvénient de salir la laine.

La pommade de Daubenton (axonge ou suif, 500 grammes, essence de térébenthine, 125 grammes) ne salit ni n'altère la laine; mais elle a l'inconvénient d'irriter la peau et de provoquer parfois une chute locale de la toison; c'est néanmoins une préparation utile, si on a le soin de bien l'étaler sur la peau avec le doigt.

L'essence de térébenthine pure est un remède énergique qui tue parfaitement les dermatodectes, mais qui irrite violemment la peau, fait souffrir les animaux, et occasionne la chute de la laine. Elle doit être employée avec ménagement.

Lorsque les moutons sont pourvus de leur fourrure, si la gale, quoique récente encore, se trouve répandue sur beaucoup de parties du corps, il est nécessaire de les tondre.

Lorsque l'on a tondu des moutons galeux, dit M. Gerlach, les dermatodectes abandonnent bientôt la peau, en se laissant tomber sur les litières et le fumier. Si alors, ajoute ce professeur, séjournent dans la même bergerie quelques bêtes à laine encore pourvues de leur fourrure, en l'espace de quelques jours les animalcules vont se réfugier sur elles en très-grand nombre, et déterminent une gale intense et rebelle. Dans un troupeau galeux composé de 300 bêtes, dit M. Gerlach, on n'avait pas tondu 20 agneaux âgés de dix à douze semaines. Huit jours après, ces agneaux, qui avaient continué à habiter la même bergerie, furent trouvés couverts d'une quantité prodigieuse de dermatodectes attachés à leur peau et répandus dans leur toison, tandis que les animaux qui avaient été dépouillés de leur fourrure n'en présentaient plus qu'un très-petit nombre.

Cette observation, que nous n'avons pu vérifier d'une manière très-exacte jusqu'à présent, est d'un grand intérêt, et démontre combien il est nécessaire de ne point laisser séjourner dans la même bergerie des bêtes tondues et non tondues.

La tonte permet seule de reconnaître toutes les régions de la peau qui sont attaquées par les parasites, et de guérir la maladie avec promptitude et sans récidive. Lorsque la psore existe vers l'époque où les cultivateurs font enlever la fourrure des troupeaux, aucun d'eux ne se refuse à faire procéder à cette opération; mais lorsque la maladie fait des ravages à toute autre époque de l'année, ils hésitent à faire couper la laine si elle n'a que six à huit mois de pousse, parce que sa valeur commerciale est moins élevée.

Afin de remédier à cet inconvénient sérieux, on a proposé de plonger entièrement le corps des moutons dans des bains antipsoriques pouvant guérir la gale sans altérer les qualités de la laine : ce sont le bain dit *de Walz* et les solutions arsenicales.

239. *Bain de Walz.* — Le bain de Walz est très-recommandé en Allemagne et surtout dans le royaume de Wurtemberg. Les professeurs vétérinaires Hering et Hertwig l'ont particulièrement préconisé, et le gouvernement de Wurtemberg l'a prescrit officiellement. En voici la formule :

Chaux éteinte en bouillie	4 parties.
Carbonate de potasse	5
Urine de vache	q. s.

Pour faire une bouillie, ajoutez :

Huile empyreumatique	6 parties.
Goudron	3

Délayez parfaitement, étendez le tout de :

Urine de bétail	200 parties.

Et ajoutez ensuite :

Eau	800 parties.

Mélangez très-exactement.

La quantité de liquide à préparer pour faire prendre le bain doit être calculée sur *un litre* par mouton. Le principal but de ce mélange, dit *de Walz*, est d'effectuer une distribution aussi égale que possible de l'huile empyreumatique dans une liqueur aqueuse et alcaline, facile à appliquer sur toutes les parties de la peau du mouton galeux sans endommager la laine.

Nous ne nous étendrons pas plus longuement sur le bain de Walz, attendu qu'il est nécessaire de faire prendre à chaque bête *trois bains* au moins, et quelquefois quatre et même cinq, à huit jours d'intervalle, et que d'ailleurs cette préparation est par trop rustique et grossière pour que nous en conseillions l'usage.

Les inconvénients qui se rattachent au bain de Walz l'ont fait dédaigner par les agriculteurs et les vétérinaires français; des motifs parfaitement fondés les engagent à lui préférer le bain de Tessier, dont nous allons nous occuper.

Lorsque la toison a de sept à huit mois de pousse, nous avons toujours vu les cultivateurs employer des remèdes locaux pour borner autant que possible la propagation de la gale, et attendre les premiers beaux jours pour tondre le troupeau et baigner les animaux dans la liqueur ferro-arsenicale, qui les guérit radicalement dans l'espace de trois à cinq minutes au plus. Voici cette préparation.

240. *Bain ferro-arsenical, dit* de Tessier. — Cette solution a été conseillée en 1810 par le célèbre agronome Tessier[1]; en voici la formule, pour le traitement de 100 moutons.

Acide arsénieux	1 kilogr. 500 grammes.
Proto-sulfate de fer	10 kilogr.
Eau	94 litres.

Mettez, dit Tessier, les drogues dans une chaudière avec l'eau, et faites bouillir pendant dix minutes, versez dans un cuvier, laissez refroidir jusqu'à la température de trente à trente-cinq degrés au-dessus de zéro, et le bain est préparé.

[1] Tessier, *loc. cit.* p. 214.

Dans le but de prévenir toute tentative criminelle d'empoisonnement au moyen de cette solution arsenicale presque incolore, qui surnage le dépôt roussâtre de la liqueur du bain, le Gouvernement français, sur la proposition du conseil des professeurs de l'École impériale d'Alfort, a, par une ordonnance en date du 28 mars 1848, décidé que la solution du bain de Tessier serait colorée par le peroxyde de fer, et rendue amère par l'addition de la poudre de gentiane. La formule adoptée par le Gouvernement est celle-ci :

Acide arsénieux	2 kilogrammes.
Proto-sulfate de fer	10 *idem.*
Peroxyde de fer anhydre (colcothar)	800 grammes.
Poudre de racine de gentiane	400 *idem.*

Triturez séparément dans un mortier l'acide arsénieux et le protosulfate de fer. Réunissez ensuite et mélangez intimement les deux poudres. Associez-y les deux autres substances, et conservez le tout dans des vases en terre bien bouchés. C'est cette poudre composée, dont la vente ne peut être faite que par les pharmaciens et les vétérinaires, qui sert à confectionner le bain de Tessier, qu'on prépare de la manière suivante :

Poudre pour bain de Tessier	11 kilogr. 600 grammes.
Eau ordinaire	100 litres.

Mettez la poudre dans une grande chaudière en fonte avec les 100 litres d'eau, laissez bouillir huit à dix minutes, retirez du feu, versez dans un cuvier ou dans une baignoire pour le bain, et laissez refroidir jusqu'à la température de trente à trente-cinq degrés au-dessus de zéro, ou quarante degrés au plus. Dans le cas où le cultivateur ne posséderait pas une chaudière de la capacité ci-dessus indiquée, mais qu'il en aurait seulement une de la contenance de vingt à vingt-cinq litres, versez-y la poudre en entier avec vingt litres d'eau, faites bouillir pendant quinze à vingt minutes et remuez le liquide de temps en temps avec un bâton; retirez du feu, laissez reposer pendant cinq minutes, décantez et versez dans la baignoire, le demi-tonneau, ou le cuvier pour le bain; remettez dans la chaudière vingt litres d'eau, chauffée préalablement dans d'autres vases; faites bouillir de nouveau pendant dix à quinze minutes, puis versez le tout dans le bain. Ajoutez alors une quantité suffisante d'eau chaude ou d'eau tiède pour obtenir la température tiède et les cent litres du bain. Brassez le tout dans la baignoire, puis retirez vingt litres du liquide, qui seront destinés à réchauffer le bain.

Ce bain ne renferme pas la même proportion d'acide arsénieux que celui qui a été conseillé par Tessier; en effet, le véritable bain ferro-arsenical de Tessier, dont nous avons rapporté ci-dessus la formule, renferme :

Acide arsénieux........................	15 grammes 9 décigr.
Proto-sulfate de fer....................	106 grammes.
Eau..................................	1 litre ou 1,000 grammes.

tandis que le bain ferro-arsenical formulé par le Gouvernement contient :

Acide arsénieux........................	10 grammes.
Proto-sulfate de fer....................	100
Peroxyde de fer........................	4
Poudre de gentiane....................	2
Eau..................................	1,000

Le bain de Tessier, renfermant une moitié de plus d'acide arsénieux que le bain adopté par le Gouvernement, doit être employé de préférence à ce dernier, en y ajoutant l'oxyde de fer et la poudre de gentiane, aux doses formulées ci-dessus, contre les gales très-anciennes qui auraient résisté aux moyens ordinaires mis en usage pour les combattre. A cet égard nous devons nous empresser d'ajouter que l'on ne doit rien redouter de cette plus forte proportion d'acide arsénieux contenu dans la formule de Tessier, puisque MM. Drouard et Leclerc ont guéri avec succès et sans aucun accident 4,000 moutons de tous âges, atteints de la gale depuis plus ou moins de temps, avec des lotions renfermant :

Acide arsénieux........................	21 grammes 4 décigr.
Proto-sulfate de fer....................	100 grammes.
Eau..................................	1 litre ou 1,000 grammes.

Avant de faire connaître les précautions que réclame l'emploi du bain de Tessier, il nous paraît nécessaire de relater les effets produits sur la laine par la liqueur ferro-arsenicale.

Lorsque les moutons *sont pourvus de leur fourrure, surtout si elle est longue*, la solution de Tessier, et plus encore celle qui a été formulée par le Gouvernement, *doivent être repoussées.*

Ces deux liquides, et particulièrement le dernier, tachent la laine d'une couleur jaune rougeâtre, qui, après douze ou vingt-quatre heures au plus, prend une belle couleur de rouille à sa surface extérieure, c'est-à-dire à l'extrémité des mèches. La laine ainsi tachée est dure, rude et les brins des mèches sont fortement agglutinés entre eux, surtout à leur extrémité libre. Cette couleur rouge jaunâtre s'enlève par le lavage, mais il est nécessaire de laisser baigner la laine longtemps, afin de la débarrasser de la partie soluble du sulfate de fer et de l'acide arsénieux qu'elle contient, puis de la plonger dans un bain qui doit faire disparaître complétement sa couleur ocrée. Pendant ce dernier lavage, la laine devient blanche, souple, et on reconnaît alors qu'elle n'a perdu aucune de ses qualités. — Bien que la couleur de rouille de la laine s'efface avec le temps, lorsque les animaux sont conduits aux pâturages, nous pensons néanmoins que la liqueur de Tessier ne doit être employée, autant que possible, ni sous la forme de *lotions ni sous celle de bain, lorsque la laine est grande et surtout la toison précieuse.* Il est préférable de mettre en usage la solution arsenicale pure dont nous parlerons plus loin. Mais empressons-nous de dire que, dans les cas où les dermatodectes ont pullulé en abondance, développé une psore générale, et déterminé une altération grave de la laine, qui en provoque la chute, il est nécessaire de débarrasser les animaux de leur toison en les tondant. Dans ces circonstances, les cultivateurs ne regretteront jamais d'avoir fait procéder à cette opération, qui démontre constamment que la maladie est beaucoup plus répandue et plus grave que l'on n'était en droit de le supposer, et qui permet de la guérir d'une manière prompte, efficace et sans récidive.

Dans les cas où la psore pourra être bornée aux parties qu'elle occupe, et être combattue avec quelques succès par des moyens locaux, il sera toujours préférable d'attendre le moment favorable pour la tonte et la vente des laines, afin de baigner tout le troupeau.

Lorsque les moutons ont été tondus, les inconvénients du bain de Tessier, que nous avons dû signaler, n'existent plus. Les animaux entrent blancs dans le bain, ils en sortent d'une couleur rouge jaunâtre qui devient plus intense ou jaune de rouille dans un espace de douze à vingt-quatre heures. Cette couleur persiste pendant une durée de quinze jours à un mois, mais elle finit par disparaître complétement. La laine qui repousse alors se montre blanche, douce et possède ses qualités ordinaires. Nous le répétons, la gale des bêtes à laine ne pouvant être guérie d'une manière complète et radicale que lorsque les moutons sont tondus, l'emploi du bain de Tessier n'offre alors aucune espèce d'inconvénient, et les très-grands avantages qui se rattachent à son emploi, ainsi que nous le prouverons plus loin, doivent lui faire accorder la préférence sur tous les moyens conseillés jusqu'à présent. Voici les précautions qu'il faut prendre avant, pendant et après ce bain.

Pendant les beaux jours, les bêtes à laine seront tondues ainsi qu'on le pratique généralement. Pendant les temps pluvieux et froids, il sera nécessaire de conserver sur la peau une fourrure de deux à trois centimètres de long, afin de l'abriter. Les toisons provenant du troupeau galeux seront déposées dans un lieu éloigné de la bergerie. La veille de la tonte et durant le temps de cette opération, les bergeries ou autres lieux servant de logement au troupeau galeux seront curées, balayées, lavées, désinfectées, ainsi que nous le dirons en traitant des règlements sanitaires. Cette précaution ne devra jamais être négligée.

Lorsque la gale est récente et la peau peu couverte de croûtes, on peut plonger les animaux dans le bain de Tessier aussitôt que la tonte est terminée; nous dirons même qu'on peut procéder ainsi dans l'immense majorité des cas, sans qu'il soit nécessaire de recourir à aucune opération préalable; mais lorsque la peau est très-galeuse, épaissie, comme parcheminée, et recouverte de croûtes dures sur une grande partie de son étendue, il est de toute nécessité de faire prendre d'abord un bain savonneux.

Ce bain sera confectionné avec :

Savon vert gras ou mou......................	1 kilogramme.
Eau de rivière ou de puits dissolvant bien le savon..	100 litres.

Ce bain devra être versé, à la température de trente à trente-cinq degrés, dans un grand cuvier ou une baignoire d'une capacité convenable, afin de pouvoir y plonger le corps entier de l'animal.

Le mouton devra séjourner dans ce bain pendant deux minutes, puis pendant deux autres minutes il sera frotté vigoureusement sur toutes les parties du corps, à la tête, aux membres, et particulièrement sur les surfaces galeuses, avec une brosse rude. En été les animaux pourront être conduits à un courant d'eau, à une mare ou un étang pour être savonnés.

Lorsque avant la tonte les toisons sont lavées à dos, le bain savonneux devient inutile, les moutons peuvent être plongés aussitôt après la tonte dans la liqueur ferro-arsenicale.

Ce bain nettoie la peau, ramollit les croûtes qui, d'ailleurs, sont très-avides d'humidité, et débarrasse déjà l'animal d'un très-grand nombre de parasites.

Quelques jours après ce bain savonneux, ou même dès le lendemain, il faut faire prendre le bain de Tessier. Pendant les froids, les temps humides, et surtout lorsqu'il fait du vent, le bain doit être pris à la bergerie, sous un hangar ou dans tout autre lieu abrité. Pendant l'été les moutons peuvent être plongés dans le bain, soit dans la cour de la ferme, soit au parc, soit partout ailleurs.

Lorsque les cultivateurs peuvent disposer de plusieurs bergeries, l'une d'elles devra renfermer les animaux galeux et l'autre les moutons qui ont été baignés. S'il n'existe qu'une seule bergerie, il faudra la diviser en deux compartiments par des claies. Si les animaux sont au parc, la même séparation devra être effectuée.

Pour que l'opération marche vite, quatre hommes sont indispensables, l'un amène les moutons qui vont être baignés, les trois autres font prendre le bain.

Deux d'entre eux devront être munis chacun d'une brosse rude. Autant que faire se pourra, ces hommes auront des vêtements de laine, ceux de toile et de coton étant tachés par le bain en couleur de rouille[1].

Tessier recommande expressément que les mains des baigneurs soient garnies de gants de peau. Cette précaution est inutile, car nous pouvons dire par anticipation qu'il n'existe pas plus de danger pour les personnes qui plongent leurs mains et leurs bras pendant douze ou vingt-quatre heures, et même pendant plusieurs jours de suite, dans le liquide ferro-arsenical, que pour les bêtes à laine qui n'y séjournent que pendant un espace de trois à cinq minutes.

Les moutons, les béliers, les brebis, les agneaux peuvent être plongés dans ce bain, mais nous recommandons, pour les brebis nourrices ou laitières, de leur graisser la mamelle, et surtout les mamelons, afin de diminuer l'action astringente du liquide qui, sans cette précaution, ainsi que nous le dirons plus loin, durcit la mamelle, le bout des mamelons, et diminue pendant quelques jours la sécrétion du lait. Le repas devra toujours précéder de cinq heures au moins l'emploi du bain.

Pour faire prendre le bain, trois hommes saisissent le mouton, l'un par les membres postérieurs, l'autre par les membres antérieurs et le troisième par la tête. Les deux premiers renversent l'animal de telle sorte que le dos se trouve en dessous et le ventre et les membres en dessus. Maintenue dans cette position, la bête ovine est plongée dans le bain qui, nous le répétons, doit être tiède, c'est-à-dire à la température de trente à trente-cinq degrés, de manière que la liqueur la recouvre entièrement et que le cou

[1] Pour enlever entièrement ces taches, qui sont dues au dépôt sur les matières végétales du sulfate de fer en dissolution, il suffit de laisser tremper le linge pendant une minute au plus, dans une solution affaiblie d'acide chlorhydrique.

soit submergé jusqu'à la tête. L'animal doit être ainsi maintenu tranquille *dans le liquide pendant une ou deux minutes*, puis retourné et placé sur ses quatre membres dans la baignoire ou le cuvier.

Les aides, excepté celui qui tient la tête, brossent d'abord doucement le mouton dans toutes les parties du corps; ils s'attachent ensuite aux surfaces galeuses, qu'ils frottent et nettoient parfaitement, sans cependant les faire saigner. Lorsque les animaux sont très-galeux, il faut s'attacher à baigner la bête, à faire pénétrer le bain dans les cavités situées au-dessous des yeux, ou larmiers, les oreilles, les deux cavités situées près des aines et l'intervalle des onglons, lieux où se réfugient très-fréquemment des dermatodectes, qui reproduisent la gale plus tard.

Cette friction *doit durer de deux à cinq minutes au plus*. Les baigneurs devront ensuite passer les mains sur toute la surface du corps et des membres pour faire écouler le liquide dont elle est baignée. Le mouton est alors mis en liberté dans l'enceinte qui a été préparée pour le recevoir, et l'opération est terminée.

Quatre hommes peuvent ainsi baigner de douze à quatorze moutons par heure, lorsqu'ils sont vigoureux et actifs, et que l'opération n'est interrompue que pour les heures de repas; ces quatre hommes pourront donc baigner de cent vingt à cent trente moutons par jour.

Lorsque le bain est refroidi ou devient épais, il est utile de le réchauffer et de l'étendre au moyen d'une certaine quantité de liqueur ferro-arsenicale tenue en réserve et constamment chaude.

Afin d'éviter une trop grande évaporation de l'eau tenant en dissolution l'arsenic et le sulfate de fer, il est nécessaire que la chaudière soit toujours fermée par un couvercle.

Tessier, et après lui beaucoup d'auteurs, ont recommandé, lorsque l'animal est plongé dans le bain, de lui rabattre les oreilles sur les yeux pour empêcher que la liqueur ferro-arsenicale ne pénètre dans les yeux et dans les oreilles. Nous avons voulu nous assurer si positivement cette précaution doit être observée, ou bien si elle peut être négligée. Sur huit bêtes à laine et deux taureaux, et à deux reprises différentes, en l'espace de trois jours, nous avons introduit dans les deux yeux, en relevant la paupière supérieure et abaissant la paupière inférieure, et dans les deux oreilles, de la liqueur ferro-arsenicale à la température de trente-cinq degrés, sans déterminer la plus faible inflammation.

La recommandation de Tessier de rabattre le cartilage conchilien sur les yeux et de l'y maintenir pendant toute la durée du bain peut donc être négligée.

Trois ou quatre heures après la sortie du bain, on peut donner à manger aux moutons. Il est important de les tenir chaudement, surtout en hiver, dans la bergerie ou ailleurs, à l'abri de toute espèce de courant d'air jusqu'à ce qu'ils soient secs. Le lendemain le troupeau pourra être conduit aux champs.

Lorsque toutes les bêtes ont été baignées, Tessier recommande de brûler le cuvier, la baignoire et les autres ustensiles en bois que l'on aura employés; cette recommandation, que d'Arboval n'a pas oublié de répéter, nous paraît superflue. Ce qu'il importe de ne point négliger, c'est de nettoyer parfaitement la chaudière qui a servi à faire chauffer le bain, de laver à l'eau chaude et à plusieurs reprises la baignoire ou le cuvier, les seaux, les brosses et autres objets qui ont servi au traitement. Tessier prescrit de laisser ensuite les animaux pendant vingt-quatre heures sur un sol où il n'y ait pas un brin de paille, et de recouvrir de terre la surface de ce sol, enfin d'enfouir ce qui reste du bain lorsque l'opération est terminée : ces précautions ne nous paraissent pas rigoureusement nécessaires. La liqueur ferro-arsenicale rendue colorée par le colcotar, et amère par la poudre de gentiane, peut être mise en réserve et servir à faire des lotions, dans le cas où, ce qui est rare, quelques surfaces galeuses ne seraient pas complétement guéries; mais lorsque la gale a entièrement disparu du troupeau, nous pensons qu'il importe d'enfouir dans le sol la portion de la liqueur ferro-arsenicale qui aurait été conservée.

Les litières, la paille, les fourrages et autres aliments qui auraient pu être mouillés par la liqueur du bain, puis mangés par les animaux sont-ils susceptibles de les empoisonner? Est-il rigoureusement nécessaire de suivre la recommandation de Tessier? Désirant nous assurer si véritablement les moutons mangeaient la litière, la paille, les fourrages et autres aliments mouillés par le bain, et si cette alimentation pouvait être suivie d'accidents graves et mortels, nous avons fait servir à un bélier vigoureux et à deux belles brebis mérinos, en parfait état de santé, du regain de luzerne vert, frais et bien tendre, puis du regain de luzerne que nous avions arrosé avec la liqueur ferro-arsenicale composant le bain de Tessier, depuis la dose de un centilitre jusqu'à celle de 3 centilitres.

Les animaux ont généralement dédaigné ce fourrage, bien que nous les ayons laissés souffrir de la faim pendant vingt-quatre et même quarante-huit heures. Ceux d'entre eux qui l'ont mangé n'en ont nullement été indisposés. Désirant les exciter davantage à se nourrir d'aliments mouillés par la liqueur ferro-arsenicale, nous avons composé une provende de 2 décilitres d'avoine et de 2 décilitres de farine d'orge mouillés avec 2 centilitres de la liqueur de Tessier. Un bélier et une brebis ont mangé cette provende avec avidité, l'un pendant trois, l'autre pendant huit jours, et n'en ont nullement été incommodés. La même provende associée ensuite à 3 centilitres de la liqueur du bain a été constamment refusée, pendant trois jours, par un bélier et une brebis, bien que nous leur ayons servi exclusivement cette alimentation pendant ces trois jours.

Les fourrages ainsi que l'avoine ou la provende mouillés avec la liqueur ferro-arsenicale répandent une odeur ferrique qui déplaît aux animaux, et la saveur astringente du sulfate de fer les dégoûte et leur fait dédaigner d'abord, puis bientôt rejeter entièrement les aliments qu'ils préfèrent et qu'ils mangent d'ordinaire avec avidité. Ces expériences démontrent donc que les litières et les fourrages mouillés ou imprégnés de la liqueur ferro-arsenicale sont refusés par les bêtes à laine à cause de leur odeur et de leur saveur, et que, lors même que les moutons mangeraient des plantes vertes, de la litière, des graines ou des fourrages secs mouillés par la liqueur du bain, ces aliments ne recéleraient jamais une quantité de liquide capable de produire des accidents toxiques mortels.

Quelques cultivateurs auxquels nous avons conseillé le bain de Tessier ont craint que les moutons, en se léchant entre eux, ne s'empoisonnassent avec la liqueur du bain dont la laine est mouillée; nous avons dû chercher à dissiper les craintes qui pouvaient exister à cet égard. Bien que nous comptions plus de 35,000 moutons guéris sans accidents par le bain de Tessier, et que nous n'ayons jamais remarqué que les animaux cherchassent à se lécher entre eux en sortant du bain, ce que nous avions toujours attribué à l'odeur et à la saveur de la liqueur ferro-arsenicale, nous avons néanmoins voulu élucider complétement cette question par l'expérimentation directe. Dans cette intention nous avons fait prendre à petites gorgées et avec toutes les précautions possibles à un bélier et à une brebis, en laissant un intervalle de trois à cinq jours entre chaque administration, 2, 3, 4, 6, 8, 10 centilitres de liqueur ferro-arsenicale. Ces animaux n'en ont été nullement indisposés: nous avons poussé la dose jusqu'à celle de 2 décilitres chez le bélier et une brebis sans occasionner le moindre trouble dans leur santé. A la dose de 3 décilitres, le bélier a présenté tous les symptômes de l'empoisonnement arsenical, mais sans en périr. Il a fallu pousser l'administration jusqu'à la dose de 5 décilitres pour déterminer l'empoisonnement et la mort.

L'observation et l'expérience directes démontrent donc d'une manière positive :

1° Que les animaux qui viennent d'être plongés dans le bain de Tessier, et dont la laine et la peau sont mouillées, ne cherchent pas à se lécher entre eux;

2° Que dans le cas où ils se lécheraient, ils ne pourraient jamais déglutir assez de liquide ferro-arsenical pour s'empoisonner.

Peut-il y avoir quelque accident à redouter pour les hommes

qui trempent leurs mains et une grande partie de leurs bras dans la liqueur ferro-arsenicale? Nous avons déjà dit que Tessier recommandait aux baigneurs d'avoir les mains entièrement couvertes de gants épais, mais, nous le répétons, cette précaution est inutile.

Nous avons fait le relevé de vingt personnes qui ont été chargées, les unes pendant un jour, les autres pendant deux jours et même trois jours entiers, de faire prendre le bain à près de 4,000 moutons galeux, sans en éprouver la moindre incommodité. L'un de nous, à cinq reprises différentes et pendant douze heures, a fait prendre ce bain à 110 moutons sans en éprouver le plus petit inconvénient. Nous avons pris des renseignements auprès des vétérinaires qui ont conseillé l'emploi du bain et qui ont aidé les baigneurs, aucun d'eux ne nous a signalé d'accidents [1].

Voici ce qui se produit sur la peau des mains et des bras du baigneur par le contact de la liqueur ferro-arsenicale : l'épiderme devient sec, comme tanné, et prend une couleur de rouille qui persiste pendant la durée de huit à dix jours, mais que l'on peut facilement faire disparaître très-promptement, en se lavant les mains et les bras dans l'acide chlorhydrique affaibli. En s'introduisant sous les ongles, la liqueur détermine en outre une légère cautérisation qui, pendant quelque temps, rend le toucher douloureux. C'est là le seul petit inconvénient qui résulte pour l'homme de l'emploi du bain de Tessier.

M. Deflou, vétérinaire à Montargis, nous a affirmé que si les baigneurs portent aux mains des plaies anciennes ou des crevasses, ces affections sont modifiées favorablement et rapidement cicatrisées. Le même vétérinaire nous a également assuré avoir vu de nombreuses verrues recouvrant les mains d'un baigneur se flétrir, s'affaisser et disparaître quinze jours après un bain prolongé pen-

[1] Nous nous empressons de citer ici MM. Deflou, vétérinaire à Montargis; Nottet, à Courtenay; Mathieu, à Ancy-le-Franc; Alibran, à Jargeau; Donnariex, à Saint-Fargeau; Roche-Lubin, à Saint-Affrique; Duguyot, à Champignolles; Petit, au Blanc; Drouard et Leclerc, à Montbar; Perrot, à Bourges, etc. etc.

dant dix heures. En plongeant les animaux dans le bain, en les retournant ou en les frottant, nous avons souvent vu la solution jaillir à la figure des baigneurs, et même pénétrer dans leurs yeux, sans qu'il en résultât la moindre irritation de la conjonctive. Un léger picotement suit seulement l'introduction du liquide.

M. Donnariex[1], vétérinaire à Saint-Farjeau (Yonne), voulant convaincre cinq hommes qui au moment de baigner les moutons avaient hésité d'abord, puis refusé de plonger leurs mains et leurs bras dans le bain, s'est lavé la figure avec la liqueur ferro-arsenicale sans qu'il en soit résulté la moindre altération de la peau, ni le moindre accident à la bouche, au nez et aux yeux[1]. Nous devons dire, cependant, que M. Petit, vétérinaire distingué, résidant au Blanc (Indre), nous a écrit avoir eu des abcès aux mains, assez difficiles à guérir, et des nausées assez fortes après avoir baigné des moutons dans la solution de Tessier, alors qu'il portait des plaies aux mains. Ce fait est exceptionnel; toutefois nous pensons devoir conseiller aux hommes qui ont des plaies aux mains de s'abstenir de faire prendre le bain.

Pendant le séjour de la bête ovine dans le bain, la peau et particulièrement la laine prennent une teinte jaune d'ocre : au contact de l'air cette teinte passe au jaune de rouille après un temps de douze à vingt-quatre heures.

Lorsqu'on examine les surfaces galeuses, on s'aperçoit que les parties de la peau dénudées de leur épiderme, gercées ou ulcérées, sont d'un blanc jaunâtre, rétrécies et manifestement cautérisées. Sur les brebis laitières du Larzac et des environs de Roquefort, M. Roche-Lubin, vétérinaire à Saint-Affrique, qui, d'après nos conseils, a guéri au moyen du bain de Tessier 3,850 bêtes galeuses, a constaté que les mamelles étaient rétrécies, ridées, le bout du mamelon très-dur, et la sécrétion du lait diminuée ou presque nulle pendant trois ou quatre jours.

Trois ou quatre heures après le bain, quelques animaux paraissent tristes, manifestent de l'inappétence ou refusent de manger.

[1] Donnariex, *Bulletin de la Société impériale vétérinaire*, 1848, p. 194.

Quelques bêtes aussi, après avoir pris leur repas, sont météorisées; mais cette tympanite disparaît au bout de quelques heures. Le pouls est plein, accéléré, et les muqueuses apparentes se montrent rouges et injectées. Ces phénomènes persistent pendant dix à douze heures; mais sur le plus grand nombre des moutons ils sont si légers qu'on les constate à peine.

Cet état d'excitation générale, ou peut-être mieux ce mouvement fébrile, est-il dû à l'action du bain caustique et astringent sur les parties atteintes de la psore? Est-il la conséquence de l'absorption de l'acide arsénieux par la surface cutanée? Nous pensons que l'action cautérisante et astrictive de la liqueur ferro-arsenicale contribue à déterminer ces phénomènes généraux.

Quant à l'absorption de l'acide arsénieux en solution contenu dans la liqueur, nous n'avons pas fait d'expériences directes pour démontrer la présence de cet agent toxique, soit dans le sang, soit dans les organes très-vasculaires, soit dans l'urine sécrétée; mais nous pensons que si cette absorption a lieu, la quantité d'acide arsénieux qui entre dans l'organisme doit être très-minime; quant à l'induration de la mamelle et des mamelons, nous répéterons ici qu'il est possible de prévenir cet inconvénient en prenant la précaution d'oindre la mamelle et surtout les mamelons avec de la graisse ou du beurre; nous dirons aussi que si, malgré cette attention, la mamelle, à la sortie du bain, se montrait fortement tachée, il faudrait la laver immédiatement avec de l'acide chlorhydrique affaibli, et la frictionner de nouveau avec un corps gras.

Du troisième au cinquième jour après le bain, la peau se montre dure, rousse, difficile à doubler et recouverte, surtout aux endroits psoreux, d'une croûte sédimenteuse couleur de rouille et adhérente aux parties sous-jacentes. Les animaux *ne se grattent plus et mangent avec un excellent appétit*. Chez les femelles nourrices ou laitières la sécrétion du lait reparaît aussi considérable et même plus abondante qu'auparavant. — Nous nous sommes attachés durant cet intervalle de temps à découvrir des dermatodectes vivants, soit aux endroits galeux, soit ailleurs; mais nous n'avons jamais pu y réussir à l'œil nu. M. Roche-Lubin a fait les mêmes recherches, qui ont été, ainsi que les nôtres, sans résultat.

On comprend que le frottage énergique auquel on soumet les moutons dans le bain enlève d'abord une grande partie des parasites. On conçoit aussi qu'il soit difficile à l'œil nu, ou à la loupe, de reconnaître, au milieu du sédiment briqueté qui recouvre la peau, les cadavres des acares; mais cependant, lorsqu'on recueille cette poussière par le grattage et qu'on l'examine au microscope, on y découvre des animalcules morts et comme momifiés; et l'on y voit çà et là des œufs flétris et desséchés.

Les parasites ont donc été tués par le liquide ferro-arsenical, sinon immédiatement, pendant les cinq minutes au plus durant lesquelles les moutons ont été plongés dans le bain, du moins après le bain, par le dépôt qui s'opère sur la peau d'une poudre roussâtre très-fine, composée d'oxyde de fer et d'acide arsénieux.

Du huitième au vingtième jour des croûtes nombreuses se détachent de la surface cutanée. Dans les endroits où la peau a été dénudée de son épiderme par suite de l'inflammation produite par les piqûres des dermatodectes, elle se montre rose, mince et souple. Des croûtes épaisses, couleur de rouille et parfois brunâtres, adhèrent aux gerçures, aux petites plaies, et surtout aux surfaces ulcérées, et, en les détachant avec précaution, on peut constater que sous elles s'opère une véritable cicatrisation. En même temps les ganglions lymphatiques se dégorgent chaque jour davantage et reviennent à leur volume normal.

Les animaux mangent avec avidité le repas qui leur est servi, et on les voit reprendre rapidement de l'embonpoint.

La laine commence à repousser douce et brillante sous les croûtes qui se détachent, et sa teinte ocrée ou rousse pâlit et tend à disparaître.

Du vingtième au trentième et au cinquantième jour, les croûtes épaisses et dures recouvrant les ulcérations qui occupent la surface du corps, les gerçures du fond des plis de la peau, et notamment des plis de l'encolure, les crevasses des plis des articulations du genou et du jarret, brunissent, se rétrécissent, tombent, et sous elles se montrent de véritables cicatrices. Alors la peau est devenue souple, facile à détacher des tissus sous-jacents; les ganglions lymphatiques sont complétement dégorgés; les animaux ont acquis de l'embonpoint, et sont devenus gais et vigoureux; la laine ne conserve plus qu'une légère teinte rousse, qui disparaît entièrement du deuxième au troisième ou au quatrième mois; plus tard elle se montre douce, élastique, résistante et brillante.

Les animaux alors peuvent être considérés comme radicalement guéris.

Il arrive parfois que sur certaines bêtes la gale reparaît dans quelques endroits où les parasites n'ont pas été tués par le bain. Dans ces cas, du reste fort rares, le grattage et une ou plusieurs lotions locales avec la liqueur ferro-arsenicale suffisent pour faire obtenir une guérison définitive.

Du quatrième au huitième jour après l'emploi du bain, parfois plus tard, vers le dixième, ou le quinzième, on voit les animaux se mordiller, se gratter et se frotter avec autant d'ardeur qu'avant l'immersion. Ces démangeaisons persistent pendant quinze jours, trois semaines, quelquefois un mois et même jusqu'au moment où les croûtes recouvrant les cicatrices galeuses sont tombées complétement. Ces démangeaisons consécutives à l'emploi du bain inquiètent beaucoup les propriétaires des troupeaux, qui croient alors à l'inefficacité du remède ou à la réapparition de la psore. Beaucoup de cultivateurs et de vétérinaires ont souvent consulté l'un de nous à cet égard.

Ce prurit, ainsi que nous l'avons constaté, n'est dû ni à la persistance, ni à la réapparition de la maladie, mais bien à la cicatrisation qui s'opère au-dessous des croûtes ou des légères escarres qui se sont formées sur les surfaces galeuses, notamment aux endroits où la peau était gercée ou ulcérée.

Ces démangeaisons persistent pendant dix, quinze, vingt jours, et d'autant plus longtemps que les plaies sont plus longues à se cicatriser. Elles disparaissent lorsque les croûtes sont complétement détachées et l'animal entièrement guéri.

Quoique, dans la très-grande majorité des cas, le prurit consécutif à l'emploi du bain puisse être rattaché à la cicatrisation des plaies, il convient néanmoins d'examiner avec soin les surfaces où les animaux se grattent et se frottent, afin de s'assurer si ce prurit est déterminé par la gale ou par la cause que nous venons de signaler.

Sur certains animaux très-anciennement galeux, et dont la peau avant l'immersion dans le bain était, dans beaucoup de points, gercée, ulcérée, suppurante ou recouverte de croûtes très-épaisses, plusieurs petits abcès cutanés ou sous-cutanés se manifestent pendant le cours de la guérison, disséminés çà et là dans le voisinage des plaies en voie de cicatrisation. Ces collections purulentes, du volume d'un pois ou tout au plus de celui d'une petite noisette, et qui sont généralement entourées d'une faible aréole rouge, s'ouvrent seules du huitième au douzième jour, et laissent écouler un pus épais, coagulé et légèrement verdâtre. Après cette ouverture, la cicatrisation ne tarde point à s'opérer. Cette affection secondaire est toujours facilement guérissable.

7° *Durée de la guérison de la gale.* — Le temps nécessaire à la guérison radicale de la gale par l'emploi du bain de Tessier est variable selon le temps depuis lequel la gale existe, les altérations de la peau qu'elle a provoquées, les lésions consécutives ganglionnaires et pectorales qu'elle a suscitées, les précautions qui ont été prises pour faire prendre le bain, et les soins hygiéniques auxquels les animaux sont soumis pendant le cours de la guérison.

Lorsque la gale est disséminée et accompagnée de la chute partielle de la toison, que la peau est recouverte de croûtes épaisses et nombreuses, mais sans gerçures, sans ulcérations, sans engorgement des ganglions lymphatiques sous-cutanés, et que, surtout, les animaux sont en assez bon état, la gale est guérie du huitième au douzième jour après l'emploi du bain.

Dans les cas où la psore est plus ancienne, où la peau est épaissie, ridée, gercée, dépourvue de sa fourrure sur une ou plusieurs larges surfaces, où les ganglions lymphatiques commencent à s'engorger, où les animaux sont déjà maigres, faibles, et ont les muqueuses pâles, la gale ne peut être guérie que de quinze à vingt jours après l'immersion.

Enfin, lorsque la gale est très-ancienne, qu'elle date de trois, six, dix mois, d'une année et même de deux années, lorsqu'à plusieurs reprises elle a été incomplétement guérie par des moyens différents, lorsque surtout les bêtes à laine ont perdu presque toute leur fourrure, que la peau est dure, très-épaissie, plissée, gercée, ulcérée, que les ganglions lymphatiques sont volumineux, les animaux faibles, toussant ou déjà atteints de diarrhée, la guérison de ces nombreuses lésions se fait attendre pendant vingt-cinq, trente et quelquefois quarante jours.

241. 8° *Composition chimique du bain de Tessier; son action parasiticide, son innocuité et ses effets curatifs secondaires.* — Nous avons fait connaître quelles sont les substances actives qui entrent dans la composition du bain, quels sont les effets primitifs qu'il produit sur la peau des animaux galeux, et comment la liqueur ferro-arsenicale guérit la gale; nous devons dire maintenant quelle est sa composition chimique, et chercher à donner l'explication de son action, tant sur les parasites que sur le tissu cutané plus ou moins gravement altéré par leurs piqûres.

L'examen qui a été fait de l'action de l'eau pure et bouillante sur la poudre préparée pour la confection du bain de Tessier, par le savant et très-regrettable collègue de l'un de nous, M. Lassaigne, ancien professeur de chimie à l'École impériale vétérinaire d'Alfort, a démontré :

1° Que le liquide formant le bain préparé selon la formule adoptée par le Gouvernement contient en dissolution 3/1000 de son poids d'acide arsénieux, c'est-à-dire à peu près le tiers de ce que l'eau pure, saturée de cet acide, en renferme à la température ordinaire (15 à 18° au-dessus de 0); ou, en d'autres termes, que *trois grammes* seulement d'acide arsénieux sont dissous par chaque litre d'eau entrant dans la composition du bain, soit 300 grammes pour les 100 litres de liquide employé;

2° Que plus des deux tiers, ou 700 grammes d'acide arsénieux, de peroxyde de fer et de poudre de gentiane, restent non dissous et en suspension dans le bain lorsqu'il est agité, et par le repos, se déposent au fond du vase;

3° Que le peroxyde de fer, épuisé par l'eau bouillante de toute substance soluble, renferme une petite quantité d'acide arsénieux qui s'est combinée avec lui pendant l'acte de l'ébullition;

4° Qu'en employant de l'eau de puits ou de rivière pour préparer le bain de Tessier, une partie du protosulfate de fer est décomposée par le carbonate de chaux, et donne lieu à une certaine quantité de peroxyde de fer hydraté, qui se combine aussi à une petite quantité d'acide arsénieux et la rend insoluble (sous-arsénite de fer).

La composition chimique du bain étant bien nettement exposée, il nous reste maintenant à donner l'explication de son action parasiticide, de son innocuité à l'égard des bêtes malades, et de ses effets thérapeutiques sur les altérations graves du tissu cutané dans les gales anciennes.

242. *Action parasiticide.* — Dans le but de déterminer en combien de temps meurent les dermatodectes adultes, mâles ou femelles fécondées, plongés dans la liqueur ferro-arsenicale, nous avons fait les expériences suivantes :

Une gouttelette de la liqueur du bain de Tessier a été déposée dans un petit enfoncement pratiqué dans l'épaisseur d'une lame de verre; le dermatodecte a été plongé dans le liquide; et dans le but d'éviter l'évaporation trop prompte de celui-ci, de donner cependant accès à l'air et de maintenir l'animalcule en place tout en lui laissant la liberté de ses mouvements, une petite lame de verre mince, et légèrement soulevée par un fêtu, a été placée au-dessus du liquide. Or, dans dix expériences nous avons constaté que les parasites mouraient en moyenne au bout de *quinze à vingt minutes.* Nos expériences ont été répétées et avec le même résultat par M. Mathieu, résidant à Sèvres (Seine), jeune vétérinaire plein de zèle, de savoir, et sachant manier habilement le microscope.

Le temps pendant lequel la liqueur arsenicale baigne les dermatodectes, soit durant les quelques minutes de l'immersion de la bête à laine dans le bain, soit pendant les cinq, dix, douze heures que la toison met à se sécher, selon que les moutons sont placés en plein air ou à l'abri du soleil, dans une bergerie par exemple, est donc plus que suffisant pour tuer les acares. Et dans le cas cependant où quelques-uns d'entre eux auraient résisté à l'action de la liqueur, ces parasites, se trouvant emprisonnés dans la matière roussâtre composée d'acide arsénieux, d'oxyde de fer, et de sous-arsénite de fer, ne sauraient échapper à la mort.

Les œufs qui sont rencontrés dans ce dépôt toxique sont petits, flétris, et les embryons qu'ils renferment sont à peine reconnaissables.

L'expérience et l'observation démontrent donc que les animalcules sont tués par la liqueur ferro-arsenicale, et que l'incubation de leurs œufs est arrêtée pour toujours dans son développement.

243. *Innocuité.* — Nous dirons plus loin que les moutons galeux baignés dans une solution aqueuse d'acide arsénieux pur peuvent quelquefois être empoisonnés par l'absorption de ce violent toxique, quand la solution en est trop chargée. Il n'en est point ainsi à l'égard du bain de Tessier. La guérison de plus de *trente-cinq mille* moutons baignés dans le liquide ferro-arsenical, et guéris sans accidents, démontre d'une manière indéniable son innocuité; innocuité bien remarquable assurément, et dont il nous importe de chercher l'explication.

Nous avons dit que chez les moutons atteints de la gale ancienne la peau est souvent dépourvue de son épiderme, gercée, fendillée, parfois ulcérée et suppurante. Elle se trouve alors dans des conditions favorables à l'absorption de l'acide arsénieux qui, nous l'avons vu, existe dans la solution, dans la proportion de *trois grammes* par litre de liquide.

Sans doute le court espace de temps que le mouton reste plongé dans la liqueur (trois, quatre, cinq minutes au plus), ne permet guère de supposer que l'absorption de l'acide arsénieux ait dû être assez considérable pour produire une intoxication mortelle; mais le temps assez long (cinq, six, dix heures) pendant lequel la peau des animaux, encore pourvue d'une petite partie de sa fourrure, reste mouillée par le bain, le dépôt de trois grammes d'acide arsénieux par litre d'eau qui se fait sous la forme pulvérulente à la surface de la peau et sur les plaies qui s'y montrent, ne sont-ce pas autant de conditions permettant et facilitant cette absorption?

La réaction, le mouvement fébrile qui se produisent chez un certain nombre d'animaux, de dix à douze heures après l'immersion dans le bain, ne permettent-ils pas de supposer qu'il en est ainsi?

Rien de positif ne nous a démontré pourtant que l'arsenic soit absorbé, puisque jusqu'à ce jour nous n'avons pas soumis à l'analyse le sang, l'urine, les poumons, le foie, ou la rate de moutons galeux ayant été plongés dans le bain.

Dans notre opinion, qui était aussi celle de Lassaigne et d'Orfila que nous avons bien des fois consultés à cet égard, l'absorption de la solution d'acide arsénieux doit être très-difficile, sinon impossible, en raison de l'astriction très-marquée opérée sur l'épiderme et sur la peau elle-même par l'action du protosulfate de fer contenu en grande porportion dans le bain (100 grammes par litre d'eau); astriction qui, ainsi que nous l'avons déjà fait observer, rend l'épiderme dur, sec et comme tanné. Ce qui tend à prouver qu'il en est ainsi, c'est que les moutons plongés dans un *solutum* aqueux d'acide arsénieux, pendant le même laps de temps que dans la liqueur de Tessier, sont quelquefois exposés à des accidents toxiques, graves et même mortels.

L'astriction de l'épiderme qu'éprouve la peau aussitôt que la bête à laine est plongée dans le bain ferro-arsenical nous paraît donc être la cause principale qui diminue considérablement ou empêche même l'absorption.

Bien que l'explication que nous venons de chercher à donner de l'innocuité du bain de Tessier paraisse fondée, l'expérimentation et l'analyse chimique sont seules cependant appelées à résoudre la question dont il s'agit.

Nous avons fait connaître avec détails la formule du bain de Tessier, son mode de préparation, son emploi, ses effets primitifs et secondaires, et son innocuité, tant sur les bêtes à laine que sur les hommes chargés de faire prendre le bain; il nous reste à démontrer, et c'est un point capital, que le bain de Tessier est un moyen héroïque pour combattre la gale, et qu'il doit être préféré à tout autre, à cause de la facilité de son emploi et de sa constante efficacité : c'est qu'en effet, quels que soient l'âge, la race, le sexe, l'époque de la gestation ou de l'allaitement, la date récente, ancienne ou très-ancienne de la gale, l'embonpoint ou la maigreur des animaux, la liqueur ferro-arsenicale les guérit toujours radicalement.

Mais avant d'aborder ce sujet, nous devons déclarer que, dans le but d'obtenir un chiffre imposant de bêtes à laine guéries par

[1] Les vétérinaires qui, avant nous, avaient apprécié les excellents effets du bain de Tessier et qui, sur notre demande, ont bien voulu nous adresser leurs observations, sont MM.

Chantrier, Leclerc et Drouard, vétérinaires à Montbard (Côte-d'Or).
Mathieu, vétérinaire à Ancy-le-Franc (Yonne).
Deflou, à Montargis (Loiret).
Alibran, à Jargeau (Loiret).
Nollet, à Courtenay (Loiret).
Roche-Lubin, à Saint-Affrique (Aveyron).
Duguyot, à Champignelle (Yonne).
Donnariez, à Saint-Fargeau (Yonne).
Petit, au Blanc (Indre).
Perrot, à Bourges (Cher).
Paultre, à Tannay (Nièvre).

Qu'il nous soit permis de leur donner ici un témoignage de notre gratitude pour l'empressement qu'ils ont mis à nous communiquer le résultat de leur pratique.

l'emploi du bain de Tessier, nous avons engagé un grand nombre de vétérinaires distingués à employer ce moyen de traitement, à l'aide duquel l'un de nous avait déjà obtenu, en 1827, la guérison de 2,000 moutons.

Nous exposons dans le tableau suivant le résumé des observations faites par les vétérinaires que nous venons de citer, et aussi de celles qui nous sont propres.

TABLEAU SYNOPTIQUE DES OBSERVATIONS SE RATTACHANT A LA GUÉRISON DE LA GALE DU MOUTON PAR L'EMPLOI DE LA LIQUEUR FERRO-ARSÉNICALE DE TESSIER.

DATES.	OBSERVATEURS.	RACE des bêtes à laine.	SEXE.	AGE.	NOMBRE de bêtes traitées.	AGE de la gale.	TRAITEMENTS ANTÉRIEURS à l'emploi du bain arsenical.	DURÉE de l'immersion du bain.	ANIMAUX guéris.	ANIMAUX morts.	TEMPS pendant lequel les animaux ont été observés après la guérison.
[illegible] à 1831.	[illegible] et [illegible] (1), vétérinaires à [illegible] (Côte-d'Or).	Mérinos[illegible]	Moutons, brebis, agneaux.	1 à 8 ans	[illegible]	3 à 4 mois	Onguent de [illegible], décoction de tabac, onguent mercuriel [illegible] dans l'essence de térébenthine.	3 à 5 minutes.	[illegible]	30	6 mois à 1 an, plusieurs années.
1837	O. Delafond, alors vétérinaire à St-Amand (Nièvre).	Berrichons-mérinos	Idem	2 à 6 ans	2,000	6 mois à 1 an.	Décoction de tabac, préparations diverses, soufre.	4 à 5	2,000	-	6 mois à 1 an.
1843	[illegible], vétérinaire à Bourg-la-Reine (Seine).	Métis-mérinos	Moutons et brebis	1 à 6 ans	300	1 à 2 ans	Soufre, tabac, pommade mercurielle.	4 à 5	300	-	6 mois à 1 an.
1843	[illegible], vétérinaire à Montargis (Loiret)	Dishley-solognots	Idem	1 à 5 et 8 ans	1,000	1 an	Tabac, sulfate de cuivre, essence de térébenthine, soufre, sublimé corrosif.	4 à 5	1,000	-	8 mois à 2 ans.
1845	Idem	Dishley	Béliers	1 à 2 ans	7	1 an	Idem	4 à 5	7	-	6 mois à 1 an.
1845	Idem	Southdown	Idem	3 ans	1	1 an	Idem	4 à 5	1	-	6 mois à 1 an.
1845	Idem	Dishley-Solognots	Brebis non pleines	3 à 5 ans	400	1 an	Onguent sulfureux, pommade [illegible], essence de térébenthine, tabac, sulfate de cuivre.	3 à 4	400	-	8 mois
1843	Idem	Idem	Moutons	18 mois	200	1 an	Idem	3 à 4	200	-	10 mois.
1843	Idem	Solognots purs	Moutons et brebis	2 à 3 ans	500	1 an	Idem	3 à 4	500	-	10 mois.
1844	[illegible] (2), vétérinaire à Jargeau (Loiret).	Anglo-solognots	Brebis [illegible]	3 à 4 ans	78	1 à 2 ans	Diverses préparations conseillées contre la gale.	4 à 5	78	[illegible]	2 ans.
1845	Idem	Idem	Moutons	2 ans	170	6 à 7 mois	Idem	4 à 5	150	15	8 mois.
1845	Idem	Idem	Béliers	3 ans	6	1 an	Idem	4 à 5	6	-	10 mois.
1845	Idem	Idem	Brebis non pleines	3 à 4 ans	7	2 à 3 ans	Idem	4 à 5	7	-	Pas revu.
1846	[illegible], vétérinaire à Courtenay (Loiret).	Solognots	Idem	3 à 4 ans	41	8 mois	Idem	4 à 5	41	-	Pas revu.
1846	Idem	Idem	Moutons	2 ans	65	7 mois	Idem	4 à 5	65	-	Pas revu.
1846	Idem	Idem	Agneaux	1 à 4 mois	24	6 mois	Idem	4 à 5	24	-	Pas revu.
1846 à 1850.	[illegible] (3), vétérinaire à Saint-[illegible] (Aveyron).	Larzac	Brebis laitières	1 à 5 ans	2,700	1 an à 16 mois.	Diverses préparations employées contre la gale.	3 à 5	2,700	-	2 à 3 ans.
1848 à 1850.	Idem	Idem	Moutons	[illegible]	600	1 an à 16 mois.	Idem	3 à 5	600	-	1 an.
1846 à 1850.	Idem	Idem	Agneaux	6 mois à 1 an	261	6 mois	Idem	3 à 5	261	-	2 ans.
1848 à 1850.	Idem	Idem	Béliers	1 à 3 ans	60	1 an à [illegible] mois.	Idem	3 à 5	66	-	1 an.
1847	[illegible], vétér. à Champignelles (Yonne)	Métis-[illegible]	Brebis non pleines	3 à 4 ans	83	1 an	Idem	4 à 5	83	-	6 mois.
1847	Idem	Idem	Béliers	3 à 4 ans	3	1 an	Idem	4 à 5	3	-	1 an.
1847	Idem	Idem	Agneaux	8 à 9 mois	34	5 à 8 mois.	Idem	4 à 5	34	-	1 an.
1847	Idem	Idem	Brebis pleines de 2 mois	4 à 5 ans	[illegible]	1 an	Idem	4 à 5	[illegible]	-	2 ans.
1848	[illegible] (4), vétér. à St-Fargeau (Yonne).	Métis-[illegible]	Brebis non pleines	3 à 4 ans	79	7 mois	Idem	3 à 4	79	2	1 an 3 mois.
1848	Idem	Idem	Moutons	1 an	135	7 mois	Idem	3 à 5	135	-	1 an 3 mois.
1848	Idem	Idem	Béliers	2 à 4 ans	5	7 mois	Idem	3 à 5	5	-	1 an 3 mois.
1848	Idem	Idem	Agneaux	2 à 3 mois	60	2 mois 1/2	Idem	4 à 5	60	-	1 an 3 mois.
1848 à 1850.	Petit (5), vétérinaire au Blanc (Indre).	Berrichons et solognots.	Agneaux, moutons, brebis et béliers.	6 mois à 6 ans	7,300	[illegible]	Diverses préparations employées habituellement contre la gale.	4 à 5	7,300	-	6 mois à 1 an, plusieurs années.
1849 à 1850.	[illegible], vétérinaire à Bourges (Cher). (6).	Idem	Idem	6 mois à 6 ans.	15,600	1 mois à 1 an.	Idem	3 à 4	15,000	-	6 mois à 1 an.
1851	O. Delafond, professeur à l'école [illegible] d'Alfort. (7)	Métis-[illegible]	Moutons	4 à 8 ans	[illegible]	8 mois à 1 an.	Décoctions concentrées de tabac, essence de térébenthine.	4 à 5	[illegible]	-	6 mois.
1851	[illegible], vétérinaire à Tannay (Nièvre).	Berrichons	Agneaux	1 an	60	6 mois	Décoctions de tabac, essence, soufre.	3 à 5	60	-	1 an.
1852	Idem	Métis-mérinos-[illegible]	Agneaux, moutons, brebis.	6 mois à 4 ans.	500	3 ans	Diverses préparations conseillées contre la gale.	4 à 5	500	-	1 an 1/2.
					[illegible]				[illegible]	[illegible]	

OBSERVATIONS.

(1) Selon M. [illegible], la mort après l'emploi du bain a été déterminée par l'état de maigreur excessive ou de [illegible] des animaux.

(2) Les moutons composant le troupeau étaient très-maigres et [illegible] dans la [illegible] avant l'emploi du bain [illegible]. Les 15 bêtes mortes pendant les vingt-six jours qui ont suivi l'emploi du bain appartenaient à la catégorie de celles qui étaient dans le marasme. L'autopsie a démontré les altérations [illegible] à l'anémie. Leur mort, d'après M. [illegible], n'a pu être rattachée à l'action du bain [illegible] à l'empoisonnement.

(3) M. [illegible] nous a avoué, par lettre en date du [illegible], que les bêtes guéries par le bain de Tessier, qu'il qualifie de merveilleux moyen de guérir la gale, ne la contractent plus. [illegible] ce praticien [illegible] est mort sans avoir publié les [illegible] observations qu'il avait pu faire à cet égard.

(4) Les bêtes mortes, dit M. [illegible], [illegible], Pune [illegible] d'une [illegible] de [illegible] accompagnée d'un [illegible] par les matières [illegible], [illegible] considérable de [illegible] de la trachée, et toutes deux [illegible]. Ces 2 bêtes [illegible] avec de l'eau [illegible], afin que, si elles [illegible] à périr, leur mort ne fût point attribuée à la liqueur ferro-arsenicale.

(5) M. Petit fait observer que [illegible] quelques bêtes après l'emploi du bain, en [illegible] état et atteints de [illegible].

(6) Mort de quelques animaux en [illegible] état, maigres et [illegible]. (Pradel.)

(7) La gale a reparu sur quelques bêtes qui avaient été plongées à la fin de l'opération dans le bain, qui venait d'être étendu de moitié d'eau.

Nous croyons avoir prouvé par le tableau qui précède que la solution ferro-arsenicale est un moyen héroïque pour guérir la gale du mouton d'une manière prompte et radicale; il nous reste à démontrer que ce moyen est très-peu coûteux et qu'il peut être employé partout et toujours.

L'acide arsénieux et le sulfate de fer sont des produits chimiques fabriqués en grand par l'industrie, et les pharmaciens peuvent toujours s'en procurer à très-bas prix et en abondance. Voici le prix d'un bain pour 100 moutons.

Acide arsénieux, à 1 franc le kilogr.	1 kilogramme..	1f 00c
Proto-sulfate de fer, à 20 cent. le kilogr.	10 *idem*.	2 00
Peroxyde de fer, à 1 fr. 25 cent. le kilogr.	400 grammes.	0 50
Poudre de gentiane, à 1 fr. 25 cent. le kilogr..	200 *idem*.	0 25
Total.		3 75

Un mouton coûtera donc *en médicaments* pour être guéri de la gale, de 3 à 4 centimes au plus. Or, ce bas prix des agents pharmaceutiques est un point fort important, surtout lorsqu'il s'agit de traiter des moutons de mince valeur, et pour lesquels des cultivateurs peu aisés ne peuvent faire que de faibles sacrifices.

Il résulte des observations et des faits qui précèdent :

244. 1° Que 36,000 bêtes à laine de race mérinos, métis-mérinos, southdown, solognote, berrichonne, gatinaise, du Larzac, du Nivernais, etc. groupées de la manière suivante :

Agneaux de 2 mois à 1 an.	652
Moutons de 1 à 2 ans.	1,290
Moutons de 5 à 6 ans.	342
Brebis non pleines de 3 à 5 ans.	626
Béliers de 1 à 4 ans.	88
Brebis pleines de 3 à 5 ans.	124
Brebis près d'agneler.	78
Brebis nourrices ou laitières.	2,700
Moutons et brebis d'âges différents.	30,200
Total.	36,000

Que ces bêtes à laine, dis-je, atteintes de la gale depuis deux mois, six mois, un an, deux ans et même trois ans, ont été traitées par la solution ferro-arsenicale;

2° Que sur ce nombre, 35,963 ont été guéries et que 37 sont mortes, non pas d'une intoxication produite par ce bain, mais des suites d'un état d'hydrohémie et de marasme dans lequel elles se trouvaient;

3° Que dans le cas pourtant où l'on voudrait absolument rattacher la mort des 37 bêtes à l'absorption du bain et à un empoisonnement, la perte ne s'élèverait qu'à *une* bête sur 1,000 à peu près ou à une mortalité insignifiante;

4° Que sur 1,676 bêtes figurant dans le total des 35,963 traitées et guéries, la gale n'a pas reparu durant l'espace de six à dix mois après l'emploi du bain, et que sur 34,115 cette maladie s'est montrée radicalement guérie durant l'espace de dix mois à trois ans, temps pendant lequel elles ont été examinées;

5° Que sur les 34,115 bêtes guéries, 34,055 n'ont été plongées dans le bain qu'une seule fois, et n'y ont séjourné que pendant *cinq minutes* au plus, et que 60 très-galeuses ont été baignées deux jours de suite pendant le court espace de deux à trois minutes;

6° Enfin que cette guérison par tête de bête à laine ne coûte que de 3 à 4 centimes.

Ces résultats démontrent d'une manière incontestable que la solution ferro-arsenicale guérit d'une manière prompte, radicale et à très-peu de frais la gale des moutons, quels que soient leur âge, leur sexe, leur race, la plénitude ou la vacuité de l'utérus, la sécrétion ou la non-sécrétion des mamelles, l'état récent, ancien, ou très-ancien de la gale, et, enfin, que cette guérison n'entraîne qu'une dépense de 3 à 4 centimes par bête.

245. G. *Solution zinco-arsenicale.* — Désirant remédier à l'inconvénient du bain ferro-arsenical qui donne à la laine une couleur de rouille, à cause du sulfate de fer qu'il contient, M. Clément, chef de service à l'école d'Alfort, a eu l'idée, en 1846, de remplacer le sulfate de fer par le sulfate de zinc[1]. Plus tard, et lorsque l'un de

[1] Clément, *Compte rendu de l'École d'Alfort*, 1846. Recueil, p. 740.

nous avait déjà signalé (1852) les bons effets qu'il avait obtenus en commun avec M. Mathieu, vétérinaire à Ancy-le-Franc, par l'emploi du bain zinco-arsenical contre la gale du mouton, et constaté ses avantages pour la conservation des qualités de la laine [1], M. Raynal, professeur à Alfort, vint lire, en 1853 [2], à la Société impériale et centrale de médecine vétérinaire, une note constatant les bons résultats de la liqueur zinco-arsenicale sur douze moutons galeux traités à l'école d'Alfort.

Voici la formule de ce bain préparé par M. Clément :

Acide arsénieux	1 kilogramme.
Sulfate de zinc	5 *idem.*
Eau	94 litres.

Les douze moutons plongés dans ce bain par M. Raynal étaient maigres, très-galeux, et leur peau était en grande partie dépouillée de sa toison. Ces bêtes non tondues furent plongées et frottées dans la liqueur zinco-arsenicale pendant cinq ou six minutes, et toutes guérirent parfaitement.

Le mois suivant, les douze moutons avaient pris de l'embonpoint et auraient pu être vendus pour la boucherie. La laine avait conservé sa blancheur ordinaire.

Nous devons faire remarquer que, dans la formule de M. Clément, le liquide du bain renferme par litre d'eau, savoir :

Acide arsénieux	10 grammes.
Sulfate de zinc	50 *idem.*

Le sulfate de zinc remplace donc ici le sulfate de fer comme principe astringent à une dose moitié moindre. Il est vrai que le zinc est un très-puissant astringent; mais c'est à l'expérience à démontrer si véritablement ce bain n'offre aucun danger, soit pour les hommes qui le font prendre, soit pour les moutons qui y sont plongés pendant une durée de cinq à six minutes.

[1] *Compte rendu de l'École d'Alfort*, 1852, Recueil, p. 715.
[2] Raynal. *Recueil de médecine vétérinaire*, 1853, p. 651.

M. Cagnat, vétérinaire, a cru pouvoir diminuer avec avantage la proportion d'acide arsénieux et de zinc.

Voici sa formule :

Acide arsénieux	7 grammes.
Sulfate de zinc	30 *idem.*
Eau	1 litre.

Plus tard il réduisit la dose de l'astringent à 20 grammes. 135 bêtes à laine tondues ont été immergées, 105 dans le premier bain et 30 dans le second. *Trois* moutons cachectiques *moururent*, sur *sept* la gale reparut et nécessita des lotions antipsoriques, et 128 furent guéris radicalement [1].

H. *Solution alumino-arsenicale.* — La solution zinco-arsenicale étant d'un prix assez élevé, on chercha à remplacer le sulfate de zinc par une autre substance astringente moins chère, facile à trouver, et l'on fit choix de l'alun du commerce ou du sulfate d'alumine et de potasse.

Les agriculteurs du Berry et de la Sologne ont fait usage d'une solution composée de :

Acide arsénieux	18 grammes.
Alun du commerce	14 *idem.*
Eau ordinaire	1 litre.

En 1843 et 1844, M. Thuau de Beauchêne [2], agriculteur habile de Loir-et-Cher, fit usage en lotions de cette solution sur 80 agneaux anglo-mérinos tondus; 3 périrent, 17 furent très-malades, les 60 autres furent plus ou moins complétement guéris de la gale.

En 1856, M. Mathieu, vétérinaire [3], pensa devoir modifier la solution dont il s'agit de la manière suivante :

Acide arsénieux	12 grammes.
Alun	70 *idem.*
Eau	1 litre.

Sur 35 moutons baignés dans la solution, 6 périrent, le reste

[1] Cagnat, *Recueil de médecine vétérinaire*, ann. 1858, p. 885.
[2] Thuau de Beauchêne, *ibid.* ann. 1845, p. 313.
[3] Mathieu, *ibid.* ann. 1856, p. 436.

fut très-malade. Elle contenait donc encore une trop grande quantité de l'agent toxique. M. Mathieu la modifia de nouveau ainsi :

Acide arsénieux	8 à 10 grammes.
Alun	100 *idem*.
Eau	1 litre.

700 bêtes à laine furent baignées ou lavées deux ou trois fois avec cette nouvelle solution et guérirent sans accidents.

En 1858, M. Cagnat, vétérinaire [1], fit usage d'une solution composée de :

Acide arsénieux	7 grammes.
Alun	10 à 20 *idem*.
Eau	1 litre.

350 moutons furent immergés dans cette solution : *deux* présentèrent des symptômes d'empoisonnement; mais tous guérirent. Tels étaient les résultats obtenus par les solutions zinco et alumino-arsenicales, lorsqu'on pensa à leur substituer la solution arsenicale pure.

246. I. *Solution arsenicale* — Depuis longtemps déjà, tant en France qu'en Angleterre, on avait essayé contre la psore du mouton la solution arsenicale pure et celle d'arseniate de potasse; mais ces essais avaient toujours été malheureux. Ce n'est que dans ces dernières années que les vétérinaires français sont parvenus à utiliser d'une manière rationnelle et avec succès ces solutions. Nous allons exposer ce que l'expérience a appris à cet égard.

En 1812, Godine rapporte [2] qu'un cultivateur de la Sarthe, en vue de guérir son troupeau de la gale, fit usage de la solution suivante employée en lotions :

Acide arsénieux	20 grammes.
Décoction de tabac	1,000 *idem*.

La moitié du troupeau périt. Comme essai, deux bêtes non galeuses, bien portantes, furent lavées avec la même solution et moururent.

[1] Cagnat, *Recueil de médecine vétérinaire*, ann. 1858, p. 881.

[2] Godine, *Compte rendu de l'école d'Alfort*, ann. 1812.

Cet exemple malheureux n'arrêta pas les expériences; mais la dose d'arsenic fut diminuée.

M. Michas, vétérinaire instruit, résidant à Saint-Maixent (Deux-Sèvres), écrivait à l'un de nous, en 1845 [1], qu'il faisait usage de la solution suivante :

Acide arsénieux	15 grammes.
Eau	1 litre.

200 moutons avaient été baignés, durant l'espace de 3 à 5 minutes, dans ce solutum, et guéris.

La même année, M. Larecause, cultivateur distingué du Poitou [2], annonçait avoir utilisé une solution composée de :

Acide arsénieux	10 grammes.
Eau	1 litre.

et avoir guéri 60 brebis New-Kent très-gravement atteintes de la gale, en les baignant et les frottant dans cette solution.

M. Youatt, célèbre vétérinaire anglais, a vanté la solution d'arséniate de potasse (7 à 8 grammes dans 1,000 grammes d'eau); mais il recommande les plus grandes précautions dans l'emploi de ce bain qui, dit-il, peut occasionner de graves empoisonnements.

Mais les essais les plus heureux et les plus nombreux sont dus à M. Cagnat, jeune vétérinaire instruit, ayant exercé dans le Puysaie, sur les confins des départements de l'Yonne et de la Nièvre [3]. M. Cagnat emploie pour la solution des bains :

Acide arsénieux	7 grammes.
Eau	1 litre.

Pour les lotions :

Acide arsénieux	10 grammes.
Eau	1 litre.

87 agneaux et 816 bêtes adultes, total 903 moutons, ont été

[1] Michas, Lettre inédite à M. Delafond, du 20 octobre 1845.

[2] Larecause, *Bulletin de la Société impériale et centrale d'agriculture.* Séance du 15 janvier 1845.

[3] Cagnat, *Recueil de médecine vétérinaire*, ann. 1858, p. 881.

lavés ou *baignés* pendant l'espace d'une à deux minutes, et sur ce nombre 765 ont été guéris sans récidive et *117 avec récidive; 21 sont morts* peu de temps après le bain.

M. Bouillé[1], propriétaire agriculteur à Sementron (Yonne), a confectionné un bain moins actif avec :

Acide arsénieux	3 à 4 grammes.
Eau	1 litre.

Son troupeau, composé de belles bêtes métis-mérinos, atteint de la gale, a été plongé dans cette solution une minute à peine, puis retiré et mis en liberté. La gale fut radicalement guérie.

Tels sont les résultats constatés jusqu'à ce jour dans les annales de la science relativement à l'emploi de la solution arsenicale pure contre la gale des bêtes à laine, nous en discuterons la valeur plus loin. Disons maintenant comment cette solution doit être préparée et employée pour être aussi efficace que possible.

PRÉPARATION DE LA SOLUTION POUR BAINS ET LOTIONS.

POUR 100 MOUTONS TONDUS.

	Bain.	Lotion.
Acide arsénieux	840 grammes	1 kilogramme.
Eau	120 litres	100 litres.

POUR 100 MOUTONS NON TONDUS.

	Bain.	Lotion.
Acide arsénieux	1 kilogr. 750 grammes	2 kilogr. 100 grammes.
Eau	250 litres	300 litres.

Cette quantité plus considérable d'acide arsénieux et d'eau pour le même nombre de moutons à traiter, lorsqu'ils ne sont pas tondus, est nécessaire, la toison selon son tassé et sa longueur s'imprégnant de deux litres à deux litres et demi d'eau pendant le bain ou la lotion, bien qu'elle ait été parfaitement égouttée ou exprimée par la pression des mains.

Pour préparer le bain, dit M. Cagnat, on peut se servir d'une chaudière de la capacité de 20 à 25 litres, vase qui se rencontre chez les petits comme chez les grands cultivateurs. On place cette chaudière sur le feu sans la remplir complétement d'eau, et on y

[1] Bouillé, cité par M. Cagnat, Recueil ci-dessus, ann. 1858, p. 898.

projette la substance arsenicale. On fait bouillir pendant cinq à dix minutes, et on agite l'eau de temps en temps avec un bâton. On retire le vase du feu; on laisse reposer le liquide pendant cinq minutes, et on décante dans le cuvier qui doit servir à faire prendre le bain. S'il reste des parties d'acide arsénieux non dissoutes dans la chaudière, ce qui est rare, on ajoute une nouvelle quantité d'eau, que l'on a dû faire chauffer dans d'autres vases.

On verse le tout dans le demi-tonneau ou le cuvier dans lequel on doit faire prendre le bain ou donner la lotion, et on y ajoute de l'eau chaude ou de l'eau froide dans la proportion exigée par la quantité d'acide arsénieux employée et le nombre de moutons galeux à traiter, de manière à donner au bain une température constante de 20 à 25 degrés Réaumur, ou 25 à 30 degrés centigrades, pendant toute la durée de l'opération. Nous nous sommes assurés que 1,000 grammes ou un litre d'eau de rivière à la température de 100 degrés pouvaient dissoudre 20 grammes de poudre d'acide arsénieux du commerce, sans laisser précipiter par le refroidissement à 7 ou 8 degrés au-dessus de 0 aucune partie d'arsenic. Donc, *à fortiori*, un litre d'eau dissoudra entièrement de 7 à 10 grammes d'acide arsénieux sans donner lieu à un précipité par le refroidissement.

247. *Bain.* — La durée du bain ne doit pas être prolongée au delà de *une à deux minutes*, quelle que soit la date récente ou ancienne, locale ou générale de la gale. Les moutons très-affaiblis et surtout cachectiques y seront plongés et retirés de suite. Pendant la durée du bain, chaque animal sera frotté avec la main ou avec un bouchon de paille tressée, mais sans irriter ni surtout écorcher la peau.

M. Cagnat assure n'avoir jamais pris, dans l'emploi du bain arsenical pur, d'autres précautions que celles qui ont été précédemment indiquées par l'un de nous pour le bain ferro-arsenical, et qu'aucun accident n'a été constaté, soit par l'entrée du liquide dans les yeux ou les oreilles des moutons, soit par l'effet de la déglutition, lorsque, ce qui est rare, les animaux viennent à se lécher. Enfin, chose importante, il n'existe aucun danger pour les baigneurs, ni par l'effet du liquide qui peut jaillir dans leurs yeux, ni par suite de l'absorption de la peau des bras et des mains, celles-ci fussent-elles gercées ou crevassées.

Les vétérinaires qui, jusqu'à ce jour, ont employé les bains ou les lotions arsenicales pures sur les moutons non tondus, n'ayant rien dit des effets produits sur la laine et sur les animalcules de la gale par la solution arsenicale, nous devons suppléer à cette omission.

Après avoir employé cette solution, soit en bains, soit en lotions, nous avons laissé sécher la laine sur la peau; nous avons constaté, à l'œil nu, ainsi qu'à l'aide du microscope : 1° que la laine devient jaunâtre; 2° qu'elle perd de sa douceur, de sa souplesse, ce qu'il faut attribuer à la précipitation à sa surface de l'acide arsénieux par l'évaporation de l'eau, et à une association de cet acide avec le suint ou matière grasse qui imprègne chaque brin de laine.

La toison se lave, d'ailleurs, avec la plus grande facilité, à l'eau froide ou à l'eau chaude, et elle recouvre par ce lavage sa blancheur, sa souplesse et son élasticité naturelles. La laine n'est donc que peu ou point altérée par l'emploi de la solution qui nous occupe.

Quant aux animalcules psoriques mis en contact avec la liqueur toxique pendant l'évaporation de l'eau, puis emprisonnés par le précipité d'arsenic qui s'opère sur la laine, dans l'épaisseur des croûtes et sur la peau, ils sont tués dans l'espace de quinze à vingt-cinq minutes; leurs œufs sont arrêtés dans leur incubation et flétris.

Nous avons dit que, sur le total de 903 bêtes traitées de la gale par M. Cagnat, 21 étaient mortes, et que 118 étaient restées incomplétement guéries.

Nous nous sommes préoccupés de cette mortalité de 2 p. 0/0 à peu près, et nous avons remarqué, en consultant avec le plus grand soin l'exposé des observations de M. Cagnat, qu'elle avait porté 1° sur 18 bêtes affectées depuis longtemps de la gale et de la cachexie aqueuse ; 2° sur trois bêtes bien portantes, vigoureuses, qui ont succombé à une véritable intoxication, deux ou trois heures après le bain et les lotions. La mort de ces *trois* bêtes seulement doit donc être mise sur le compte de la liqueur arsenicale, et celle des *dix-huit* autres sur celui de la cachexie aqueuse.

Quant à l'empoisonnement des trois animaux bien portants, la perte de 1/2 p. 0/0 ou 4 à 5 pour 1,000 qui en résulte, quoique très-minime, n'en doit pas moins pourtant être prisé en considération.

Quant aux récidives, s'élevant à 7 ou 8 p. 0/0, elles nous paraissent sérieuses. Guérir incomplétement la gale est chose grave, parce que c'est exposer les cultivateurs à voir la maladie reparaître par contagion dans leurs troupeaux, et les forcer à recourir à un nouveau traitement.

Si nous comparons maintenant les résultats obtenus au moyen des diverses liqueurs arsenicales employées nous trouvons :

1° Que les solutions zinco et alumino-arsenicales, quoique ayant donné quelques résultats satisfaisants, doivent encore être soumises à de nouvelles études pratiques faites sur une plus large échelle ;

2° Que l'action de la solution arsenicale pure, appréciée jusqu'à présent sur 1,000 bêtes à laine, a occasionné une perte de 1/2 p. 0/0, à peu près, ou mieux 4 pour 1,000, et fourni une récidive de 7 à 8 p. 0/0 ;

3° Qu'avec la liqueur ferro-arsenicale de Tessier, appréciée sur le chiffre élevé de 36,000 bêtes à laine galeuses, les récidives et les pertes ont été nulles, ou bien que les pertes, en les faisant porter au pis aller sur les animaux tout à la fois psoreux et hydroémiques, ou simplement psoreux, ne s'élèveraient encore qu'à 1 sur 1,000.

Jusqu'à présent, comme on le voit, les avantages restent donc à la liqueur ferro-arsenicale.

Une réflexion nous reste à faire ici.

Les liqueurs zinco-arsenicale, alumino-arsenicale et arsenicale pure sont-elles appelées dans l'avenir à remplacer la liqueur ferro-arsenicale dans le traitement de la psore des bêtes à laine? Nous ne pouvons, certes, contester les avantages d'une préparation aussi simple, aussi facile à employer et aussi peu coûteuse que la solution arsenicale pure, qui, en outre, n'a pas l'inconvénient de tacher la laine. Cependant nous devons bien faire remarquer que le Gouvernement, qui a fait entrer dans la formule de la solution de Tessier l'oxyde de fer pour la colorer et la poudre de gentiane pour la rendre amère, afin de prévenir les tentatives criminelles d'empoisonnement sur l'homme, interviendra inévitablement pour imposer l'adjonction de substances colorantes aux solutions incolores, ainsi qu'il l'a exigé pour la liqueur ferro-arsenicale[1].

[1] Voyez l'arrêté ministériel en date du 28 mars 1848, *Recueil de médecine vétérinaire*, année 1849, p. 48.

Dans le but de rechercher les moyens de prévenir ces graves inconvénients, M. Cagnat avait conseillé, dans son mémoire, d'ajouter au solutum toxique d'acide arsénieux une certaine quantité de poudre de gentiane ou d'aloès, afin de rendre la liqueur amère et de prévenir ainsi toute tentative criminelle. Déjà la poudre de gentiane avait été introduite dans le bain de Tessier, dans la proportion de 400 grammes pour 1,000 grammes d'acide arsénieux; mais nous avons remarqué que cette quantité de gentiane ne donnait point un solutum assez amer; nous avons alors fait des essais avec la poudre d'aloès succotrin, et nous avons trouvé qu'en faisant un mélange de :

Acide arsénieux pulvérisé..........	7 ou 8 grammes.
Aloès succotrin pulvérisé..........	3 ou 4 *idem*.
Eau.........................	1,000 grammes ou 1 litre;

puis qu'en dissolvant le mélange dans 1,000 grammes ou 1 litre d'eau bouillante, on obtenait une solution d'une saveur très-amère, devant prévenir toute tentative de détournement dans un but criminel.

Nous avons laissé séjourner des mèches de laine dans cette préparation pendant deux jours, et nous n'avons constaté sur elles aucune altération appréciable, soit avant, soit après le lavage.

Notre mélange *arsenico-aloétique* étant ainsi préparé, nous avons dû tenter des essais de guérison sur des moutons galeux, et voici ce que nous avons fait.

Le 3 février 1861, et par un temps froid et humide, nous avons fait tondre 300 moutons de la race des Pyrénées et 100 moutons métis-mérinos appartenant à M. le baron de Rothschild. Ces animaux étaient arrivés psoreux au domaine de Fer-

248. En terminant, nous croyons nécessaire de répéter une dernière fois que ce serait en vain que l'agriculteur traiterait ses bêtes

rières au mois d'octobre, et, dans l'espace de quatre mois de séjour à la bergerie, la maladie avait envahi presque toute la surface du corps et provoqué la chute de la plus grande partie de la toison. La peau était recouverte de croûtes épaisses et dures, parmi lesquelles se montraient des milliers de dermatodectes. Dans beaucoup d'endroits le tissu cutané était gercé, crevassé même, et sur quelques bêtes de petits abcès sous-cutanés, du volume d'une noisette, et contenant un pus épais et légèrement verdâtre, se faisaient remarquer dans le voisinage des surfaces très-galeuses. Ces animaux d'ailleurs étaient maigres, et les ganglions lymphatiques sous-cutanés de l'entrée de la poitrine, des flancs et des aines, étaient très-volumineux; en un mot, tous ces animaux étaient affectés d'une *gale ancienne.*

Tous furent plongés et frottés pendant quatre ou cinq minutes, et sans aucun nettoyage préalable de la peau, dans un bain préparé avec :

Acide arsénieux	700	grammes.
Aloès succotrin	300	*idem.*
Eau	100	litres.

La poudre acaricide fut d'abord projetée et dissoute dans 50 litres d'eau bouillante. Ce solutum fut mis dans un cuvier disposé pour le bain; 50 litres d'eau froide y furent ajoutés, et le bain se trouva ainsi préparé. 50 litres d'eau furent remis bouillir dans la chaudière avec cinq cents grammes de poudre arsenico-aloétique, afin de pouvoir se servir de ce nouveau solutum, soit pour augmenter l'eau du bain, soit pour la maintenir à la température convenable de 25 à 30°.

Des 400 moutons qui furent plongés et frottés dans ce bain pendant quatre ou cinq minutes, 380 furent guéris radicalement de la gale, et sur 20 elle reparut localement. Des lotions avec la liqueur du bain furent faites aux endroits nouvellement galeux, et tous les moutons furent guéris.

En mai 1861, 1830 brebis, moutons et agneaux antenais, appartenant à M. de Behague, furent, à son domaine de Dampierre-sur-Loire, immergés dans un bain composé de :

Acide arsénieux pulvérisé	700	grammes.
Aloès succotrin pulvérisé	400	*idem.*
Eau	100	litres.

et tous furent guéris.

Ainsi, 2,240 bêtes à laine traitées par la solution arsenicale amère ont été guéries de la gale plus ou moins générale et invétérée. Nous devons nous empresser d'ajouter que les hommes qui ont fait prendre le bain à ces 2,240 moutons, et dont les mains et les bras ont été immergés dans la liqueur arsenicale pendant plusieurs jours, n'en ont éprouvé aucun inconvénient.

Le prix du bain *arsenico-aloétique* n'est pas plus élevé que celui du bain de Tessier. En effet, l'acide arsénieux, ainsi que nous l'avons déjà dit, est vendu dans à laine exclusivement par les remèdes, même les plus actifs, pour les guérir radicalement de la gale, si en même temps il n'appelait

le commerce de la droguerie 1 franc le kilogramme ou 1 centime les 10 grammes.

L'aloès succotrin est coté au prix de 4 francs le kilogramme ou de 4 centimes les 10 grammes; un bain pour 100 moutons tondus et composé de:

	En poids.	En argent.
Acide arsénieux	960 grammes.	0f 90c
Aloès succotrin	400 *idem.*	1 92
Eau	120 litres.	" "
Occasionne donc la dépense de		2 82

ou celle de 3 centimes à peu près par tête de mouton galeux [1].

En définitive, nous formulons ainsi qu'il suit la poudre arsenico-aloétique pour les moutons tondus et non tondus, en tenant compte de la quantité de solutum absorbée par la toison dans l'une et l'autre circonstance.

	Pour 100 moutons tondus.	Pour 100 moutons non tondus.
Acide arsénieux	960 grammes.	1,200 grammes.
Aloès succotrin	480 *idem.*	600 *idem.*
Eau	120 litres.	150 litres.

La poudre arsenico-aloétique, aussi bien que sa solution, étant très-amère, nous pensons que cette saveur, très-désagréable, est suffisante pour prévenir les tentatives de détournement dans un but criminel.

En résumé, nous croyons être autorisés à conclure,

1° Que la poudre arsenico-aloétique peut être adoptée comme un composé d'une incontestable efficacité, en solution dans l'eau, contre la gale récente ou ancienne des bêtes à laine;

2° Que cette solution peut être employée, soit en lotion, soit en bain, pour les moutons tondus ou non tondus;

3° Que dans l'un comme dans l'autre cas elle n'altère nullement la laine;

4° Qu'elle est appelée à remplacer la solution ferro-arsenicale de Tessier, qui tache la laine et ne peut être employée d'une manière avantageuse qu'après la tonte;

5° Qu'enfin, par sa saveur amère, la solution arsenico-aloétique donne, aussi bien que la solution ferro-arsenicale de Tessier, formulée par ordre du Gouvernement, des garanties suffisantes pour prévenir toute tentative criminelle d'empoisonnement.

[1] M. Lemoine, pharmacien à Paris, rue Saint-Paul, prépare, d'après notre avis, la poudre arsenico-aloétique, ci-dessus formulée, contre la gale des moutons dépouillés de leur toison, pour un bain de 100 litres d'eau, à raison de 4 fr. 50 cent. La préparation est renfermée dans un flacon cacheté, qui peut être expédié au loin.

pas à son aide le régime alimentaire et les autres moyens d'hygiène sur lesquels nous avons tant insisté. Sans doute il est nécessaire de détruire les animalcules qui font naître la psore; sans doute il est utile de guérir les altérations tant externes qu'internes qui sont la conséquence de leurs attaques; mais il est non moins rigoureusement indispensable de modifier profondément l'organisme, afin de chercher à faire disparaître la prédisposition qu'a acquise l'animal à contracter la gale, ou, en d'autres termes, l'état général que nous avons désigné, par le nom de *parasitogénie.*

SECTION II.

PSORE DU MOUTON DUE AU SARCOPTE.

249. Le 4 juin 1858, l'un de nous visitait la ménagerie de M. Gérard, marchand de différentes espèces d'animaux et d'oiseaux de basse-cour, à Grenelle, près Paris. Son attention s'était fixée sur plusieurs moutons napolitains de grande taille, généralement maigres et paraissant galeux, lorsqu'il s'aperçut que l'un d'eux avait la peau de la face, des naseaux, des paupières et des oreilles recouverte de croûtes grisâtres, épaisses et très-adhérentes. Ayant fait saisir l'animal pour l'examiner de plus près, il reconnut qu'il était affecté de la maladie connue des bergers, des agriculteurs et des vétérinaires, sous le nom de *noir museau*.

La peau malade fut, dans une partie circonscrite, dénudée de ses croûtes qui, examinées au microscope, présentèrent un sarcopte semblable à celui qui produit la gale de l'homme.

Cette découverte fut l'objet d'une communication faite à l'Académie des sciences dans la séance du 14 juin 1858[1]. Dans le but de s'assurer si cette maladie n'existait qu'à la tête, on fit conduire le mouton à Alfort, où il fut tondu entièrement et examiné de nouveau avec le plus grand soin. On reconnut alors qu'il était affecté

[1] Delafond, *Comptes rendus hebdomadaires de l'Académie des sciences*, année 1858, t. XLVI, p. 1169. Séance du 14 juin.

de deux espèces de psore, l'une, ayant son siége sur le cou et le garrot, était la gale ordinaire, déterminée par le dermatodecte; l'autre, existant à la face, aux lèvres, aux naseaux, aux paupières et aux oreilles, était la gale causée par le sarcopte que nous avions découvert.

Les deux animalcules produisant ces deux espèces de gale si différentes furent recueillis, puis examinés comparativement avec la plus grande attention et conservés entre deux lames de verre. Il existe donc sur le mouton, comme sur le cheval, deux animalcules psoriques : l'un, creusant des galeries sous-épidermiques, est un *sarcopte;* l'autre, ponctionnant l'épiderme, est un *dermatodecte;* et ces deux acariens font naître deux psores parfaitement distinctes. L'une d'elles, restée ignorée jusqu'à présent, se transmet à l'homme; c'est celle qui est due au *sarcopte;* l'autre ne peut se communiquer à l'espèce humaine, c'est celle qui a pour cause le *dermatodecte,* et dont nous venons de faire la description.

250. Historique. — La psore due au sarcopte, dont nous allons maintenant nous occuper, est connue depuis longtemps sous les noms de *gale,* de *dartre de la face,* de *teigne,* de *vivragne,* de *lézard,* et plus particulièrement sous celui de *noir museau;* mais on ignorait entièrement que cette maladie fût une véritable psore déterminée par le sarcopte commun. Les citations que nous allons emprunter aux meilleurs auteurs de pathologie vétérinaire vont démontrer cette assertion d'une manière positive.

Chabert, dans son Traité sur la gale et les dartres[1], s'exprime ainsi : « Quant à la teigne ou lézard du mouton, c'est, dit-il, une maladie qui se montre d'abord sur le nez, s'étend sur le chanfrein, les paupières, les salières, les joues, les oreilles et sous la ganache. Ce n'est que lorsqu'elle est très-ancienne et qu'elle a fait des progrès qu'elle se montre aux ars ou aisselles, sous le ventre, autour des articulations et notamment dans les plis des genoux, des jarrets et des paturons. Elle diffère, ajoute Chabert, de la gale proprement dite, en ce qu'elle paraît respecter les endroits garnis de laine, tandis que la gale ordinaire n'attaque que ceux qui en sont couverts.

Lullin, dans ses Observations sur les bêtes à laine, publiées en 1804[2],

[1] Chabert, *Traité sur la gale et les dartres,* 1re édition, 1783, et 5e édition, ann. XI-1802, p. 11.

[2] Lullin, *Observations sur les bêtes à laine,* 1804, p. 173 et 175.

parle d'une gale qui se montre le plus ordinairement sur le nez, le menton et les oreilles, puis se répand sur tout le corps. Elle peut aussi affecter les agneaux.

Tessier[1] et après lui d'Arboval[2] ont également décrit cette maladie, en la considérant comme une *affection galeuse* et *surtout dartreuse;* et de Gasparin[3], quoique ne se prononçant pas positivement sur sa nature, semble la rattacher aux affections dartreuses.

Les dartres, dit Roche-Lubin, dans son Manuel des bêtes à laine, publié en 1851, ont leur siége ordinaire autour des yeux, aux lèvres, aux joues, à l'encolure, au dedans des cuisses, autour du mamelon, au menton, etc. et il pense que le *noir museau* est une *affection dartreuse.*

Un grand nombre de praticiens vétérinaires, que nous avons consultés sur la nature de la maladie qui nous occupe, nous ont tous assuré que le *noir museau* du mouton et de la chèvre n'était autre chose qu'un herpès croûteux de la face, du nez et des lèvres. L'un de nous a aussi partagé d'abord cette opinion généralement accréditée.

On voit donc que la maladie du mouton connue sous le nom de *noir museau* a été jusqu'à ce jour considérée comme une affection de la face, plutôt dartreuse que psoreuse.

Mais la découverte que nous avons faite du sarcopte qui cause cette maladie doit la faire classer désormais parmi les affections parasitaires déterminées par les acariens.

251. *Entomologie.* — Nous avons examiné avec le plus grand soin l'animalcule qui vit sous les croûtes de la face des bêtes à laine, et constaté les caractères que présentent le mâle et la femelle adultes. Or ces caractères démontrent d'une manière indéniable que cet animalcule est le sarcopte commun (*sarcoptes communis*), qui habite également sur l'homme, le chien, le lion, le cheval, le porc, le lama, etc. nous renvoyons donc, pour les caractères entomologiques de cet acare, à ce que nous avons dit du sarcopte commun.

252. *Étiologie.* — Les auteurs considèrent comme causes du noir museau les blessures que se font les moutons aux lèvres et au nez en paissant parmi les chaumes, les ronces, les épines, les

[1] Tessier, *Instructions sur les bêtes à laine*, 1810, p. 220.
[2] D'Arboval, *Dictionnaire de médecine et de chirurgie vétérinaires*, article *Noir museau.*
[3] De Gasparin, *Traité des maladies contagieuses des bêtes à laine*, 1821, p. 216.

pierres, etc. Nous ne contestons pas que les causes dont il s'agit ne puissent faire naître une affection du pourtour des naseaux et des lèvres; mais cette maladie, toujours locale, n'est que passagère et ne peut être confondue avec l'affection psorique dont il s'agit. Selon Tessier, les agneaux contracteraient cette maladie lorsque le pis de leur mère est couvert de saleté. Cette explication ne peut plus être admise aujourd'hui que nous connaissons positivement la nature du mal.

Les bêtes à laine de tout âge sont atteintes de la psore de la face; mais, d'après des renseignements qui nous ont été fournis, les agneaux encore à la mamelle en seraient plus souvent affectés que les bêtes adultes et vieilles. Les brebis, dit Roche-Lubin, *sont souvent affectées de dartres autour du mamelon.* Or les prétendues dartres des mamelons des brebis ne pourraient-elles pas être, comme cela a lieu chez la femme, une éruption psorique véritable, due à des sarcoptes habitant cette région? Nous l'ignorons; mais s'il en était ainsi, la transmission de la gale de la mamelle de la mère au nez, aux lèvres et à la face des agneaux pendant l'allaitement, trouverait dans cette circonstance une explication très-satisfaisante. Des recherches intéressantes sont donc à faire dans cette direction.

253. *Contagion.* — Nous pensons que la transmission joue le principal rôle, quand la maladie du noir museau se produit dans les bergeries. Le contact des moutons malades et des moutons bien portants, soit dans les étables, soit dans les parcs, surtout pendant la nuit; la chute des croûtes par les grattages réitérés auxquels se livrent les moutons; la dissémination sur le sol, sur les litières, sur les animaux eux-mêmes, des sarcoptes contenus dans ces croûtes, sont les véritables causes de la propagation de cette maladie dans les troupeaux.

Symptômes. — La psore du mouton due au sarcopte commun se montre d'abord à la lèvre supérieure, au pourtour des naseaux, beaucoup plus rarement aux paupières et aux oreilles. Ce début est annoncé par l'apparition de petites papules vésiculeuses, accompagnées d'un prurit violent qui porte la bête à laine à se frotter le nez contre les corps environnants, les auges, les fuseaux des rateliers, les murs, les arbres et même contre le sol; plus rarement à se gratter avec les ongles des membres postérieurs. Les papules, bientôt écorchées par tous ces frottements, laissent suinter un liquide jaunâtre albumineux, qui forme, en se desséchant, de petites croûtes, ou mieux de petites nodosités dures et adhérentes à la peau et que l'ongle découvre parmi les poils.

Existe-t-il, au début de la maladie, des sillons sous-épidermiques tracés par les sarcoptes? Nous ne saurions le dire, n'ayant point eu l'occasion d'étudier cette espèce de gale dès son apparition. Toutefois, il est plus que probable que ces sillons existent, puisque nous les avons remarqués sur les oreilles et la face à une époque déjà très-avancée de la maladie. Quoi qu'il en soit, la pullulation des sarcoptes fait naître de nombreuses papules qui se recouvrent bientôt de croûtes dures et grisâtres. Les sarcoptes sont alors logés sous ces croûtes, ils y pullulent, et c'est en les arrachant avec des pinces anatomiques que l'on emporte avec elles les parasites.

Plus tard, et par la pullulation des parasites, la maladie se propage sur la face, le chanfrein, les joues, les paupières, les oreilles, et plus rarement dans l'espace inter-maxillaire. Ces parties, d'abord sillonnées par de courtes galeries sous-épidermiques, se recouvrent à leur tour de croûtes qui, légères au commencement, deviennent plus tard épaisses, blanchâtres, grisâtres, dures et adhérentes. A une époque plus avancée de la psore, toutes les régions malades se rapprochent, se réunissent, se confondent, et les lèvres, les naseaux, la face, les joues, le front et les oreilles ne forment plus qu'une vaste surface croûteuse, sèche, épaisse, et rendue lisse par les frottements réitérés auxquels se livre l'animal.

La peau, devenue épaisse par la persistance du mal, se ride, se plisse, et dans le fond des plis se manifestent des fentes et de véritables gerçures, d'abord saignantes, mais dont les lèvres ne tardent pas à se souder l'une à l'autre; aux oreilles les grattages réitérés avec les ongles des membres postérieurs déterminent une vive irritation de la peau, avec sécrétion dans le tissu sous-jacent d'un fluide séreux, séro-sanguinolent ou séro-purulent renfermé dans un décollement de la peau formant kyste.

A cette période avancée de la psore, les bêtes à laine respirent et saisissent les aliments avec quelque difficulté, et la tuméfaction des paupières empêche la vision. Parfois même l'inflammation se propage à la conjonctive, qui apparaît rouge, infiltrée, et sécrète une humeur purulente, qui entoure les paupières d'une abondante chassie.

Chabert assure que cette gale peut se propager sur la ganache; « mais ce n'est que lorsqu'elle est ancienne qu'elle se montre « entre les ars, sous le ventre, autour des articulations, et notam- « ment dans les plis des genoux, des jarrets et des paturons. Elle « diffère en cela, ajoute cet auteur, de la gale ordinaire, en ce « qu'elle paraît respecter les endroits garnis de laine[1]. »

La durée de cette psore est fort variable et subordonnée aux soins qui sont mis en usage pour la guérir; comme elle rend le broutage difficile et douloureux, comme le prurit, les douleurs oculaires et auriculaires troublent ordinairement le sommeil de l'animal, elle le fait maigrir ou neutralise tous les efforts tentés pour l'engraisser.

Cette maladie n'est jamais mortelle, mais elle est sérieuse si elle a été négligée, si son invasion remonte à plusieurs mois, si enfin elle a déterminé par sa persistance des conjonctivites, des otites chroniques.

La psore de la face du mouton, due au sarcopte commun, peut exister en même temps que la psore commune déterminée par le dermatodecte; nous avons constaté qu'il en était ainsi sur le mouton napolitain de M. Gérard ; et c'est là un fait d'une grande importance théorique et pratique.

254. *Traitements.*—Les moyens prophylactiques et préservatifs quant à la contagion n'étant autres que ceux qui ont été conseillés

[1] Chabert, *Traité sur la gale et les dartres*, p. 11 et 12.

à propos de la psore due au dermatodecte, nous négligerons avec intention de nous en occuper ici.

Quant aux moyens curatifs, leur emploi est suivi d'un prompt succès lorsque la maladie est traitée d'une manière rationnelle dès son apparition; ils en triomphent assez difficilement lorsqu'elle est ancienne.

Dès les premiers instants de sa manifestation, il faut l'attaquer par une friction rude et étendue à toute la face, avec l'essence de lavande. Cette huile essentielle fait soulever l'épiderme et tue les sarcoptes dans leurs repaires.

L'essence de térébenthine produit les mêmes effets; mais étant plus active et plus irritante, elle doit être employée avec ménagement. M. de Gasparin assure, avec raison, qu'on peut, en étendant une couche d'huile de cade sur toute la surface malade, obtenir une guérison par une seule application. Une friction d'onguent citrin donne les mêmes résultats, d'après Chabert. Deux ou trois frictions avec le mélange à parties égales de goudron et de savon vert, ou avec la pommade d'Helmérick, guérissent également cette gale d'une manière prompte et radicale.

Si la maladie est ancienne et la peau recouverte de croûtes épaisses, il est nécessaire de les assouplir en pratiquant, pendant deux ou trois jours, plusieurs frictions avec l'huile, le beurre ou la graisse; on enlèvera ensuite les croûtes par un savonnage et un léger grattage; puis on agira avec les préparations antipsoriques dont il a été question ci-dessus.

S'il existe des gerçures, des ulcérations, elles seront cautérisées avec la solution de nitrate d'argent ou avec une légère couche de pâte caustique de Vienne, puis, lorsque l'escarre sera détachée, les plaies seront pansées avec le vin aromatique, l'eau-de-vie camphrée, ou la teinture d'aloès, et saupoudrées ensuite de charbon de bois pulvérisé.

L'inflammation récente des yeux disparaît généralement avec la gale et ne réclame aucun traitement; mais, lorsqu'elle est ancienne et qu'elle persiste après la guérison, quelques lotions avec la solution de nitrate d'argent la combattent avec efficacité.

Les kystes des oreilles seront ouverts dans leur partie déclive avec une grosse aiguille rougie au feu, afin de faciliter l'écoulement du liquide et l'oblitération du kyste; si celui-ci persiste, une ou deux injections de teinture d'iode dans son intérieur suffisent pour en procurer la cicatrisation.

La gale qui s'est étendue aux ars, au ventre, aux mamelles, aux plis des genoux, des jarrets, aux paturons, réclame, pour être guérie, le même traitement.

255. *Contagion aux animaux.* — Nous n'avons fait aucune expérience tendant à démontrer la contagion de la gale du mouton due au sarcopte, soit aux herbivores, soit aux carnivores.

Mais nous avons la certitude qu'elle peut se transmettre à l'espèce humaine. Nous en avons recueilli un exemple remarquable; le voici.

Le mouton napolitain, conduit par M. Gérard à l'École d'Alfort pour être guéri de la gale de la face, fut confié aux soins d'un élève vétérinaire, nommé Polvent. Après avoir tondu l'animal, détaché une partie des croûtes avec un grattoir, enduit la face avec de la graisse, enlevé ensuite les croûtes restantes devenues souples, puis médicamenté les surfaces galeuses, cet élève vit des papules accompagnées d'un violent prurit se manifester chez lui aux mains, au corps, aux membres inférieurs et supérieurs, à la figure, autour des joues et aux organes de la génération. Quinze à seize jours après cette transmission, des sillons, longs d'un demi-centimètre à un centimètre, se montrèrent aux poignets et à la face interne des doigts. Un sarcopte femelle adulte fut retiré par l'un de nous de ces sillons, et on put s'assurer que cette femelle était entièrement semblable à la femelle des sarcoptes du mouton.

Afin de s'assurer si cette gale serait persistante et si les sarcoptes pourraient pulluler, la maladie ne fut point traitée. Après une nouvelle quinzaine, les papules s'étaient considérablement multipliées, aux mains, aux bras, à la tête, autour des oreilles, des yeux, du nez, à la poitrine, au ventre et aux jambes. Le prurit devenait intolérable le soir, et causait la nuit de longues et pénibles insomnies. A la suite de frottements exercés autour des yeux, les paupières se tuméfièrent, la conjonctive s'enflamma, et on dut avoir recours à des lotions réfrigérantes et astringentes pour combattre ces accidents. M. Polvent eut le courage de subir, pour les étudier, les effets de cette contagion, depuis le 3 juillet jusqu'au 16 août. Pendant ce laps de temps, les sillons, les papules se multiplièrent beaucoup. Enfin, le 17 août, cet élève fut soumis à un traitement consistant en bains et en frictions avec la pommade sulfuro-alcaline; mais il ne fut délivré des démangeaisons que vers le 2 septembre et après un traitement continué pendant quinze jours.

CHAPITRE XXI.

DE LA PSORE DU BŒUF (*BOS*).

256. Historique. — L'agriculteur Columelle[1] qui écrivait dans le 1er siècle de l'ère chrétienne, le vétérinaire Végèce[2], puis, à une époque moins éloignée de nous et depuis la fondation des écoles vétérinaires, Chabert[3], Dorfeuille[4], Gohier[5], Huzard[6], H. Bouley[7] ont signalé l'existence de la gale du bœuf, mais sans la décrire; Rosier[8] a parlé de cette maladie avec quelques détails dans son Cours d'agriculture. Enfin, d'Arboval[9], Gellé[10], Delwart[11], Rychner[12], Hering[13] en ont donné de courtes et très-incomplètes descriptions,

[1] Columelle, *Économie rurale;* traduction de Saboureux de la Bonneterie, 1772.

[2] Végèce, *Ars veterinaria, sive mulo-medicina;* traduction de Jean Sambuc, 1574.

[3] Chabert, *Traité sur la gale et les dartres*, 1801.

[4] Dorfeuille et Gohier, *Mémoire sur la médecine et la chirurgie vétérinaires*, 1813. Introduction, p. 10.

[5] Gohier, *Compte rendu*, école de Lyon, 1815.

[6] Huzard, *Nosographie vétérinaire*, 1818 à 1820, p. 106.

[7] H. Bouley, *Dictionnaire lexicographique*, article *Gale*, p. 538.

[8] Rosier, *Cours complet d'agriculture*, de 1781 à 1805, article *Gale*.

[9] D'Arboval, *Dictionnaire de médecine et de chirurgie vétérinaires*, 1838, t. III, p. 637.

[10] Gellé, *Pathologie bovine*, 1841, t. III, p. 339.

[11] Delwart, *Traité de médecine pratique*, t. Ier, p. 552.

[12] Rychner, *Pathologie bovine*.

[13] Hering, *Traité de pathologie et de thérapeutique*, 1849, p. 192.

dans les ouvrages de pathologie vétérinaire qu'ils ont publiés depuis l'année 1838 jusqu'à ce jour.

Ayant été en mesure de bien observer la gale bovine, de recueillir en abondance les acares qui l'occasionnent, et de faire une étude détaillée de ces parasites et des lésions qu'elle produit à la peau, nous allons donner une description, et des acares et de la maladie qu'ils déterminent.

La gale du bœuf est due, comme celles de tous les autres animaux domestiques, à un animalcule particulier. Ce parasite paraît avoir été signalé pour la première fois, en 1813, par Dorfeuille père, vétérinaire à Port-Sainte-Marie (Lot-et-Garonne), lequel fit aussitôt part de sa découverte à Gohier[1]. Un an après, en 1814, Gohier remarquait lui-même cet acare sur les bœufs hongrois que les Autrichiens amenèrent en grand nombre avec leur armée, à Lyon.

« Ces animaux, dit Gohier, étaient presque entièrement couverts de gale et d'acares. Il suffisait de prendre une petite quantité de la poussière dont leur peau était chargée pour y reconnaître de suite à l'œil nu une multitude de ces insectes rongeurs. Aussi tous ces bœufs étaient-ils d'une grande maigreur[1]. »

Gohier ajoute dans le Compte rendu de l'école de Lyon, de l'année suivante (1815):

« L'examen comparé au microscope que nous avons fait des acares du bœuf trouvés sur les bœufs hongrois et des acares du cheval *ne nous a pas fait connaître de différence sensible entre ces deux parasites.* Cependant l'inoculation des premiers à des chevaux, à des ânes et à des chiens, n'a produit aucun effet, quoique l'on ait remarqué pendant trente heures environ ces mêmes insectes nichés sous l'épiderme, où ils paraissent s'être décomposés.

Au vétérinaire Dorfeuille, et surtout au professeur vétérinaire Gohier, appartient donc le mérite d'avoir, les premiers, découvert l'acare du bœuf; et nous ferons remarquer que Gohier, qui, un des premiers aussi, a découvert l'acare du cheval, a dit presque vrai, lorsqu'après avoir comparé ce dernier parasite avec celui du bœuf, il a déclaré qu'il n'avait pas trouvé de différence sensible entre ces deux parasites. Ce professeur qui, ainsi que nous l'avons dit, a fait figurer les acares du cheval, n'a pas fait dessiner l'acare du bœuf, et la science doit le regretter.

Pendant longtemps M. Hering, professeur à l'école vétérinaire de Stuttgard, avait cherché l'acare du bœuf, lorsqu'en 1845 il découvrit un acarien particulier sur un veau de race hollando-hongroise, atteint d'une gale ancienne à la tête, au cou et aux épaules.

[1] Dorfeuille et Gohier, *Mémoires et observations sur la chirurgie et la médecine vétérinaires*, 1813, t. Ier, Introduction, p. 10.

[2] Gohier, *idem*, t. II, p. 223.

Ce savant professeur a fait une description du mâle et de la femelle de ce psorote et en a donné un dessin dans le Recueil de la Société des connaissances naturelles du Wurtemberg, t. Ier, puis dans le Répertoire des vétérinaires allemands, ann. 1845, p. 175 [1]. Or, en consultant la description et les dessins de M. Hering, on reste convaincu que son parasite n'est autre que le sarco-dermatodecte que nous avons découvert après lui sur une chèvre d'Angora. (Voyez *Gale de la chèvre.*)

De même que le professeur de l'école vétérinaire de Stuttgard nous avons cherché, pendant un espace de trois à quatre ans, la gale du bœuf et le parasite qui la détermine, sans pouvoir les rencontrer.

Nous avons alors fait un appel aux vétérinaires, nous les avons priés de nous aider dans nos recherches, en nous adressant des croûtes prises sur des bêtes bovines qu'ils jugeraient atteintes de la gale.

Un grand nombre de croûtes nous ont été envoyées, mais nous n'avons rencontré dans ces débris que des *hematopinus* et des *trichodectes,* parasites déterminant la phthiriase. Nous désespérions donc de pouvoir placer dans cet ouvrage la description de la gale de l'espèce bovine, et des dessins figurant l'acare qui la produit, quand le hasard nous vint en aide.

L'exposition agricole universelle, qui réunit, en 1856, dans un concours spécial ce que toutes les nations avaient de plus rare en bêtes à cornes, nous importa d'Angleterre ce que nous n'avions pu trouver en France. C'est une vache durham qui nous a présenté l'acare que nous cherchions en vain depuis si longtemps.

L'un de nous, membre du jury du concours pour les bêtes bovines de race anglaise, avait été frappé de l'affection cutanée que présentait cette vache sur la croupe, à l'origine de la queue, à la pointe des fesses et sur une partie du dos.

Il fut fait un examen minutieux de l'altération que la peau avait subie, et l'on aperçut, le 25 mai 1856, dans les intervalles laissés par les croûtes, de petits animalcules arrondis, exécutant des mouvements et ressemblant aux dermatodectes du cheval.

Des croûtes furent recueillies par le grattage, et dans ces produits se montrèrent des acariens.

Ce sont ces acariens que nous avons utilisés pour en donner la description et en faire des dessins.

Depuis cette date, l'un de nous a de nouveau constaté, dans les étables de l'abattoir Popincourt à Paris, l'existence de la gale sur le cou, le garrot et

[1] Voyez encore, *Recueil de médecine vétérinaire*, ann. 1846; traduction de l'article de Hering, par M. Verheyen, p. 950.

la base de la queue de deux bœufs assez maigres, de race limousine. Ces deux animaux furent abattus, et leur peau nous a servi à faire l'étude des altérations produites par la gale dans les diverses formes que cette maladie peut affecter.

Depuis le 30 mars 1857, jour où notre travail sur la psore a été remis à l'Académie des sciences, M. Gerlach, professeur à l'école vétérinaire de Berlin a décrit et figuré un animalcule de la gale du bœuf, qu'il dit avoir rencontré dans des croûtes recueillies par M. Meves sur des bêtes bovines galeuses du district de Bromberg. Ce professeur a examiné ce psorote, comparativement avec le dermatodecte du cheval, et, ainsi que nous, il a trouvé les deux acariens du bœuf et du cheval entièrement semblables.

Indépendamment de ce dermatodecte, M. Gerlach a constaté aussi sur d'autres bêtes bovines psoreuses l'acare découvert par le professeur vétérinaire Hering, en 1845. Or, en consultant la description et les dessins de cet acarien donnés par M. Gerlach, on acquiert la conviction que cet acare est complétement semblable à celui que nous avons découvert en janvier 1857 sur des chèvres d'Angora affectées de la gale, et qui a été trouvé depuis sur le cheval par ce professeur, en 1857. C'est cet acare auquel M. Gerlach a donné le nom de *symbiotes bovis*, que nous avons désigné dans notre classification sous le nom de *sarco-dermatodecte*.

Nous avons de notre côté cherché de nouveau cet acarien, et nous avons été assez heureux pour le rencontrer sur plusieurs bêtes bovines.

Il résulte donc, comme conclusion, des recherches faites jusqu'à ce jour sur la gale des bêtes bovines, que ces animaux sont affectés de deux espèces de psore, déterminées chacune par un animalcule différent.

La première est due au dermatodecte et la seconde au sarco-dermatodecte.

Maintenant les bêtes bovines ne sont-elles atteintes que de ces deux espèces de gale? Comme le cheval, le mouton, le lapin et peut-être la chèvre, ne sont-elles pas affectées d'une troisième gale due au sarcopte commun? Nous ne pouvons l'affirmer jusqu'à présent; mais Gohier, Robert Fauvet[1] ont constaté que des chevaux atteints de la gale due au sarcopte commun ont transmis leur gale tout à la fois, et à l'homme et à la bête bovine, et Walbraff, qui a donné la description d'une gale épizootique de la chèvre (voyez *Gale de la chèvre*), qui n'a pu être due qu'à un sarcopte, a fait également la remarque que cette gale se transmettait à la fois à l'homme et au bœuf.

Nous pensons donc que, à une époque peut-être peu éloignée de nous et

[1] Gohier, Robert Fauvet, *Recueil de médecine vétérinaire*, ann. 1824, p. 152.

avec le secours du microscope, dont, quoi qu'on ait dit, se servent et se serviront de plus en plus les praticiens vétérinaires, une troisième espèce de gale du bœuf, due à un sarcopte, sera probablement découverte.

Dans l'état de la science nous ne pouvons aujourd'hui faire connaître que la gale due au dermatodecte et la gale déterminée par le sarco-dermatodecte.

§ I.

DE LA GALE DU BŒUF DUE AU DERMATODECTE.

257. *Entomologie.* — Le parasite de la gale du bœuf, par la conformation de sa tête, de ses pattes, par les différentes mues, qui rendent la femelle plus particulièrement propre à telle ou telle fonction de la génération, doit être placé dans le genre des dermatodectes propres aux herbivores, qui ne tracent pas de sillons, à côté des dermatodectes du cheval et du mouton. Il est assez volumineux pour être facilement distingué à l'œil nu.

La femelle (pl. 19, fig. 38) a en largeur $0^{mm},38$, en longueur $0^{mm},57$.

Le mâle (fig. 39) a en largeur $0^{mm},35$, en longueur $0^{mm},46$.

La femelle ne présente rien d'important à signaler, si ce n'est le volume plus considérable des pattes antérieures, la longueur plus grande des mandibules, que nous avons représentées (fig. 40). Ces mandibules, en effet, dépassent les palpes, et laissent voir clairement qu'elles sont au nombre de quatre, et armées d'appendices antérieurs qui les fixent dans la profondeur du derme, quand elles l'ont pénétré.

Le mâle (fig. 39) est généralement semblable à celui du cheval, par l'ensemble de sa conformation, et surtout en ce qu'il est pourvu à la première paire de pattes postérieures, d'un onglet bifide *ss*.

Nous n'avons pas représenté la femelle à la période de l'accouplement ni à celle qui s'étend entre l'accouplement et la ponte, attendu que c'eût été reproduire complétement les dessins du dermatodecte du mouton.

Enfin, la larve et les œufs ne diffèrent en rien de ceux des parasites propres aux espèces chevaline et ovine.

Il va sans dire que le dermatodecte du bœuf vit en famille comme celui du cheval et du mouton, au milieu des humeurs sécrétées, et qu'il ne trace pas de sillons.

258. *Étiologie.* — La gale du bœuf est une maladie rare, bien des fois des praticiens habiles nous ont montré des bêtes bovines qui, d'après eux, étaient affectées de la gale; mais sur ces sujets nous avons toujours constaté des affections autres que la véritable psore. Ces prétendues gales n'étaient que des maladies pédiculaires ou des phthiriases.

La gale se montre cependant assez fréquemment dans les localités où l'agriculture est arriérée, où conséquemment le gros bétail a peu de valeur, et où les soins qui devraient lui être donnés sont négligés. Elle est aussi plus commune dans les pays de montagnes, où l'hiver est prolongé, où les bestiaux vivent dans la plus grande malpropreté et restent enfermés pendant une période de six à sept mois dans des étables chaudes et insalubres.

D'après M. Meves, cette gale serait assez ordinaire sur les bêtes bovines des provinces de l'est de la Prusse, et notamment dans les districts de Dantzig et de Bromberg[1].

Cette maladie affecte plus souvent les jeunes et les vieux animaux que les adultes, ceux qui séjournent toute l'année dans les étables que ceux qui pendant six à huit mois respirent l'air pur des pâturages et se nourrissent de plantes succulentes qui les stimulent, les restaurent et les engraissent. Ajoutons que dans ces dernières circonstances la mue que les bêtes bovines éprouvent au printemps et leur exposition aux pluies douces de la belle saison sont deux conditions qui, contribuant à la propreté de la peau, arrêtent momentanément le cours de la gale et quelquefois même la font disparaître complétement.

Ici encore chez les bêtes bovines, comme chez les chevaux, les moutons, les chiens, nous voyons la force de la constitution,

[1] Meves-Gerlach, *Traité sur la gale*, 1858.

l'énergie, l'embonpoint, la propreté de la peau, diminuer la prédisposition à la parasitogénie et déterminer la guérison naturelle de la maladie.

Quoi qu'il en soit, nous dirons ici, d'une manière générale, que la gale du bœuf a pour causes prédisposantes, ainsi que la gale des autres espèces domestiques, la malpropreté de la peau, le séjour des animaux dans des étables chaudes, non aérées, dans lesquelles on laisse s'amasser en trop grande quantité les fumiers pendant l'hiver, l'usage d'aliments peu nutritifs ou avariés, enfin les fatigues prolongées auxquelles les animaux de travail sont soumis.

Les bœufs qui, en temps de guerre, forment les convois des armées, soumis à des marches et à des contre-marches pénibles, à toutes sortes de fatigues et de privations, exposés aux intempéries atmosphériques, et privés de toute espèce de soins de propreté, sont fréquemment et en quelque sorte inévitablement affectés de la psore.

D'après le professeur vétérinaire Gohier, les bœufs hongrois, que les Autrichiens amenèrent en grand nombre avec leur armée à Lyon, en 1814, étaient très-maigres et presque entièrement couverts de croûtes galeuses dans lesquelles fourmillaient des milliers d'acares.

Mais parmi les causes qui font naître et propagent la gale chez les animaux qui vivent en troupeau ou en commun, soit dans les pâturages, soit dans les lieux de rassemblements, comme sur les champs de foire, il faut placer en première ligne la contagion qui s'opère par la transmission des dermatodectes des animaux galeux à ceux qui se portent bien.

259. *Contagion.* — Les expériences nombreuses que nous avons faites sur la communication de la gale par le dépôt d'acares du cheval sur le cheval, du mouton sur le mouton, du chien sur le chien, du chat sur le chat, nous ayant démontré que cette communication s'opérait constamment, nous avons cru pouvoir négliger les essais de contagion du bœuf au bœuf, par le dépôt de dermatodectes, et nous n'hésitons pas à admettre que la transmission de la gale du

gros bétail s'opère, ainsi que celle de tous les autres animaux domestiques : 1° par le contact des animaux galeux et des animaux bien portants; 2° par les étrilles, les cardes, les bouchons, les harnais, etc. qui servent indistinctement aux bêtes bovines galeuses et à celles qui sont en bonne santé; 3° par les litières recélant des croûtes galeuses, provenant des frottements exercés par les animaux, soit avec leurs cornes, leurs pieds, soit contre les mangeoires, les murs ou autres corps.

Mais existe-t-il dans les annales de la science des faits démontrant que par suite du séjour dans les mêmes habitations et des rapports journaliers des chevaux, des moutons et des chiens avec les bêtes bovines bien portantes, celles-ci aient contracté la gale? Des dermatodectes du cheval et du mouton et des sarcoptes du chien déposés sur les bêtes bovines pourraient-ils vivre, pulluler et produire la gale sur ces dernières? Voici à cet égard ce que nous avons trouvé dans les auteurs et ce que nous avons recueilli de nos propres expériences.

A. *Cheval.* — Le professeur vétérinaire Gohier (*Compte rendu de l'école de Lyon*, 1817) assure avoir vu, dans les infirmeries de l'école de Lyon, un cheval atteint de la gale, qui, *dit-on*, avait transmis cette maladie à deux vaches placées à côté de lui dans l'étable.

M. Carrère (*Journal des vétérinaires du Midi*, ann. 1838, p. 241) rapporte deux faits semblables à celui dont il vient d'être question.

Enfin, Robert Fauvet dit qu'un cheval, après avoir communiqué la gale à plusieurs personnes, l'avait également transmise à une vache qui s'était frotté le cou contre la mangeoire du cheval.

Ces faits méritaient bien assurément d'être confirmés ou infirmés par l'expérimentation, et c'est dans ce but que nous nous sommes livrés à des tentatives de transmission de la gale du cheval, du mouton et du chien au bœuf, tentatives rapportées avec détails dans le journal de nos expériences, et dont nous allons ici consigner seulement les résultats.

210 dermatodectes du cheval, parmi lesquels on comptait des femelles fécondées, des mâles, des larves et des acares accouplés, ont été déposés à la base de l'oreille gauche, sur le cou et à la base de la queue d'un jeune bœuf, maigre, souffrant, débile, et par conséquent dans toutes les conditions propres à faciliter la transmission de la psore et la pullulation des parasites. Ce dépôt a été suivi de prurit; le bœuf s'est frotté dans le voisinage des parties où les animalcules avaient été placés, mais la gale n'a pas été transmise à cet animal, qui est resté pendant deux mois en observation.

B. *Mouton.* — 1°, 30 dermatodectes du mouton, dont 4 mâles, 5 femelles non fécondées, 9 femelles fécondées et 6 mâles et femelles accouplés sont déposés, sur la peau d'une génisse *bien portante* et âgée de dix-sept mois;

2°, 33 dermatodectes, dont 5 mâles, 4 femelles non fécondées, 8 femelles fécondées et 8 mâles et femelles accouplés, sont déposés sur la peau d'une seconde génisse également *bien portante* et âgée de dix-huit mois;

3°, 31 dermatodectes, dont 3 mâles, 5 femelles non fécondées, 7 femelles fécondées et 8 mâles et femelles accouplés, sont mis sur une troisième génisse, également *bien portante*, âgée de seize mois;

4°, 32 dermatodectes, dont 5 mâles, 6 femelles non fécondées, 9 femelles fécondées et 6 mâles et femelles accouplés sont placés sur une génisse *bien portante*, âgée de dix-huit mois;

5°, Enfin, 66 dermatodectes, dont 9 mâles, 12 femelles non fécondées, 17 femelles fécondées et 14 de ces parasites accouplés, sont déposés sur une génisse, âgée de quatorze mois, mais maigre, souffrante, débile, ayant beaucoup de poux; et par conséquent dans toutes les conditions favorables à la transmission de la gale.

Afin de prévenir l'enlèvement des acariens, ces parasites ont été déposés sur les parties du corps où les animaux ne pouvaient ni se lécher, ni se frotter.

De ces cinq génisses, deux seulement ont eu la peau attaquée par les dermatodectes. Un liquide jaunâtre n'a pas tardé à apparaître sur les parties incisées par les mandibules des parasites, liquide qui bientôt s'est concrété et desséché pour constituer des croûtes peu épaisses; mais du troisième au sixième jour les dermatodectes sont morts ou ont disparu, et la gale n'a pas été transmise. Les cinq génisses sont restées en observation pendant quatre mois sans présenter aucune trace de gale.

Les résultats de ces six expériences, faites avec des dermatodectes propres aux herbivores, c'est-à-dire pourvus de mandibules allongées destinées à ponctionner l'épiderme, ne traçant jamais de sillons sous-épidermiques et se rapprochant beaucoup par leur organisation et leurs habitudes du dermatodecte particulier aux bêtes bovines, tendent à démontrer, contrairement aux observations de Gobier, de Robert Fauvet et de Carrère, que les dermatodectes particuliers au cheval et au mouton ne peuvent vivre sur les bêtes bovines, et par conséquent y produire la psore. Nous devons cependant faire observer, et cela dans l'intérêt de la recherche de la vérité, que dans les cas de transmission observés par le vétérinaire Carrère, les vaches avaient séjourné avec les chevaux galeux dans la même écurie, pendant un laps de temps assez long, qui pour l'une d'elles a été d'une partie de l'hiver, conditions qui ont pu multiplier journellement les moyens de transmission.

Les chiens et les chats, qui ont des rapports si fréquents avec les bêtes bovines, qui, avec elles, habitent les étables, couchent à côté d'elles et quelquefois sur elles, peuvent-ils, lorsqu'ils sont affectés de la gale, leur transmettre cette maladie? Cette question méritait bien d'être élucidée par l'expérimentation directe. Mais avant tout nous devions faire des recherches dans les auteurs, afin de nous assurer si avant nous l'observation avait appris quelque chose à cet égard. Voici à ce sujet le seul fait que nous ayons trouvé; il tendrait à démontrer la contagion de la gale du chat à la vache.

Rademacher rapporte (*Magasin des vétérinaires allemands*, ann. 1842) qu'un chat galeux, qui avait l'habitude de se coucher sur le dos d'une vache, lui transmit la gale; que cette vache donna ensuite la gale à la servante qui la soignait, et que celle-ci l'avait communiquée à son tour à toute une famille.

Ce fait ne démontre pas d'une manière rigoureuse que la gale ait été transmise à la vache par le chat, et par la vache à la femme, puisque Rademacher ne dit point avoir retrouvé les sarcoptes du chat sur la vache, ni sur la servante; cependant il n'en fixa pas moins toute notre attention.

Nous avons donc cherché à nous assurer si des sarcoptes pris sur des chiens et des chats galeux, puis déposés sur la peau de bêtes à cornes, vivraient, pulluleraient et donneraient la gale. Voici le résumé de nos expériences et les résultats qu'elles ont donnés.

C. *Chien.* — 1°, 89 sarcoptes du chien, dont 80 femelles adultes et fécondées, 5 larves et 4 mâles, sont déposés sur un taureau, âgé de trois ans et demi.

2°, 37 acares femelles fécondées sont placées sur une vèle, âgée de quatre mois.

3°, 38 acares femelles, également fécondées, sont mises sur une vache, âgée de quatre ans. Ces trois animaux étaient bien portants.

Sur deux de ces animaux, le taureau et la vèle, les sarcoptes ont attaqué la peau, ont creusé des galeries sous-épidermiques, galeries qu'ils ont abandonnées ou dans lesquelles ils sont morts au bout de vingt-cinq à vingt-huit jours. Un prurit local a été produit pendant la vie des parasites, mais il a disparu avec eux.

Sur le troisième animal (la vache), les parasites n'ont pas attaqué la peau.

La gale du chien n'a donc pas été transmise aux bêtes à cornes dans ces trois expériences.

Nous avons fait également des tentatives de transmission de la gale du chat à la vache par dépôt d'acares, mais elles ne peuvent nous permettre, quant à présent, de nous prononcer d'une manière positive sur la contagion.

Symptômes. — La gale des bêtes bovines apparaît tout d'abord et plus particulièrement à la partie supérieure de l'encolure, du garrot et près de la base de la queue, tantôt à l'un, tantôt à l'autre de ces endroits, mais le plus souvent à la base de la queue. Dès son origine elle est signalée par de petites plaques irrégulières, croûteuses et toujours prurigineuses. Lorsque l'on gratte l'animal à ces endroits, il reste tranquille, abaisse la colonne vertébrale, allonge la tête, redresse la queue et se penche du côté où on le gratte.

Lorsque la bête bovine s'est frottée dans ces parties, ou est parvenue à s'y lécher, les surfaces galeuses, et souvent aussi celles du voisinage, se montrent salies, et presque constamment dépilées, écorchées et humectées par un liquide séro-sanguinolent.

L'examen attentif des plus petites entre les surfaces galeuses non écorchées montre que les premiers symptômes caractéristiques de la gale consistent en de petits soulèvements épidermiques, circonscrits, miliaires ou du volume de la tête d'une petite épingle, sous lesquels et, parfois, autour desquels existe un liquide séreux ou séro-purulent. Ces petits soulèvements épidermiques sont le résultat de la ponction de l'épiderme et des tissus sous-jacents par les longues mandibules des parasites. Ce sont ces petits soulèvements épidermiques que les auteurs, et particulièrement d'Arboval, Delwart, Gellé et Hering ont désignés et décrits sous le nom de *vésicules* et de *pustules de la gale.*

Par les frottements qui entraînent la déchirure de l'épiderme, le liquide de ces petites élevures épidermiques s'échappe, s'épanche, se concrète sur les poils, les agglutine, puis, se desséchant sur la partie malade, donne lieu aux croûtes qui signalent l'existence du début de la gale.

Les surfaces galeuses, débarrassées de la plupart des croûtes lamelleuses, peu adhérentes, qui les recouvrent, exposées au soleil et examinées, soit à l'œil nu, soit avec une bonne loupe, laissent apercevoir de petits points grisâtres, ou légèrement blanchâtres, arrondis, formant une espèce de sable mouvant parmi les croûtes, ce sont les dermatodectes : leur nombre est variable. On les voit réunis au nombre de 4, 6, 10 et souvent plus. En soulevant ou écartant les croûtes encore peu dures, on aperçoit également les parasites qui vivent sous elles ou dans leur épaisseur.

Si l'on veut gratter ces croûtes avec un scalpel, de manière à dénuder entièrement la peau, les recueillir sur une feuille de papier blanc, ou sur une plaque de verre, les diviser avec un instrument pointu, des aiguilles emmanchées par exemple, et les exposer, soit au soleil de l'été, soit à une douce chaleur artificielle, on verra bientôt les acares s'en dégager et marcher sur ce papier ou sur la lame de verre, où l'on peut aisément les reconnaître à l'œil nu, à la loupe, et surtout au microscope, à l'aide d'une amplification de 20 à 30 diamètres. Isolés des croûtes et examinés à un plus fort grossissement, il est facile de constater les caractères distinctifs des dermatodectes, tels que nous les avons décrits et figurés.

La constatation des parasites sur une ou plusieurs plaques croûteuses offrant les caractères morbides qui viennent d'être signalés, établit d'une manière certaine le diagnostic de la gale du bœuf.

Par la pullulation des parasites, les surfaces galeuses augmentent en étendue et se disséminent sur un grand nombre de points dans les parties environnantes; mais jamais la présence des animalcules ne provoque une éruption papulaire ou papulo-vésiculaire prurigineuse, soit dans les parties voisines des lieux où vivent les dermatodectes, soit dans les régions plus ou moins éloignées. A cet égard, la gale du bœuf se présente donc dès son invasion avec des caractères morbides semblables à ceux de la gale du cheval, mais bien différents de ceux qui signalent l'apparition de la gale de l'homme, du chien, du chat et du cheval, due au sarcopte commun, dont le début est généralement annoncé par une éruption papulo-vésiculaire très-prurigineuse, désignée sous le nom de prurigo de la gale.

La gale, s'étant ainsi manifestée sur un ou plusieurs points de la surface cutanée, envahit successivement, par l'effet de la pullulation des acares, de leur dissémination et de l'élargissement des premières plaques galeuses, les épaules, les parois pectorales, la partie supérieure de la croupe, la région sacrée, la circonférence de la pointe des fesses, et parfois les flancs. Ce n'est que très-exceptionnellement, et dans les cas où la gale est très-ancienne, qu'elle se propage à la partie moyenne externe et interne des membres. Elle respecte généralement la face, le ventre, le fourreau, les testicules, les mamelles et la partie des membres située au-dessous du genou et du jarret.

Les caractères qui signalent la gale répandue sur une ou plusieurs grandes surfaces sont parfaitement tranchés et ne permettent guère de la méconnaître, les voici.

Les surfaces galeuses sont dépilées, plus ou moins étendues et irrégulièrement festonnées ou découpées à leurs bords, recouvertes de croûtes épaisses, grisâtres, écailleuses ou lamelleuses, faciles à enlever, très-souvent mélangées de poussière, de débris de fourrages et autres détritus. Sous ces croûtes, ou dans les intervalles qu'elles laissent entre elles, notamment sur les places récemment attaquées, se montrent en grand nombre des parasites, visibles à l'œil nu ou à la loupe. Il suffit de gratter fortement ces croûtes ou d'en dénuder la peau malade, pour recueillir un très-grand nombre de dermatodectes. Ajoutons toutefois, que si ces parasites vivent et se montrent sur les croûtes, ils ne se tiennent jamais cachés et logés profondément au-dessous, ainsi qu'on le constate dans des gales anciennes dues aux sarcoptes qui tracent des sillons sous l'épiderme.

Très-souvent ces surfaces sont écorchées et recouvertes d'un liquide séreux, jaunâtre, parfois sanguinolent, qui forme ensuite en se desséchant une croûte mince et généralement lisse.

La peau est épaissie, dure, sèche, et forme, dans quelques cas, de gros plis sur les faces de l'encolure, les épaules et les parois pectorales.

Chez certains animaux mal nourris, vivant dans une extrême malpropreté, et dont les surfaces galeuses, anciennes, n'ont subi aucun traitement, les frottements, le séjour d'une matière purulente sous les croûtes produisent des dépouillements de la partie superficielle et parfois des couches profondes de la peau. Ces sortes d'altérations qui, avec le temps et les frottements réitérés, prennent l'aspect de plaies ulcéreuses, se recouvrent alors de grosses croûtes adhérentes à leurs bords, sous lesquelles s'accumule une matière purulente épaisse et souvent grisâtre. M. Meves, au dire de M. Gerlach, aurait constaté, dans le duché de Bromberg (Prusse), sur dix jeunes bêtes bovines affectées d'une gale ancienne, s'étendant depuis la tête jusqu'à la queue, que la peau était couverte de croûtes épaisses d'un à deux centimètres, et que dans quelques parties, notamment à l'encolure et aux épaules, elle offrait, en nombre variable, de véritables ulcérations. A cette période avancée de la gale, et même auparavant, les ganglions lymphatiques externes voisins des régions galeuses se montrent gros, saillants, durs, mais non pourtant douloureux.

Marche, gravité et terminaisons. — La gale du bœuf, selon les conditions dans lesquelles les animaux se trouvent placés, peut se répandre avec plus ou moins de rapidité des parties où elle s'est montrée tout d'abord sur les régions environnantes. Chez les sujets en parfait état de santé, les progrès sont lents; souvent même on voit la psore rester longtemps stationnaire. Chez ceux au contraire qui sont placés dans de mauvaises conditions hygiéniques, et qu'on laisse dans un état constant de malpropreté, ainsi qu'il arrive aux bœufs formant les convois d'approvisionnement des armées depuis longtemps en campagne, la gale fait des progrès rapides, et en quelques mois peut envahir une grande étendue de la peau.

Lorsque les animaux séjournent dans des étables chaudes, infectes, ainsi qu'il arrive annuellement dans les pays de montagnes, pendant les hivers prolongés, la gale recouvre bientôt de larges surfaces cutanées. La vie au grand air dans les pâturages, la nourriture fraîche et succulente que les animaux y prennent pendant les beaux jours, ralentissent jusqu'à l'hiver le cours de la maladie.

Dans quelques cas même, ainsi que nous l'avons déjà dit, la gale disparaît entièrement.

La gale récente, locale, s'accompagnant d'un prurit qui se manifeste plus particulièrement la nuit, dans les étables, et à l'exposition au soleil dans les herbages, tourmente assurément les bestiaux, mais elle ne nuit pourtant point notablement à leur santé. Mais lorsque la psore est déjà ancienne, étendue, devenue croûteuse, que des plaies d'un aspect ulcéreux existent sous les croûtes, que les ganglions lymphatiques se montrent gros et durs, et qu'enfin des milliers de parasites pullulent à la surface de la peau et entretiennent un prurit qui ne laisse aux bêtes malades que de courts instants de repos, les veaux, les jeunes taureaux et les génisses sont retardés dans leur accroissement, les animaux soumis à l'engraissement ne prennent que lentement de l'embonpoint, les vaches laitières donnent moins de lait, et les bœufs de travail, perdant une grande partie de leurs forces, ne rendent que de faibles services. Bientôt les animaux maigrissent, et si la gale n'est pas convenablement traitée, les fonctions intérieures se troublent, des météorisations se produisent après le repas, des diarrhées passagères se manifestent, une toux petite, courte, sèche, se fait fréquemment entendre, le marasme se déclare et les animaux meurent.

Il est cependant fort rare que la gale parvienne à envahir une large étendue de la peau, détermine les lésions graves que nous avons décrites, et avec le temps conduise les animaux au marasme et à la mort. Ces cas sont tout à fait exceptionnels. Dans l'immense majorité des circonstances, la psore bovine est traitée et guérie facilement. Dans les cas enfin où elle se montre rebelle, où elle fait de rapides progrès et provoque de l'amaigrissement, les animaux sont livrés à la consommation.

260. *Diagnostic.* — Les maladies dont il importe que la gale

soit distinguée, sont la *phthiriase*, le *prurigo*, l'*herpes tonsurans*, et enfin la gale due au sarco-dermatodecte, que nous décrivons plus loin.

1° *Phthiriase.* — La phthiriase est souvent confondue avec la gale. Parmi un très-grand nombre de croûtes, qui nous ont été adressées depuis quelques années par beaucoup de praticiens distingués, comme ayant été recueillies sur des bêtes bovines galeuses, nous n'avons jamais constaté la présence d'aucun acare, mais nous y avons toujours trouvé les parasites connus vulgairement sous le nom de *poux du bétail;* de telle sorte que dans tous ces cas ce qu'on avait pris pour la gale n'était en réalité que la phthiriase. Il est donc nécessaire de bien signaler ici les caractères de cette dernière affection.

Les parasites qui déterminent cette maladie bovine sont : 1° le *trichodecte scalaire* (trichodectes scalaris); 2° l'*hématopine eurysterne* (hematopinus eurysternus) qui vivent tous deux sur les bêtes bovines adultes; 3° l'*hématopine du veau* (hematopinus vituli) qui ne se rencontre que sur les veaux de lait.

Ces parasites se montrent plus particulièrement dans les régions du corps où les poils sont le plus longs, le plus fourrés, et où l'animal ne peut les atteindre et les enlever avec sa langue, longue, flexible, forte, recouverte de nombreuses papilles cornées qui la rendent rude comme une râpe. Ces régions sont la base des oreilles et leurs bords garnis de longs poils, la partie supérieure et les faces de l'encolure, le garrot, le haut des épaules, les reins et la base de la queue; c'est aussi dans ces endroits que se montre la gale.

Ces parasites, à l'aide de leurs mandibules en forme de pinces dentées (les trichodectes), de leur long suçoir (les hématopines), et des griffes dont la dernière phalange de leurs pattes est pourvue, irritent la peau et déterminent un prurit violent, qui porte les animaux à se frotter avec ardeur et à se lécher.

Les *hématopines* sont toujours attachés à la peau, soit par leur suçoir, soit par leurs griffes, qui embrassent fortement la base des poils. Les *trichodectes,* au contraire, sont très-fréquemment suspendus aux poils, soit au moyen de leurs griffes, soit à l'aide de leurs mandibules en tenailles dentées. Il suffira toujours d'écarter les poils dans divers points pour constater la présence, soit de l'un, soit de l'autre de ces parasites, comme aussi celle de leurs œufs oblongs attachés aux poils.

Lorsque les hématopines sont nombreux, ils se réunissent souvent par groupes ou familles pour attaquer la peau en commun et vivre des produits morbides que sécrète le tégument irrité par un grand nombre de coups de suçoirs. On rencontre alors ces animalcules, mâles, femelles et jeunes, occupant un plus ou moins grand nombre de surfaces généralement arrondies, de la largeur d'une pièce de 50 centimes à celle d'une pièce de 5 francs, dépilées et légèrement croûteuses, à l'encolure, à la base des oreilles, autour de la tête, sur les épaules et à la naissance de la queue; on les trouve rarement ailleurs.

L'irritation que déterminent les parasites et surtout les hématopines, qui vivent de sang, porte les bêtes bovines à se gratter avec leurs cornes, à se lécher et à se frotter avec ardeur contre les corps environnants, ainsi qu'on le constate au début et dans le cours de la gale. De même aussi que dans cette dernière affection, la peau attaquée çà et là par les poux se dépile, se recouvre de croûtes lamelleuses, et offre des plaques circonscrites, généralement isolées, arrondies et plus ou moins étendues; plaques qui, avec la pullulation rapide des hématopines, se multiplient, se confondent, se couvrent de croûtes légères lamelleuses, qui alors occupent des portions étendues de l'encolure, des épaules, du dos, des reins, de la croupe et de la base de la queue. Enfin, comme la gale, la phthiriase se manifeste dans les mêmes conditions étiologiques, s'aggrave en hiver, diminue et disparaît même entièrement lorsque les animaux vont au pâturage.

Cependant on parviendra à distinguer aisément la phthiriase de la gale, à la présence des hématopines ou des trichodectes, qui se montrent dans les poils ou à la surface des parties malades, tandis que la gale sera toujours signalée par l'existence de dermatodectes vivant dans les croûtes, où il sera toujours possible de les apercevoir, soit à l'œil nu, soit à l'aide d'une bonne loupe, soit surtout, dans le doute, au moyen du microscope.

Dans le cas où les deux maladies seraient récentes et existeraient simultanément, cas fort ordinaire chez les animaux soumis à une très-mauvaise hygiène, et placés dans les conditions favorisant la parasitogénie externe et interne, les moyens de diagnostic que nous venons de signaler suffiront toujours pour faire reconnaître l'une et l'autre affection.

2° *Prurigo.* — Le prurigo se manifeste très-généralement vers la fin de l'hiver ou à l'époque de l'entrée des animaux dans les pâturages; quelquefois aussi on le voit apparaître par suite de l'usage d'aliments verts ou secs récemment récoltés, chargés d'une grande proportion d'huiles essentielles ou de principes stimulants.

La présence d'un grand nombre de papules, souvent vésiculeuses, disséminées, ou plus ou moins nettement groupées, fines, miliaires, ou du volume de la tête d'une grosse épingle, d'une graine de chanvre au plus, sur le cou, les épaules, les parois de la poitrine, parfois la face interne des membres, signale le prurigo. Cette éruption s'accompagne de violentes démangeaisons analogues à celles de la gale. Les bêtes bovines se grattent avec fureur, et aux endroits où existent les papules, les poils s'arrachent et la peau se montre dépilée sur un très-grand nombre de points isolés, circonscrits, recouverts ici d'une sérosité rousse et sanguinolente plus ou moins coagulée, là d'une croûte rougeâtre, ailleurs de légères concrétions lamelleuses.

On distinguera toujours aisément le prurigo de la gale, en ce que cette affection se montre invariablement, ou du moins généralement, sur des bêtes bovines riches de santé, bien nourries et bien logées; qu'elle prend la forme papulaire ou boutonneuse sur un grand nombre de points de la peau en même temps; que les croûtes légères qui recouvrent les parties malades ne renferment point d'acares, et qu'enfin, la saignée, la diète, une nourriture aqueuse font, dans l'immense majorité des cas, disparaître la maladie.

Le prurigo peut passer à l'état chronique, et alors les surfaces malades se présentent recouvertes de croûtes écailleuses, épaisses, abritant une peau dure, sèche et adhérente aux tissus sous-jacents. Cette maladie peut donc simuler la gale déjà ancienne; mais on les distinguera toujours l'une de l'autre à l'absence des dermatodectes dans l'affection dont il s'agit et à leur présence dans la gale.

3° *Herpès tonsurans.* Les bêtes bovines jeunes, et particulièrement les veaux de lait, sont assez fréquemment atteints d'une maladie herpétique se montrant spécialement à la tête, autour des yeux, aux lèvres, sur le front, au toupet, aux joues, à l'encolure, aux épaules et à la racine de la queue, très-rarement aux membres. Cet herpès est caractérisé par l'existence de surfaces d'un diamètre variable, généralement arrondies, circonscrites, recouvertes d'abord de vésicules séreuses ou séro-purulentes, auxquelles succèdent des croûtes plus ou moins épaisses, quelquefois volumineuses, blanchâtres, comme argentées, abondantes et lamelleuses. Les poils qui recouvrent ces surfaces se hérissent, deviennent ternes, cassants, divisés à leur sommet, puis tombent d'abord au centre de la surface malade ou se rompent à quelques millimètres de la peau. Cet herpès est connu depuis longtemps des vétérinaires, qui l'ont décrit sous le nom de dartre croûteuse [1]. M. Reynal, professeur à Alfort [2] et M. Gerlach, professeur à l'école vétérinaire de Berlin [3], en ont fait connaître la nature en 1857, en démontrant d'une manière indéniable que cet herpès est dû à la végétation, sur la peau, du

[1] Voyez Chabert, *Traité sur la gale et les dartres.* — Lavergne, *Journal des vétérinaires du Midi*, année 1838, p. 62. — Carrère, même journal, même année, p. 244. — Letenneur, *Histoire des végétaux parasites de l'homme et des animaux*, par Charles Robin, 1853, p. 422.

[2] Reynal, Communications à l'Académie de médecine de Paris, séance du 12 juin 1857. Bulletin, année 1857, p. 963, et 1858, p. 223.

[3] Gerlach, *Magasin des vétérinaires allemands*, 1857, et *Recueil de médecine vétérinaire*, 1859, p. 81 et 337.

champignon cryptogamique connu sous le nom de *trichophyton tonsurans*.

Ce cryptogame envahit les cellules épidermiques, pénètre jusqu'à la racine ou bulbe des poils, s'enfonce même dans leur canal central et provoque leur chute.

L'absence d'hématopines, de trichodectes, de dermatodectes sur les surfaces arrondies, croûteuses, dépilées, et surtout à leur circonférence; l'existence sur les croûtes plus ou moins volumineuses des bords de l'herpès, dans la gaîne du bulbe des poils et dans leur canal central de filaments courts, articulés, à contours obscurs, portant des sporules ou semences parfaitement distinctes au microscope, avec le grossissement de 250 à 300 diamètres, sont autant de conditions démontrant d'une manière évidente que la peau est le siége d'une affection herpétique cryptogamique partielle due au *trychophyton tonsurans*. Cette maladie est contagieuse par le transport des sporidies sur les bêtes bovines, sur le chien et sur l'homme.

L'herpès tonsurans ne peut donc être confondu avec les plaques galeuses et croûteuses dues à la présence des dermatodectes, que l'on distingue aisément, soit à l'œil nu, soit surtout à l'aide du microscope, et dont il est aisé de reconnaître les caractères si tranchés.

261. *Lésions morbides.* — Les altérations morbides de la peau galeuse de la bête bovine diffèrent peu de celles que nous avons décrites en traitant de la gale commune du cheval, déterminée par les dermatodectes. Nous nous bornerons donc à les résumer ici d'une manière sommaire, en disant : 1° que la peau est plus ou moins épaissie et indurée, selon que la gale est récente, ancienne ou très-ancienne; 2° que sa surface aux endroits galeux offre des enfoncements et des éminences dus à l'hypertrophie de la couche superficielle cutanée, destinée à la sécrétion épidermique et à la sensibilité; 3° que les croûtes plus ou moins dures et lamelleuses qui recouvrent les parties altérées sont formées d'une grande proportion de cellules épithéliales, associées à des

matières morbides desséchées, sécrétées par les parties sous-jacentes altérées; 4° que parmi ces croûtes, et notamment parmi celles qui sont détachées encore molles de la circonférence des surfaces malades ou des parties récemment attaquées, se rencontrent des dermatodectes femelles, mâles, larves, et des œufs de ces parasites; 5° que dans la gale déjà ancienne, les ganglions lymphatiques externes sont gros, blanchâtres et gorgés de lymphe; 6° enfin, que les organes internes, même lorsque la gale est ancienne, ne présentent aucune lésion se rattachant essentiellement à la gale.

Moyens curatifs. — Les moyens de traitement que nous avons conseillés pour combattre la gale ordinaire du cheval sont aussi ceux qui doivent être mis en pratique pour guérir la gale des bêtes bovines. Nous prions donc nos lecteurs de vouloir bien se reporter à tout ce que nous avons dit du traitement de la gale équine, soit en ce qui touche la tonte générale ou partielle et le nettoiement de la peau, soit par rapport à l'emploi des remèdes capables de guérir définitivement la psore.

Nous terminerons en faisant une remarque importante, c'est que contre la gale du bœuf, de même que contre la gale du mouton et de la chèvre, *on ne fera jamais usage des préparations hydrargyriques et notamment de la pommade mercurielle.* M. Darreau, vétérinaire distingué, résidant à Courtalin (Eure-et-Loir), nous a assuré avoir été témoin de nombreux accidents déterminés par l'usage de cette pommade employée, même à faible dose, contre des gales locales, récentes ou anciennes.

Indépendamment de l'absorption qui peut être faite du mercure par les parties galeuses, dépourvues de leur épiderme, et de la grande sensibilité de l'organisme des ruminants à l'action mercurielle, la bête à cornes, avide de corps gras, en se léchant, enlève la pommade mercurielle, la déglutit et s'empoisonne. Nous rappellerons enfin l'indispensable nécessité de modifier le régime et l'hygiène des bêtes bovines, car c'est en vain qu'on traiterait les lésions locales, si on négligeait de remédier aux causes premières de la maladie.

§ 2.

DE LA GALE DU BOEUF OCCASIONNÉE PAR LE SARCO-DERMATODECTE.

262. La gale des bêtes bovines dont nous allons nous occuper est déterminée par le *sarco-dermatodecte,* qui vit sur le cheval, la chèvre et le bœuf, le *symbiote* du bœuf (symbiotes bovis) de M. Gerlach.

263. Historique. — La gale dont il s'agit a peut-être été connue du vétérinaire français Dorfeuille (1813), et du professeur vétérinaire Gohier (1815)[1]; nous disons peut-être, car en lisant la courte description que ces deux vétérinaires ont donnée de la gale du bœuf, et en prenant en considération ce qu'ils disent de l'acarien dont ils signalent simplement l'existence, on peut douter qu'ils aient eu affaire à la gale déterminée par le sarco-dermatodecte.

Kegelaar, en 1835, a aussi décrit une affection galeuse de la base de la queue d'une bête bovine, déterminée par un animalcule particulier. M. Gerlach pense que cet animalcule ne peut être qu'un symbiote[2]; mais cette assertion nous paraît hasardée.

M. Hering, professeur à l'école vétérinaire de Stuttgard, est le premier auteur qui ait fait connaître d'une manière positive, en 1845, la gale qui nous occupe, qui ait décrit, distingué et figuré exactement par deux dessins le sarco-dermatodecte qui vit et pullule sur le bœuf[3].

Enfin, en 1857, M. Gerlach, professeur à l'école vétérinaire de Berlin, a décrit, figuré et parfaitement distingué cet acarien, et donné une courte mais très-exacte description de la gale qu'il détermine[4]; l'article de M. Gerlach est jusqu'à ce jour ce que la science possède de plus exact sur ce sujet.

Depuis la publication du traité de M. Gerlach, nous avons cherché la gale bovine déterminée par le symbiote, et nous avons été assez heureux pour la rencontrer, dans le cours de l'hiver de 1858, sur une vieille vache et sur un bœuf en assez mauvais état.

[1] Dorfeuille, *Mémoires sur la médecine et la chirurgie vétérinaire,* 1813, t. I, introduction, p. 10; et Gohier, *Compte rendu de l'école de Lyon,* ann. 1815; et ouvrage de Gohier, ci-dessus cité, t. II, p. 223.

[2] Kegelaar, von Artzney, von Numann. B. d. III, 1835, § 265.

[3] Hering, *Recueil des sciences naturelles du Wurtemberg,* t. I; *Répertoire des vétérinaires allemands,* ann. 1845, p. 175, avec deux figures; et *Recueil de médecine vétérinaire,* ann. 1846, p. 950; traduction de M. le professeur Verheyen.

[4] Gerlach, *Traité sur la gale,* en allemand, ann. 1857, p. 116.

264. *Entomologie.* — Le sarco-dermatodecte du bœuf, étudié d'une manière très-attentive et comparative avec le sarco-dermatodecte du cheval et de la chèvre, ne nous ayant offert aucun caractère spécial, nous renvoyons le lecteur à la description entomologique que nous avons donnée de cet animalcule dans notre classification, et à l'article *Gale du cheval due au sarco-dermatodecte.*

265. *Étiologie.* — La gale que nous allons décrire est déterminée par la présence du sarco-dermatodecte. La maigreur, la faiblesse, la malpropreté de la peau, le séjour des bêtes bovines dans des étables chaudes et humides, l'usage d'aliments peu nourrissants, et surtout d'aliments avariés, sont autant de conditions qui favorisent la vie, la pullulation de cet animalcule et l'extension du mal.

266. *Contagion.* — La contagion joue un des principaux rôles dans la propagation de la gale des bêtes bovines prédisposées à la contracter.

Cette transmission n'est cependant pas très-active. Une bête à cornes, atteinte de la gale dans la région où cette maladie naît le plus souvent, ne la communique que rarement aux animaux voisins, tant que l'affection reste locale; mais quand elle devient générale, la transmission est en quelque sorte inévitable, parce qu'alors les symbiotes sont réunis en colonies nombreuses qui ne demandent qu'à émigrer d'un animal sur les autres.

Les bouchons de paille, les brosses de chiendent, et surtout les cardes dont les bouviers se servent alternativement pour nettoyer la peau des bêtes galeuses et de celles qui ne le sont pas sont les agents les plus ordinaires de la transmission de la maladie. Nous avons pu nous en assurer par l'expérimentation directe.

Le sarco-dermatodecte du cheval, avons-nous dit, ne diffère en rien de celui de la bête à cornes au point de vue zoologique. Il n'était donc pas sans intérêt de s'assurer si le premier parasite, transporté du cheval sur la bête bovine et déposé aux endroits où le sarco-dermatodecte du bœuf vit, pullule et détermine la gale, pourrait, aussi bien que ce dernier, faire naître la maladie.

Pour nous en assurer, nous avons, à deux reprises différentes, déposé un grand nombre de symbiotes du cheval, mâles, femelles adultes et femelles fécondées, sur la queue et dans la cavité anale de quatre bêtes bovines maigres, débiles et prédisposées à contracter la psore. Ces psorotes ont divisé, détruit l'épiderme, produit des furfures et fait naître la gale; mais, après quinze jours, les parasites avaient disparu, et la gale était guérie naturellement le vingtième jour.

Nous n'avons tenté aucune expérience de transmission de la gale de la chèvre au bœuf.

267. *Symptômes.* — De même que tous les acariens des animaux, le sarco-dermatodecte du bœuf aime à vivre dans telle région du corps plutôt que dans telle autre. C'est à la base de la queue et sur sa face supérieure que cet animalcule établit de préférence son domicile, vit et pullule. C'est donc à ces endroits aussi que l'on voit naître plus spécialement la psore bovine.

On la reconnaît à la présence sur ces points d'une poussière jaunâtre, épidermique, plus ou moins abondante. Si l'on gratte cette région avec l'ongle, l'animal élève la queue, allonge la tête, reste tranquille, cesse même de manger, de ruminer, et témoigne ainsi qu'il éprouve du prurit ou de la démangeaison en cette partie.

Si, après avoir relevé la queue, on la porte, soit à droite, soit à gauche, on voit que la portion de peau qui tapisse la cavité, dans le fond de laquelle se montre l'anus, est recouverte d'une poussière d'un blanc jaunâtre, formée de débris épidermiques, de corps étrangers et de croûtes légères. C'est dans ces matières furfuracées, obtenues par le grattage avec la lame d'un couteau, ou de tout autre instrument convenable, que l'on constate, avec la loupe, et même à l'œil nu, la présence des sarco-dermatodectes, dont on reconnaît facilement les caractères avec le microscope. Par la pullulation de ces petits animaux et la multiplication de leurs attaques, la peau de la fosse anale s'enflamme lentement, se tuméfie, et présente de légères gerçures recouvertes de croûtes peu adhérentes.

Lorsque les parasites se sont établis sur la face supérieure de la base de la queue, cette partie se recouvre de furfures épaisses associées à des croûtes légères, peu adhérentes, mêlées aux poils qui, presque toujours, sont courts, très-sales et souvent redressés. Dans ces produits morbides, que l'on considère généralement comme de la poussière, de la malpropreté, on rencontre des symbiotes.

Lorsque les parasites se sont multipliés sur cette partie, leurs attaques réitérées y déterminent une inflammation lente, la peau se tuméfie, et bientôt des gerçures transversales, peu profondes, recouvertes de croûtes adhérentes, se remarquent aux endroits galeux. Plus tard la psore se propage avec assez de rapidité à la région médiane de la partie sacrée, descend sur ses faces latérales et gagne la pointe des fesses. Ces surfaces se montrent alors recouvertes de croûtes plus ou moins épaisses, dans lesquelles et sous lesquelles s'agitent un grand nombre de parasites.

De ces régions où la gale apparaît d'abord, le mal s'étend, mais toujours avec beaucoup de lenteur, à la croupe, aux reins, au dos, et envahit même quelquefois les épaules et le cou. Dans ces dernières circonstances la psore apparaît sous la forme de surfaces arrondies, plus ou moins dépilées et croûteuses, du diamètre d'une pièce de cinquante centimes à celui d'une pièce de cinq francs et quelquefois plus. Ces surfaces sont désignées généralement sous le nom de *dartres furfuracées* ou *dartres croûteuses*. Elles sont habitées par des familles de symbiotes qui, très-souvent, en augmentent le diamètre en s'y multipliant et en attaquant constamment les parties environnantes encore saines.

D'autre part, les animalcules, après avoir pullulé abondamment dans la fossette anale, sans cependant irriter beaucoup cette partie, se répandent par colonies sur la peau des bords de la vulve, de l'entre-deux des fesses, descendent jusqu'à l'écusson, parviennent même jusqu'à la base de la mamelle et à la face interne des cuisses; nous ne les avons jamais vus, chez les mâles, envahir la peau des testicules. L'invasion d'un point s'annonce toujours par l'apparition de surfaces arrondies, plus ou moins dépilées et croûteuses, sur lesquelles se sont établies, vivent et pullulent les familles acariennes.

Cette propagation ne se fait guère remarquer qu'en hiver, sur les animaux dont la peau n'est l'objet d'aucun soin, et surtout chez ceux qui sont mal nourris, maigres et débiles. Toutefois la gale reste limitée aux parties du tégument que la bête à cornes ne peut atteindre avec sa langue, garnie, ainsi qu'on le sait, de papilles cornées, rugueuses, à l'aide de laquelle elle se débarrasse des parasites.

268. *Marche, durée et terminaisons.* — La marche de cette gale, ainsi que nous l'avons dit, est toujours lente. Après son apparition, à la base de la queue ou dans la fossette anale, elle met plusieurs mois pour envahir les sommités ischiales ainsi que la partie supérieure et médiane de la région sacrée; bien que, pourtant, circonstance remarquable, les animalcules se montrent très-nombreux sur les parties malades.

Ce n'est qu'après cinq, six, dix mois, et même une année, qu'elle se répand sur les reins, le dos, l'encolure, la base des mamelles et la face interne des cuisses. Du reste, cet envahissement est subordonné aux saisons et aux soins donnés à la peau. En hiver, lorsque les animaux sont entassés dans des étables chaudes et humides, la gale fait de très-rapides progrès. Au printemps et pendant toute la belle saison, à l'époque de la chute des poils, de la mue, et durant le séjour au pâturage, sa marche se ralentit; la maladie s'amende; les surfaces galeuses se rétrécissent par la disparition ou la mort des parasites, et le mal semble disparaître; mais il reparaît, reprend ses anciennes limites et même les dépasse après le retour de la saison froide.

Pronostic. — La gale due au sarco-dermatodecte n'est jamais très-rebelle. Locale et circonscrite, elle occasionne des démangeaisons qui tourmentent les animaux, mais qui, pourtant, ne nuisent ni à leur accroissement ni à leur engraissement. Ce n'est que lorsqu'elle s'étend aux reins, au dos, au garrot, à l'encolure et sur d'autres parties du corps qu'elle occasionne de la maigreur et de la faiblesse; mais ces cas sont rares.

Diagnostic. — La gale dont il s'agit peut-elle être distinguée de la psore occasionnée par le dermatodecte, à l'aide des moyens d'investigation ordinaires? Cette distinction est difficile au premier abord, puisque les deux maladies peuvent exister dans les mêmes lieux et affecter la même physionomie morbide. La découverte et l'examen des parasites sont indispensables. Avec quelque habitude on peut parvenir à distinguer, à l'œil nu, le dermatodecte du symbiote; cette distinction devient plus aisée au moyen d'une bonne loupe, et elle est facile et certaine à l'aide du microscope. La tête courte, un peu conique du symbiote, les ambulacres presque sessiles et garnis d'une large ventouse, enfin les ambulacres qui terminent la quatrième paire de pattes du mâle, établissent le diagnostic d'une manière positive. D'autre part, on distinguera cette gale de la phthiriase déterminée par *l'hématopine* et le *trichodecte*, du *prurigo* et de *l'herpès tonsurans*, par les caractères que nous avons fait connaître, et sur lesquels nous avons insisté en traitant de la gale du bœuf occasionnée par le dermatodecte.

Moyens préservatifs et curatifs. — Les moyens préservatifs et curatifs que réclame la gale due aux symbiotes étant absolument les mêmes que ceux qui sont employés contre la gale due aux dermatodectes, nous renvoyons pour tout ce que nous aurions à dire à cet égard aux moyens préservatifs et curatifs de cette dernière.

CHAPITRE XXII.

DE LA GALE DES GALLINACÉS (*PHASIANUS*).

269. Les gallinacés appartenant aux espèces *phasianus gallus*, et particulièrement les races améliorées étrangères, sont affectés d'une gale due à un sarcopte particulier, découvert, en 1859, par MM. Robin et Lancquetin, qui le désignent sous le nom de *sarcoptes mutans*. Ce parasite forme le quatrième genre des sarcoptes. En raison de l'absence de spinules sur sa face dorsale, nous l'avons

nommé *sarcopte anacanthe* (de α privatif et de ἄκανθα, épine). La gale déterminée par cet acarien se montre à la tête et aux pattes, soit séparément, soit simultanément; il est très-rare qu'elle envahisse la surface du corps. Elle peut acquérir de la gravité et faire périr la volaille qu'elle attaque.

L'importance qu'acquièrent de plus en plus les oiseaux de basse-cour au point de vue de l'agriculture, de l'alimentation humaine, des plumes qu'ils fournissent à l'industrie, constitue autant de puissants motifs qui nous engagent à traiter de la gale des gallinacés. Cette maladie a fait l'objet d'un mémoire adressé à l'Académie impériale de médecine, dans le cours de l'année 1859, par MM. Reynal et Lancquetin[1]. Ce que nous dirons ici est entièrement extrait de ce travail.

270. *Entomologie.* — Le sarcopte anacanthe adulte offre des caractères si tranchés, qu'il n'est pas possible de le confondre avec aucun autre sarcopte.

Sa tête est plus large que longue, et ses palpes sont larges et demi-circulaires ou carénés. Son dos est privé de spinules. Les épimères des deux premières paires de pattes sont réunies par un prolongement demi-circulaire en forme de fer à cheval prolongé.

Le *mâle* est long de $0^{mm},20$ à $0^{mm},25$ et large de $0^{mm},15$.

Les quatre paires de pattes sont pourvues chacune d'un ambulacre à ventouse. Les pattes postérieures sont réunies par un épimère commun en forme de quadrilatère.

La femelle propre à l'accouplement a les pattes et le corps très-velus. *Les quatre paires de pattes sont terminées par un ambulacre à ventouse.*

La *femelle fécondée* est longue de $0^{mm},38$ à $0^{mm},47$, et large de $0^{mm},33$ à $0^{mm},39$. Les pattes et le corps sont très-peu velus. Les *quatre paires de pattes sont courtes, coniques, sans ambulacre à ventouse, et terminées seulement par deux crochets courts et acérés.* Les œufs encore contenus dans l'oviducte renferment des embryons ayant terminé leur développement.

[1] *Bulletin de l'Académie impériale de médecine*, ann. 1859, t. XXIV, p. 1025.

La *larve* ou *nymphe* est longue de $0^{mm},20$ et large de $0^{mm},14$, elle est hexapode et très-velue. Sa troisième paire de pattes porte un ambulacre à ventouse. L'ouverture anale, située à la partie postérieure de l'abdomen, présente une longue soie de chaque côté.

Ce sarcopte habite sous l'épiderme des pattes, de la base de la crête et du pourtour du bec. Sa présence dans ces régions et surtout sa multiplication occasionnent chez les volailles la psore que nous allons décrire maintenant.

271. *Étiologie.*—Cette psore des gallinacés est essentiellement due à la présence du *sarcopte anacanthe;* mais certaines prédispositions en favoriseraient le développement. Le séjour continuel des poules dans les volières, la malpropreté des basses-cours, le changement de localité et de régime, en seraient les causes prédisposantes.

L'âge, le sexe ne paraissent avoir aucune influence sur la fréquence de l'apparition du mal; et si la gale affecte plus souvent les femelles que les mâles, c'est que ceux-ci sont toujours moins nombreux parmi les volailles.

Les races améliorées qui ont les pattes grosses et couvertes de plumes, l'épiderme des pattes épais et quelquefois fendillé, telles que les races poutra, brama, brama-poutra et dorking, y sont plus exposées que les races françaises dont les pattes sont nues, fines et l'épiderme lisse et uni. Chez les gallinacés appartenant à ces races exotiques, les plumes des phalanges, qui entretiennent de la malpropreté, de l'humidité et de la chaleur dans ces parties, y favorisent le séjour et la pullulation des sarcoptes.

La contagion joue le principal rôle dans la propagation de la gale dans les basses-cours; nous allons nous en occuper spécialement.

272. *Contagion.* — Si on fait habiter ensemble des volailles galeuses et des volailles saines, ces dernières ne tardent pas à contracter la maladie. Cette transmission s'opère le plus souvent dans les cages de transport qui servent à faire voyager les volailles, surtout lorsque les déplacements se font au printemps et pendant

l'été. Elle se produit également dans les poulaillers; sous l'influence du prurit occasionné par le parasite, les volailles galeuses se grattent avec leurs pattes, se mordillent avec leur bec et détachent des croûtes contenant des acares; ces croûtes tombent sur les volailles saines, s'attachent aux excréments répandus sur les perchoirs, sont projetées dans les nids des poules pondeuses, jonchent le sol sur lequel marchent et s'arrêtent les volatiles, et propagent ainsi nécessairement parmi elles une psore dont le principe se conserve, pendant un certain temps, dans les poulaillers abandonnés, s'ils n'ont pas été convenablement désinfectés.

Pendant combien de temps les sarcoptes peuvent-ils se conserver ainsi vivants sur le sol, sur les perchoirs, dans les nids, parmi les excréments des poulaillers? MM. Reynal et Lancquetin n'ont fait aucune expérience directe pour élucider cette question. Ils se contentent de dire que pendant les temps froids le sarcopte isolé de l'animal s'engourdit et ne tarde point à périr. Les acariens de la gale des quadrupèdes vivent assez longtemps dans les débris de litières, les fumiers, où ils sont abrités, tenus chaudement, et où ils trouvent peut-être des sucs organiques propres à les nourrir; il était important, dans l'intérêt de la désinfection, de se livrer à des recherches et à quelques expériences sur ce point. C'est une lacune que MM. Reynal et Lancquetin s'empresseront sans doute de combler.

Jusqu'à ce jour la psore des gallinacés n'a été observée que sous la forme sporadique. Cependant les auteurs du mémoire pensent que sur les jeunes volailles mal nourries, mal logées et confinées dans des espaces trop étroits, la gale peut devenir épizootique.

273. *Symptômes.* — La gale des volailles se montre presque exclusivement à la tête et aux pattes, soit isolément, soit simultanément. Ce n'est que très-exceptionnellement qu'elle se répand sur le corps.

Au moment de l'invasion du mal, les volailles offrent en apparence tous les signes d'une bonne santé. Cependant lorsqu'on les examine quelque temps avec attention, on s'aperçoit qu'elles secouent brusquement la tête, lèvent et étirent les pattes d'une manière convulsive.

Gale de la tête. — L'examen de la tête fait voir que la base de la crête, qui du reste a conservé sa couleur et sa souplesse, présente des points blanchâtres et des traînées linéaires disposées en zigzags, ou en courbes presque circulaires, recouvertes par des pellicules épidermiques très-minces, que fait tomber le moindre frottement. La peau sous ces pellicules est légèrement chagrinée, et d'une teinte brune qui contraste avec la couleur rouge du reste de la crête.

Dans cette période de début, la gale peut rester stationnaire pendant quinze jours, trois semaines et même un mois. Après ce laps de temps, la base de la crête s'épaissit, se fonce en couleur, et le pointillé et les traînées linéaires occupent une plus large surface. Les poules éprouvent fréquemment du prurit à la tête, la secouent souvent, recherchent la lutte et semblent recevoir des coups de bec sur la tête avec un certain plaisir.

Bientôt l'épiderme se détache sous la forme d'écailles furfuracées qui tombent et se reproduisent promptement; et au-dessous de ces furfures se dessinent de petites papules d'un rouge brun. Alors la crête devient épaisse, dure, se rétracte et se rapetisse vers sa base. Plus tard les plumes fines, courtes et soyeuses qui garnissent la base de la crête perdent leur brillant, se hérissent, blanchissent même, s'atrophient et tombent. A leur place se montre un amas de papules épidermiques superposées formant une couche d'une épaisseur de quelques millimètres, et autour de cette lésion si remarquable se voient les traînées linéaires dont il a été question, toujours formées par une couche épidermique très-facile à détacher.

Enfin, à une époque plus avancée de la maladie, les plumes brillantes et fines qui forment l'ornement de la tête de la volaille sont envahies à leur base par des productions épidermiques et tombent en grande partie, parfois même en totalité. La crête apparaît alors retractée, large à sa base, chagrinée et maculée par de nombreuses taches blanches furfuracées, entre lesquelles se montrent de véritables croûtes, qui, détachées, donnent lieu à de petites plaies saignantes se transformant bientôt en des gerçures et des crevasses dont la cicatrisation est lente et souvent difficile. La partie supérieure du cou, le dessous du bec sont recouverts de croûtes qui, enlevées, laissent à nu une surface légèrement squammeuse qui rappelle la phthiriase.

Gale des pattes. — Lorsque la gale envahit les pattes, les phalanges digitales et plus spécialement leurs divisions latérales, ces parties se montrent blanchâtres, poudreuses, et se couvrent de furfures qui se détachent par le frottement. Dans cette période d'apparition la gale des pattes aussi bien que celle de la tête peut rester stationnaire pendant un mois, six semaines et même deux mois. Les volailles ne paraissent pas souffrir; seulement comme elles éprouvent du prurit aux parties galeuses, elles le manifestent par quelques trépignements subits, et en se donnant par intervalle des coups de bec aux pattes. Plus tard des produits morbides sécrétés sous l'épiderme redressent les écailles épidermiques, qui de perpendiculaires et lisses qu'elles étaient dans l'état de santé deviennent de plus en plus horizontales et rugueuses. Alors le volume des pattes augmente, et les croûtes accumulées sous l'épiderme forment, dans l'étendue de la jambe et des phalanges, une succession d'éminences, de bosselures très-remarquables.

Les bulbes plumigères des pattes, chez les races pattues, participent à la maladie. Les plumes se hérissent au milieu de la matière morbide, s'atrophient, tombent ou sont arrachées par des coups de bec. Plus tard la sécrétion de la gale, accumulée sur les digitations des pattes, entre ces digitations et sur la jambe, constitue avec le temps une couche de matière grisâtre ou d'un jaune sale pouvant acquérir jusqu'à un centimètre d'épaisseur, offrant des rugosités, des inégalités, des bosselures, des sillons, et formant une espèce de gaîne à la jambe et aux digitations phalangiennes. Ce fourreau morbide peut être détaché par fragments, du volume d'une noisette et même d'une noix; fragments qui offrent l'aspect du guano ou mieux des matières excrémentitielles attachées depuis longtemps aux perchoirs des poulaillers. Cette concrétion de produits psoriques accumulés donne à cette gale quelque ressemblance avec la psore à croûtes épaisses, grisâtres et dures que l'on remarque sur l'homme et sur les animaux atteints de gales très-anciennes; et notamment avec la psore du chat, du lion, du chameau, du lama et quelquefois aussi du chien.

Disons enfin que pendant l'accumulation des croûtes sur la face plantaire des digitations, la peau se fendille, se crevasse même, et qu'avec le temps cette agglomération croûteuse détermine une déformation de la jambe et une déviation dans la direction des rayons osseux. Certaines volailles même restent boiteuses et présentent des altérations semblables à celles qui résultent d'arthrites. C'est au-dessous de ces croûtes que se rencontrent en nombre considérable les *sarcoptes anacanthes* mâles, femelles et larves à diverses époques de leur développement. Nous préciserons plus loin, en traitant du diagnostic, les lieux où se montrent ces parasites aux différents degrés d'aggravation de la psore des pattes.

L'analyse microscopique des croûtes, soit des pattes, soit de la base de la crête, apprend qu'elles sont formées, 1° de cellules épidermiques constituant les neuf dixièmes de leur masse; 2° de cellules particulières ayant la plus grande ressemblance avec celles qui tapissent les glandules sébacées annexées aux follicules plumigères; 3° de débris de barbes de plumes, de cellules végétales, de grains de fécule et de poussières diverses; 4° de débris d'acariens, de fragments d'enveloppes provenant de leurs métamorphoses, de portions de coques des œufs, enfin de sarcoptes mâles, femelles et larves.

274. *Marche et terminaisons.* — La gale ne reste cependant pas toujours bornée à la tête et aux pattes. De la tête elle peut s'étendre vers la partie supérieure du cou; des pattes elle peut gagner la

région thoracique principalement. Le hérissement des plumes, les fréquents mordillements et les grattages répétés auxquels se livre la volaille dans les parties galeuses, enfin la présence sur la peau de nombreuses pellicules épidermiques blanchâtres, sont autant de preuves indiquant que la gale a envahi tel ou tel point plus ou moins éloigné des places primitivement attaquées; mais jamais on n'y rencontre les croûtes épaisses que nous avons signalées à la crête et aux pattes.

Après quatre ou cinq mois d'existence de la gale, les plumes tombent en grand nombre, surtout aux cuisses; les os de la région déjetée se gonflent et se déforment; les volailles deviennent impressionnables au froid et recherchent le soleil; elles perdent l'appétit, maigrissent, éprouvent des indigestions du jabot et sont atteintes de diarrhée. Leur sang s'appauvrit, elles tombent dans le marasme et meurent.

La durée de la maladie est très-variable. Les chaleurs de l'été, favorisant la pullulation des parasites, accélèrent les progrès du mal; par contre, les froids de l'hiver en ralentissent l'envahissement et même peuvent la faire disparaître naturellement. Cette sorte de guérison se produit aussi parfois, au dire de MM. Reynal et Lancquetin, pendant l'été, lorsque les volailles peuvent enfoncer les pattes, le corps et la tête dans du fumier, ou se frotter les endroits galeux, en agitant leurs ailes et leurs pattes dans du sable assez fin. Elles imprègnent sans doute ainsi les parties galeuses de substances nuisibles aux parasites, les chassent et peut-être les font périr.

Dans les circonstances ordinaires, lorsque la gale poursuit sa marche et s'aggrave de plus en plus, elle fait mourir les volailles vers le cinquième ou le sixième mois.

275. *Lésions cadavériques.* — Dans plusieurs autopsies faites avec soin, MM. Lancquetin et Reynal ont toujours trouvé le foie plus volumineux qu'à l'état normal, et parsemé dans son tissu de petites granulations d'un blanc jaunâtre, arrondies, assez résistantes, tantôt isolées, tantôt contiguës, dont le volume minimum, égal

ordinairement à celui d'un grain de millet, dépassait parfois la grosseur d'une graine de chanvre. Ces corps se sont toujours trouvés formés d'une enveloppe grise contenant une matière jaunâtre plus ou moins dure, quelquefois friable. L'examen microscopique qui en a été fait par M. Robin a démontré qu'ils étaient constitués par des granulations graisseuses, quelques cellules sans noyau, analogues à celles du foie, des cristaux de cholestérine et d'acide margarique. Les poumons chez une volaille ont offert de nombreux tubercules crus.

Ces lésions du foie et du poumon sont-elles la conséquence de l'existence de la gale ou sont-elles indépendantes de sa présence? Question grave que les auteurs n'abordent point, et qui ne peut être élucidée et résolue d'une manière positive qu'à l'aide de nouveaux faits étudiés avec soin. Nous sommes d'autant plus autorisés à émettre ce doute que, depuis l'envoi à l'Académie du mémoire de MM. Lancquetin et Reynal, ce dernier nous a remis, le 27 octobre 1859, le foie d'une poule non psoreuse, morte d'une altération grave de cet organe, dans lequel nous avons constaté, soit par les moyens d'investigation ordinaires, soit par l'emploi du microscope, des lésions entièrement semblables à celles que M. Ch. Robin a observées et qui se trouvent décrites dans le mémoire.

Nous pourrions ajouter que dans le cours de nos études sur beaucoup d'animaux atteints de gales très-anciennes, chevaux, moutons, chiens, chats, lions, lamas, dont nous avons fait l'autopsie avec le plus grand soin, nous avons parfois aussi rencontré ces tubercules, ces dépôts de matières morbides diverses; mais que nous n'avons jamais cru pouvoir considérer ces lésions comme des conséquences de la gale, attendu que l'autopsie nous les présentait également chez beaucoup d'animaux non galeux. De sorte qu'en raisonnant par analogie, en ce qui concerne les volailles, il nous semblerait qu'on ne peut logiquement mettre sur le compte de la gale les altérations pulmonaires observées par les auteurs du mémoire.

276. *Diagnostic.* — La gale des gallinacés ne peut être confondue

avec aucune autre affection parasitaire. La disposition si remarquable qu'affectent les croûtes galeuses des pattes, la teinte blanchâtre qui caractérise les saillies linéaires et les écailles furfuracées de la base de la crête et du pourtour du bec, enfin la présence des sarcoptes sous ces mêmes écailles sont des signes certains de l'existence de la psore.

La découverte du parasite étant d'une importance majeure, nous devons dire comment on doit opérer pour le trouver. C'est au-dessous des écailles des pattes qu'on doit le chercher. Pour cela, on soulève doucement une de ces écailles, et, en promenant une aiguille horizontalement sur la surface dénudée, on voit bientôt un ou plusieurs parasites s'y attacher. Si par l'enlèvement brusque des écailles il s'échappe quelques gouttes de sang, les parasites se montrent à la surface du liquide sous la forme de petits points d'un blanc grisâtre tranchant avec la couleur du sang. Il est facile de les en retirer avec la pointe d'une aiguille. On peut communément les apercevoir à l'œil nu; mais on les reconnaîtra bien mieux avec la loupe. L'emploi du microscope, avec le grossissement de 250 à 300 diamètres, fera aisément constater les caractères zoologiques particuliers de ces petits parasites.

277. *Moyens préservatifs.* — Séparer les volailles saines des malades en les plaçant dans un lieu isolé, laver avec de l'eau de potasse très-chaude les murs, les perchoirs, puis les badigeonner avec la benzine, tels sont les moyens conseillés par les auteurs pour débarrasser les poulaillers des sarcoptes. Nous y ajouterons les fumigations sulfureuses, s'il s'agit de délivrer les habitations des volailles des dermanysses, autres parasites non moins terribles que les acariens. Ces fumigations se pratiquent en projetant du soufre pulvérisé sur des charbons incandescents : on les répète au besoin. Nous les avons toujours employées à cet effet avec un plein succès.

278. *Moyens curatifs.* — Détruire les sarcoptes, telle est l'indication rationnelle à remplir pour guérir la gale des poules. On

atteindra sûrement ce résultat en se servant de la pommade d'Helmerich ou de la benzine.

Dans l'emploi de la pommade, il faut frotter vivement les pattes de la volaille avec la main, afin de faire tomber les croûtes qui recouvrent la peau, puis frictionner avec la préparation parasiticide. On devra s'attacher surtout à la faire pénétrer sous les écailles où les sarcoptes se trouvent en grand nombre. A la tête il est utile de frictionner les parties galeuses avec les doigts, en isolant les plumes, et de bien s'assurer que le médicament s'introduit sous les croûtes et se répand dans leur épaisseur.

La benzine s'étend sur les régions galeuses à l'aide d'un pinceau, après que les croûtes et les furfures ont été enlevées. On agit de la même manière sur les parties du corps envahies par les parasites. Deux à trois frictions de pommade d'Helmerich ou autant de badigeonnages avec la benzine suffisent pour guérir la gale.

La gale des oiseaux de basse-cour peut-elle se transmettre aux animaux et à l'homme? Telles sont les importantes questions qu'il nous reste à traiter.

279. *Transmission aux animaux.* — M. Demilly, vétérinaire à Reims, a signalé, en 1846, à l'attention des savants[1], et M. Bouley, professeur à l'école impériale d'Alfort, a décrit, en 1850[2], une maladie cutanée des chevaux, laquelle, dans leur opinion, serait transmise par les oiseaux de basse-cour: c'est l'affection connue dans la science sous le nom de *phthiriase*, et désignée vulgairement sous celui de *maladie des poules*. On avait constaté en effet que des chevaux habitant dans le voisinage des poulaillers et des colombiers étaient atteints d'une maladie cutanée particulière, dont nous avons donné les caractères en traitant de la gale des solipèdes due au sarcopte. Le fait était bien connu, incontestable; les agriculteurs accusaient la volaille de transmettre cette affection aux chevaux, et bientôt il vint à la pensée des vétérinaires qu'elle ne pouvait être déterminée que par un para-

[1] Demilly, *Compte rendu de la société vétérinaire de la Marne*, ann. 1846-47.

[2] H. Bouley, *Recueil de médecine vétérinaire*, ann. 1850, p. 889.

site attaquant et la volaille et le cheval. Mais quel pouvait être ce parasite?

Après avoir attribué la phthiriase du cheval à divers arachnides, et particulièrement au *rhynoprion columba* du naturaliste Hermann, parasite qui n'est autre que l'*argas bordé* (*argas reflexus*) de MM. Latreille et Dugès, les vétérinaires pensèrent avec M. Gurlt, savant professeur à l'école vétérinaire de Berlin, et auteur d'un beau et remarquable travail sur les insectes nuisibles aux animaux, que cette maladie était due aux attaques du dermanysse (*dermanyssus avium*). Ce parasite, en effet, est un terrible suceur du sang des poules et des pigeons. Réfugiés en colonies pendant le jour dans les nids, les fentes des perchoirs, des solives, des fenêtres, des portes et des murs, les dermanysses abandonnent leurs repaires à la chute du jour; marchant prestement à la file à l'aide de leurs longues pattes terminées par des ambulacres portant une ventouse, ils viennent par légions nombreuses attaquer les volailles endormies sur leurs perchoirs. Ils s'insinuent entre les plumes, parviennent à la peau et l'incisent au moyen des longs palpes tranchants, en forme de fil, dont leur bouche est garnie, se gorgent des sucs cutanés, et avec le jour regagnent les retraites d'où ils étaient partis.

Ces nocturnes suceurs étaient-ils les parasites qui s'attaquent à la peau des chevaux logés près des poulaillers, et ces attaques s'opéraient-elles, ainsi que chez les volailles, pendant la nuit? L'un de nous avait cherché ce parasite sur la peau des solipèdes affectés de phthiriase, mais inutilement. M. Reynal l'avait trouvé sur un cheval, et M. Farez, vétérinaire à Valenciennes, sur une chèvre; très-souvent on le rencontre sur les personnes qui donnent des soins aux volailles et surtout qui nettoient les poulaillers. Les dermanysses assurément attaquent la peau de l'homme, sucent les humeurs épanchées à la suite de la ponction faite à la peau; mais jamais, ainsi que nous nous en sommes assurés, ni sur les volailles ni sur l'homme leurs piqûres ne déterminent de maladie. En était-il de même sur les chevaux?

Dès l'année 1854, l'un de nous avait fait coucher pendant trois nuits un cheval, dont la peau était très-saine et très-propre, dans un poulailler dans lequel vivaient des milliers de dermanysses; ces parasites avaient tellement sucé le sang des volailles, qu'elles en étaient devenues anémiques, déplumées et très-maigres. Les volailles n'habitaient plus ce poulailler depuis huit jours, et les nombreux dermanysses, pris sur les perchoirs où ils attendaient leur proie, attestaient par leur abdomen aplati et vidé en très-grande partie qu'ils étaient affamés. Le cheval passa trois nuits dans le poulailler, mais sa peau resta très-propre et très-saine. Huit jours après cette expérience, des milliers de dermanysses, mâles, femelles et larves, furent renfermés dans un grand bocal en verre; ils y restèrent pendant six jours soumis à une diète absolue; puis, à la chute du jour, ils furent répandus sur un cheval très-propre. Ces arachnides avaient disparu en très-grande partie le lendemain de l'expérience, et l'animal ne fut point affecté de la phthiriase ou maladie des poules.

MM. Reynal et Bouley ont fait de semblables tentatives de transmission en plaçant des chevaux dans le voisinage d'un poulailler dans lequel ils avaient constaté la présence de nombreux dermanysses, et n'ont également obtenu que des résultats négatifs.

Ces expériences et ces recherches infructueuses n'ont point découragé MM. Reynal et Lancquetin qui, de concert avec M. Ch. Robin, se sont livrés, sur ce sujet, à de nouvelles études. Examinons quel en a été le succès.

Voulant chercher à démontrer que les sarcoptes anacanthes sont la cause déterminante, directe de l'affection cutanée des solipèdes, connue sous le nom de maladie des poules, MM. Reynal et Lancquetin ont déposé un certain nombre de ces *sarcoptes* sur la peau d'un cheval. Bientôt cet animal a été affecté d'une maladie prurigineuse violente, qui a présenté tous les caractères de l'affection contractée par des chevaux qui avaient habité dans le voisinage des poulaillers, et dans les croûtes recouvrant la peau M. Robin a constaté l'existence du parasite transmis.

Ce fait de transmission est certes du plus grand intérêt pour la pathologie vétérinaire; mais tel qu'il est présenté est-il véritablement concluant? Établit-il d'une manière évidente ce que les auteurs se proposaient de démontrer, savoir que le cheval est sujet à une quatrième espèce de gale, qui lui serait transmise par les oiseaux de basse-cour? Nous ne le pensons pas. Il ne suffit pas, en effet, quand il s'agit d'une transmission de cette nature et de cette importance, de la signaler. Il aurait fallu exposer en détail les phénomènes qui ont accompagné la maladie au moment où elle a fait invasion, en décrire la marche, l'extension et surtout la persistance. Il aurait fallu montrer que les parasites, après avoir attaqué la peau du cheval, soulevé l'épiderme, et produit des croûtes, ont vécu et pullulé sous celles-ci, et ont propagé la gale sur une grande étendue de la surface cutanée. Il fallait prouver que toutes ces lésions étaient bien l'œuvre exclusive du sarcopte anacanthe.

Il aurait surtout fallu démontrer, par des faits bien authentiques, que des chevaux placés dans le voisinage de poulaillers renfermant des volailles atteintes de la psore due au *sarcopte mutans* ou *anacanthe,* avaient contracté la phthiriase, et retrouver sous les croûtes de ces chevaux les auteurs du délit, c'est-à-dire les animalcules qui avaient produit la psore des oiseaux. Ces expériences, si elles avaient été faites et suivies de résultats généralement positifs, auraient démontré d'une manière indéniable, qu'indépendamment des trois espèces de gale que nous avons reconnues chez les chevaux, ces animaux sont encore sujets à une quatrième espèce due au sarcopte des oiseaux de basse-cour. Mais, tel qu'il est exposé, le fait produit par MM. Reynal et Lancquetin n'est point une démonstration suffisante; la question est encore à l'étude, et nous désirons bien vivement que les auteurs du mémoire reprennent leurs travaux, et fassent sortir d'une nouvelle série d'expériences la démonstration d'une idée dont nous apprécions toute l'importance.

280. *Transmission à l'espèce humaine.* — Le *sarcopte mutans*

déposé sur la peau de l'homme peut-il y vivre, y pulluler et déterminer une maladie cutanée spéciale, une gale particulière? MM. Reynal et Lancquetin n'expriment que des présomptions sur cette transmission. Ils disent, pour les appuyer, que des filles de basse-cour, après avoir saigné des volailles, ont été souvent prises de démangeaisons tellement violentes, qu'elles se croyaient atteintes de la gale, et rapportent que des sarcoptes mutans, placés dans un verre de montre fixé sur l'avant-bras de l'homme (on ne dit pas si c'est d'un ou de plusieurs hommes) ont provoqué une éruption vésiculaire rappelant celle de la gale. Ces faits, ces expériences ne sont ni assez nombreux, ni assez variés, ni surtout assez concluants pour démontrer que le sarcopte mutans peut déterminer chez l'homme une gale particulière. Les auteurs sont eux-mêmes de cet avis, et ils se proposent de faire de nouvelles observations, de répéter et de varier leurs expériences sur l'espèce humaine, afin de pouvoir résoudre la question d'une manière positive.

TROISIÈME PARTIE.

CONSIDÉRATIONS SYNTHÉTIQUES SUR LA PSORE DE L'HOMME ET DES ANIMAUX.

En terminant un travail de si longue haleine, et dont les différentes parties ont été, pour plus de clarté, isolées les unes des autres, nous sentons la nécessité d'en faire une sorte de résumé synthétique; car nous avons toujours eu affaire à la même maladie, et il y a utilité incontestable à la considérer dans son unité, à en exposer d'une manière générale les causes, les troubles fonctionnels, les symptômes et le traitement.

La psore est pour nous une maladie spéciale, une entité pathologique, attendu qu'elle a des causes, des symptômes et un traitement qui lui sont propres, qui n'appartiennent qu'à elle seule, et qu'on trouve toujours soumis aux mêmes lois générales, malgré l'apparente variété des phénomènes morbides sur telle ou telle espèce animale. C'est à ce titre que cette maladie mérite d'occuper une place dans le cadre nosologique, où elle ne saurait avoir moins d'importance que tant d'affections, qui ne seront un jour qu'une variété, ou qu'un genre, d'une véritable entité morbide.

Ainsi la psore doit, à un tout autre titre que la pneumonie et le rhumatisme, avoir son rang parmi les maladies; elle est, et elle sera *une*, parce qu'elle a tout ce qui constitue une individualité propre.

Il y a donc un intérêt réel à rechercher quels sont les faits qui, dans leur ensemble, forment l'unité pathologique de la psore; non pas que nous pensions connaître tous les phénomènes qui ont rapport à cette maladie, car il s'en faut que tout le règne animal vivant ait été soumis à notre observation, mais nous possédons sur ses causes et ses symptômes des notions qui, par leur importance et leur généralité, nous permettent, dès aujourd'hui, d'en faire une description complète.

Il n'est pas, dans l'étude de la psore, de questions plus importantes à traiter que celles qui se rapportent à *l'étiologie*. Il ne s'agit pas seulement ici, en effet, de constater le rapport direct d'un phénomène avec sa cause fortuite ou prévue : la question est autrement complexe, car deux causes principales sont toujours en jeu dans la production de cette maladie; d'une part, *l'acare*, de l'autre, *l'animal* sur lequel il vit, et, comme ces deux causes sont mutuellement dans une étroite subordination l'une par rapport à l'autre, il importe d'apprécier la valeur de chacune d'elles.

L'acare est la condition *sine qua non* de la psore, il est son symptôme pathognomonique. Mais si nous connaissons la cause de la maladie, nous n'en pouvons dire autant de celle qui préside à la génération du parasite lui-même.

Des auteurs ont cru au développement spontané de la gale du chat et du chien, ce qui impliquerait l'apparition également spontanée du parasite psorique, puisque l'on ne peut concevoir la maladie sans la présence de l'acare.

Nous avons placé des animaux dans les conditions les plus

propres à provoquer la cachexie psorique, sans laquelle les parasites ne peuvent vivre, et, quoi que nous ayons pu tenter, il nous a été impossible de faire naître à volonté la psore et ses acares.

Si nous tirions de ces expériences les conclusions qui en découlent naturellement, nous dirions que ni la gale ni les parasites ne peuvent se produire spontanément, et que la contagion, s'opérant entre un animal sain et un animal psoreux, est toujours nécessaire au développement de la maladie; mais, si l'expérience nous fait hésiter à croire à la production spontanée de la psore, il faut cependant reconnaître que certains animaux, tels que le cheval, le lion, le chat et le chien, lorsqu'ils se trouvent soumis à toutes les causes débilitantes qui y prédisposent, sont quelquefois atteints par cette affection, dans un tel isolement, qu'il est difficile de comprendre comment un autre animal contaminé aurait pu la leur transmettre.

On embarque de jeunes lions pris dans le désert et jouissant d'une bonne santé; on les enferme pendant la traversée dans une cage étroite; la viande fraîche leur fait défaut, ils manquent d'air et d'espace. A leur arrivée au port, ces conditions si défavorables à leur santé sont à peine modifiées, et, deux ou trois mois après leur départ, la psore apparaît.

Ce que nous disons du lion est vrai pour les chameaux, qui arrivent presque tous en France ayant la gale; et si, dans ces cas, on cherche quelle peut être la source de la contagion, quel est l'animal psoreux qui l'a transmise, on ne saurait le découvrir.

D'autres faits laissent également l'esprit dans le doute. Un troupeau de moutons psoreux est conduit au printemps au milieu d'un pâturage plantureux, sur le penchant d'une montagne : il guérit sans traitement local. Un chien, un chat, sont tellement décharnés, tellement couverts de parasites que leurs jours sont comptés : ils reçoivent une nourriture succulente et, deux ou trois semaines après, ils engraissent; la maladie s'amende insensiblement, en trois ou quatre mois ils guérissent *sans traitement local.*

Mais si ces moutons, ce chien, ce chat sont guéris, ne conservent-ils pas, en puissance de vie, des germes parasitiques prêts à se développer dès que les conditions favorables à la parasitogénie se trouveront réunies ?

En un mot, l'expérience directe conduit à nier que la gale puisse naître spontanément; mais la constatation de nombreux cas, où la gale s'est développée sur des animaux qui vivaient trop complétement isolés pour qu'on puisse l'expliquer par la contagion, laisse l'esprit dans le doute; d'autant que la guérison de la psore sans traitement, qui est pour nous *absolue*, n'est peut-être, pour la loi pathologique, que relative.

Nous considérons, avec un grand nombre d'auteurs, la génération *spontanée* des parasites comme impossible, comme antiphilosophique; mais nous admettrions volontiers comme possible une génération *primitive*, sans accouplement, résultant de la présence des germes en puissance de vie. Nous ne pensons pas que la matière inanimée puisse se transformer à ce point de procréer un être doué de vie; mais nous croyons à la préexistence des germes.

Il nous paraît très-admissible qu'un animal que nous avons guéri de la psore, par le seul fait d'un traitement hygiénique, conserve des germes parasitiques capables de reproduire la maladie : nous en dirons autant de ces troupeaux que la gale décime, quand la cachexie psorique les envahit, et qui guérissent sans médication topique, quand cette cachexie est combattue par une alimentation et une hygiène raisonnées. Ce qui revient à dire que nous rejetons la génération *spontanée* des parasites, mais que nous avons tendance à admettre le développement de la gale sans contagion directe chez certains animaux, portant sur eux d'une manière permanente le principe de cette maladie.

Une expérimentation rigoureuse manque encore pour donner à cette opinion toute la valeur d'un fait indiscutable; mais nous pensons, en réfléchissant à toutes les conditions qui font apparaître les parasites sur la matière inerte en voie de décomposition, sur les plantes et les animaux frappés de la diathèse psorique, c'est-à-dire malades, et relativement aussi en voie de décomposition, nous pensons, dis-je, que la production de la psore sur les animaux, sans contagion directe, est possible.

Cette question du développement de la psore sans contagion directe nous conduit à discuter la génération des acares.

Nous ne recherchons pas s'ils peuvent se produire par une génération *spontanée,* car le mot *spontané,* qui ne saurait être accepté aujourd'hui, signifie l'absence de causes appréciables, mais par une *génération primitive.* Nous n'entendons pas, toutefois, par *primitive,* une génération qui résulterait, comme les panspermistes le supposent, de la seule puissance plastique de la matière inerte, mais bien, à l'exemple des ovaristes, de l'incubation d'abord latente, puis manifestée, d'ovules transmis à des époques plus ou moins éloignées.

Ainsi, nous ne croyons pas à la génération dite *spontanée,* mais bien à une génération parasitique *primitive,* résultant de germes, d'œufs, préexistant dans les cavités et les organes où ils ont été transportés par toutes les voies d'absorption; génération primitive parasitique, qui peut être ou ne pas être, suivant l'état de santé des individus, plantes ou animaux, qui en portent le germe.

Nous nous déclarons partisans de la génération par les germes ou les ovules, parce que aujourd'hui la génération dite *spontanée* n'a plus pour elle que les ontologistes, qui, faute de pouvoir découvrir les causes des générations parasitiques, prêtent à la matière des propriétés, des forces qui lui permettraient de s'organiser et de créer les manifestations de vie. On comprend, d'ailleurs, qu'on ait pu croire à la génération dite *spontanée,* avant les travaux sur l'helminthologie, qui ont enfin donné l'explication de la génération fort étrange de certains vers, qu'on rencontrait dans les cavités les plus profondes, sans qu'on pût s'expliquer par quelle voie ils y avaient pénétré. C'est ainsi qu'on a pu faire naître à volonté, dans ces derniers temps, les cestoïdes, par exemple, dans les intestins, le péritoine, les muscles ou le cerveau; ou bien encore rapporter à l'ordre des trémadotes

(Van Beneden), plusieurs helminthes agames, qu'on avait considérés comme des individus différents, complétement formés, tandis qu'ils n'étaient que le même ver à des phases diverses de son développement embryogénique, destiné à être pourvu de la sexualité par une dernière transformation; et cela, en suivant la migration de ces helminthes, qui ont souvent besoin, pour subir toutes leurs évolutions, d'être ingérés successivement dans le corps de plusieurs animaux d'un ordre supérieur. Ces faits ont pu être observés pour les helminthes propres aux mollusques, qui sont devenus la proie des poissons, puis ceux-ci la nourriture des oiseaux.

L'expérimentation n'a pas donné des résultats moins contraires à la génération dite *spontanée*, en ce qui concerne les infusoires.

Shwan a démontré, contrairement à l'opinion de Spallanzani, que de deux infusions, l'une exposée au contact de l'air ambiant, l'autre à celui d'une atmosphère d'air débarrassée de toute matière organique, la première seule produisait des infusoires. De telle sorte que tout concourt à démontrer que la vie ne saurait se manifester sans la présence des germes [1].

Mais on nous demandera peut-être dans quel but, par quelle nécessité, les acares naîtraient de germes et sans accouplement immédiat, quand il s'agit d'animalcules mâles et femelles qui se reproduisent avec fécondité et sur des animaux qui, pour la plupart, vivent en famille, qui ont entre eux un contact plus ou moins immédiat, c'est-à-dire qui sont dans les conditions les plus favorables à la transmission de la maladie par contagion directe? Pour toute réponse à cette question, nous pourrions nous borner à constater le fait, et dire qu'il est souvent difficile de pénétrer les vues secrètes qui dirigent la nature dans ses opérations; mais nous pouvons ajouter qu'elle est prodigue dans ses ressources pour pro-

[1] Des travaux importants ont été faits, dans ces dernières années, sur la reviviscence des animalcules infusoires, puis incidemment, sur la génération spontanée, par MM. Doyère, Pouchet et Pasteur; nous ne pouvons en tenir compte ici. Notre manuscrit a été déposé à l'Institut en 1857, il ne peut être que le résumé de la science à cette époque.

créer et multiplier, et que l'influence des agents extérieurs sur la génération des infiniment petits est proportionnelle à la simplicité de l'être. Ainsi le cryptogame est plus notablement subordonné à ces influences que les végétaux d'un ordre supérieur, les végétaux que les entozoaires, les entozoaires que les acarides, etc. etc. tandis qu'au fur et à mesure que nous montons les degrés de l'échelle animale, les êtres organisés sont, dans leur multiplication, de plus en plus indépendants du milieu dans lequel ils vivent.

Les acares, malgré la perfection relative de leur organisation, n'en sont pas moins soumis à ces lois qui activent ou ralentissent leur pullulation; et ce qui, *à priori,* permet de le supposer, c'est qu'un grand nombre de parasites, et entre autres l'*emydium* (systolide), le *macrobiotus* (tardigrade), les *apus* et les *branchiopodes* (crustacés), qui touchent de très-près aux acariens, ont aussi leur génération subordonnée à des circonstances spéciales pour chacun d'eux.

La génération par des œufs qui ne se développent que dans des conditions données serait donc propre à beaucoup d'êtres vivants, doués de la sexualité, et qui peuvent se reproduire eux-mêmes.

Remarquons, d'ailleurs, que parmi les animaux domestiques sur lesquels nous avons étudié la génération des acares, il en est qui sont très-prédisposés à donner naissance, de leur vivant, à des helminthes dans le parenchyme ou dans les cavités de leurs organes, quand une cachexie spéciale a notablement altéré leur santé; de ce nombre sont le mouton et le chien : de telle sorte que ces prédispositions, qui rendent la production des helminthes si facile dans l'intérieur des tissus, pourraient fort bien exercer une égale influence sur celle des acares à la superficie du tégument. Du moins nous ne voyons pas quelle objection sérieuse on pourrait faire à cette hypothèse, que nous sommes ainsi amenés à discuter.

On a vu, par les expériences mentionnées plus haut, que le mouton bien nourri et bien portant résistait à toutes tentatives de contagion et que les acares, dans les conditions les plus favorables d'ailleurs à la repullulation, mouraient infailliblement sur lui; qu'au contraire, quelques parasites psoreux lui transmettaient sûrement la psore, quand un régime débilitant l'avait placé dans un état pathologique spécial, que nous désignerons, faute de notions plus précises, par le nom de *cachexie psorique.*

Dès que cette cachexie frappe un troupeau, il est enzootiquement sous le coup de l'affection psorique, et si, par une cause quelconque, l'une des bêtes à laine reçoit des dermatodectes, elle devient une cause infaillible de prompte contagion pour tout le troupeau.

Il y a donc dans les causes efficientes de la gale deux états pathologiques à étudier : l'un général, portant sur l'ensemble de la santé du mouton, qui rendra la multiplication des sarcoptes possible, toutes les fois qu'ils seront transmis directement; l'autre, à la fois général et local, quand à la cachexie psorique se joindra une altération spéciale de la peau qui permet aux ovules, dont la nature ou des maladies antécédentes ont pourvu le tégument, de s'organiser et de donner naissance aux acares dont ils contiennent le germe.

Ce que nous disons du mouton est, à des degrés divers, applicable aux autres animaux.

Ainsi, nous avons pu entraver la pullulation des acares chez le chien, en améliorant son alimentation et l'ensemble de son hygiène. Une alimentation abondante et réparatrice a ramené le sang et les sécrétions générales au type normal de la santé, et les acares sont morts; la psore a guéri sans le secours d'aucun agent parasiticide.

Nous avons, au contraire, mal sustenté des chiens affectés au début d'une psore peu grave, et cette maladie a pris sur eux, en peu de temps, un développement considérable, au point de compromettre sérieusement leur existence.

Arrêtons donc un instant notre attention sur ces deux états de santé, l'un qui permet aux sarcoptes de pulluler, l'autre qui rendrait impossible leur génération.

Nous avons démontré que des moutons, soumis au régime réparateur d'un kilogramme de luzerne, d'un litre d'avoine et de cent vingt grammes de farine d'orge, se maintenaient dans un état de santé florissant, en même temps qu'ils luttaient, avec avantage, contre les atteintes d'irritation, d'inflammation et d'intoxication des acares; que cet état de santé avait pour signes apparents, la vigueur de la bête, la teinte rosée de ses muqueuses, la plénitude et la résistance des pulsations artérielles, la régularité et la bonne nature de ses défécations, l'onctuosité et l'aspect brillant de sa laine, etc. etc.

Nous avons également prouvé expérimentalement qu'un régime débilitant, qui consistait en cinq cents grammes seulement de luzerne de médiocre qualité, modifiait, au bout de quelques semaines, l'état de santé des moutons, au point de rendre la repullulation des sarcoptes des plus actives; et que cette altération de la santé avait pour caractères, la maigreur, la pâleur des muqueuses, la diminution des forces, la mollesse du pouls, de la diarrhée, en un mot, une anémie ou chlorose portée au plus haut point, avec tous les troubles que cet état détermine dans les systèmes nerveux et sanguin.

Quand à ces causes débilitantes se joignent des pluies fréquentes, qui imprègnent la toison d'humidité, l'encombrement, le défaut de soins hygiéniques, la peau elle-même devient le siége de divers phénomènes pathologiques qui portent à la fois, et sur les différentes couches de tissus qui la composent, et sur la toison qui la recouvre.

Le mouton soumis à cette double influence pathologique interne et externe, l'une plus générale qui appauvrit son sang, l'autre plus locale qui s'attaque à sa peau, se trouve dans des conditions essentiellement propres à la génération des helminthes *intus* et *extra*.

On n'a pas encore recherché quelle était positivement l'influence de l'état de maladie de ces animaux sur la production des vers, tels que les distomes et les cœnures, par exemple, qui apparaissent dans le foie et le cerveau. Quant à la peau, avec ses réactions successives de composition et de décomposition, il est constant qu'elle est le siége d'un travail de transformation très-actif, et autrement favorable à la parasitogénie que celui qui se produit dans la profondeur des tissus, dans les infusions et dans les liquides alcalins ou acides.

En effet, des bêtes à laine anémiques exposées aux pluies de l'automne et du printemps, renfermées au milieu de l'atmosphère chaude et étouffée des bergeries, voient leur peau subir une sorte de désorganisation particulière, à laquelle le Allemands ont donné le nom de *regenfäule*. Tous les éléments du tégument, dans ce cas, participent pour leur part à ces phénomènes morbides : le corps muqueux s'infiltre, en même temps que les vaisseaux absorbants et exhalants sont troublés dans leurs fonctions; l'épiderme se ramollit et se gonfle, le suint sécrété est modifié dans sa composition, celui qui imprégnait la laine s'altère, devient rance et acide : des produits ammoniacaux, si favorables à la génération des parasites, se forment, et bientôt la décomposition des tissus et des sécrétions est telle, qu'il en résulte une sorte de fermentation à laquelle la laine elle-même participe... Si le mouton se trouve débilité et sous le coup d'une cachexie essentiellement favorable à la production des helminthes, cette cachexie deviendra psorique; un travail pathogénique, aussi propice à la production des parasites que celui qui s'opère sur les muqueuses internes, s'effectuera sur son tégument, et la génération des acares pourra en être la conséquence, comme cela a lieu pour les fromages et les fruits, toutes les fois que les matières animales ou végétales qui les forment entrent en décomposition et donnent naissance à des acares.

On ne peut nier, en effet, qu'il n'y ait une entière identité entre la génération parasitique de tous ces acares, et comme les phénomènes de décomposition et de fermentation sont certainement plus prononcés au milieu des divers éléments qui constituent la peau du mouton que dans ceux de la matière inerte, nous n'avons pas de raisons pour contester la parasitogénie des acares sur les bêtes à laine.

En dernière analyse, nous considérons la génération primitive des acares comme possible, au même titre que nous admettons celle des parasites qui naissent chaque jour sous nos yeux, lorsque la matière organique est soumise aux lois de la décomposition, ou mieux de la transformation, et que des germes, conservés jusque-là à l'état latent, s'animent et éclosent.

Les causes secondaires, les phénomènes ou les effets produits étant identiques, par analogie on doit nécessairement admettre la possibilité de la génération immédiate des acares sur les animaux, sans contagion directe ou indirecte.

Quoi qu'il en soit de la nature réelle des germes que réclame la parasitogénie pour se produire, il est constant que la psore se développe aisément sur le tégument des animaux, qu'elle y apparaît et disparaît facilement, lorsque les circonstances qui provoquent ou entravent la génération parasitique font plus ou moins sentir leurs effets; ainsi on pourrait, à la rigueur, dans la belle saison, introduire un mouton psoreux dans un troupeau en parfait état de santé, paissant dans d'excellents pâturages, sans avoir à redouter la contagion, tant le développement de la maladie est subordonné à l'état de l'animal, ainsi qu'à l'action des agents extérieurs.

Mais la conclusion capitale que nous tirons de cette dissertation sur l'étiologie de la gale, c'est qu'il importe essentiellement à tous ceux qui possèdent des animaux de veiller à leur bien-être; car c'est en vain qu'ils essayeraient de prévenir et de guérir une maladie qui trouve une cause perpétuelle de récidive dans une nourriture insuffisante et l'absence des soins hygiéniques.

Il résulte de nos expériences que la cause la plus importante de la psore se trouve dans le contact ou les rapports directs ou indirects des animaux sains avec les animaux galeux, l'usage des mêmes ustensiles de pansement, des mêmes harnais, de la même litière, le séjour dans des lieux précédemment infectés par des animaux psoreux. Cela se conçoit, dès que cette cause réside dans la transmission des acares qui peuvent, dans mille et mille circonstances, quitter la peau de l'animal malade et passer sur la peau d'un animal sain, soit immédiatement, soit après avoir vécu plusieurs jours sur un corps étranger.

Cette cause de la psore par transport, plus ou moins direct, des acares, c'est-à-dire par contagion, peut toujours produire son effet entre les animaux de même espèce. La gale du chien peut se transmettre au chien, celle du cheval au cheval; seulement le dépôt *accidentel* de l'acare, alors même que l'animal, sain jusque-là, serait un terrain favorable à la nutrition des parasites, ne saurait se comparer, comme moyen de contagion, au dépôt des acares qui résulte du contact immédiat plus ou moins prolongé des animaux sur une litière commune. Un animal qui reçoit, par les harnais, ou par tout autre moyen *indirect*, un certain nombre de parasites, résistera bien autrement à leurs attaques que s'il les avait reçus directement de l'animal malade. Il semblerait, dans ce dernier cas, que les parasites qui ont volontairement émigré sont dans de tout autres conditions de vitalité et de propagation.

La contagion de la gale, entre animaux de même espèce, est toujours possible, quel que soit le genre de parasites qui en est l'instrument.

Ainsi les herbivores, qui seuls nous ont présenté plusieurs espèces de psores, l'une produite par le dermatodecte, qui leur appartient plus spécialement, l'autre due à la présence du sarcopte, qu'on observe plus fréquemment chez les carnassiers, transmettront toujours de préférence l'une ou l'autre maladie aux individus de leur espèce.

La propagation de la gale peut encore se faire par les rapports plus ou moins directs que les animaux d'espèces différentes peuvent avoir entre eux; mais, dans ce cas, la contagion est moins certaine. Il faudra, pour que la psore du cheval se transmette à un autre solipède, celle du mouton à un autre ruminant, que la cachexie psorique de l'animal exposé à la contagion soit portée à un certain degré, que le terrain soit tout particulièrement favorable à la nutrition des parasites; car, pour peu, comme nous l'avons dit, que l'animal contaminé soit robuste et bien nourri, la contagion peut avorter. Cette contagion de la gale, entre animaux herbivores d'espèces différentes, s'opère dans des conditions complexes, parce que ces animaux peuvent avoir, comme on le sait, deux espèces principales de parasites, et que l'acare à sillon, par exemple, c'est-à-dire le sarcopte, ne trouve pas toutes les régions du tégument des herbivores également conformes à ses besoins.

Il y a donc, dans toutes ces causes de transmission, des distinctions importantes à établir; et l'observation la plus attentive peut seule permettre de remonter au principe de la contagion, à la cause réelle de la maladie.

Quoi qu'il en soit, nous considérons comme facile la contagion psorique des herbivores entre eux, pour celle de leurs gales qui est produite par l'acare qui ne trace pas de sillons, et la contagion de leur seconde gale, de celle qui est produite par le sarcopte, comme possible seulement dans des conditions données.

Ainsi, le mouton qui ne présente que la maladie connue sous le nom de *noir-museau*, laquelle n'est autre qu'une variété de la psore des sarcoptes, dont le siége est exclusivement à la tête, ne pourra communiquer cette maladie par contagion à un autre mouton que si les sarcoptes se fixent sur la région céphalique de ce dernier animal.

Quant à la contagion de la gale des herbivores aux animaux carnassiers, il faut également établir une distinction. L'expérience a cent fois prouvé que la gale *ordinaire* des herbivores, due aux dermatodectes, ne peut se transmettre aux carnivores : ainsi la gale *commune* du cheval, du bœuf, du mouton, etc. ne peut se communiquer au chien, au chat, au lion, etc. La contagion de leur seconde gale, due au parasite à sillon, ne peut, au contraire, cela se conçoit, se transmettre qu'aux animaux carnassiers.

Ce que nous avons dit de la transmission de la gale entre animaux d'espèces différentes est d'une application encore plus générale, plus rigoureuse entre les carnassiers qu'entre les herbivores; attendu qu'il y a de plus grandes analogies entre les diverses espèces des premiers qu'entre celles des seconds, au point de vue de l'organisation du tégument, de la fourrure, de l'alimentation, etc.

Nous avons vu que la psore du lion peut se transmettre à l'hyène et à l'ours, celle du chat au chien, etc. Nous ne pensons pas qu'il y ait d'exception à faire pour les animaux carnassiers entre eux.

Il va sans dire que les carnassiers pourront communiquer leur maladie à ceux des herbivores sur lesquels le sarcopte peut vivre.

Une autre question d'étiologie a sérieusement préoccupé les esprits : des auteurs ont pensé que l'inoculation des sécrétions morbides psoriques pouvait également être une cause de propagation de la gale. Il résulte d'expériences rigoureusement et méthodiquement instituées, que l'inoculation des produits morbides, même quand on y ajoute le fluide qui circule dans le tissu sarcodique des acares en les triturant, ne peut jamais transmettre cette maladie.

Ce résultat négatif a son importance, en raison du rôle qu'on a fait jouer, de tout temps, au virus psorique, dans les affections cutanées.

Nous croyons à l'existence, non d'un virus, mais à celle d'un fluide salivaire que le parasite porte sur ses mandibules et qu'il inocule en ponctionnant la peau, fluide plus ou moins irritant et qui concourt, pour sa petite part, au développement des éruptions cutanées; mais la sphère d'action de ce liquide inoculé est plutôt locale et passagère que générale et durable.

En un mot, un animal atteint de la psore ne nous semble pas porter en lui un principe virulent qui provoquerait, dans l'avenir, le retour de maladies herpétiques.

Tout ce que nous avons dit de la contagion de la psore, à propos des animaux, est applicable à l'homme, à la condition de le ranger dans la classe des carnassiers; d'autant qu'il porte comme eux un acare à sillon, transmissible par conséquent, à la rigueur, à ceux des herbivores qui peuvent avoir plusieurs espèces de gale; transmissible *à fortiori* aux animaux carnassiers. Nous émettons cette opinion, bien que nous n'ayons pu transmettre au cheval, au chien, au chat, au lapin, la gale complète de l'homme, en déposant sur eux des acares pris sur des malades à l'hôpital Saint-Louis, attendu qu'il n'est pas absolument impossible que des animaux se trouvent dans les conditions voulues pour recevoir cette contagion.

La contagion de la psore des animaux à l'homme est, au contraire, un fait qui ne souffre pas d'exception, toutes les fois que l'animal porte l'acare à sillon. Ainsi tous les carnassiers transmettent leur maladie à l'homme, et il en est de même des herbivores, mais de ceux-là seulement qui peuvent être affectés de la psore due au sarcopte, attendu que *le dermatodecte ne peut, dans aucun cas, vivre sur l'homme.*

L'observation a démontré, jusqu'à ce jour, que la contagion de la gale du lion, du chien, du chat, du cheval et du chameau à l'homme est possible; et maintenant que les observateurs auront un critérium de certitude, pour remonter des effets à leur cause réelle, nous ne doutons pas que cette contagion de la gale des animaux à l'homme ne devienne une loi générale : toujours, bien entendu, pour ceux des animaux sur lesquels le sarcopte peut vivre.

Nous sommes certains que les dermatodectes ne peuvent vivre sur l'homme; il faut, cependant, noter qu'ils attaquent et ponctionnent vigoureusement notre tégument, et qu'un individu qui serait journellement exposé à recevoir un grand nombre de ces dermatodectes, provenant d'un cheval psoreux, par exemple, ressentirait des démangeaisons et pourrait avoir une sorte de prurigo, mais ce ne serait pas la gale.

En effet, les parasites transmis à un animal, quelle que soit leur espèce, ponctionnent toujours la peau, essayent de se nourrir; s'ils meurent, c'est que les sucs qu'ils absorbent sont probablement contraires à leurs besoins physiologiques. La tolérance vitale des parasites est, à cet égard, d'une telle délicatesse, et tellement bornée, que le dermatodecte propre au mouton, par exemple, meurt infailliblement en quelques jours sur un mouton bien portant, tandis qu'il vit et pullule, au contraire, sur un mouton débile et soumis à la cachexie psorique. Et, comme cette cachexie psorique peut exister à bien des degrés, il arrivera que les parasites vivront huit jours, quinze jours, sans que pour cela la gale puisse définitivement se développer. Rien n'est plus commun que cette contagion éphémère entre les animaux, et il est bon d'en être instruit, afin de savoir quelquefois attendre que la nature opère elle-même la cure de la maladie.

L'homme, par un triste privilége, échappe à cette loi qui règle toute la contagion de la psore des animaux entre eux : son tégument offre toujours un asile propice aux sarcoptes; les fluides qui circulent dans son derme sont toujours de leur goût; et nul doute, aujourd'hui, que la véritable cause de la perpétuité de la gale de l'homme ne se trouve, non dans la contagion qui s'opère de l'homme psoreux à l'homme sain, mais dans la fréquente transmission de cette maladie à l'homme par les animaux.

Nous pouvons même nous demander si l'homme a bien réellement un acare et une psore qui lui soient propres.

Nous avons presque exclusivement fixé notre attention sur le parasite, comme cause de contagion; mais il importe, pour que cette question soit envisagée sous toutes ses faces, de tenir compte d'un élément non moins considérable, nous voulons parler du sujet qui reçoit cette contagion.

Jusqu'à ce jour on n'avait nullement démontré que l'état de santé d'un animal pût être une prédisposition *absolument* favorable ou contraire à la contagion de la psore; et ce ne sera pas la moindre récompense de nos travaux, que la découverte de cette grande loi de pathogénie, qui domine toute l'étiologie de la gale, car elle est applicable à tous les êtres organisés, aux plantes comme aux animaux.

Cette loi, qui règle d'une manière absolue les conditions dans lesquelles la contagion est possible ou impossible, n'a pas seulement, qu'on le note bien, un intérêt secondaire et limité à l'étude de l'étiologie; elle renferme des conséquences pratiques de la plus haute portée, car elle éclaire le diagnostic de la maladie et en peut modifier le traitement; elle en est pour ainsi dire l'alpha et l'oméga.

Le parasite, avons-nous dit, est la cause réelle de la psore; mais s'il était démontré que les animaux portent toujours sur eux des germes parasitiques en puissance de vie, qui, dans des conditions données, peuvent se développer et produire des acares, il faudrait renverser la proposition, et dire que c'est dans l'état physiologico-pathologique d'un animal que réside, au contraire, la cause pricipale de la maladie psorique.

Quoi qu'il en soit, des acares mâles ou femelles étant donnés dans les meilleures conditions de reproduction, on les verra mourir quelquefois en quarante-huit ou soixante heures, bien qu'ils se soient gorgés des fluides qui circulent dans le tissu cutané, si l'animal auquel ils sont transmis est vigoureux et bien portant. Un mouton psoreux pourrait vivre au milieu d'un troupeau de bêtes à laine grasses et bien nourries sans leur transmettre la gale. Un chien, un chat, résisteront aux atteintes de la contagion et aux attaques des parasites, tant qu'ils seront bien nourris et bien portants; bien plus, des chiens réduits au dernier degré du marasme, couverts de sarcoptes, rongés de gale, ont été guéris, sans traitement *local*, par une hygiène bien entendue. *Telle est la loi.* Mais n'oublions pas que nous avons affaire à des animaux dont la santé, au point de vue de la cachexie psorique, n'est, le plus souvent, que *relative* : de telle sorte que la contagion reste possible à bien des degrés. De là cette variété dans les résultats que nous avons obtenus, quand nous avons soumis tant d'animaux à la contagion de la gale; de là aussi, dans l'incertitude où nous sommes du degré de résistance vitale que tel ou tel animal peut opposer à la contagion, la nécessité de séparer l'animal galeux des animaux encore indemnes; de là encore la nécessité, à la moindre apparence de gale dans un troupeau ou sur des bêtes isolées, de porter son attention sur le régime des sujets contaminés, sur les qualités de leurs aliments, sur la dose de fatigue qui leur est imposée, etc.

Nous ne pouvons, dans l'ignorance où nous sommes encore des conditions physiologiques des fluides qui circulent dans nos tissus, dire en quoi consiste l'altération de la santé que nous désignons sous le nom de *cachexie psorique*. Il paraît se passer sur les animaux quelques phénomènes pathologiques analogues, sous certains rapports, à ceux que nous observons journellement sur les plantes qui, privées d'air, de lumière, de culture, se couvrent de parasites et meurent de la psore.

Les animaux mal nourris, mal soignés, épuisés de travaux, perdent la richesse de leur sang et leur vigueur; on voit leurs muqueuses apparentes pâlir, leurs poils ou leur fourrure se ternir; ils tombent dans la cachexie psorique, et sont une proie toute prête pour l'acare qui peut accidentellement leur être transmis.

La matière vivante se trouve, certes, dans des conditions différentes de celles de la matière inerte; et cependant nous constatons sur la matière inerte des résultats analogues, quand elle est livrée aux lois de la décomposition organique. Ce point de rapprochement n'a rien d'exagéré. La conformation des acares des fruits et du fromage diffère peu de celle des acares des animaux, et nul doute que des études, méthodiquement instituées, sur la génération des acares qui naissent sur la matière organique et inerte livrée aux lois de la décomposition, ne fussent d'un enseignement précieux et applicable à la génération des parasites psoriques.

Ces considérations sur la parasitogénie pourraient être, on le comprend facilement, généralisées et appliquées à l'helminthologie, car tout s'enchaîne et se lie dans ce travail morbide intérieur, qui s'opère mystérieusement au sein de l'économie vivante; nous ne concevons pas d'études plus dignes de l'intérêt des savants et plus importantes, quant aux déductions pratiques qui en découleraient infailliblement.

Ce n'est pas sans une sorte d'étonnement qu'on voit l'homme rester en dehors des conditions qui règlent la transmission de la gale chez les animaux; et cette opposition tranchée dans le mode d'agir des parasites prouve, une fois de plus, que c'est bien le terrain qui n'est pas en rapport avec leurs besoins; car si l'insuccès de la contagion tenait aux acares seuls, ils pourraient tout aussi bien mourir sur l'homme que sur les animaux.

Cette prédisposition qu'a l'homme de pouvoir, en tous temps et en tous lieux, recevoir les parasites des animaux; les fréquentes occasions qu'il a d'être atteint de la contagion; le nombre des galeux réclamant nos soins, qui semble plutôt grandir que diminuer, malgré les progrès de la civilisation, le bien-être croissant des masses, l'efficacité et la rapidité des traitements antipsoriques; cette singulière particularité de trouver sur la peau de l'homme, qui diffère, sous tant de rapports, de celle des animaux, le même parasite à sillon des carnassiers, tout conduit à demander si l'homme a réellement un acare qui lui soit exclusivement propre; ou si, tout simplement, il ne trouverait pas chez les bêtes une cause, toujours nouvelle, de cette maladie contagieuse, qu'il transmettrait, d'ailleurs, à ses semblables, de même qu'il la reçoit des animaux; car, chose étrange, la contagion directe semble bien plus indispensable pour lui que pour eux.

Le chiffonnier, au milieu des immondices qu'il accumule, n'est atteint de la psore qu'à la condition de la recevoir, et cela malgré l'état de santé déplorable dans lequel souvent il languit.

Le prisonnier retenu pendant de longues années dans un étroit et obscur cachot, soumis au régime le plus débilitant, c'est-à-dire à toutes les conditions qui font naître la cachexie psorique chez les animaux, est bien souvent couvert de *pediculi*, mais le parasite de la gale n'apparaît pas sur lui. Cette autre particularité, de voir la gale endémique dans certaines contrées pauvres, arriérées, tandis qu'elle est en quelque sorte inconnue dans d'autres pays, tous ces faits méritent de fixer l'attention.

Nous ne pouvons nous prononcer avec une entière certitude sur la question de savoir si l'homme a son acare, ou si cet acare est purement et simplement celui des animaux carnassiers; mais nous inclinons à croire que le dernier mot des recherches dont nous aurons tracé la première voie sera non plus un doute, *mais la négation de la psore pour l'homme, en tant que maladie qui lui serait essentiellement propre.*

Nous ne pouvons, dans cette dissertation générale, nous étendre longuement sur les causes secondaires de la contagion de la gale, telles que l'encombrement des animaux, le défaut de soins, l'excès de fatigue et de privations en temps de guerre ou de disette; l'influence des climats et des saisons, qui auraient fait naître des psores épizootiques.

Nous avons, à l'occasion de la maladie de chaque animal, insisté avec soin sur toutes ces particularités, et il sera facile, avec un peu de réflexion, de comprendre dans quelles conditions les états favorables ou contraires à la contagion peuvent se produire.

Les symptômes de la psore de l'homme et des animaux ont, dans leur développement successif, des caractères qui n'appartiennent qu'à cette maladie, et qui lui conservent l'individualité pathologique que nous cherchons à mettre en évidence.

Comme pour les causes, nous avons à tenir compte, dans la description des symptômes, de ceux qui dépendent du parasite et de ceux qui se rattachent à l'espèce animale sur laquelle il vit et produit tous les accidents propres à cette maladie.

Nous avons tout d'abord à nous demander, en ce qui concerne l'état général de la santé de l'animal, qui rend ou non possible la vie du parasite et, par conséquent, les progrès ultérieurs de la psore, si cet état général, si cette cachexie, qui déjà est une maladie, a des signes qui lui soient propres; si elle doit être considérée comme un prodrome de la psore. A la rigueur il devrait en être ainsi; mais nous ignorons en quoi consiste cette prédisposition; elle n'a, pour nous, d'autres signes que ceux qui appartiennent à la chloro-anémie. Constater ce fait est bien quelque chose, et l'on devra en tenir compte; car le grand art du médecin devrait être non de guérir une maladie, mais de la prévenir, et savoir que l'animal pauvre de santé est un terrain qui n'attend plus qu'une cause occasionnelle pour développer une maladie parasitique souvent redoutable a son importance réelle. Nous ne pouvons donc que signaler cette prédisposition qui, chez les animaux, rend la psore possible, mais qui, pourtant, n'est point encore la psore.

Les premiers signes certains de l'apparition de la psore sont la présence du parasite et la démangeaison; en effet, le premier besoin des dermatodectes est de ponctionner la peau; celui des sarcoptes est d'inciser l'épiderme, de le soulever, de commencer le sillon qui leur sert de gîte et d'absorber, à l'aide de leurs mandibules, les fluides qui circulent dans la couche villoso-papillaire du derme. La satisfaction donnée à ce premier besoin n'est pas toujours, il est vrai, pour l'animal et pour l'homme, une cause de cuisson ou de douleur; mais cette blessure microscopique faite au tissu devient le centre d'un petit travail inflammatoire, et la succession des attaques produit, au bout de quelques jours, un prurit qui force l'animal à se gratter.

La démangeaison et la présence de l'acare, bien qu'étant les premiers signes de la psore, ne sont encore qu'un signe subjectif, car la démangeaison ne peut constituer un symptôme de maladie; elle est trop fréquente, en dehors de cette circonstance, pour qu'on lui donne cette importance.

Mais, de même que la répétition des attaques a donné lieu au prurit, de même aussi le prurit répété force l'animal à se gratter, et à augmenter ainsi l'irritation qui appelle vers la peau la fluxion, et fixe bientôt dans un lieu donné le début de la maladie.

Dès ce moment un observateur exercé reconnaîtrait la gale, puisque l'acare existe sur ou sous l'épiderme; et, suivant l'espèce animale soumise à l'examen, il constaterait une simple élevure et l'acare au milieu (mouton); une piqûre échymotique avec point central (cheval), pour l'acare des herbivores; une papule sèche ou vésiculaire, et dans le voisinage, sous un petit soulèvement de l'épiderme, l'acare à sillon (homme, animaux carnassiers et certains herbivores). Mais un esprit averti et attentif pourrait encore seul constater les symptômes précurseurs de la psore, alors même que tout un troupeau serait sous le coup de la contagion et que la maladie serait déjà déclarée sur quelques animaux.

Il peut arriver, d'ailleurs, lorsque la contagion s'opère sur un animal bien portant, que les accidents ne franchissent pas cette première période, que l'acare meure et que la maladie avorte; mais si le parasite est fécondé, s'il est dans toutes les conditions voulues pour produire des générations nouvelles, si l'animal auquel il est transmis est réellement sous le coup de la diathèse psorique, l'affection cutanée suivra son cours régulier, et avec d'autant plus de rapidité que l'animal sera plus chloro-anémique, plus épuisé par d'autres maladies antécédentes ou actuelles, en un mot, dans un état de santé plus misérable.

Le siége de la gale varie sur chacune des espèces animales, et fournit un caractère diagnostique de quelque valeur.

La psore produite par le dermatodecte se développe de préférence, sur le cheval, à l'encolure, sur la crinière, sur la base de la queue; il en est de même sur le bœuf, mais, toutefois, avec moins de régularité.

La psore produite par le sarcopte siége de préférence, sur le cheval, à la naissance de l'encolure, sur les épaules, et le parasite, essentiellement plus voyageur, plus avide de rencontrer une place nette où il tracera son sillon, dissémine sur un plus grand nombre de points ses attaques et les centres de maladie.

La gale des féliens, des lions et des chats, s'observe plus fréquemment à la tête, à la base des oreilles, pour, de là, s'étendre sur le cou, les épaules et le corps.

Celle du chien est moins limitée à son début; on la rencontre cependant, le plus souvent; sur la ligne du dos, vers les épaules et les reins.

Le sarcopte, chez le mouton, ne se rencontre que sur les parties non laineuses de la tête.

Le siége n'est pas sans importance sur la marche progressive de la maladie; lorsque la démangeaison apparaît sur une région que l'animal peut frotter ou gratter avec ardeur, les altérations de la peau se développent avec plus de rapidité.

Chez les lions et les chats, la présence du parasite à la tête, où il est transporté par les pattes de l'animal, aggrave à un tel point la maladie, qu'ils en meurent presque infailliblement, alors que d'autres animaux, en apparence plus sérieusement affectés, guérissent.

Les altérations locales, les symptômes locaux, diffèrent suivant qu'ils sont produits par les dermatodectes ou par les sarcoptes.

La gale des herbivores, causée par l'acare qui ne trace pas de sillon, par le dermatodecte, une fois déclarée dans un lieu déterminé, s'y fixe et s'étend insensiblement du centre à la circonférence. Le point ponctionné par les longues mandibules du parasite devient le siége d'une irritation, d'une fluxion qui appelle la sérosité à la superficie de la peau, en même temps qu'elle infiltre le tissu sous-cutané.

La sérosité, épanchée à la superficie, se concrète, prend une teinte jaunâtre et forme croûte. Bientôt les œufs pondus et déposés *sur* l'épiderme éclosent, les jeunes larves cherchent, autour du point déjà attaqué, une partie saine, la ponctionnent, y déterminent une nouvelle irritation, une nouvelle fluxion.

En même temps que la surface malade devient plus étendue, les croûtes sont plus nombreuses, plus épaisses; elles s'agglutinent avec les poils, la laine, et forment un foyer où les parasites se cachent, s'accouplent, pondent et pullulent.

Tels sont les caractères que présente, sur une surface limitée et ne dépassant pas l'étendue de la main, au bout d'un à deux mois, la psore la plus commune des herbivores. A ce degré de développement, l'animal éprouve des démangeaisons fréquentes et parfois intolérables; il se gratte avec fureur, irrite la peau, l'écorche, y fait affluer une couche de lymphe dont les parasites se gorgent avec avidité; il perd le sommeil, ses forces diminuent, son état général s'aggrave, et les humeurs acquérant des qualités de plus en plus psoriques, c'est-à-dire en rapport avec les besoins des parasites, la maladie prend alors une extension considérable. La plaque de gale s'étend, tantôt circulairement et avec régularité, tantôt sur un ou deux points seulement de la circonférence, de façon à décrire une zone irrégulière. La surface malade, à cette période, se dépouille des poils ou de la toison qui la recouvrent, et la peau apparaît dure, coriace, sèche, squammeuse, épaissie vers les parties les plus anciennement malades, humide, rouge, gonflée, recouverte de croûtes jaunâtres sur les parties les plus récemment attaquées, et au milieu de tous ces désordres se rencontrent, ou sous les croûtes ou sur la peau qui circonscrit la partie enflammée, un grand nombre de parasites de tout âge et de tout sexe, séparés ou accouplés.

Quelquefois, même chez les herbivores, des acares émigrent des foyers principaux, vont attaquer la peau isolément, et provoquent un nouveau centre de propagation. Dans ce cas, l'induration de la peau, l'aspect des poils secs et hérissés indiquent à la main, qui passe sur le tégument, et aux yeux de l'observateur, les points nouvellement envahis.

En général, pendant les trois ou quatre premiers mois, toute la gale des herbivores se concentre sur quelques grandes plaques principales, qui vont toujours s'élargissant comme par une sorte de reptation caractéristique ; mais, à partir des cinquième et sixième mois, la maladie se répand sur presque tout le tégument, chez le mouton principalement; alors le pauvre animal, complétement dépouillé de sa toison, n'est plus qu'un vaste foyer de sécrétion et de croûtes où fourmillent des milliers de parasites.

A ce degré de gravité, la santé générale de l'animal participe aux désordres locaux; il perd ses forces, l'appétit, et tombe dans une sorte de marasme, signe précurseur d'une mort prochaine.

Cependant les herbivores résistent plus longtemps aux troubles de l'innervation et des sécrétions dont la peau est le siége que les carnassiers.

Il va sans dire que le régime auquel l'animal est soumis, que les frottements opérés contre les corps étrangers concourent, pour leur part, à l'aggravation du mal.

Les frottements répétés causent des dénudations, des plaies, des abcès sous-cutanés, dont les vaisseaux lymphatiques vont porter aux ganglions voisins des principes d'irritation et d'inflammation.

Tels sont, d'une manière générale, la marche et le développement de la psore chez les herbivores, lorsqu'elle est produite par l'acare qui ne trace pas de sillon.

Nous n'avons point parlé d'éruptions cutanées dans cette description, attendu que la gale des herbivores en présente rarement.

Celle du mouton seule offre, parfois, une sorte de pustule vésiculeuse, appelée vulgairement *bouton de gale;* mais encore diffère-t-elle de l'éruption papulo-vésiculeuse qui apparaît chez les animaux carnassiers.

Abordons maintenant l'étude générale de la psore produite par le sarcopte.

Nous avons dit que l'acare des herbivores fait à la peau une simple ponction à l'aide de longues mandibules, et qu'il absorbe ainsi les fluides nécessaires à sa nutrition.

L'acare des carnassiers, par le fait de sa conformation, ne peut que difficilement faire pénétrer ses mandibules courtes et obtuses dans l'épaisseur du derme; il doit même, pour arriver jusqu'aux papilles, inciser l'épiderme à l'aide de ses palpes, soulever avec ses mandibules, qui font fonction de fouloirs, la pellicule épidermique incisée, pénétrer dessous et s'y abriter.

Tout ce travail excite à peine, au début, la sensibilité tactile de l'homme ou de l'animal, et le parasite poursuit ainsi son sillon sans provoquer des démangeaisons bien vives.

Cependant, soit que l'irritation se propage aux tissus environnants, soit que le sarcopte inocule, dans une étendue limitée, un principe d'excitation, on voit fréquemment apparaître, quelquefois à l'endroit même où le sillon a été commencé, le plus souvent dans son voisinage, une ou deux papules vésiculeuses qui, ellesmêmes, deviennent le siége d'un prurit qui excite l'animal à se gratter.

Quoi qu'il en soit, le parasite, caché sous l'épiderme, poursuit sa marche, car il lui faut tous les jours une place nouvelle à ponctionner; mais avant de quitter le lieu où il a séjourné et pondu, il fait à la pellicule épidermique qui le recouvre une petite ouverture destinée à faciliter l'entrée de l'air dont lui et ses œufs ont besoin, et qui assure aux jeunes larves une issue toute prête quand les œufs viendront à éclore.

Le microscope mobile, qui permet de disséquer les sillons, montre tous ces détails avec la plus grande évidence.

Le sillon qui, à l'œil nu, n'apparaît généralement que sous l'aspect d'une petite égratignure tortueuse, acquiert sur le cheval un volume plus considérable, surtout aux faces latérales du cou. Chez cet animal, l'irritation produite par les mandibules du parasite provoque une sécrétion de lymphe qui, s'épanchant par les petites ouvertures faites à l'épiderme, vient se coaguler à l'extérieur, de telle sorte que le sillon prend l'apparence d'une traînée noduleuse ; et comme le sarcopte se hâte de fuir l'afflux de cette sérosité qui, en se concrétant, l'envelopperait et gênerait la liberté de ses mouvements, il avance et donne à son sillon une longueur inaccoutumée. Les sillons qui, chez le chien, le chat et l'homme ont rarement plus de deux à trois centimètres, ont quelquefois, chez le cheval, le double de cette longueur.

La psore des carnassiers à son début n'a donc, pour tous symptômes, que la démangeaison, l'éruption de quelques papules et la présence du sarcopte dans son sillon. Cet état de choses peut se maintenir pendant vingt ou trente jours, suivant le nombre des parasites reçus et l'état de santé de l'animal. On est rarement appelé à observer la maladie durant cette première période.

Nous avons dit que la gale causée par le sarcopte avait, comme celle que produit le dermatodecte, ses lieux d'élection. En effet, en dehors des régions déterminées sur lesquelles ils sont naturellement transportés par les ongles et les griffes qui les recèlent, il est certain que les parasites, suivant l'espèce animale, vont vivre sur telles ou telles parties de préférence à toute autre.

La gale des carnassiers ne prend réellement de l'extension que quand les œufs pondus dans les sillons, au nombre de douze à seize, et par groupes de trois ou quatre, ont donné naissance à une première génération de parasites; ou quand les jeunes larves, qui sont douées d'une très-grande agilité, sont allées porter dans différentes directions une cause nouvelle de prurit et d'éruptions. La maladie éveille alors l'attention de l'observateur; car l'animal se gratte avec persistance, se frotte avec obstination; et si l'on porte son examen vers les parties où siége le prurit, on découvre sur la peau rouge et chaude quelques papules et, dans leur voisinage, un ou deux sillons. Mais bientôt, sous l'influence de la vive irritation que le prurit et le frottement causent à la peau, les éruptions papulo-vésiculeuses se généralisent; elles donnent lieu à des sécrétions plus abondantes, qui se recouvrent de croûtes et forment ainsi de véritables plaques de gale.

Ce ne sont pourtant pas ces larges surfaces que nous avons signalées en décrivant les altérations causées par l'acare propre aux herbivores; les points attaqués par le sarcopte sont plus nombreux, et sur le cheval, entre autres, ils forment d'abord un semis de nodules plus ou moins séparés, donnant à la peau, quand les poils sont tombés, l'apparence d'un tatouage qui tranche fortement sur la robe.

Chez le chien, dont rien n'égale l'ardeur à se gratter, la peau rougit, s'enflamme, se couvre de prurigo, et fournit des sécrétions abondantes, puis des croûtes.

Chez le lion et le chat, dont les poils tombent plus difficilement, les plaques de gale sont moins nettes, et donnent à la tête, qui en est le siége principal, un aspect éléphantiasique caractéristique.

A cette période, qui peut correspondre au troisième ou au quatrième mois de la maladie, il n'est plus nécessaire de chercher les sillons chez les animaux; les sarcoptes trouvent un abri tout préparé sous les poils feutrés, sous les croûtes, et c'est là qu'ils vivent et pullulent. Cependant on ne les aperçoit pas aussi nettement que les dermatodectes, non-seulement parce qu'ils sont beaucoup plus petits, mais parce qu'ils ont toujours besoin, en raison du peu de longueur de leurs mandibules, d'être fixés aussi près que possible de la couche papillaire; si l'on veut constater leur présence et bien préciser à quelle espèce de gale on a affaire, il faut, à l'aide d'un couteau à lame convexe sur son tranchant, racler fortement la peau, enlever l'épiderme, aller presque jusqu'au sang; dans les débris pathologiques, ainsi recueillis, puis déposés sur une lame de verre que l'on chauffera doucement pendant dix minutes, on découvrira les sarcoptes: car bientôt, sous l'influence de la chaleur, ils s'agitent, quittent les croûtes et marchent sur la lame de verre, où il est facile de les apercevoir à l'œil nu ou à l'aide de la loupe.

Au début, car la présence du sarcopte peut seule lever tous les doutes sur la nature spéciale de la maladie, on le trouve à l'extrémité du sillon, et il est facile de l'en extraire, même à l'œil nu, à l'aide d'une aiguille qui soulève l'épiderme, découvre le parasite et l'enlève le plus souvent avec facilité.

Tels sont les symptômes de la psore déterminée par le sarcopte; il est facile de concevoir quels troubles généraux doit produire cet ensemble de désordres dans les fonctions de l'innervation et des sécrétions de la peau.

L'animal, qu'un prurit intolérable tourmente sans cesse, mais surtout quand il est exposé au soleil ou devant un foyer, se gratte, se frotte et s'agite continuellement; il perd le sommeil et arrive bientôt à un degré d'émaciation difficile à concevoir. Il survient alors des accidents secondaires qui concourent, pour leur large part, à l'aggravation de la maladie : chez les féliens, le gonflement des tissus s'étendant de la base des oreilles aux narines et aux paupières gêne la respiration, prive l'animal de la vue, et le condamne à une complète immobilité. Chez le chien, le conduit de l'oreille et le prépuce s'enflamment, etc.

Les carnassiers se frottent avec plus de fureur encore que les herbivores contre tous les objets qui les entourent; ces frottements arrachent les poils, dénudent la peau, l'ulcèrent, et provoquent, dans l'épaisseur du tissu sous-dermique, des abcès plus ou moins profonds et étendus.

La muqueuse intestinale, cette autre peau interne, participe également aux complications, et, chez les carnassiers surtout, apparaît une diarrhée colliquative qui les épuise, et concourt pour sa part à hâter leur fin.

La peau, chez les herbivores, prend parfois un aspect ichthyosique particulier; dans ce cas tous les poils tombent, et une sorte de *furfur* écailleux les remplace.

Chez les carnassiers, comme chez les herbivores, la marche de la maladie est d'ailleurs subordonnée aux conditions générales d'alimentation et d'hygiène, qui contribuent à entretenir ou à détériorer la santé de l'animal. Nous avons pu quelquefois arrêter ou hâter à volonté le développement de la maladie, suivant le régime que nous imposions aux animaux soumis aux expériences.

L'influence de l'alimentation est telle, que nous avons opéré des guérisons complètes, sans traitement local, en relevant insensiblement l'animal par une alimentation choisie, après l'avoir laissé arriver au dernier degré du marasme.

Ces considérations font facilement comprendre combien d'éléments divers ont leur part d'influence dans la production de cette maladie, et que de soins et d'observations elle réclame chez le médecin vétérinaire, qui en règle ainsi à volonté la marche, la bénignité ou l'aggravation.

La psore, tant chez les herbivores que chez les carnassiers, prend, dans certains cas, l'apparence d'une épizootie. On a vu tous les animaux d'une commune, d'un département, mourir des suites de cette maladie.

Dans ces cas la contagion, favorisée par les causes générales signalées plus haut, se répand avec rapidité, non-seulement des animaux aux animaux, mais des animaux à l'homme. Les symptômes se développent non moins activement, et le pronostic est toujours grave.

Le diagnostic de la psore présente, dans certains cas, des difficultés réelles, et cependant il importe essentiellement de savoir quelle maladie on a sous les yeux, car le traitement acaricide est toujours plus ou moins irritant et contraire aux autres affections cutanées non parasitiques.

Les maladies qu'on a le plus de peine à distinguer de la gale sont celles qui sont causées par d'autres parasites que les acares, et qui s'accompagnent, par conséquent, de démangeaisons et d'éruptions secondaires.

Ainsi les phthiriases du cheval et du bœuf, produites par les trichodectes, les hématopines, les mélophages, pourraient être confondues avec la psore causée par l'acare qui ne trace pas de sillons.

Chez l'homme et les carnassiers, le prurigo et quelques autres maladies dartreuses laissent parfois l'observateur dans l'incertitude. Mais si l'on s'est bien pénétré des descriptions que nous avons données, en faisant l'étude de chaque maladie, on saura toujours découvrir si c'est réellement la gale qu'on a sous les yeux.

Chez les herbivores, les phthiriases produites par les *pediculi* sont moins localisées ; ce ne sont pas ces larges surfaces plus ou moins régulières, couvertes de croûtes et privées de poils ou de fourrure que présente la psore.

Les parasites de la phthiriase se rencontrent un peu partout, et les désordres qu'ils causent sont ainsi plus répandus et moins graves. D'ailleurs le volume plus considérable de ces parasites, leur conformation si différente de celle des acares, permettront toujours de les distinguer de ces derniers eux-mêmes et de fixer le diagnostic avec certitude.

La gale produite par l'acare à sillon présente également à son début des difficultés; car un parasite dont le volume ne dépasse pas un quart ou un tiers de millimètre, et un sillon qui n'a guère que la dimension d'une courte égratignure, déjà fort difficile à découvrir sur la peau glabre, nette et lisse de l'homme, sont encore moins apparents sur la peau velue des animaux, et cependant la constatation de l'acare ou de son sillon peut seule lever tous les doutes.

Il est vrai que, à cette période de la maladie, le médecin est rarement appelé à donner ses soins. Les animaux ainsi que l'homme sont trop souvent tourmentés par des démangeaisons, pour que cette hypéresthésie constitue un signe important de maladie. Ce n'est que quand le grattage et le frottement ont aussi, pour leur part, irrité et enflammé la peau et que les éruptions papulo-vésiculeuses ont apparu, que l'attention est appelée sur la maladie cutanée, et alors le diagnostic est plus facile, attendu qu'une première génération d'acares a multiplié les sillons et les éruptions secondaires.

Quand l'animal contaminé n'a reçu qu'un ou deux parasites mâles ou femelles non fécondées, la maladie reste pendant l'espace de vingt à trente jours (durée approximative de la vie des acares) à un tel degré de bénignité, qu'il est, en quelque sorte, impossible de dire à quelle affection de la peau on a affaire.

Chez l'homme, ainsi que l'ont prouvé les expériences de contagion par les sarcoptes du lion, du cheval et du chien qui lui ont été transmis, ces gales éphémères, quoi qu'on en ait dit, ne sont pas rares, et dans ce cas, comme l'un de nous l'a signalé, on ne constate, le plus souvent, aucun autre indice apparent de la maladie que les papules du prurigo. Car bien certainement nous aurions difficilement trouvé les rares sillons tracés sur la peau des personnes soumises à l'expérimentation, si nous n'avions été prévenus à l'avance de la présence des parasites.

Quoi qu'il en soit, ce n'est généralement qu'au deuxième mois qu'on est appelé à examiner un individu psoreux, homme ou animal, et alors le diagnostic est généralement possible.

Nous avons indiqué plus haut quel procédé il faut suivre pour découvrir les sarcoptes, et c'est à cette recherche qu'il faudra toujours se livrer.

Pour les herbivores, il importera quelquefois de découvrir quelle est celle des deux gales qui a causé la maladie, et quiconque aura bien observé ces deux espèces de gale hésitera rarement. La psore produite par le dermatodecte s'étend en larges plaques sur lesquelles un acare volumineux et très-facile à apercevoir vit en famille; la psore causée par le parasite à sillon se répand, au contraire, sur un grand nombre de points, et la main passée sur la peau sent des nodosités sur lesquelles les poils sont secs et hérissés. Lorsque ces poils se sont détachés de la peau, la robe, surtout chez le cheval, présente une sorte de tatouage caractéristique, à ce point qu'il est quelquefois possible de diagnostiquer à distance, et sur un cheval atelé et en marche, cette espèce de gale. Les poils, qui repoussent plus tard sur les points attaqués, prennent aussi parfois une teinte différente, de telle sorte que l'animal porte sur lui, pendant longtemps, la trace de la maladie qu'il a eue antérieurement.

L'erreur de diagnostic entre ces deux gales, sur le cheval et le chameau, n'aurait pas une grande importance, par rapport à l'animal contaminé lui-même, attendu que le traitement à employer pour les guérir tous les deux est le même; mais elle pourrait avoir des conséquences graves au point de vue de la contagion, puisque l'une de ces maladies est transmissible à l'homme.

Chez les carnassiers le diagnostic a une difficulté et une importance toutes spéciales.

La difficulté naît de ce que ces animaux sont fréquemment tourmentés par des prurigos qui ont une très-grande ressemblance avec la gale, dont il est fort difficile de les distinguer tant que cette dernière maladie n'a pas acquis un certain degré de gravité; l'importance résulte de ce que ces sortes de prurigos réclament un traitement tout à fait opposé à celui de la psore.

Les chiens et les chats retenus dans les appartements, trop succulemment nourris, sevrés de tout accouplement, de toutes les fonctions de la gestation, présentent surtout cette sorte de *prurigo tenax*, que les vétérinaires ont généralement pris, jusqu'à ce jour, pour la gale et traité comme telle.

C'est dans ce cas qu'il importe de découvrir le sarcopte; car sa présence seule permet d'établir le diagnostic avec certitude et de prescrire un traitement rationnel.

Ces prurigos ont d'ailleurs pour caractères d'être généraux, de provoquer des démangeaisons, non sur un point limité, mais sur tout le corps, et de faire naître des papules qui se recouvrent de petites croûtes rougeâtres et non de ces sécrétions abondantes qui forment de larges squammes. La peau, dans son ensemble, est alors plus chaude, plus rouge, plus enflammée que dans la psore.

Les chiens peuvent encore être tourmentés par une affection parasitique qui leur cause des démangeaisons, des éruptions, et qui cependant n'est point la gale : nous voulons parler de la maladie produite par l'acare folliculaire, qui vit dans les bulbes des poils (la simonide). Mais cette maladie a des caractères tellement tranchés, qu'on ne peut la confondre avec la psore.

Ces parasites se développent dans les follicules, y pullulent sans en sortir, de telle sorte que la peau, non à sa superficie, mais dans sa profondeur, est parsemée de ces foyers parasitiques, qui sont durs au toucher, et qui présentent une sorte de cône, dont la base est dans la profondeur du derme, et le sommet, marqué par une petite ouverture noirâtre ou suppurante, apparaît à la superficie épidermique.

Ces parasites se rapprochent plutôt des helminthes que des acares; on ne peut un instant les confondre avec ceux qui sont propres à la gale.

Nous avons, pour mettre plus de clarté dans l'exposition, considéré isolément les maladies dont le tégument peut être le siége; mais la nature ne s'assujettit pas à nos divisions, et souvent ces maladies de la peau existent en plus ou moins grand nombre à la fois sur le même animal. Cela est vrai surtout pour les affections parasitiques, attendu que la cachexie, produite par toutes les causes qui appauvrissent la santé des animaux, est favorable au développement, non-seulement des acares, mais des parasites en général. Il est vrai que ces complications n'ont pas des conséquences graves, puisque le même traitement général et local peut, à la rigueur, convenir à plusieurs de ces affections parasitiques.

Le pronostic, c'est-à-dire le jugement que doit porter le médecin sur les conséquences de la psore, ne doit pas avoir uniquement pour objet la santé de l'animal malade, il faut qu'il prenne également en considération sa valeur intrinsèque, et celle de ses produits comme richesse nationale.

Les détails que nous avons donnés, en décrivant la marche de la maladie, ont facilement fait comprendre que sa gravité était subordonnée à l'état de santé de l'animal, au nombre des parasites, à l'étendue des éruptions, c'est-à-dire à la période de la maladie à un moment donné. Nous n'insisterons pas davantage sur ce point.

La gale est beaucoup plus grave pour les animaux carnassiers que pour les herbivores; on dirait que ces derniers, placés à un degré plus bas dans l'échelle animale, sont, par rapport à cette maladie, moins sensibles dans leur système nerveux, et souffrent moins des changements apportés aux conditions physiologiques de leur santé. Aussi les herbivores mourraient-ils rarement de la gale, si les moutons ne faisaient exception à cette règle générale.

La psore est, au contraire, une maladie d'une certaine gravité pour les animaux carnassiers, quand la prévoyance humaine n'y apporte pas un sérieux remède.

Les féliens, nous l'avons dit, résistent difficilement aux accidents multiples qu'elle développe chez eux. Tous les lions du sieur Borelli ainsi que l'hyène qui vivait avec eux sont morts, tout autant par suite des affections consécutives dont s'était compliquée leur gale qu'à cause de la difficulté d'appliquer le traitement local destiné à combattre l'affection cutanée elle-même.

Le chat, atteint à un certain degré, revient aussi assez rarement à la santé; enfin le chien lui-même, malgré l'étonnante transformation qu'une alimentation bien entendue opère dans la marche de la maladie, peut mourir de la psore.

Il semble que cette maladie est d'autant plus grave que le sujet qu'elle affecte est placé à un degré plus élevé de l'échelle animale, et, cependant, nous voyons l'homme, qui en occupe le sommet, résister victorieusement aux troubles que la gale apporte à l'exercice de ses fonctions vitales. Aussi sommes-nous souvent tentés de douter que l'homme ait bien réellement une cachexie psorique et un parasite qui lui soient propres.

La psore chez les animaux n'a pas seulement des conséquences graves pour eux-mêmes, elle est pour nous la cause d'un dommage d'autant plus important, que ces animaux sont la source de notre alimentation et de notre bien-être.

C'est à ce point de vue surtout qu'il serait nécessaire d'apprécier quelle perte cette maladie cause annuellement à l'agriculture et à la plupart des industries.

L'animal atteint de la psore refuse à l'homme son travail, sa chair, sa graisse, sa fourrure, et c'est par centaines de millions qu'il faudrait chiffrer la perte sèche que cause à la France seule, tous les ans, une maladie qui n'est pourtant point de celles que nous soyons éternellement condamnés à souffrir; car il dépendra de la prévoyance humaine, maintenant que cette maladie est connue dans ses lois de développement, dans ses causes, dans ses symptômes et dans son traitement, de la laisser se perpétuer ou de la prévenir.

Puissent les générations à venir ne pas oublier la solidarité intime qui rattache leur bien-être à celui des animaux, et ne plus exposer ces derniers à toutes les causes qui font sans cesse renaître une maladie d'autant plus préjudiciable aux intérêts de l'homme qu'elle est contagieuse pour lui comme pour plusieurs espèces animales !

Nous ne pouvons décrire avec détail, dans ces considérations générales, les lésions morbides constatées à l'autopsie des animaux morts de la psore; nous ne signalerons que les altérations dont la couche villo-papillaire est le siége.

Quand on enlève, sur une peau convenablement préparée, l'épiderme qui la recouvre, on trouve que les papilles, composées en grande partie de filets nerveux et de vaisseaux, sont enflammées et hypertrophiées, ce qui explique et ce prurit exagéré et ces abondantes sécrétions, qui sont les signes principaux de la maladie.

On voit aussi que les sillons tracés par les sarcoptes sont creusés dans le corps muqueux au milieu des papilles.

Nous avons fait de nombreuses autopsies de chevaux, de chiens, de chats et de moutons psoreux, et nous n'avons pas constaté les altérations signalées par un grand nombre d'auteurs dans les cavités splanchniques; ils auront probablement attribué à la psore, qu'ils connaissaient imparfaitement, des lésions dues à d'autres maladies.

Le *traitement* rationnel de la psore doit avoir pour but de détruire les parasites et de remédier à cet état général de la santé, à cette cachexie psorique qui, chez les animaux, rend surtout possible la génération des acares.

On peut affirmer, sans craindre les contradicteurs, que jusqu'à ce jour la médication antipsorique et zootique a été imparfaitement connue; elle ne remplissait qu'une seule des indications, *détruire le parasite;* et, comme il n'était pas tenu compte de la cause première de la psore, on devait, le plus souvent, chercher en vain à la guérir radicalement; il se produisait d'incessantes récidives, et les troupeaux étaient fatalement décimés par cette affection si contagieuse et, dans certains cas, si meurtrière.

Les auteurs ont rapporté de nombreux exemples de ces épizooties, frappant surtout les moutons, les chevaux ou les chats.

Partant des principes si fréquemment émis dans le cours de ce long travail, le médecin, appelé auprès d'un animal ou d'un troupeau atteints de la gale, devra se préoccuper, tout d'abord, des conditions générales et particulières dans lesquelles vivent les animaux, remonter avec soin à la cause première de la maladie, et y porter remède immédiatement.

Quant *aux lieux,* il placera les animaux, suivant leur espèce, sous des abris clos ou ouverts, bien aérés et secs; il purifiera les étables, les écuries et les niches où auront séjourné les bêtes malades; il fera fréquemment changer leur litière; il recommandera les pansements de la peau, les lavages; car la propreté est la première condition à remplir, tant pour guérir que pour prévenir la psore.

En un mot, l'hygiène, quant à l'habitation et quant aux soins à donner aux animaux, fixera d'abord toute son attention.

Quant à *l'alimentation*, il examinera, pour les herbivores, la qualité des fourrages en grange et celle des pâturages; pour les carnassiers et les omnivores, celle des viandes, du pain, etc. pour tous, la *quantité* de ces aliments et, pour tous aussi, la qualité des eaux données en boisson.

Le vétérinaire fera participer l'agriculteur à cet examen, et cherchera à lui faire comprendre, en mettant, comme on dit vulgairement, le doigt sur la plaie, c'est-à-dire sur la cause du mal, la nécessité absolue de donner à ses animaux, s'il le peut, une nourriture plus en rapport avec leurs besoins. Cette recommandation est d'autant plus importante, que nous avons vu diminuer la dose des aliments distribués à des animaux galeux, afin de ne pas *échauffer* leur sang; les veneurs, par exemple, mettent leurs chiens de chasse à la soupe au pain et leur suppriment la viande, cuite ou crue, qu'ils recevaient jusque-là. On conçoit qu'avec un pareil régime diététique le traitement local doive, le plus souvent, n'avoir qu'un succès passager.

Il faut donc distribuer aux animaux psoreux des aliments de choix et, en quelque sorte, à discrétion, dans le but de relever leurs forces, d'enrichir leur sang, de combattre, en un mot, la cachexie psorique.

On a vu des troupeaux de moutons atteints de la psore conduits à des pâturages secs et fertiles guérir sans traitement local.

Nous avons guéri sans topique, comme nous l'avons rapporté, des chiens couverts de parasites et menacés d'une fin prochaine.

C'est surtout quand on a affaire à des épizooties qui frappent sur toute une contrée, que le médecin a besoin d'étendre le champ de ses investigations, et c'est, dans ce cas aussi, qu'il doit faire une large part au traitement général et hygiénique.

Ainsi donc, nous posons, comme une règle générale qui ne souffre pas d'exception, la nécessité de veiller, avec un soin scrupuleux, à *l'hygiène* des animaux psoreux, et nous prenons ce mot dans son sens le plus large et le plus absolu.

Quant au traitement ayant pour but la destruction des parasites et la guérison des accidents locaux, il variera suivant l'étendue de la maladie; mais il exigera, pour tous, que la peau soit préalablement appropriée à recevoir l'agent parasiticide. Ainsi il sera presque toujours nécessaire de couper les poils ou la laine des animaux, afin de mieux apprécier l'étendue du mal et de faciliter l'application et l'efficacité du remède. Après la tonte viendront les bains savonneux, les lavages avec les solutions alcalines de soude ou de potasse, qui auront pour but de nettoyer la peau, de dissocier les épithélium qui, avec les sécrétions concrétées, forment les croûtes sous lesquelles s'abritent les parasites.

Il va sans dire qu'on prendra les précautions indispensables, afin de préserver les animaux des dangers que pourraient causer ces lavages à grande eau.

L'animal, ainsi préparé, sera enfin soumis aux frictions ou aux lotions propres à détruire tous les acares qui sont enfouis sous la peau ou répandus sur sa surface.

Nous ne pouvons transcrire ici les formules des topiques dont on doit faire usage, et que nous avons mentionnées avec soin aux chapitres spéciaux traitant de la médication propre à tel ou tel animal.

L'empirisme avait depuis longtemps devancé l'expérimentation scientifique dans le traitement local, et découvert l'agent parasiticide par excellence, qui fait encore aujourd'hui la base de presque tous les topiques antipsoriques, nous voulons parler du *soufre*.

Le soufre et ses composés sont, en effet, les préparations les plus efficaces contre la gale. Ainsi le soufre, mêlé à un sel alcalin de soude ou de potasse et à l'axonge, forme la pommade d'Helmerick, si généralement employée.

Après le soufre, viennent en seconde ligne les carbures, dont l'énergie est proportionnelle à leur volatilisation. Tels sont le carbure de soufre, les essences de térébenthine, la benzine, les essences parfumées, qui tous sont des poisons des plus énergiques pour les acares et les parasites en général.

Cependant il faut encore, parmi ces agents, savoir faire un choix; car il en est quelques-uns qui sont, il est vrai, de puissants topiques pour les acares, le carbure de soufre entre autres, qui les frappe de mort instantanément, mais qui ont le grave inconvénient de causer à l'homme et aux animaux une douleur et une irritation intolérables. L'essence de térébenthine, la benzine, plus facilement tolérées par les animaux, ont des qualités précieuses et souvent mises à profit; elles déterminent, tout en tuant les acares et leurs œufs, la chute de l'épiderme, et excitent la sécrétion d'une nouvelle couche épidermique.

Mais les huiles essentielles des plantes aromatiques et de certains fruits mériteraient d'avoir la préférence sur tous ces médicaments, si ce n'était leur prix élevé. Ces essences, mêlées au soufre et à la glycérine, forment un excellent topique, que l'un de nous a conseillé dans le traitement de la gale de l'homme, et qui aurait l'avantage, employé sur les animaux, de ne pas graisser les harnais et les fourrures. Cette pommade a encore l'avantage de former savon au lavage et de concourir au nettoiement de la peau. En un mot, elle a toutes les qualités de celle d'Helmérick, sans en avoir les inconvénients.

Le mercure et ses composés fournissent encore au thérapeutiste une série de préparations fort utiles, surtout dans les gales localisées, chez les carnassiers; car elles doivent être exclues, d'une manière absolue, du traitement appliqué aux herbivores, en raison de la salivation qu'elles provoquent chez ces derniers.

Les huiles empyreumatiques, l'huile de cade, le goudron, sont encore très-efficaces dans les gales partielles et limitées à de petites surfaces. Quant à leur emploi sur toute la peau des animaux, il pourrait être suivi des plus graves accidents et même de la mort, comme on l'a constaté sur le cheval.

Lorsque la maladie a envahi le tégument tout entier, il vaut mieux avoir recours aux solutions parasiticides par excellence, et, suivant les cas, à celles de sulfure de potassium ou de sodium, ou de préférence à la solution de sulfure de chaux, sulfure qui, en s'évaporant, laisse sur la peau, ainsi que dans la profondeur des sillons, une couche de soufre qui détruit les parasites et leurs œufs.

Le sulfate de zinc ou de fer uni à l'acide arsénieux, dissous dans les proportions indiquées, convient au traitement des bêtes à laine; car dans ce cas il faut une médication facile et expéditive. Le bain de Tessier, dans lequel on plonge et l'on frotte l'animal pendant quelques minutes, est la meilleure solution à mettre en usage.

Tous ces topiques, toutes ces solutions sont parasiticides; mais encore est-ce à la condition qu'on en fera un emploi raisonné.

Le dermatodecte, qui vit le plus souvent sur l'épiderme, est facilement détruit par les lavages et les frictions; mais il est important de rappeler qu'il pénètre dans les replis les plus cachés du tégument, dans le conduit auditif externe, dans les larmiers et le sinus biflex du mouton, et qu'il est nécessaire de l'atteindre partout où il existe.

Le traitement de la psore produite par le sarcopte réclame un soin tout particulier; il faut, en effet, pour le détruire, faire parvenir le topique jusque dans les galeries, et la friction continuée pendant vingt à trente minutes est pour cela absolument nécessaire chez l'homme comme chez les animaux.

Tels sont, à un point de vue général, les bases et les agents principaux de la médication antipsorique; mais nous ne saurions oublier que la gale a ses complications, qui doivent aussi, pour leur part, attirer l'attention.

Les plaies résultant des frottements réitérés, les ophthalmies, l'otite, l'acrobustite, chez les chiens, réclament un traitement approprié.

Dans certains cas le traitement analeptique, à l'aide des poudres amères, des ferrugineux, doit seconder la médication plus essentiellement parasiticide.

En un mot, le médecin instituera à l'avenir une thérapeutique, non plus empirique, mais méthodique et rationnelle, et cette tâche lui sera facile, puisqu'il connaîtra les causes réelles et les symptômes de la psore de l'homme et des animaux.

FIN DU TOME XVI.

EXPLICATION DES PLANCHES.

PLANCHE PREMIÈRE.

Fig.

1. Sarcopte de l'homme. Femelle, vue par la face abdominale, à un grossissement de 180 diamètres.
   - *a.* Tête.
   - *bbbb.* Pattes antérieures.
   - *cccc.* Ambulacres.
   - *dddd.* Pattes postérieures.
   - *ee.* Longs poils qui terminent ces pattes.
   - *h.* Épimère de la première patte postérieure.
   - *x.* Épimère de la deuxième patte postérieure.

2. Sarcopte mâle de l'homme, vu par la face abdominale, à un grossissement de 300 diamètres.
   - *gg.* Épimères des pattes postérieures soudés en une seule pièce.
   - *h.* Tête.
   - *hhhh.* Pattes antérieures.
   - *iiii.* Ambulacres à ventouses.
   - *ll.* Première paire des pattes postérieures, terminées par un long poil.
   - *mm.* Deuxième paire des pattes postérieures, terminées par un ambulacre à ventouse.
   - *fprst.* Organes dépendants de l'appareil génital.

3. Sarcopte du chien. Femelle, vue par la face abdominale, à un grossissement de 150 diamètres.
   - *bb.* Pattes postérieures. Leurs épimères.
   - *d.* Place qu'occupe l'oviducte.
   - *ee.* Épimères des pattes antérieures (deuxième paire).
   - *g.* Épimères des pattes antérieures (première paire), réunis et formant la pièce sternale.
   - *hhhh.* Ambulacres à ventouse.

4. Sarcopte du chien. Femelle, face dorsale, à un grossissement de 200 diamètres.
   - *aaa.* Appendices cornés propres aux acares à sillons ou sarcoptes.

5. Sarcopte du chat. Femelle, vue par la face dorsale, à un grossissement de 300 diamètres.
   - *a.* Cloaque placé au tiers postérieur de la face dorsale.

6. Sarcopte du chat. Mâle, vu par la face abdominale, à un grossissement de 400 diamètres.
   - *b.* Organe génital.
   - *c.* Patte postérieure.
   - *f.* Ambulacre de la deuxième paire de pattes postérieures.
   - *h.* Épimères des premières pattes postérieures, séparés, au lieu d'être réunis comme chez les sarcoptes de l'homme et du lion.
   - *kk.* Épimères des dernières pattes postérieures.
   - *mpp.* Tête et ses dépendances.
   - *v.* Pièce antérieure de l'organe génital réunie aux épimères de la deuxième paire des pattes postérieures.

PLANCHE 2.

Fig.

7. Sarcopte du lion. Mâle, vu par la face abdominale, à un grossissement de 250 diamètres.

f. Organe génital.

o. Ambulacre à ventouse.

8. Sarcopte du lion. Femelle, vue par la face abdominale, à un grossissement de 160 diamètres.

aabbccddhkllsstt. Poils.

yy. Épimères de la première paire des pattes antérieures, réunis et formant la pièce sternale.

zz. Épimères de la deuxième paire des pattes antérieures.

vv. Longs poils terminant la deuxième paire des pattepostérieures.

9. Sarcopte du porc. Femelle, vue par la face dorsale.

10. Sarcopte du porc. Mâle, vu par la face abdominale.

m. Organe génital.

PLANCHE 3.

11. Sarcopte du cheval. Femelle, vue par la face abdominale.

ee. Épimères des premières pattes postérieures.

g. Patte postérieure.

i. Une des pièces basilaires des pattes postérieures.

v. Épimères de la deuxième paire des pattes postérieures.

12. Sarcopte du cheval. Mâle, vu par la face abdominale.

gkn. Pièces dépendantes de l'appareil génital.

vv. Ambulacres à ventouse de la deuxième paire des pattes postérieures.

zz. Épimères des pattes postérieures réunis.

13. Sarco-dermatodecte de la chèvre. Femelle, vue par la face abminale.

ll. Palpes.

n. Mandibules.

tt. Ventouses supportées par un court pédicule.

v. Appendices de copulation.

14. Sarco-dermatodecte de la chèvre. Mâle, vu par la face abdominale.

kk. Ventouses de la deuxième paire des pattes postérieures.

ll. Palpes.

n. Mandibules.

tttt. Ventouses.

PLANCHE 4.

15. Dermatodecte du mouton. Femelle, vue par la face dorsale, à un grossissement de 80 diamètres.

efg. Lamelles solides qui séparent les articles des pattes antérieures.

ii. Onglets qui terminent le dernier article des pattes antérieures.

Fig.

j. Extrémités des mandibules faisant saillie au-devant du rostre.

k. Partie antérieure et médiane du corps, qui empiète sur la tête et la recouvre dans la moitié de son étendue.

ll. Partie antérieure et latérale du corps, correspondant à la première paire des pattes antérieures et empiétant sur elles.

mm. Première paire des pattes postérieures.

nn. Deuxième paire des pattes postérieures.

oo. Poils qui terminent la deuxième paire des pattes postérieures.

pp. Appendices qui n'existent qu'à la période d'accouplement, et destinés à être recouverts par deux ventouses que le mâle porte à l'arrière-train de la face abdominale.

q. Intestin rudimentaire qui vient s'ouvrir dans le cloaque.

rrss. Poils.

16. Dermatodecte du mouton. Mâle, vu par la face abdominale, à un grossissement de 130 diamètres.

d. Ouverture anale.

ff. Ambulacres à ventouse qui terminent les premières pattes postérieures.

mm. Follicules des poils qui font saillie à la superficie du tégument abdominal, et de chaque côté de l'appareil génital.

n. Poils implantés sur le tégument au niveau des épimères des pattes antérieures.

rr. Épimères des pattes postérieures.

ss. Pattes antérieures.

Fig.

u. Dernière paire des pattes postérieures, à l'état rudimentaire, bien que complétement développées, et terminées par un fort onglet.

v. Appareil génital.

xx. Ventouses contractées sur elles-mêmes et destinées à recouvrir les tubercules que la femelle porte à l'arrière-train de la face dorsale.

y. Appendices ou organes de préhension pourvus de quatre ou cinq crochets qui naissent à la base d'autant de longs poils, et qui servent à serrer la femelle pendant l'acte de la copulation.

zz. Longs poils qui naissent sur le dernier article des premières pattes postérieures.

17. Tête du dermatodecte du mouton, vue à un grossissement de 200 diamètres, du côté de la face dorsale, de façon à mettre en évidence les mandibules.

ii. Corps des mandibules.

jj. Divisions internes et antérieures des mandibules.

kk. Divisions externes et antérieures des mandibules.

ll. Branches externes des palpes.

mm. Branches du palpigère dépendantes de l'organe *a*, figure 18.

nn. Tégument déchiré dépendant de la lèvre inférieure.

o. Conduit œsophagien.

18. Tête du dermatodecte du mouton, soumise à une forte compression et vue à 400 diamètres d'amplification.

oo. Divisions externes des mandibules.

pp. Divisions internes des mandibules.

Fig.

qq. Corps des mandibules.

rr. Branches externes des palpes.

ss. Palpigères.

tt. Organe dépendant du palpigère et destiné à tendre en avant la branche interne des palpes.

u. Sorte d'organe membraneux, de forme ovoïde postérieurement.

PLANCHE 5.

19. Dermatodecte du mouton. Femelle, vue par la face abdominale, à un grossissement de 90 diamètres. Elle est à la période de la ponte, et contient un œuf dans une des régions de la cavité abdominale.

akl. Organe propre à la ponte.

m. Œuf contenu dans l'abdomen.

bb. Lamelles solides qui séparent deux articles des pattes, et qui sont terminées en dedans par deux divisions.

ss. Deuxième paire des pattes postérieures.

rr. Ambulacres à ventouse qui les terminent.

20. Appareil propre à la ponte, à un grossissement de 380 diamètres.

o. Plis verticaux d'une des lèvres qui forment l'ouverture par laquelle passent les œufs.

n. Point où les plis de la lèvre supérieure de l'oviducte se réunissent.

p. Plis obliques et latéraux d'une des lèvres qui donnent passage aux œufs.

t. Plis du tégument.

yy. Branches solides qui limitent en dehors et en avant l'organe propre à la ponte.

21. Tête du dermatodecte du mouton, vue du côté de la face dorsale, à un grossissement de 200 diamètres.

aa. Pièce solide superficielle, qui occupe la région postérieure de la tête.

cc. Follicules pourvus de leurs poils; ils naissent sur la partie moyenne de la tête.

dd. Follicules qui donnent naissance à un poil.

ee. Mandibules.

ff. Palpes.

f bis. Extrémité de la branche articulée du palpe.

gggg. Branches d'un organe qui s'étend postérieurement au delà de la tête, et qui paraît destiné à l'introduction de l'air; il passe sous l'organe solide *aa*.

mm. Branches transverses du palpigère.

v. Lamelle qui unit les branches postérieures du palpigère.

22. Palpes mis en évidence.

vv. Branches externes des palpes.

yy. Branches internes des palpes.

xx. Poils et leurs follicules.

zz. Branches des palpigères.

23. Pattes antérieures du dermatodecte, vues par la face abdominale ou de flexion, à un grossissement de 180 diamètres.

aa. Épimères des pattes antérieures.

bb. Lamelle transversale qui naît de la division externe de l'épimère et va s'articuler, en décrivant une double

Fig.

courbure, avec le bord externe de l'anneau.

cc. Demi-portion de l'anneau, qui semble une lamelle transversale, naissant de la division médiane de l'épimère.

dd. Partie solide qui occupe la base de la patte, et donne naissance à un appendice portant un poil et son follicule.

ee. Pièce solide, placée obliquement à la base de la patte, et qui correspond à une autre pièce située plus profondément du côté de la face d'extension.

gg. Lamelle solide, transversale, qui limite en arrière le premier article de la patte.

Fig.

hh. Seconde lamelle transversale limitant en avant le premier article.

ii. Troisième lamelle transversale qui limite en avant le second article.

jj. Quatrième pièce transversale limitant en avant le troisième article.

kk. Extrémités du quatrième article terminées par un onglet crochu, et donnant naissance à un ambulacre à ventouse.

mm. Ambulacre à ventouse qui naît du dernier article de la patte.

n. Tête du parasite.

p. Surfaces articulaires d'une des pièces basilaires.

r. Branche interne de l'épimère.

s. Branche externe de l'épimère.

PLANCHE 6.

24 et 24 *bis.* Deux dermatodectes accouplés. La femelle est dessinée figure 24, et le mâle figure 24 *bis.* La femelle, au moment de l'accouplement, était sur le point de subir la métamorphose qui lui enlève les tubercules saillants que les les ventouses copulatrices du mâle doivent recouvrir. Son enveloppe, qui aurait été abandonnée quelques jours plus tard, par une sorte de mue, se trouvait déjà détachée du corps lui-même, de telle sorte que, sous les pressions réitérées des lames du compresseur, le corps du parasite s'est détaché de la face interne de l'enveloppe tégumentaire, et s'est préparé à abandonner cette enveloppe, qui est restée adhérente au corps du mâle, pendant que le corps de la femelle a cheminé en avant, dépourvu des tubercules saillants qui rendent l'accouplement possible, et qui sont restés dans les ventouses copulatrices du mâle.

a. Contour de l'enveloppe tégumentaire de la femelle, dont le corps déformé correspond aux points *b, c, m.* Ce corps, d'abord en rapport exact avec les contours de l'enveloppe tégumentaire *a*, a retiré en remontant vers l'extrémité céphalique les pattes postérieures de leurs gaînes ou étuis restés vides, comme il est facile de le voir sur les deux pattes qui débordent en arrière et en dehors le tégument épidermique. Les deux pattes cor-

Fig.

respondantes, placées au-dessus et fléchies en avant, sont proportionnellement beaucoup plus volumineuses que la gaine qui les contenait, parce que, libres de toute compression latérale, leurs tissus ont pu s'étendre en surface.

c. Régions postérieures du corps dépourvues des tubercules d'accouplement qu'elles portaient avant de les avoir abandonnés en *e*, dans les ventouses copulatrices du mâle.

k. Poil terminal de la deuxième paire des pattes postérieures, qui sera remplacé à la métamorphose suivante par une ventouse ambulatoire, comme on le voit en *rr*, fig. 19.

e. Tubercules saillants que la femelle porte à la région postérieure de la face dorsale, pendant la période d'accouplement, et qui sont encore recouverts par les ventouses copulatrices du mâle *ff*.

ff. Ventouses copulatrices que le mâle porte à la région postérieure de la face abdominale.

t. Pédicule érectile qui supporte la ventouse copulatrice.

h. Spermatophore ou pénis qui pénètre pendant l'accouplement dans le cloaque de la femelle en *m*.

25. Patte antérieure vue par la face d'extension.

a. Épimère.

b. Lamelle qui naît directement de la branche externe de l'épimère et qui le porte à la base de la patte, en passant derrière l'anneau.

c. Demi-portion de l'anneau vue du côté de la face d'extension.

d. Pièce qui s'étend obliquement de dedans en dehors de la patte, et qui correspond à la face de flexion.

e. Pièce qui s'étend obliquement de dedans en dehors.

f. Division moyenne de l'épimère qui va s'articuler avec l'anneau.

g. Pièce transversale qui limite en arrière le premier article.

h. Pièce transversale qui limite en avant le premier article.

i. Pièce transversale qui limite en avant le second article.

k. Onglet qui termine le quatrième article.

mm. Ambulacre caronculé qui prend naissance sur le dernier article.

p. Surface articulaire des pièces basilaires obliques, qui s'articule avec la division interne de l'épiderme.

r. Demi-portion de l'anneau du côté de la face d'extension.

26. Patte antérieure, vue par la face dorsale, à un grossissement de 380 diamètres, et présentant l'anneau.

a. Épimère.

b. Lamelle qui naît de la division externe de l'épimère pour se rendre au côté externe de la base de la patte.

c. Demi-portion de l'anneau, correspondant à la face abdominale.

d. Branche secondaire qui naît de la demi-portion de l'anneau correspondant à la face de flexion, et qui porte un follicule pileux.

f. Demi-portion de l'anneau qui correspond à la face d'extension de la patte.

g. Pièce solide qui va obliquement de dehors en dedans et d'arrière en avant.

r. Branche interne de l'épimère.

Fig.

x. Point où la division moyenne de l'épimère s'articule avec l'anneau.

27. Pattes postérieures du dermatodecte du mouton.

aa. Épimères.

bb. Portion de la lamelle qui prend naissance à la partie interne et postérieure de l'épimère, et qui se porte à la base de la patte de dehors en dedans.

c. Pièce solide, qui naît de l'extrémité postérieure de l'épimère, et va s'articuler en dedans avec d'autres pièces qui constituent avec elle la base de la patte.

d. Seconde pièce qui fait partie des organes composant la base de la patte.

e. Troisième pièce qui fait partie des organes composant la base de la patte.

f. Premier article.

g. Second article.

h. Troisième article.

i. Quatrième article.

k. Pièce solide qui prend naissance à l'extrémité postérieure de l'épimère, et qui se porte obliquement en dedans à la base de la patte.

Fig.

m. Pièce solide qui limite en arrière la base de la patte et s'articule avec celle qui précède.

n. Pièce solide qui limite en avant le premier article.

o. Pièce solide qui limite en arrière le premier article.

p. Pièce solide qui limite en arrière le deuxième article.

v. Pièce solide qui limite en arrière le troisième article.

s. Onglet qui termine en dehors le quatrième article.

t. Appendice corné et aigu qui termine en dedans le quatrième article.

u. Ambulacre caronculé.

v. Follicule et son poil.

y. Follicule et son poil.

28. Première patte postérieure du dermatodecte mâle du cheval.

c. Appendice qui prend naissance sur l'extrémité postérieure du quatrième article.

d. Long poil.

f. Appendice onguiculé qui termine en dehors le quatrième article.

g. Ambulacre caronculé.

PLANCHE 7.

29. Larve du dermatodecte du mouton, vue par la face abdominale, à un grossissement de 200 diamètres, et n'ayant encore que six pattes.

a. Tête.

b. Mandibules faisant saillie au delà des palpes.

cccc. Pattes antérieures.

dd. Pattes postérieures.

eeee. Épimères des pattes antérieures.

fff. Ambulacres à ventouse.

g. Ouverture anale.

30. Dermatodecte. Femelle fécondée, ayant passé, par une première métamorphose, de la période d'accouplement à une période de transition, avant d'arriver à celle de la ponte. Elle a perdu les tubercules

Fig.

saillants qu'elle portait sur la face dorsale. Son amplification est de 60 diamètres.

aa. Première paire des pattes postérieures.

bb. Deuxième paire des pattes postérieures, terminées par un ambulacre à ventouse et non par deux longs poils, comme cette femelle en portait à la période de l'accouplement.

dd. Ambulacres à ventouse qui terminent la deuxième paire des pattes postérieures.

ccd'd'ee. Articles des pattes antérieures.

Fig.

ffff. Ambulacres à ventouse.

xxx. Articles basilaires des pattes antérieures.

31. Dermatodecte femelle du bœuf, à la période de la ponte, vu par la face dorsale, à un grossissement de 150 diamètres.

p. Oviducte.

y. Palpes.

z. Mandibules.

32. Dermatodecte mâle du bœuf, vu par la face abdominale, à un grossissement de 150 diamètres.

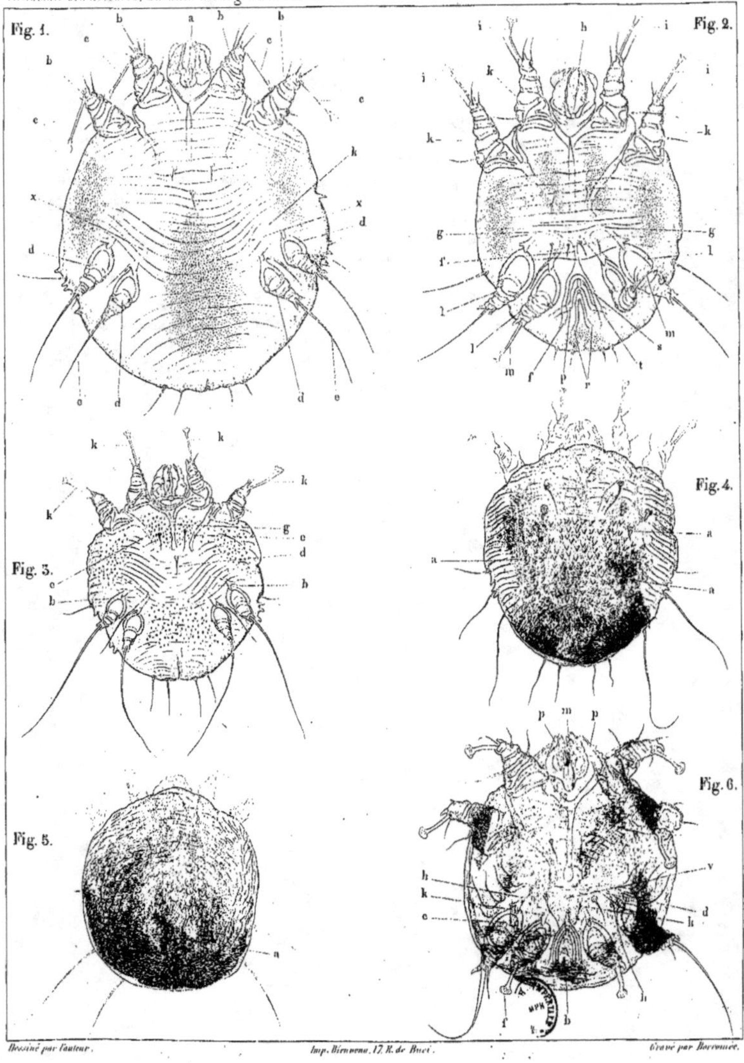

Dessiné par l'auteur. Imp. Bienvenu, 17, R. de Buci. Gravé par Decoucée.

SARCOPTES de l'HOMME Fig. 1.2. du CHIEN Fig. 3.4. du CHAT Fig. 5.6.

Fig. 8.

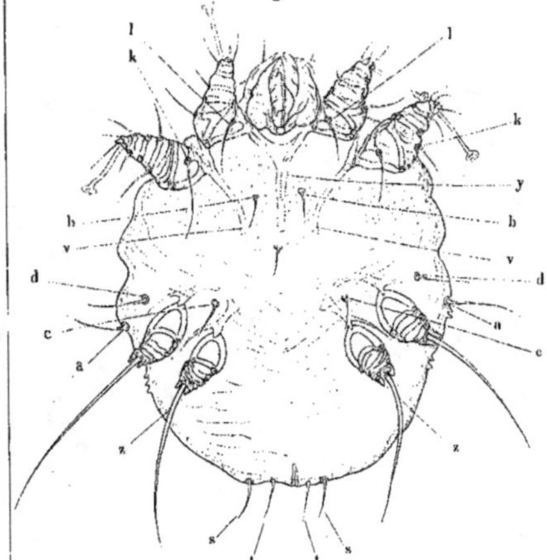

Fig. 7.

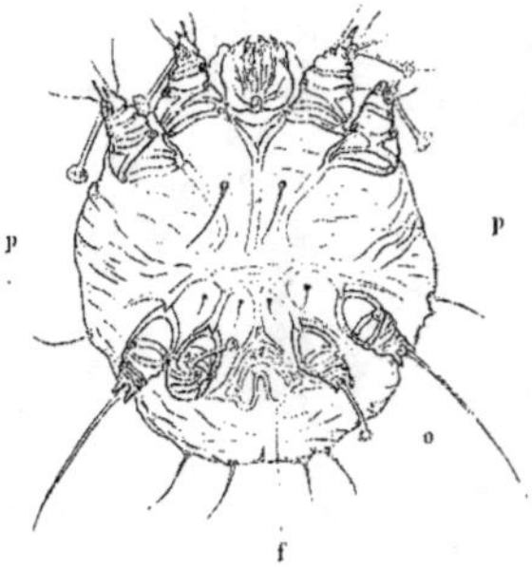

Fig. 10.

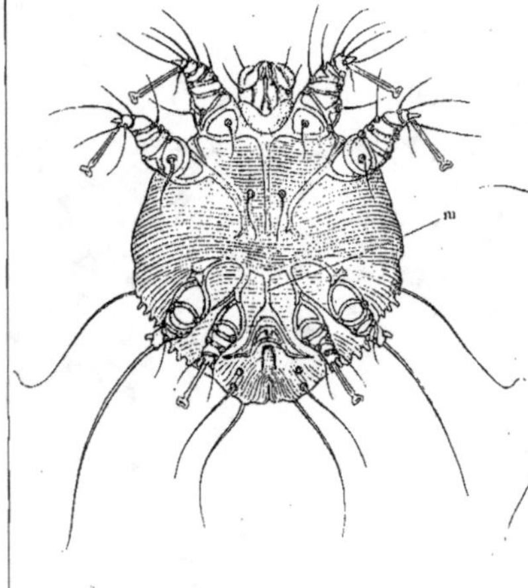

Fig. 9.

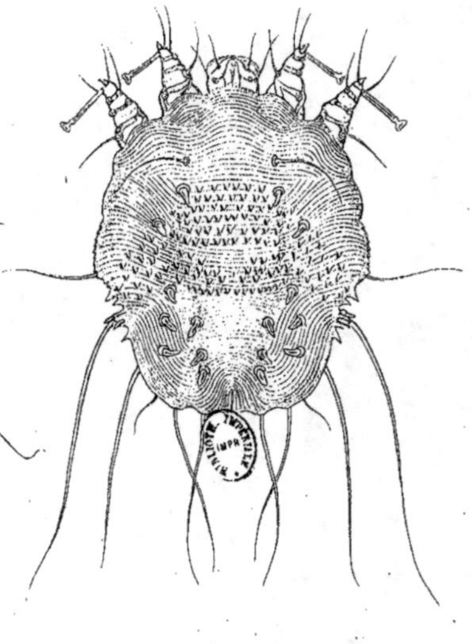

Dessiné par Vouteur. *Imp. Blouveau, 17, R. de Buci.* *Gravé par Borromée.*

SARCOPTES du LION Fig. 7. 8. du PORC Fig. 9. 10.

Fig. 12.

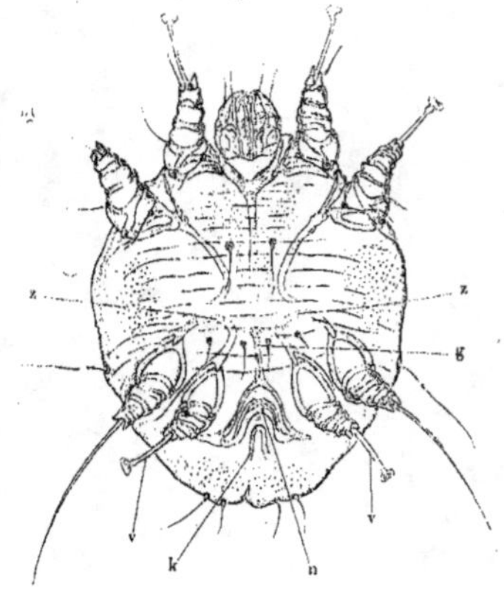

Fig. 11.

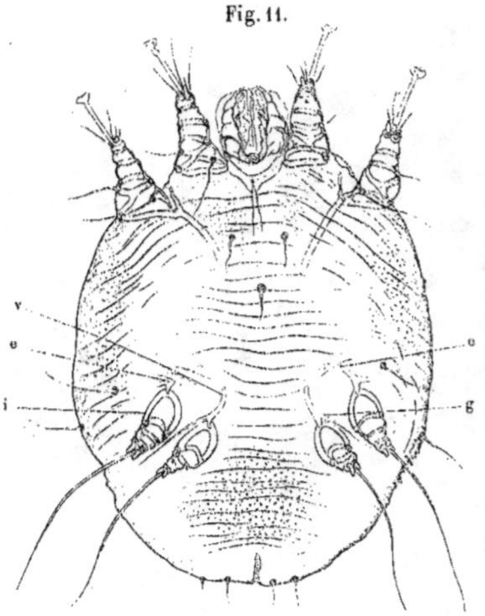

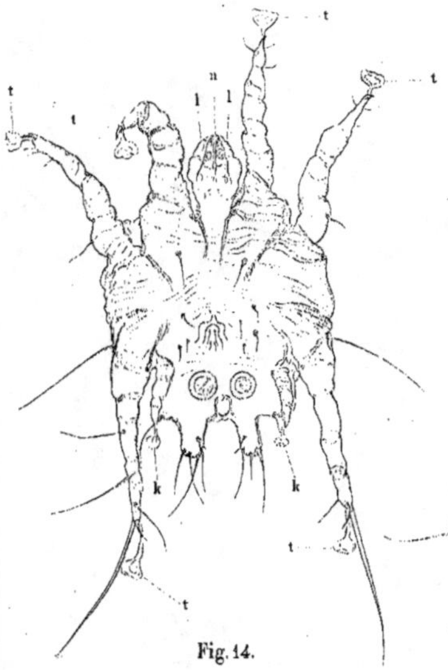

Fig. 14.

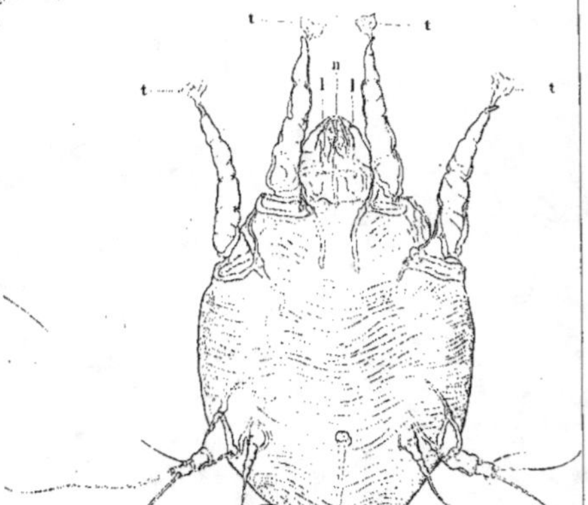

Fig. 13.

Dessiné par l'auteur. *Imp. Bienvenu, 17, R. de Buci.* *Gravé par Borromée.*

SARCOPTES du CHEVAL Fig. 11.12. SARCO-DERMATODECTES de la CHÈVRE Fig. 13.14.

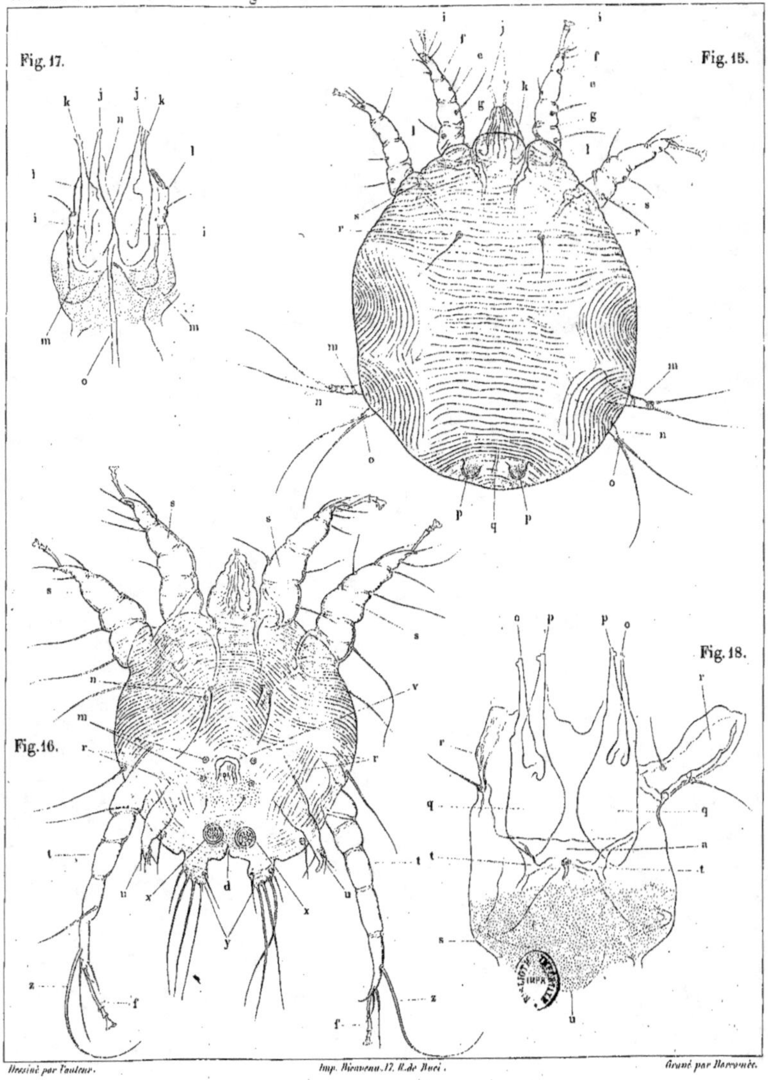

Dessiné par l'auteur. *Imp. Bienvenu, 17, R. de Buci.* *Gravé par Dorcomès.*

DERMATODECTES du MOUTON Fig. 15 à 18.

[illegible]

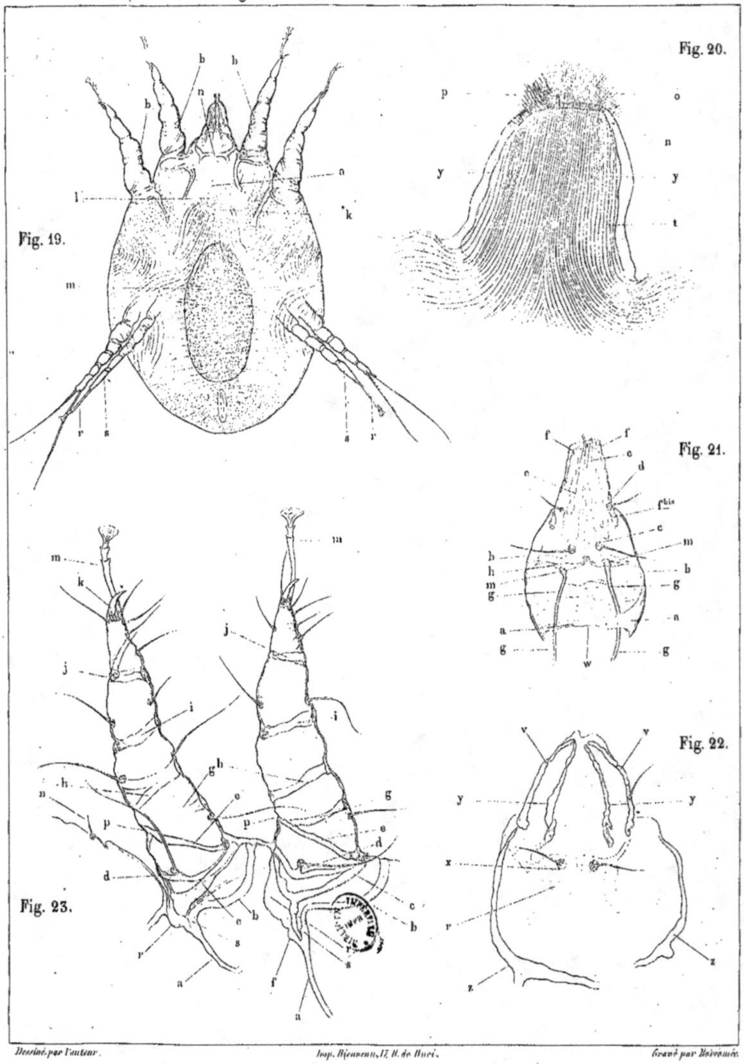

Dessiné par l'auteur. Imp. Bienvenu, 17, R. de Buci. Gravé par Borromée.

DERMATODECTES du MOUTON Fig. 19 à 23.

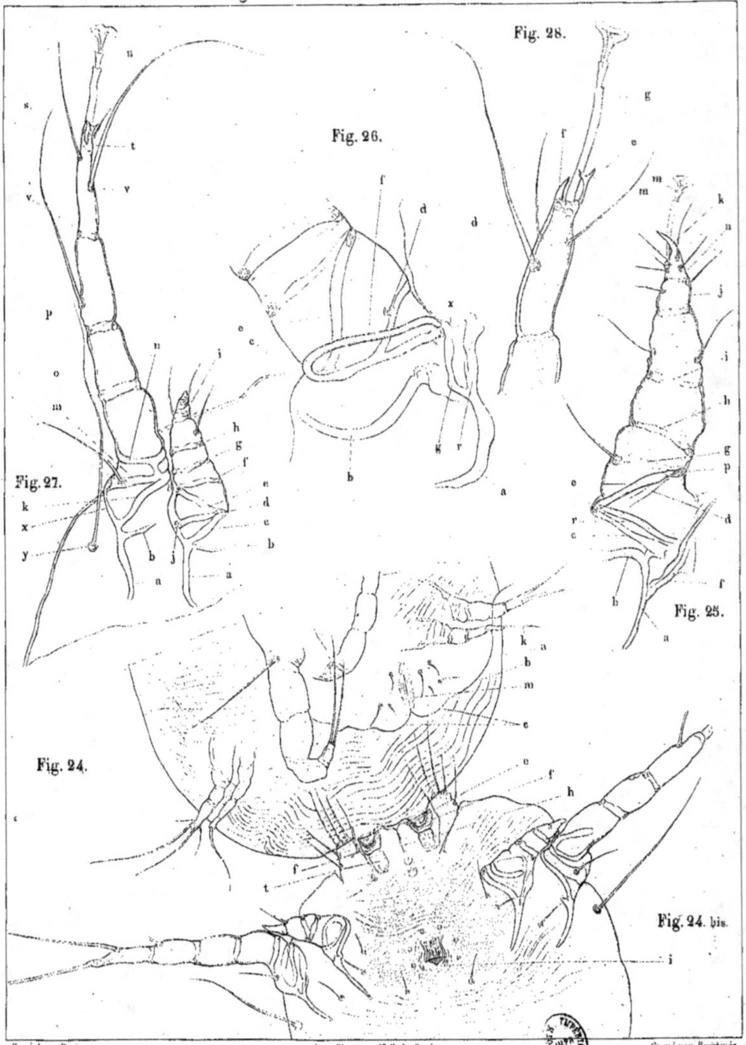

Dessiné par l'auteur. Imp. Bienvenu, 12, R. de Buci. Gravé par Borromée.

DERMATODECTES du MOUTON Fig. 24 à 28.

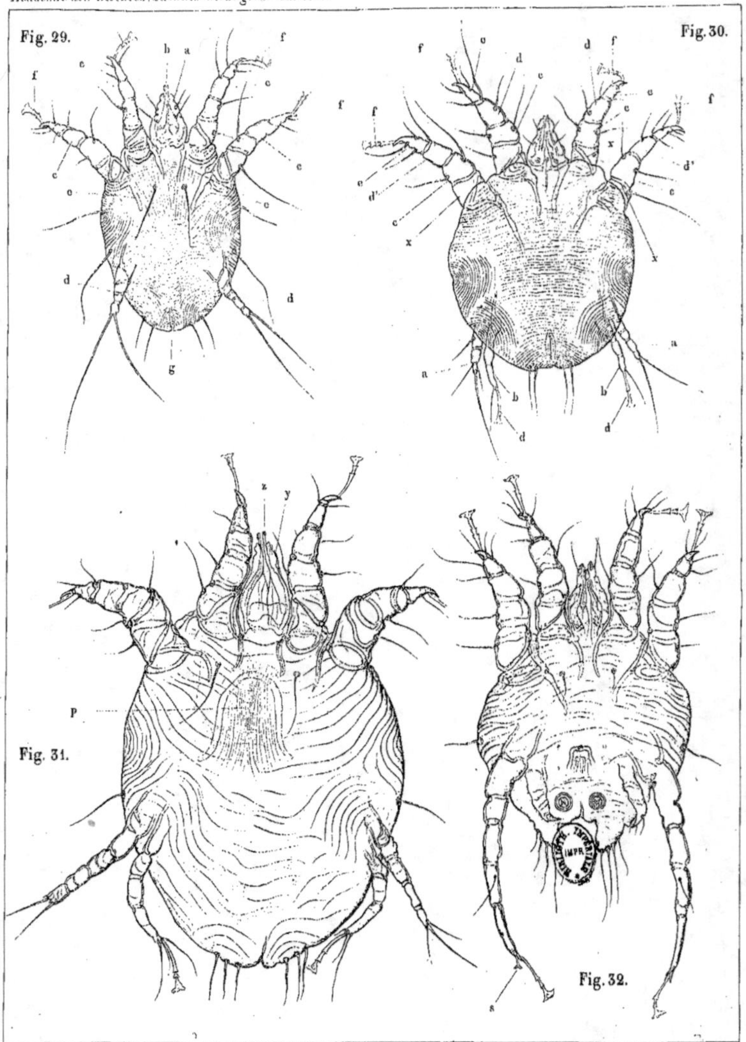

Dessiné par l'auteur. Imp. Dieuveau, 17, R. de Buci. Gravé par Borromée.

DERMATODECTES du MOUTON Fig. 29. 30. du BŒUF Fig. 31. 32.

20

www.ingramcontent.com/pod-product-compliance
Lightning Source LLC
LaVergne TN
LVHW020231060726
842525LV00001B/37
* 9 7 8 2 0 1 9 5 5 3 1 2 8 *